들고다니는 솔뫼선생과함께
알면 약이 되는 몸에 좋은 식물 150

들고 다니는 알면 약이 되는 몸에 좋은 식물 150
CONTENTS

- 일러두기　8
- 나무의 기본 성격을 알아야 한다　9

part1 나무

낙우송과
| 001 | 삼나무 `약` | 22 |

노박덩굴과
002	미역줄나무 `약``독`	26
003	사철나무 `약`	28
004	참빗살나무 `약``독`	30

녹나무과
| 005 | 비목나무 `약``식` | 32 |

다래나무과
| 006 | 양다래 `약``식` | 34 |

단풍나무과
| 007 | 신나무 `약` | 36 |

대극과
| 008 | 광대싸리 `약``약한독` | 40 |

돈나무과
| 009 | 돈나무 `약` | 42 |

두릅나무과
010	가는잎음나무 `약``식`	44
011	섬오갈피나무 `약``식`	46
012	팔손이나무 `약``독`	48

때죽나무과
| 013 | 때죽나무 `약``독` | 50 |
| 014 | 쪽동백 `약` | 52 |

마편초과
| 015 | 작살나무 `약` | 54 |

매자나무과
| 016 | 남천 `약``약한독` | 56 |
| 017 | 당매자나무 `약``약한독` | 58 |

목련과
018	백목련 `약`	60
019	일본목련 `약`	64
020	태산목 `약`	68

무환자나무과
| 021 | 모감주나무 `약` | 70 |
| 022 | 무환자나무 `약``식``약한독` | 72 |

물푸레나무과
023	광나무 `약`	76
024	금목서 `약`	78
025	꽃개회나무 `약`	80
026	들메나무 `약``식`	82
027	쥐똥나무 `약`	86

백합과
| 028 | 청가시덩굴 `약``식` | 88 |

버드나무과
| 029 | 호랑버들 `약` | 90 |

범의귀과
| 030 | 고광나무 `약``식` | 94 |
| 031 | 까마귀밥여름나무 `약` | 96 |

벽오동과
| 032 | 벽오동 `약``식` | 98 |

소나무과
| 033 | 곰솔(해송) `약``식``약한독` | 102 |

전체 구성은 〈나무 70종〉, 〈풀 70종〉, 〈버섯 10종〉 등 총 150종이 3part로 구성되어 있으며, 각 식물은 과명별로 분류하여 가나다 순으로 수록하였습니다. 단, 같은 과명 내에서 혼동하기 쉬운 유사 식물들은 서로 비교해서 볼 수 있도록 가나다 순에 따르지 않고 한데 묶었습니다.

아욱과

034	무궁화 약식	106

운향과

035	개산초 약식	108

인동과

036	가막살나무 약식	110
037	백당나무 약	112
038	올괴불나무 약	114

자작나무과

039	까치박달 약	116
040	물갬나무 약	118

장미과

041	겹황매화 약	120
042	산벚나무 약식	122
043	양벚나무 약식	126
044	왕벚나무 약식	128
045	복숭아나무(복사나무) 약식	130
046	살구나무 약식 약한독	134
047	자두나무 약식	138
048	배나무 약식	142
049	청실배나무 약식	144
050	팥배나무 약	148
051	조팝나무 약식	152
052	찔레꽃 약식	154
053	아그배나무 약 약한독	158
054	꽃사과 약식	162
055	사과나무 약식	164
056	줄딸기 약식	168
057	해당화 약식	170

주목과

058	비자나무 약식 약한독	172

참나무과

059	떡갈나무 약식	174
060	졸참나무 약식	176

측백나무과

061	측백나무 약	180
062	향나무 약 약한독	184

층층나무과

063	금식나무 약	186
064	층층나무 약	188

콩과

065	주엽나무 약 독	190

팥꽃나무과

066	삼지닥나무 약	194
067	서향나무 약 약한독	196

포도과

068	담쟁이덩굴 약식	198
069	포도나무 약식	202

현삼과

070	참오동나무 약 약한독	206

part2 풀

가지과

071	가지 약식	210
072	고추 약식	212

고란초과
073	애기석위 약	214

골풀과
074	골풀 약	216

국화과
075	도깨비바늘 약식	218
076	도꼬마리 약독	220
077	맑은대쑥 약식	224
078	사철쑥 약약한독	226
079	섬쑥부쟁이 약식	230
080	솜나물 약	232
081	한련초 약식	234
082	해바라기 약식	236

꼭두서니과
083	갈퀴덩굴 약식	240

꿀풀과
084	들깨풀 약식	242

노루발과
085	수정난풀 약식	244

닭의장풀과
086	닭의장풀 약식	246
087	사마귀풀 약	250

대극과
088	깨풀 약식	252
089	애기땅빈대 약	254

돌나물과
090	말똥비름 약	256

마디풀과
091	며느리밑씻개 약	258
092	며느리배꼽 약식	260

명아주과
093	댑싸리 약식	263
094	좀명아주 약식 약한독	266

미나리과
095	사상자 약식	268

미나리아재비과
096	노루귀 약독	271
097	투구꽃 약독	274

백합과
098	마늘 약식	276
099	무릇 약식 약한독	279
100	알로에 베라 약식	281
101	알로에 사포나리아 약	284

벼과
102	띠 약식	286

부들과
103	애기부들 약식	289

붓꽃과
104	노랑꽃창포 약 약한독	292

사초과
105	큰고랭이 약	294

삼과
106	삼 약독	296

석류풀과
107	석류풀 약	300

석죽과
108	벼룩나물 약식	302
109	별꽃 약식	304

선인장과
110	선인장 약식	306

수련과
111	수련 약	310
112	순채 약식	312

십자화과

113	갓 약식	315
114	대청 약식	318
115	말냉이 약식	321
116	싸리냉이 약식	324
117	재쑥 약식	326

아욱과

118	닥풀 약	328
119	목화 약독	330
120	어저귀 약	332

앵초과

121	좁쌀풀 약식	334

용담과

122	구슬붕이 약	336
123	큰구슬붕이 약	338

자라풀과

124	물질경이 약	340

장미과

125	양지꽃 약식	342

제비꽃과

126	고깔제비꽃 약	345
127	둥근털제비꽃 약	348
128	흰털제비꽃 약	350
129	왜제비꽃	352
130	단풍제비꽃 약	354
131	콩제비꽃 약	356
132	흰제비꽃 약	358

쥐꼬리망초과

133	쥐꼬리망초 약	360

지치과

134	꽃마리 약식	363

초롱꽃과

135	만삼 약식	365

콩과

136	여우콩 약	368
137	여우팥 약	370
138	차풀 약	372

택사과

139	택사 약	375

흑삼릉과

140	흑삼릉 약	378

part3 버섯

곰보버섯과

141	곰보버섯 식약한독	382

구멍장이버섯과

142	복령 약식	384

국수버섯과

143	자주국수버섯 식	387

귀신그물버섯과

144	귀신그물버섯 식	389

그물버섯과

145	껄껄이그물버섯 식	390

깜부기병균과

146	옥수수깜부기병균 약식	392

말불버섯과

147	말징버섯 약식	394

먹물버섯과

148	먹물버섯 약식약한독	396

벚꽃버섯과

149	다색벚꽃버섯 식	398

우단버섯과

150	좀우단버섯 약	400

INDEX

가는잎음나무 44
가막살나무 110
가지 210
가지과 210
갈퀴덩굴 240
갓 315
개싸초 108
겹황매화 120
고광나무 94
고깔제비꽃 345
고란초과 214
고추 212
골풀 216
골풀과 216
곰보버섯 382
곰보버섯과 382
곰솔(해송) 102
광나무 76
구멍장이버섯과 384
구슬붕이 336
국수버섯과 387
국화과 218
귀신그물버섯 389
귀신그물버섯과 389
그물버섯과 390
금목서 78
금식나무 186
까마귀밥여름나무 96
까치박달 116
깜부기병균과 392
깨풀 252
껄껄이그물버섯 390
꼭두서니과 240
꽃개회나무 80
꽃마리 363
꽃사과 162
꿀풀과 242
낙우송과 22
남천 56
노랑꽃창포 292
노루귀 271
노루발과 244
노박덩굴과 26
녹나무과 32
다래나무과 34
다색벚꽃버섯 398
닥풀 328
단풍나무과 36
단풍제비꽃 354
닭의장풀 246
닭의장풀과 246
담쟁이덩굴 198
당매자나무 58
대극 40, 252
대청 318

댑싸리 263
도깨비비늘 218
도꼬마리 220
돈나무 42
돈나무과 42
돌나물과 256
두릅나무과 44
둥근털제비꽃 348
들깨풀 242
들메나무 82
때죽나무 50
때죽나무과 50
떡갈나무 174
띠 286
마늘 276
마디풀과 258
마편초과 54
만삼 365
말냉이 321
말똥비름 256
말불버섯과 394
말징버섯 394
맑은대쑥 224
매자나무과 56
먹물버섯 396
먹물버섯과 396
며느리밑씻개 258
며느리배꼽 260
명아주과 263
모감주나무 70
목련과 60
목화 64
무궁화 106
무릇 279
무환자나무 72
무환자나무과 70
물갬나무 118
물질경이 340
물푸레나무과 76
미나리과 268
미나리아재비과 271
미역줄나무 26
배나무 142
백당나무 112
백목련 60
백합과 88, 276
버드나무과 90
범의귀과 94
벚꽃버섯과 398
벼과 286
벼룩나물 302
벽오동 98
벽오동과 98
별꽃 304
복령 384
복숭아나무(복사나무) 130

부들과 289
붓꽃과 292
비목나무 32
비자나무 172
사과나무 164
사마귀풀 250
사상자 268
사철나무 28
사철쑥 226
사초과 294
산벚나무 122
살구나무 134
삼 296
삼과 296
삼나무 22
삼지닥나무 194
서향나무 196
석류풀 300
석류풀과 300
석죽과 302
선인장 306
선인장과 306
섬쑥부쟁이 230
섬오갈피나무 46
소나무과 102
솜나물 232
수련 310
수련과 310
수정난풀 244
순채 312
신나무 36
십자화과 315
싸리냉이 324
아그배나무 158
아욱과 106, 328
알로에 베라 281
알로에 사포나리아 284
애기땅빈대 254
애기부들 289
애기석위 214
앵초과 334
양다래 34
양벚나무 126
양지꽃 342
어저귀 332
여우콩 368
여우팥 370
옥수수깜부기병균 392
올괴불나무 114
왕벚나무 128
왜제비꽃 352
용담과 336
우단버섯과 400
운향과 108
인동과 110

일본목련 64
자두나무 138
자라풀 340
자작나무과 116
잘살나무 54
장미과 120, 342
재쑥 326
제비꽃과 345
조팝나무 152
졸참나무 176
종맹아주 266
좀우단버섯 400
좁쌀풀 334
주목과 172
주엽나무 190
줄딸기 168
쥐꼬리망초 360
쥐꼬리망초과 360
쥐똥나무 86
지치과 363
쪽동백 52
찔레꽃 154
차풀 372
참나무과 174
참빗살나무 30
참오동나무 206
청가시덩굴 88
청실배나무 144
초롱꽃과 365
측백나무 180
측백나무과 180
층층나무 188
층층나무과 186
콩과 190, 368
공제비꽃 356
큰고랭이 294
큰구슬붕이 338
태산목 68
택사 375
택사과 375
투구꽃 274
팔손이나무 48
팥꽃나무과 194
팥배나무 148
포도과 198
포도나무 202
한련초 234
해당화 170
해바라기 236
향나무 184
현삼과 206
호랑버들 90
흑삼릉 378
흑삼릉과 378
흰제비꽃 358
흰털제비꽃 350

산 속에서 얻은 지혜

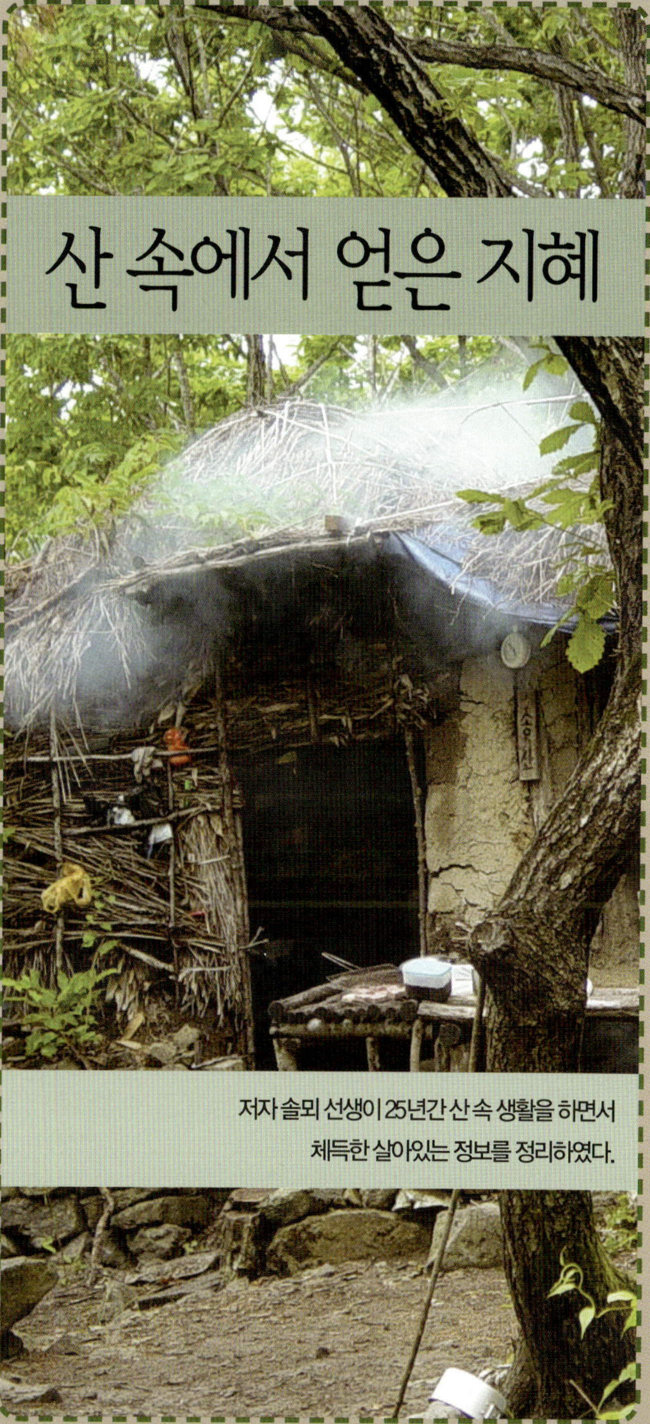

저자 솔뫼 선생이 25년간 산 속 생활을 하면서 체득한 살아있는 정보를 정리하였다.

🌲 일러두기

『알면 약이 되는 몸에 좋은 식물 150』은 〈솔뫼 선생과 함께〉 시리즈 4번째 책으로, 꼭 깊은 산 속이 아니어도 산과 들에서 찾기 쉬우면서도 일상에서 활용하기 좋은 약초들로 선정하였습니다.

전체 구성은 〈나무 70종〉, 〈풀 70종〉, 〈버섯 10종〉 등 총 150종이 3part로 구성되어 있으며, 각 식물은 과명별로 분류하여 가나다 순으로 수록하였습니다. 단, 같은 과명 내에서 혼동하기 쉬운 유사 식물들은 서로 비교해서 볼 수 있도록 가나다 순에 따르지 않고 한데 묶었습니다. 또한, 〈솔뫼 선생과 함께 시리즈〉 각 권의 책에 수록된 나무, 풀, 버섯은 겹치는 종류가 없어 총 수록종이 596종이 되었습니다.

나무의 경우에는 잎이 지는 늦가을부터 초봄까지는 그 모습이 모두 비슷비슷하게 보여 육안으로 구분하기 힘들다는 점을 고려하여 한번에 알아볼 수 있는 주요 특징들을 〈솔뫼 노트〉에 정리하여 도움이 되도록 하였고, 식물의 사진은 봄부터 겨울까지의 식물 모습은 물론, 새순부터 열매 채취까지 식물의 생장과정을 저자가 직접 찍어서 한눈에 볼 수 있는 생생한 자료가 되도록 하였습니다.

솔뫼 선생의 시리즈는 각 권마다 독특한 특징을 가지고 있어 이 점을 잘 숙지하면 약초 공부에 도움이 될 것입니다.

- 1권 『산속에서 만나는 몸에 좋은 식물 148』은 깊은 산 속에 서식하는 약초 위주로 구성되어 있으며, 식물학적인 유사종이 아닌 외형상 혼동하기 쉬운 유사종을 함께 수록하였습니다.
- 2권 『산속에서 배우는 몸에 좋은 식물 150』은 같은 과명을 지닌 식물들의 공통적인 특징을 수록하여 처음 보는 식물이라도 대략 약효와 약초 이름을 예측할 수 있게 하였습니다.
- 3권인 『산세로 알아보는 몸에 좋은 식물 148』은 산의 모양을 보고 한눈에 약초 자생지를 알아낼 수 있도록 하였습니다.
- 〈솔뫼 선생과 함께〉 시리즈 각 권에 수록된 〈솔뫼 노트〉는 오랜 산속 생활을 통해 터득한 자연 생태를 수록한 것으로서 독자들이 약초의 생태를 이해하는 데 도움이 되도록 하였습니다.
- 이 4권의 시리즈는 일반 약초도감과는 달리 실제 자연에서 일어나는 온갖 현상과 특징들을 상세히 알려주고 있어 약초와 자연을 함께 공부할 수 있다는 특징이 있습니다. 1권, 2권, 3권, 4권을 연계시켜 함께 공부한다면 실제 자연에 나갔을 때 많은 도움이 될 것입니다.

솔뫼노트

🌲 나무의 기본 성격을 알아야 한다

나무를 공부할 때 사람들은 보통 꽃과 잎 모양을 먼저 살피는데, 가을에 잎이 지고 겨울이 되었을 때에는 무슨 나무인지 알아보기가 어렵다. 짧은 시간에 나무를 공부하려면 무엇보다 나무의 기본 생김새와 성격을 빨리 파악하는 것이 중요하다. 멀리서 보았을 때 전체 모습이 어떠한지, 잎이 진 다음 나무의 형태는 어떠한지, 줄기는 몇 개 올라오는지, 줄기껍질은 어떤 색인지, 평평한지 갈라졌는지, 갈라졌다면 세로로 갈라졌는지 비늘처럼 갈라졌는지, 가지색은 어떠하며 옆으로 뻗는지 하늘로 뻗는지 끝가지가 처지는지 등을 먼저 알아두면 사계절 내내 그 나무를 알아볼 수 있다. 예를 들어 쇠물푸레나무는 멀리서 보았을 때 줄기가 푸른 바탕을 띠고, 원줄기가 비틀린 것처럼 자라며, 잎이 좁다. 왕물푸레나무는 줄기껍질에 버짐 같은 것이 붙어 있으며, 잎이 넓다. 그러므로 그 나무의 성격을 알아두는 것이 필요하다. 꽃과 잎은 나중에 파악해도 늦지 않다. 다음은 그 예들이다.

001 때죽나무는 멀리서 보았을 때 줄기껍질이 새카맣고 혹이 달려 있으며, 줄기가 3m 이상 자라면 가지가 우산처럼 벌어져 반구형을 이룬다. 뿌리에서 1줄기가 올라오기도 하고, 2~3줄기가 올라오는 경우도 있다. 가지에는 꽃이나 열매로 혼동하기 쉬운 진딧물 벌레집이 잘 생긴다.

002 쪽동백나무는 깊은 산에 많이 서식하며, 멀리서 보았을 때 줄기껍질이 새카맣게 보인다. 줄기는 곧게 올라와 가지가 벌어진다. 잔가지는 껍질이 종잇장처럼 얇게 벗겨져서 너덜너덜하게 붙어 있다. 때죽나무보다 잎이 크고 둥글며, 꽃이 가지에 바짝 붙어 있다.

003 청실배나무는 줄기가 굵고 키가 크며, 잔가지들이 하늘로 치켜 올라가듯 자란다. 산돌배나무 잎에 비해 잎 가장자리의 톱니가 선명하며, 어린 가지의 색이 짙다. 열매는 작으면서도 단단하고, 물이 많아 사각사각 씹히는 맛이 있다.

004 팥배나무는 깊은 산에서 높은 산까지 비탈진 곳이나 자갈이 있는 곳에 서식하는데, 군락으로 자라지 않고 드문드문 한 그루씩 자란다. 줄기는 곧게 자라는 것과 곧게 자라다가 옆으로 구부러지는 종류 2가지가 있으며, 끝가지가 낭창낭창하다. 가을에 잎이 다 진 뒤에도 붉은 열매가 달려 있으며 봄에 새순이 올라올 때까지 열매가 있는 경우가 많다.

솔뫼노트

005 가막살나무는 야산에 햇빛이 들어오는 곳에서 자란다. 줄기가 1개 올라오거나 여러 개가 올라오는 것이 있다. 멀리서 보면 줄기가 곧게 올라와 위쪽이 뭉툭하게 보이고, 잎은 둥글다. 이와는 달리 유사종 산가막살나무는 깊은 산 큰 나무 밑에 자라고, 줄기가 1개 올라와 약간 옆으로 휘어지며, 잎은 갸름하면서 긴 꼬리가 있다.

006 단풍나무과인 신나무는 산 중턱 이하 계곡 가장자리에 자라며, 묵은 논에도 금세 점령하여 자란다. 줄기 색깔은 허옇다. 줄기는 뿌리에서 1개 또는 여러 개가 올라온다. 단풍나무와는 달리 옆으로 가지를 많이 낸다. 겨울에 잎이 다 떨어진 뒤에도 바람을 맞아 허옇게 된 팔랑개비처럼 생긴 열매가 붙어 있다.

007 들메나무는 해발 600~800m의 해를 등진 음지쪽 계곡에 군락을 지어 자란다. 멀리서 보았을 때 줄기가 곧고 허연 회색빛을 띠고 매끄러워 보이며, 푸른 가지가 위쪽에 벌어져있다. 가까이 가보면 줄기가 밋밋한 편이나 자랄수록 줄기껍질이 튼살처럼 세로로 갈라진 것을 볼 수 있다. 씨앗은 가을에 파종하는데 발아율이 매우 높고, 발아해서 그 해에 1m나 자랄 정도로 성장속도가 빠르다.

008 주엽나무는 햇빛이 들어오는 곳에서 자란다. 줄기는 황갈색이며, 올록볼록한 점박이무늬가 있는데, 줄기가 굵어지면 점박이무늬는 없어진다. 가지는 청색을 띤다. 아카시아나무처럼 곧게 올라오며 몸체에 큰 가시가 붙어 있다.

009 해송은 바닷가에 많이 서식한다. 육송과는 달리 줄기껍질이 새카맣고 잎이 억세다. 육송은 밑동은 검지만 세월이 흐를수록 윗동이 붉어지며 잎이 부드럽다.

010 벚나무 종류 중 양벚나무는 줄기가 위로 곧게 뻗으며, 굵은 원줄기 밑동에서부터 잔가지가 뻗어 나온다. 양벚나무는 벚나무 중에서 꽃이 가장 빨리 피며, 열매가 굵고 앵두처럼 달다. 왕벚나무는 줄기가 어느 정도 자란 후 가지가 옆으로 뻗어 나간다. 왕벚나무는 오래 살고, 줄기가 매우 굵어진다. 왕벚나무는 양벚나무 꽃이 질 무렵에 꽃이 만개하며, 열매가 작고 익으면 검게 변한다. 산벚나무는 산에 서식하고, 줄기가 위쪽으로 길고 곧게 자라며, 위쪽으로 갈수록 잔가지가 많이 나와 하늘을 향해 자라서 싸리빗자루를 거꾸로 세운 듯한 모양이 된다. 양벚나무와 왕벚나무는 꽃이 핀 뒤 잎이 올라오는 반면, 산벚나무는 꽃이 피자마자 잎이 함께 핀다.

011 살구나무는 오래 살고 줄기가 매우 굵어지며 곁가지가 하늘로 뻗어 올라가는 성격이 있다. 새로 나온 가지는 붉은

솔뫼노트

갈색을 띠며, 꽃봉오리도 붉은빛이다. 열매는 푸르다가 황갈색으로 익는다.

012 자두나무는 세월이 갈수록 줄기껍질이 얇게 벗겨져 너덜너덜 붙어 있다. 새로 나온 가지는 푸른색을 띠며, 꽃봉오리도 푸른빛이다. 열매는 푸르다가 붉게 익는다.

013 명자순은 주로 높은 산 계곡이나 평원지대의 큰 나무 그늘 밑에 자라며, 햇빛과 등진 북서쪽에 많이 분포한다. 높이는 3~4m이다. 뿌리는 땅속 깊이 들어가지 않고 옆으로 퍼진다. 줄기는 뿌리에서 여러 개가 동시에 올라오며, 뿌리나누기로 번식할 수 있다. 한 뿌리에서 여러 줄기가 올라오는 식물들은 모두 포기(뿌리)나누기를 할 수 있다.

014 쥐똥나무는 600m 이하의 낮은 산에서 볼 수 있으며, 햇빛이 드는 방향에서 자란다. 숲속에서는 큰 나무 밑에 있으며, 줄기 하나가 곧게 올라와 위쪽에서 가지가 사방으로 퍼져 우산모양이 된다. 간혹 뿌리에서 새 줄기가 1~2개씩 올라오는 경우도 있다. 주변에 경쟁하는 나무가 없을 때는 뿌리에서 여러 줄기가 올라와 잔가지들이 얽히고설켜 멀리서 보면 전체가 조경수처럼 둥근 모양을 이룬다. 뿌리는 땅속 깊이 들어가 얽히고설키기 때문에 캐내기가 어렵다. 줄기껍질은 회갈색이다. 가을에는 쥐똥 같은 열매가 맺힌다. 5월말쯤 수액을 빨아먹고 사는 쥐똥밀깍지벌레 수컷들이 줄기와 가지에 하얀 거품 같은 밀랍 고치를 만들기도 한다.

015 쥐똥나무 유사종으로는 고광나무 종류가 있다. 고광나무 종류는 주로 바닷가에 서식하는데 꽃이 무더기로 피기 때문에 지금은 꽃을 보기 위해 길가에 조경수로 많이 심는다. 혼동하기 쉬운 쥐똥나무는 줄기가 2m 정도 올라오다가 가지가 옆으로 퍼지는 반면, 고광나무 종류는 위로 곧게 자란다. 고광나무 잎은 두툼하며, 열매가 쥐똥나무와 비슷하다. 쥐똥나무는 가을에 잎이 떨어지는 반면, 고광나무 종류는 겨울까지 잎이 떨어지지 않는다.

016 아카시아는 나무가 굵어질수록 껍질이 두툼해지고 가시가 없어지며, 뿌리로 번식하지 않고 씨앗으로 번식한다. 어린 나무는 몸체에 가시가 붙어 있는데, 이런 나무들은 뿌리가 서로 연결되어 있어 나무를 베어내도 뿌리로 더욱 번식하게 된다. 나무가 곧게 자라고, 가지가 많이 벌어진다.

017 까치박달은 줄기가 곧게 올라온다. 뿌리에서 줄기가 1~2개씩 나오며, 가지가 축 늘어져 낭창낭창하다. 줄기껍질이 파도모양으로 주름져 있다. 열매는 겨울까지 달려 있다.

솔뫼노트

018 물박달은 멀리서 보면 줄기가 허옇고 비늘 같은 껍질이 너덜너덜하게 붙어 있다. 나무가 굵을수록 곁가지가 많이 벌어진다.

019 설탕단풍은 단풍나무과로 줄기가 곧고 반듯하게 자라며, 곁가지가 하늘을 향해 자란다. 멀리서 보면 정삼각형으로 보인다.

020 인동과 나무들은 키가 작은 편이며 계곡이나 자갈이 있는 곳의 큰 나무 사이에서 자란다. 줄기 속에 있는 기공선은 넓고 스펀지처럼 생겼다. 또한 열매는 크기가 작고 둥글며 붉은 빛을 띠는데, 만져 보면 앵두처럼 물이 많다. 단, 병꽃나무 종류는 열매가 둥글지 않고 매우 길쭉하며, 같은 인동과 나무라도 불두화는 열매를 맺지 않는다.

021 백당화는 불두화와 비슷한데, 불두화는 꽃이 사방으로 둥그렇게 모여 피고, 백당화는 꽃이 하늘을 향해 납작한 접시처럼 모여 핀다. 또한 백당화는 열매를 맺지만, 불두화는 열매를 맺지 못한다. 백당화는 높은 산의 평원지대 계곡가나 자갈이 많은 곳에 서식하는데, 줄기가 곧고 가지도 하늘을 향해 곧게 올라가는 성질이 있다.

022 복숭아나무는 겨울에 멀리서 보면 잔가지가 붉은 색을 띠고, 나무가 굵어질수록 줄기 속을 벌레가 잘 갉아먹어 썩기 쉽다. 잔가지가 많이 올라와 하늘을 향해 쭉 뻗어 올라가므로 해마다 가지치기를 해주어 썩은 가지를 잘라내야 한다. 또한 사람이 관리하지 않고 방치해 두면 돌복숭이 된다.

023 돌복숭은 계곡가나 토질이 좋은 둔덕 같은 곳에 서식하는데, 열매가 익을 무렵에는 벌레가 많이 생기므로 채취할 때는 완전히 익기 전에 따는 것이 좋다.

024 운향과 나무 중 초피나무는 중부지방 이북에는 잘 자라지 않으며 남부지방에 많이 자생하는데, 높은 산에서는 볼 수 없고 산허리 아래에 많이 있다. 주로 햇빛이 잘 드는 계곡가나 자갈 있는 곳의 큰 나무 사이에서 볼 수 있다. 초피나무와 비슷한 산초나무는 전국적으로 낮은 산이나 메마른 땅에 많이 자라며, 잎을 뜯어 냄새를 맡아보면 톡 쏘는 냄새가 나는 초피나무와는 달리 비릿한 냄새가 난다. 꽃은 가지 사방에 피는 초피나무와는 달리 가지 맨 끝가지에 달린다. 초피나무와 산초나무 모두 줄기와 가지에 가시가 붙어 있으며, 잎이 아카시아 잎처럼 마주난다. 개산초는 주로 바닷가 주변이나 바다와 가까운 산에서 볼 수 있는데, 초피나무와 산초나무와는 달리 잎에도 가시가 달려 있다. 열매는 산초나무와는

솔뫼노트

달리 겉껍질이 올록볼록하다. 초피나무, 산초나무, 개산초 모두 씨앗으로 번식이 잘 된다.

　초피나무는 낮은 산에서 깊은 산에 걸쳐 분포하며 높은 산에서는 볼 수 없다. 주로 계곡이나 숲속 그늘 큰 나무 밑에서 자란다. 뿌리는 옆으로 뻗는다. 잎에서 톡 쏘는 향기가 나며 몸체에 가시가 붙어 있다. 열매는 둥글고 얇은 껍질이 2장으로 갈라져 검은 씨앗이 나오며, 씨앗을 파종하면 100% 싹이 나온다. 봄에 잎을 따서 나물로 먹거나 향신료로 많이 쓰는데, 잎을 많이 따낸 나무는 열매를 잘 맺지 못한다.

025 　비목나무는 산골짜기나 능선 사이에 자생하는데 토질이 좋은 곳에 많이 자란다. 특히 산불이 난 후 그 자리를 비목나무가 점령하는 경우가 많다. 줄기는 곧게 올라오며, 가지는 하늘을 향해 뻗는다. 줄기는 누런색을 띤다. 잎은 긴 타원형이고, 잎 가장자리에 톱니가 있으며, 잎이나 가지를 꺾어 냄새를 맡아보면 한약 냄새 비슷한 강한 향이 난다. 봄에는 노란 꽃이 피고 가을에 둥글고 작은 열매가 맺힌다.

026 　올괴불나무는 해발 800m 이상 되는 분지의 계곡가나 자갈 있는 곳의 큰 나무 사이에 서식한다. 높이는 2m 정도이며, 멀리서 보면 줄기껍질이 황갈색이고 묵은 겉껍질이 너덜너덜하게 붙어 있다. 잔가지가 옆으로 퍼지며 약간 뒤얽혀 있다. 꽃은 잎보다 먼저 피고 땅을 향해 달리며 꽃술이 붉다.

027 　참회나무는 산중턱이나 그 아래 지역의 큰 나무 사이에서 자라며, 전체가 곧고 매끄럽다. 잔가지는 가늘며, 하늘을 향해 양쪽으로 마주난다. 베어놓은 가지는 잘 마르는 편이다. 줄기는 회갈색 바탕에 세로로 옅은 갈색 무늬가 점점이 있고, 잔가지는 푸른색을 띤다. 열매는 가운데가 둥근 5각형 별모양이며 붉다. 가을에는 단풍이 붉게 든다.

028 　회목나무는 깊은 산에서 높은 산에 걸쳐 분포하며, 멀리서 보면 나무가 밝은 회갈색으로 원줄기 밑동이 참나무처럼 갈라져 있다. 초봄에 눈이 붙어 있는 가지를 살펴보면 작년에 나온 가지는 매우 붉은 빛을 띠고, 재작년에 나온 가지는 조금 푸르다. 잎은 두툼하다.

029 　꽃개회나무는 해발 800m 이상의 높은 산에 서식한다. 물푸레나무와 매우 유사한데, 봄에는 눈이 나온 모습으로 구분하고 꽃 모양도 다르다. 또한 물푸레나무는 줄기가 굵고 키가 매우 큰 반면, 꽃개회나무는 줄기가 가늘고 키는 5m 정도 자란다. 줄기는 곧게 자라며 가지가 굵은 편이다. 물푸레나무과 나무는

솔뫼노트

대부분 줄기 속이 단단하다.

030 **미역줄나무**는 깊은 산이나 높은 산에 군락을 지어 자라는 덩굴성 나무이므로 잘못 들어가면 헤쳐 나오기가 힘들다. 또한 보통 덩굴나무와는 달리 나무의 성질이 강하다. 줄기는 자라면서 매우 굵어지고, 줄기껍질은 붉은빛을 띠며, 줄기 속이 딱딱하다. 잎은 넓고, 잎자루가 붉은빛이다. 잎은 오미자 잎과 비슷한데, 오미자의 잎은 종처럼 오므라져 있고 열매는 붉은 포도송이처럼 생겼으나, 미역줄나무는 열매가 납작하게 달린다.

031 **광대싸리**는 키가 작은 편이지만 큰 것은 5m까지 자라며, 땅 위에 수북이 자라는 것이 많고 한 줄기만 올라오는 것도 있다. 어릴 때는 줄기가 아주 곧게 자라는데, 줄기가 굵어지면 조금 굽어지고 위쪽에서 잔가지가 나와 옆으로 퍼진다. 낮은 산에서 높은 산 중턱에 걸쳐 볼 수 있으며, 길가나 산속 큰 나무 숲에 많이 자란다. 열매는 작은 방울처럼 조롱조롱 땅을 향해 달린다. 겨울에 보면 그 해에 난 잔가지가 허옇게 말라 죽어 있다.

032 **신나무**는 남쪽지방에 많이 나는데, 잎이 두툼하고 겨울에도 지지 않는다. 원줄기는 짙은 회갈색이며, 햇가지는 푸르고, 열매는 붉게 여문다. 뿌리로 번식이 잘 된다.

033 **떡갈나무**는 낮은 산에서 해발 800m의 높이까지 서식하며, 햇빛이 잘 드는 고원지대에서는 군락을 이루며 자란다. 줄기껍질은 두툼하고 잎이 넓으며, 열매깍지에 붉은 갈색털이 달려 있다. 떡갈나무는 참나무 종류 중에서도 잎이 가장 크고, 가장 오랫동안 지지 않는데 다음해 봄까지 그대로 붙어 있다. 또한 잎 뒷면에 누런 털이 있어 멀리서 보면 잎들이 누르스름해 보인다. 참나무에 달리는 도토리들 중에서 가장 크고 화려한 모자를 쓰고 있다. 주로 햇빛이 비치는 양지쪽에 자라며, 뿌리에서 줄기가 1개 또는 2~3개가 올라오는데, 올라오면서 곁가지가 굵게 자란다.

034 **졸참나무**는 새잎이 나오는 봄에 다른 나무에 비해 잎색이 하얗기 때문에 멀리서 보면 마치 꽃이 핀 것처럼 보인다. 졸참나무는 참나무 종류 중에서 잘 자라지 않는 나무에 속하는데, 특히 야산에서 자라는 졸참나무는 소나무 그늘 밑에서 햇빛을 못 받아 잘 자라지 못한다. 그래서 어린 나무도 열매를 맺는다. 반면 활엽수림에 있는 졸참나무는 햇빛을 잘 받기 때문에 매우 크게 자라기도 한다. 졸참나무는 낮은 산에서 산 중턱에 걸쳐 서식하며, 줄기껍질은 세로로 갈라진다. 깊은 산 계곡 주변에서 자라는 나무는 가지가 원줄기만큼 굵게 자라는 경우가 많다. 잎은 길쭉하며, 열매는 다른 도토리 종류보다 더 길쭉하고 작다. 졸참나무는 표고버섯

> 솔뫼노트

원목으로 많이 쓰인다.

035 갈참나무는 메마른 땅이나 햇빛이 잘 드는 자갈밭, 물이 흐르는 언덕에 많이 서식하며, 낮은 산에서 산 중턱에 걸쳐 군락을 지어 자란다. 곁가지는 위쪽으로 뻗는 편이며, 잔가지는 푸른색이 짙다.

036 밤나무는 봄에 다른 나무들에 비해 잎이 늦게 나오고, 줄기 색이 짙어서 멀리서 보면 나무 전체가 매우 검게 보인다.

037 음나무(엄나무)는 원래 가시가 있는데, 높은 산에서 자라는 나무에는 몸체에 가시가 별로 없으며 낮은 산에서 자라는 나무에는 억센 가시가 많다. 줄기는 곧게 자라며, 뿌리가 굵고 잔뿌리가 적은 편이다. 가을에 잎이 다 진 후 늦가을부터 초봄까지 옮겨 심으면 잘 산다. 반면 봄에 잎이 난 후 옮겨 심으면 나무가 잘 살지 못한다. 번식할 때는 뿌리를 적당한 길이로 잘라 땅에 묻으면 새순이 돋아난다. 씨앗으로도 번식할 수 있다.

038 잎이 늦게 나오는 나무로 헛개나무가 있다. 헛개나무의 어린 줄기는 매끄럽고 흑갈색이며, 오래된 나무는 겉껍질이 메마른 논바닥처럼 갈라져 있다.

039 가죽나무는 어릴 때 새순을 꺾으면 나무가 자라지 못하고 죽게 된다. 나무 속에 있는 기공선이 매우 넓기 때문에 어릴 때 꺾어버리면 빗물이 들어가 기공선을 막아버리기 때문이다. 그러므로 되도록 어린 나무의 새순은 채취하지 말아야 하며, 나무가 커서 가지가 벌어졌을 때는 새순을 채취해도 죽지 않는다.

040 키가 큰 나무 종류 중에 나무껍질이 매끄러운 것들은 잎지는 나무가 많다. 주로 줄기 위주로 생장을 빨리 하고, 나뭇가지들이 하늘을 향해 뻗으며, 씨앗을 멀리 번식시키기 위해 대개 씨앗에 팔랑개비 같은 날개가 달려 있다. 반면, 키가 큰 나무 종류 중에서 소나무처럼 껍질이 너덜너덜한 종류는 오래 사는 편인데, 밑동이 굵고 생장이 느리며 세력을 확장시키기 위해 자라면서 가지를 많이 뻗는다. 또한 주목, 소나무, 팽나무, 느티나무, 은행나무 등 밑동이 굵은 나무들은 매우 오래 살아 마을의 수호신으로 섬기는 경우가 많은데 우리나라에서 오래 사는 나무 종류들은 대개 씨앗이 둥근 편이다.

식물 관리 방법

041 고사리는 가을에 묵은 대를 낫으로 베어낼 경우, 다음해 봄에 줄기가 가늘게 올라와 상품성이 떨어지므로 되도록 그냥 두는 것이 좋다.

> **솔뫼노트**

042 산에서 나물을 뜯을 때는 한 종류만 뜯는 것이 아니라 여러 종류를 함께 뜯는데, 이때 이것저것 섞어서 배낭에 넣으면 나중에 골라내기가 힘들다. 이런 경우에는 뜯을 때부터 같은 종류끼리 한 묶음씩 만들어 나란히 배낭에 넣으면 나중에 종류별로 분류하여 씻기도 편하고 조리해서 먹기도 좋다.

043 숲속 그늘 밑에서 자라는 더덕 중에서 어린 것은 순이 많이 나오지 않으므로 햇빛을 많이 받아 동화작용을 하려고 잎이 넓게 퍼져서 자란다. 반면, 뿌리가 굵은 것은 덩굴이 많이 뻗어 있기 때문에 잎이 작은 편이다. 이처럼 식물도 여건에 따라 생존경쟁에서 이기기 위해 나름대로 대비하고 있다.

044 산 가까이에 있는 밭에는 산짐승이 들어와 농작물을 뜯어먹는 것을 막기 위해 가두리를 쳐놓는데, 토끼나 노루는 다른 채소는 다 뜯어먹어도 향이 강한 토마토나 약간 독성이 있는 가지는 먹지 않으므로 이런 작물을 키울 때는 가두리를 치지 않아도 된다.

045 흙이 자연상태에서 잘 다져진 곳에는 식물이 뿌리를 잘 못 내리고 내린다 해도 잘 자라지 못하는데, 이때 산에 있는 낙엽으로 부토(腐土)를 만들어 원래 흙과 섞어주면 거름기도 있어 식물이 뿌리를 잘 내린다. 생땅도 여러 번 갈아 엎어주면 식물이 훨씬 잘 자라며 거름을 넣어주면 더욱 좋다. 이때 풀 종류에는 완전히 썩은 거름을 넣어주어야 하지만, 완전히 뿌리를 내린 나무의 경우에는 땅 위에 덜 썩은 거름을 뿌려도 된다.

046 큰 소나무숲 그늘 밑을 보면 유독 정원수나 분재처럼 작고 예쁘게 생긴 소나무를 볼 수 있는데, 이런 나무를 옮겨 심으면 숲속 그늘에서 자라다가 갑자기 햇빛을 많이 받기 때문에 금방 죽는다. 이런 나무들은 보기에만 아름다울 뿐 도태된 나무로서 자연상태 그대로 놔두어도 결국 죽게 된다. 산에서 나무를 옮길 때는 2~3년 전부터 미리 큰 뿌리를 일부씩 잘라주어 잔뿌리가 많이 나오도록 작업을 해두어야 한다. 이렇게 산에서 옮겨와 살아남은 나무는 다른 곳으로 옮겨도 잘 살아 남는다.

047 나무에 피는 꽃에는 암꽃, 수꽃이 있는데 수꽃의 생김새는 주로 길쭉하고, 암꽃의 생김새는 둥글고 뭉툭하다. 또한 수꽃은 꽃가루를 날려야 하기 때문에 대개 나무 위 끝가지에 붙고, 암꽃은 꽃가루를 받아야 하기 때문에 그 아래쪽에 달리는 경우가 많다. 그리고 대부분의 나무는 암꽃, 수꽃이 한 그루에 달리는데 종류에 따라 자가수분을 하는 종류도 있지만, 대부분은 극심한 가뭄 등 극한 상황이 아니면 다른 나무의 꽃가루를 받는 타가수분을 한다.

이때 나무들은 자가수분을 막기 위해 수꽃이 먼저 피어 꽃가루를 날린 다음 암꽃이 핀다.

048 나무는 씨앗으로 번식하는 것, 꺾꽂이로 번식하는 것, 포기나누기로 번식하는 것, 휘묻이로 번식하는 것 등이 있다. 키가 작고 한 뿌리에서 줄기가 무더기로 올라오는 나무는 포기나누기를 한다. 씨앗으로 번식하는 나무는 뿌리가 곧게 깊이 들어가고, 잔뿌리가 적다. 특히 키가 크고 가지가 위로 미끈하게 뻗는 나무나 수명이 긴 나무들(소나무, 참나무 종류)은 꺾꽂이 번식이 안 되고 씨앗으로 번식한다. 그에 비해 꺾꽂이로 번식하는 나무는 한 나무 밑에 뿌리가 수염처럼 수북하게 나 있다. 개나리처럼 줄기나 가지가 땅에 닿아 새 뿌리가 나는 종류는 휘묻이로 번식시킨다.

049 꺾꽂이는 3월 초순~4월 중순에 하는데, 꺾꽂이가 잘 되는 나무는 뽕나무, 버드나무, 매화나무, 백양나무, 황철나무 등이 있다. 꺾꽂이가 안 되는 나무는 씨앗으로 번식하는 소나무가 있다. 나무의 경우, 꽃눈이 나온 가지를 봄에 꺾꽂이를 하면 그해에 꽃이 피는 것이 아니라 잎이 피는데, 이것은 잎에서 광합성 작용을 하여 양분을 얻어야 하기 때문이다.

050 돌외는 남부지방에 많이 자라는 덩굴식물로 언덕바지에 많이 자라며, 개나리처럼 줄기마디가 땅에 닿으면 뿌리가 내려 번식한다. 이런 종류들은 줄기마디를 잘라서 땅에 묻어 꺾꽂이를 하면 뿌리를 잘 내린다.

051 여러해살이풀 나물 중 씨앗으로 번식하는 것은 봄에 파종하는 것보다 가을에 파종하는 것이 번식률이 높다. 모든 씨앗은 겨울을 한번 나면 발아율이 매우 높아지기 때문이다. 좀 더 빨리 나물을 번식시키려면 꽃이 필 무렵 꽃대를 베어내면 된다. 그러면 뿌리의 세력이 강해지면서 번성하여 새순이 더욱 많이 올라와 다음해에 나물을 더 많이 뜯을 수 있다.

052 야생화를 심을 경우에는 토질에 따라 신중히 결정해야 한다. 예를 들어, 참나리는 씨앗(주아)이 맺히는데 번식력이 매우 강해서 땅에 떨어지는 대로 싹들이 모두 올라와 일순간에 번지게 된다. 이런 식물이 좋은 땅에 떨어져 번식하면 땅을 갈아엎어도 계속 싹이 올라오기 때문에 다른 작물을 파종해도 참나리 씨앗이 먼저 올라와 계속 싹을 틔우므로 좋은 땅을 다 버리게 된다. 그러므로 번식력이 매우 강한 식물은 되도록 척박한 땅이나 못 쓰는 땅, 언덕바지에 심는 것이 좋다.

053 외래종 식물을 심을 경우에는 생태계를 교란시켜 토종식물을 몰아내므로 매우 신중하게 선택해야 한다. 예를 들어,

솔뫼노트

외래종인 도깨비가지는 우거진 숲이라도 씨앗이 떨어지면 싹이 올라와 막 번지는데 아무리 뽑아내도 뿌리가 조금만 떨어져도 새순이 올라오고, 줄기와 잎에 가시가 많아 손으로 뽑아내기도 아주 곤란하다. 그러므로 이런 종류는 가급적 옮겨 심지 않는 것이 좋다.

054 연꽃은 씨앗으로 번식될 경우에는 싹이 천천히 올라오는데, 그보다는 뿌리로 빨리 번식되는 식물이다. 특히 연꽃은 뿌리의 힘이 다른 식물보다 매우 강하여 연못을 파내고 연꽃을 심을 경우 연못이 온통 연꽃으로 뒤덮여 다른 수생식물이나 물고기를 함께 감상하기 힘들어진다. 이럴 때는 연꽃 뿌리를 항아리에 넣어 연못에 넣어두면 뿌리 번식이 억제되므로 연못을 버리지 않게 된다. 대나무도 뿌리의 힘이 매우 강한 식물이므로 정원수로 키울 때는 항아리에 구멍을 뚫어서 물이 잘 빠지게 하여 심으면 강한 번식력을 막을 수 있다.

055 산과 들에 나는 식물뿐 아니라 우리가 흔히 먹는 곡식과 채소에도 나름대로의 약효가 있다. 약초는 약초꾼에게 배워야 하듯이 곡식과 채소를 기를 때에는 평생을 일해온 농부들의 지혜를 빌려 그 식물의 성격을 미리 파악해두는 것이 도움이 된다. 다음은 그 예들이다.

056 재배하는 식물은 자연 상태에서 자라는 식물보다 약효가 떨어지지만 깨끗한 환경에서 잘 가꾸면 유익하게 사용할 수 있다. 개미집이 많은 땅은 토질이 산성화되어 죽어가고 있는 곳이므로 작물을 심을 때는 되도록 이런 땅을 피하는 것이 좋다. 왜냐하면 이런 땅은 농약을 많이 친 땅인데, 산성화가 된 것은 물론 공기가 잘 안 통하여 땅이 딱딱해지고 산성 토질을 좋아하는 개미들이 집을 많이 짓기 때문이다. 개미집이 많이 생겼을 때는 땅을 자주 갈아엎고 소거름을 넣어주면 개미의 개체수가 줄어들어 땅도 살아난다.

057 열매 맺는 식물들을 키울 경우에는 어릴 때 원줄기에서 나오는 가지를 그대로 두면 영양분이 분산되어 열매가 작게 맺히고, 곁가지를 쳐주면 열매가 굵게 맺힌다. 참외, 가지, 오이, 고추 등을 재배할 때도 응용할 수 있다.

058 열매 맺는 식물을 빨리 키우려고 밑거름을 한번 주고 난 후 웃거름을 더 주면 줄기와 잎이 무성해지고 수꽃만 많이 피어서 열매를 맺지 못한다. 그러므로 밑거름만 주고 말아야 한다. 오이, 감자, 토마토, 호박 등을 키울 때도 마찬가지다.

059 보리와 밀은 가을에 파종을 하는데, 겨우내 날씨가 추워 땅이 얼었다 녹았다 하면서 뿌리를 들었다 놓았다 해야만 뿌리가

솔뫼노트

잘 자라 다음해 봄에 열매가 많이 맺힌다. 반면, 겨울에 날씨가 따뜻하면 보리와 밀의 수확량도 줄어든다. 겨울에 보리밟기를 하는 것도 뿌리가 들썩거리는 것과 관계가 있는데, 겨울에 들어올려진 뿌리가 얼어죽지 않게 하면서 강인하게 자라는 것을 도와주는 동시에 싹이 미리 자라는 것을 막는 효과가 있다.

060 하우스 안에서 깨 같은 것을 재배할 경우 잎을 자주 수확하려면 꽃이 피지 않도록 밤에도 전깃불을 켜 둔다. 꽃이 피고 열매를 맺으면 잎을 수확하기 어려운데, 밤에 불을 켜 두면 식물이 낮이 계속되는 것으로 여기고 시간의 흐름을 잘 포착하지 못하여 꽃을 피우지 않기 때문이다.

● **일러두기** ●

1. 개화기, 결실기, 채취기 _ 직접 현장에서 체득한 정보입니다.

2. 기호 설명
   - 약 약으로 쓰이는 식물
   - 식 먹을 수 있는 식물
   - 독 독성이 있는 식물
   - 약한독 약간의 독성이 있는 식물

3. 생태에서 설명한 유사종은 식물학적인 유사종입니다.

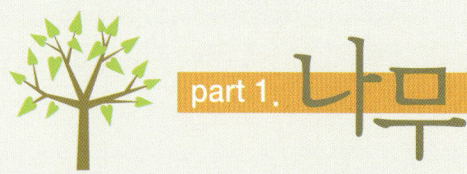

part 1. 나무

삼나무 | 미역줄나무 | 사철나무 | 참빗살나무 | 비목나무 | 양다래 | 신나무 |
광대싸리 | 돈나무 | 가는잎음나무 | 섬오갈피나무 | 팔손이나무 | 때죽나무 |
쪽동백 | 작살나무 | 남천 | 당매자나무 | 백목련 | 일본목련 | 태산목 |
모감주나무 | 무환자나무 | 광나무 | 금목서 | 꽃개회나무 | 들메나무 | 쥐똥나무 |
청가시덩굴 | 호랑버들 | 고광나무 | 까마귀밥여름나무 | 벽오동 | 곰솔(해송) |
무궁화 | 개산초 | 가막살나무 | 백당나무 | 올괴불나무 | 까치박달 | 물갬나무 |
겹황매화 | 산벚나무 | 양벚나무 | 왕벚나무 | 복숭아나무(복사나무) | 살구나무 |
자두나무 | 배나무 | 청실배나무 | 팥배나무 | 조팝나무 | 찔레꽃 | 아그배나무 |
꽃사과 | 사과나무 | 줄딸기 | 해당화 | 비자나무 | 떡갈나무 | 졸참나무 |
측백나무 | 향나무 | 금식나무 | 층층나무 | 주엽나무 | 삼지닥나무 | 서향나무 |
담쟁이덩굴 | 포도나무 | 참오동나무

001 약

삼나무 *Cryptomeria japonica* (L.f.) D.Don

- 낙우송과 늘푸른 큰키나무
- 분포지 : 남부지방이나 제주도의 산허리 아래 양지바르고 촉촉한 기슭, 골짜기, 계곡가
- 개화기 : 3월 / 결실기 : 10월
- 채취기 : 봄(수액), 여름~가을(잎), 가을(열매), 수시로(뿌리껍질·줄기·가지)

- 별 명 : 삼목(杉木), 삼송(杉松), 으루나무
- 생약명 : 삼목(杉木), 삼목절(杉木節), 삼목근피(杉木根皮), 유삼(柳杉), 삼엽(杉葉), 삼자(杉子)
- 유 래 : 한자로 나무[木]에 바늘잎이 달린 모양[彡]을 합쳐 삼[杉]나무라 부른다.

■■■ 생태

높이 40m. 줄기가 매우 곧고 반듯하게 뻗으며 생장 속도가 빠르다. 줄기껍질은 붉은빛이 도는 갈색이며 세로로 매우 길게 찢어지듯이 갈라져 있다. 가지는 윗동에서 빽빽이 나오는데, 모양이 가늘고 길며, 아래쪽에 난 가지는 옆으로 뻗고 위로 갈수록 하늘을 향해 자란다. 가지껍질은 짙은 회색빛이 도는 갈색이다. 잎은 통통하면서도 모가 난 짧은 바늘 모양으로 어긋나는데, 사방을 5줄로 빙 둘러가면서 나선형으로 촘촘하게 달린다. 잎은 3~4모로 완만하게 지고 만져보면 아주 단단하지는 않다. 잎은 노랗게 말라도 가지에서 떨어지지 않는다. 늘푸른 나무이지만 영하에서는 동상을 입기 쉬워 우리나라에서는 겨울에 잎이 누렇게 뜨기도 한다. 꽃은 3월에 암꽃과 수꽃이 함께 피고, 수꽃은 가지 끝에 노란빛이 도는 작은 갈색 콩모양으로 여러 송이가 뭉쳐서 달린다. 암꽃은 붉은빛이 도는 연한 갈색으로 자줏빛이 도는 녹색의 꽃턱잎에 둘러싸여 핀다. 열매는 10월에 여무는데, 전체 모양이 작고 둥글면서도 솔방울처럼 여러 조각으로 갈라지며, 그 조각 끝에 날카로운 돌기가 여러 개 있다. 다 익으면 짙은 갈색이 되고, 조각 안쪽에 길쭉한 타원형

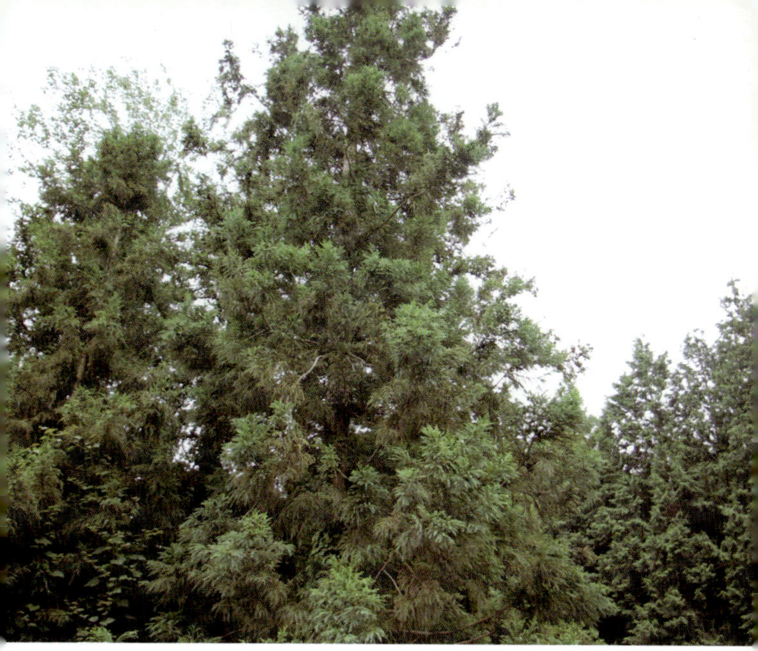

전체모습

의 씨들이 들어 있어 가까운 곳에 굴러 떨어져 번식한다.

*유사종_ 넓은잎삼나무, 왕삼나무, 기름삼나무

새순 | 잎 앞뒤

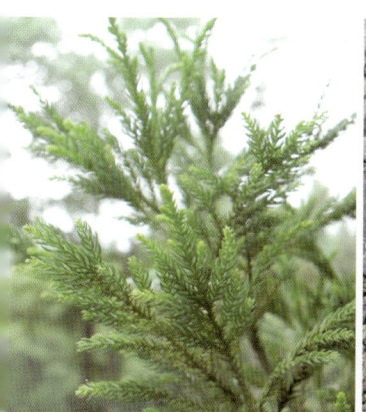
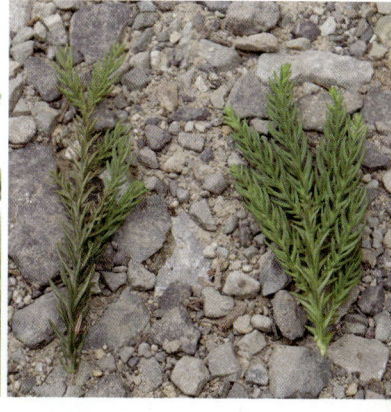

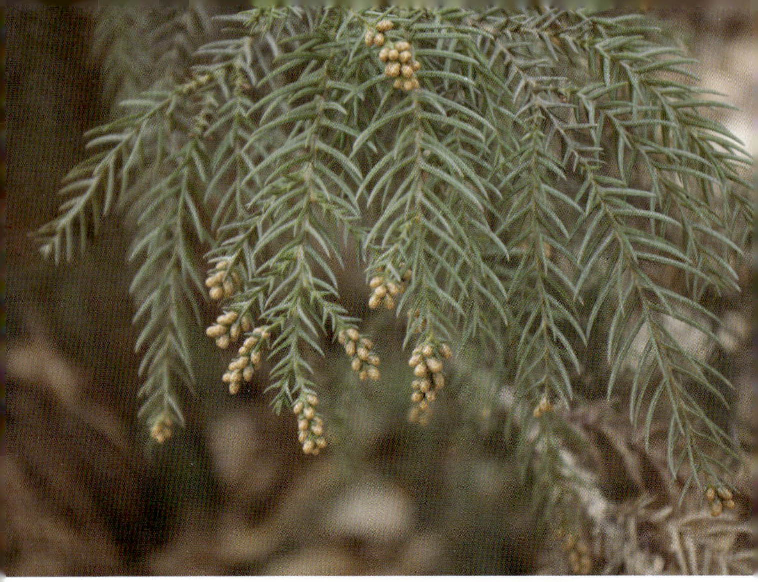

수꽃

암꽃(잔 것)과 수꽃(둥근 것)

열매 | 열매 채취

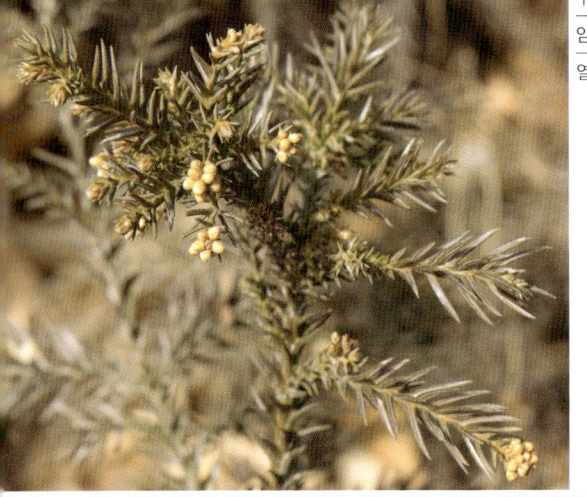

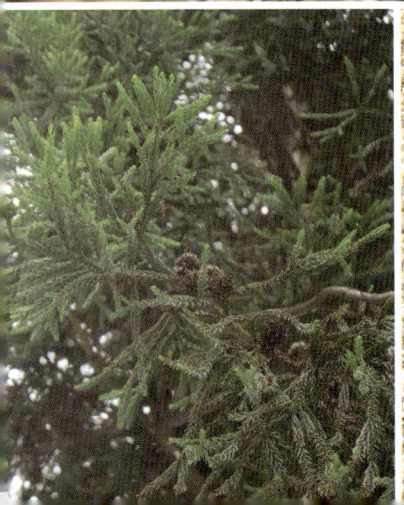

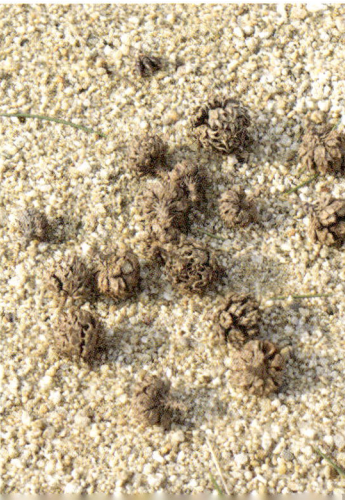

■■ 효능

한방에서 줄기와 가지를 삼목(杉木), 가지마디를 삼목절(杉木節), 뿌리껍질을 삼목근피(杉木根皮) 또는 유삼(柳杉), 잎을 삼엽(杉葉), 열매를 삼자(杉子)라 한다. 통증을 가라앉히고, 습한 기운으로 인한 독을 풀어주며, 염증을 가라앉히고, 간과 신장을 건강하게 하며, 거꾸로 치솟은 기운을 내려주는 효능이 있다. 종기, 아토피, 무좀, 화상이나 동상, 독충에 물렸을 때, 간이나 신장이 안 좋을 때 약으로 처방한다.

민간에서는 신장이 안 좋아 몸이 부었을 때, 배가 붓고 아플 때, 요도염, 신경통, 꽃가루 알레르기, 아토피나 습진, 옻이 올랐을 때, 심한 무좀, 벌레나 뱀에 물렸을 때, 화상이나 동상, 얼굴이 거칠어졌을 때, 마른버짐, 간이 안 좋을 때 사용한다.

🔊 주의사항
- 넓은잎삼나무를 대신 사용하기도 한다.
- 치솟은 기운을 내려주는 약재이므로 몸이 허약하거나 열이 많은 사람은 먹지 않는다.

줄기속 | 줄기

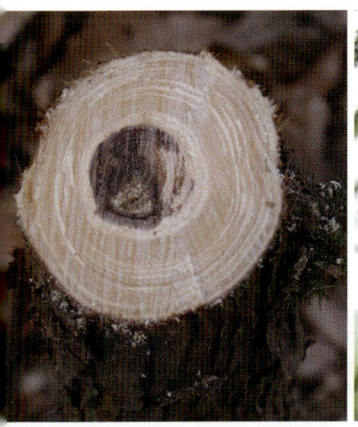
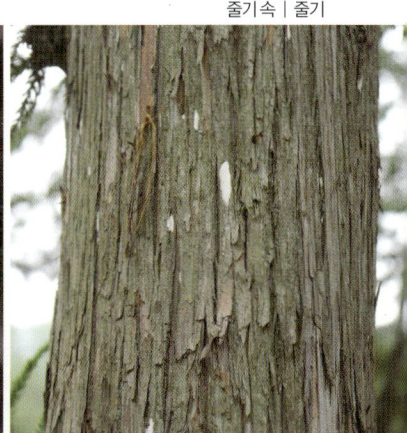

002 약 독

미역줄나무 *Tripterygium regelii* Sprague & Takeda

- 노박덩굴과 잎지는 덩굴나무
- 분포지: 깊은 산기슭의 습한 골짜기나 숲속
- 개화기: 6~7월 결실기: 9~10월
- 채취기: 여름(꽃), 가을~겨울(뿌리껍질·줄기)

- 별 명: 미역순나무, 메역순나무, 노방구덤불, 뇌공등(雷公藤), 비명산해당(毘明山海棠)
- 생약명: 동북뇌공등(東北雷公藤)
- 유 래: 덩굴이 미역줄기처럼 모가 났다 하여 미역줄나무라 부른다. 지역에 따라 미역순나무, 메역순나무라고도 부른다.

■■ 생태

길이 2m. 뿌리는 붉은빛이 도는 밝은 갈색이며 옆으로 길게 뻗는다. 줄기는 한 뿌리에서 무더기로 올라와 주변으로 잘 번진다. 줄기껍질은 붉은빛이 도는 회갈색이며, 세로로 길게 갈라져 있다. 가지는 붉은빛이 도는 갈색이며 5각형으로 모가 나 있다. 가지껍질에는 오톨도톨한 잔 돌기가 많다. 잎은 넓은 타원형으로 어긋나는데, 잎자루가 붉고 잎 끝이 뾰족하다. 잎 앞면은 밝은 녹색이고, 뒷면은 잎맥에 잔털이 조금 있다. 잎 가장자리에는 잎 끝을 향한 무딘 톱니가 있다. 꽃은 6~7월에 하얗게 피는데, 긴 꽃대가 올라와 가지를 치고 그 끝에 아주 작은 꽃들이 뭉쳐 달린다. 꽃잎은 5장으로 작은 타원형이며, 꽃술 5개가 꽃잎 사이로 어긋나게 펼쳐진다. 열매는 9~10월에 꽃잎처럼 얇은 날개가 달린 타원형으로 여문다. 열매가 다 익으면 선명한 붉은색이 되며 그 속에 들어 있는 씨가 가까운 곳에 날아가 번식한다.

잎 | 꽃
열매 | 뿌리 ○
가지와 겨울눈 | 줄기

■■ 효능

한방에서 뿌리껍질, 줄기, 꽃을 동북뇌공등(東北雷公藤)이라 한다. 열을 내리고, 독을 풀어주며, 염증을 가라앉히고, 몸속에 뭉친 것을 풀어주며, 벌레를 죽이는 효능이 있다. 백혈병, 암이나 폐결핵, 관절염이나 림프선염, 종기가 났을 때 약으로 처방한다.

민간에서는 백혈병, 암이나 폐결핵, 림프선이 부었을 때, 관절염, 종기에 사용한다.

주의사항

- 독성이 있는 약재이므로 장기적으로 오래 먹거나 정량 이상 먹지 않는다.

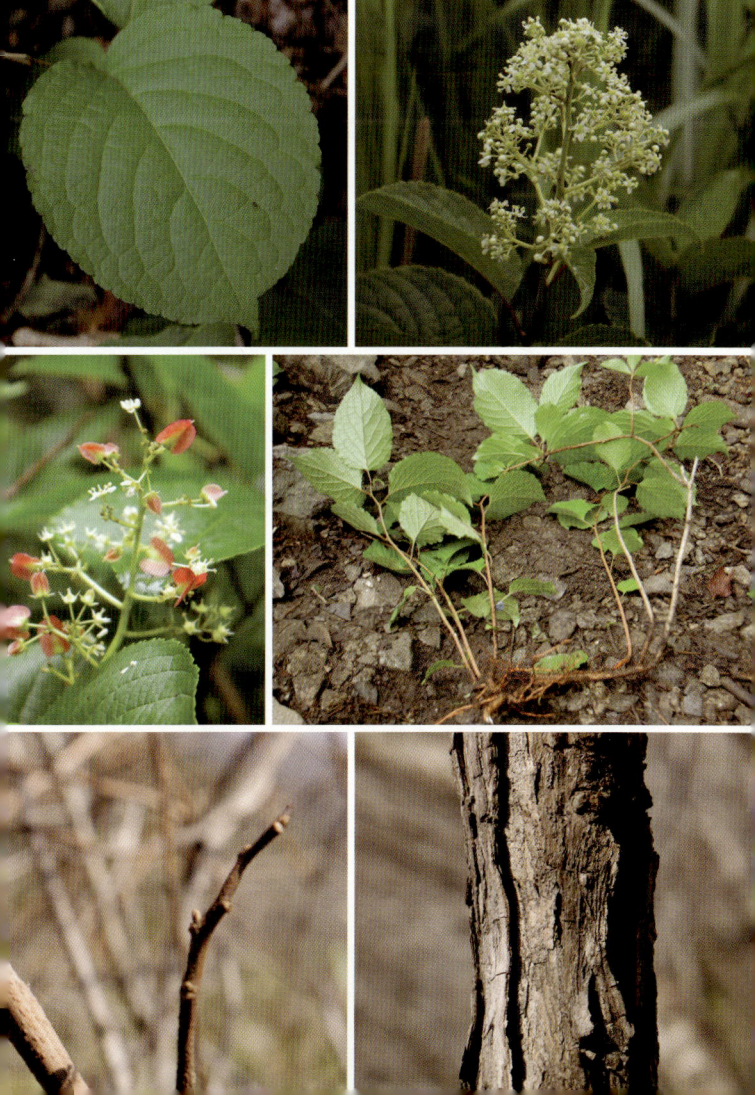

003 약
사철나무 *Euonymus japonica* Thunb.

- 노박덩굴과 늘푸른 작은키나무
- 분포지 : 중부지방 이남 바닷가 산기슭의 반그늘진 곳이나 인가 근처
- 개화기 : 6~7월 | 결실기 : 10월
- 채취기 : 수시로(줄기껍질·뿌리)

- 별　　명 : 겨우살이나무, 푸른나무, 동청목(冬靑木), 왜사중(倭社仲)
- 생약명 : 화두충(和杜沖), 조경초(調經草)
- 유　　래 : 사시사철 푸른 나무라 하여 사철나무라 부른다.

■ ■ 생태

높이 3m. 뿌리는 가늘고 길게 뻗으며 잔뿌리가 무성하다. 뿌리껍질은 밝은 갈색이다. 줄기는 곧게 자란다. 줄기껍질은 붉은빛이 도는 짙은 갈색이며, 세로로 결이 있다. 가지는 위쪽으로 무성하게 뻗으며, 어린 가지는 짙은 녹색을 띤다. 잎은 타원형으로 마주나는데, 잎자루가 두껍고, 잎 끝이 갸름하면서도 무디다. 잎은 두꺼운 편이며, 잎 앞면이 평평하고 윤기가 난다. 잎 뒷면은 약간 노란빛이 도는 녹색이며, 잎 가장자리에는 위쪽을 향한 반원형의 무딘 톱니가 있다. 꽃은 6~7월에 연노랑과 연분홍빛을 띤 녹색으로 피는데, 잎이 난 자리에 긴 꽃대가 올라와 3갈래로 가지를 치고 다시 사방으로 짧은 가지를 친 끝에 작은 꽃들이 달린다. 꽃잎은 4장으로 갈라지며, 꽃잎 사이로 꽃술이 사방으로 펼쳐진다. 열매는 10월에 조금 납작하고 4줄의 홈이 있는 작은 공모양으로 여문다. 열매가 다 익으면 갈색빛이 도는 붉은 색으로 되고, 열매껍질이 4갈래로 갈라져 붉은 속살에 싸인 타원형 씨앗 4개가 나온다. 열매는 겨울에도 붙어 있으며 봄에 갈색으로 변한 씨앗이 떨어져 번식한다.

*유사종_ 긴잎사철, 넓은잎사철나무, 흰점사철, 은테사철, 줄사철나무, 황록사철, 무른나무

■■ 효능

한방에서 줄기껍질을 화두충(和杜沖), 뿌리를 조경초(調經草)라 한다. 여성의 생리를 고르게 하고, 어혈을 풀어주며, 흥분을 가라앉히고, 통증을 없애주며, 소변을 잘 나오게 하고, 몸을 강건하게 하는 효능이 있다. 생리불순, 심한 생리통, 자궁 출혈, 신경통, 몸이 허해졌을 때 약으로 처방한다.

민간에서는 심한 생리통, 자궁 출혈, 생리불순, 히스테리가 심할 때, 신경통, 몸이 허약해졌을 때, 소변 보기 힘들 때 사용한다.

주의사항
• 뿌리를 두충 대신 사용하기도 한다.

새순 | 꽃봉오리
꽃 | 열매

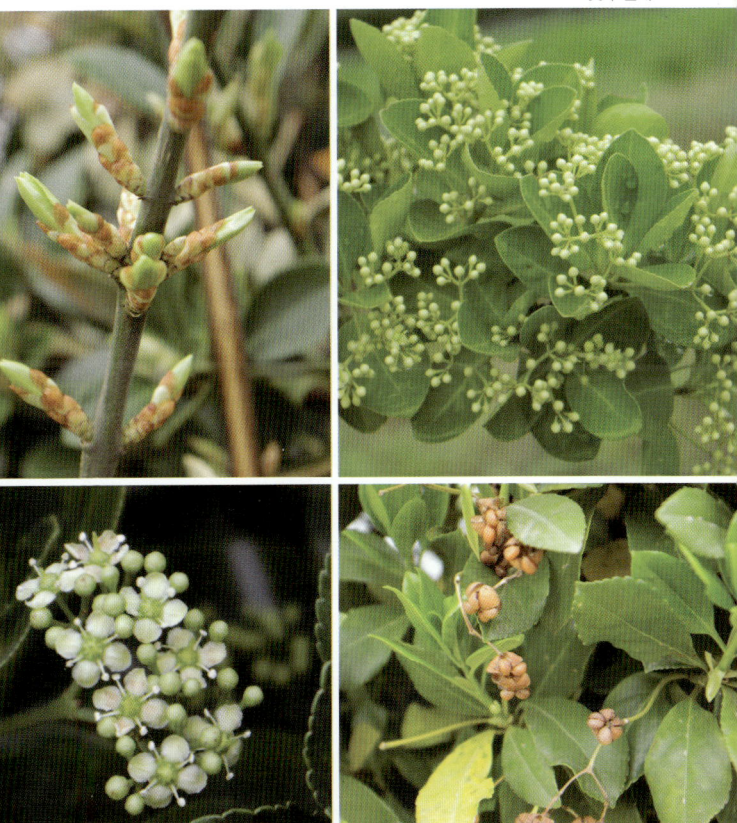

004 약 독

참빗살나무 *Euonymus hamiltonianus* Wall. var. *hamiltonianus*

- 노박덩굴과 잎지는 작은큰키나무
- 분포지 : 산기슭, 강가, 바닷가
- 개화기 : 5~6월
- 결실기 : 10월
- 채취기 : 가을(열매), 수시로(줄기껍질·가지)

- 별　　명 : 물뿌리나무, 금은류(金銀柳), 백두(白杜), 도엽위모(桃葉衛矛)
- 생약명 : 사면목(絲綿木)
- 유　　래 : 굵은 뿌리로 참빗을 만드는 나무라 하여 참빗살나무라 부른다.

■ ■ 생태

높이 6~9m. 줄기는 곧게 자란다. 줄기껍질은 회색빛이 도는 갈색이고, 짙은 갈색의 긴 반점이 있으며, 세로로 길게 갈라져 있다. 가지는 위쪽으로 비스듬히 갈라져 나오며, 붉은빛이 도는 갈색을 띤다. 햇가지는 푸르다. 가지에 난 겨울눈은 붉은 갈색이다. 잎은 길쭉한 타원형으로 마주나는데, 잎자루가 조금 있고, 잎 끝이 뾰족하다. 잎 앞면은 윤이 조금 나며, 잎 가장자리에는 둥근 잔 톱니가 있다. 가을에는 잎이 빨갛게 단풍이 든다. 꽃은 5~6월에 연한 녹색으로 피는데, 묵은 가지에 긴 꽃대가 올라와 짧게 가지를 치고 그 끝에 작은 꽃들이 모여 달린다. 꽃잎은 4장으로 갈라져 둥근 십자 모양으로 벌어진다. 열매는 10월에 4각형으로 여문다. 열매가 다 익으면 분홍빛으로 되며, 열매껍질이 4갈래로 갈라져 덩어리 모양의 붉은 씨앗이 나온다.

*유사종_ 좁은잎참빗살나무, 둥근잎참빗살나무, 좀참빗살나무

새순 | 잎

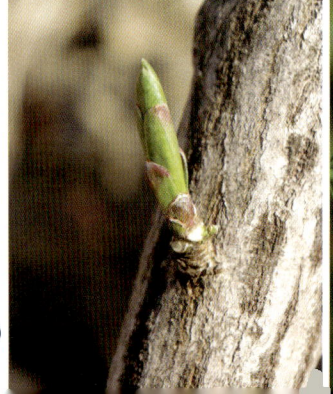
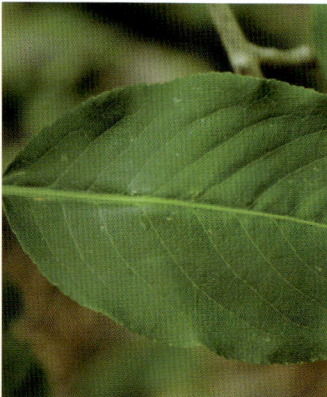

■■ 효능

한방에서 줄기껍질과 열매를 사면목(絲綿木)이라 한다. 풍을 몰아내고, 몸속 습한 기운을 내보내며, 피를 잘 돌게 하고, 통증을 없애는 효능이 있다. 근육통, 관절이 쑤시고 아플 때, 심한 기침, 동맥경화증, 혈액순환이 안 될 때, 치질 등에 약으로 처방한다.

민간에서는 심한 기침, 동맥경화증, 혈액순환이 안 될 때, 심한 생리통, 요통, 옻이 올랐을 때, 접촉성 피부염, 치질, 근육통, 관절이 쑤시고 아플 때 사용한다.

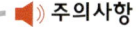 주의사항
- 약간의 독성이 있으므로 정량 이상은 먹지 않는다.

전체모습
꽃핀 모습 | 꽃
| 풋열매

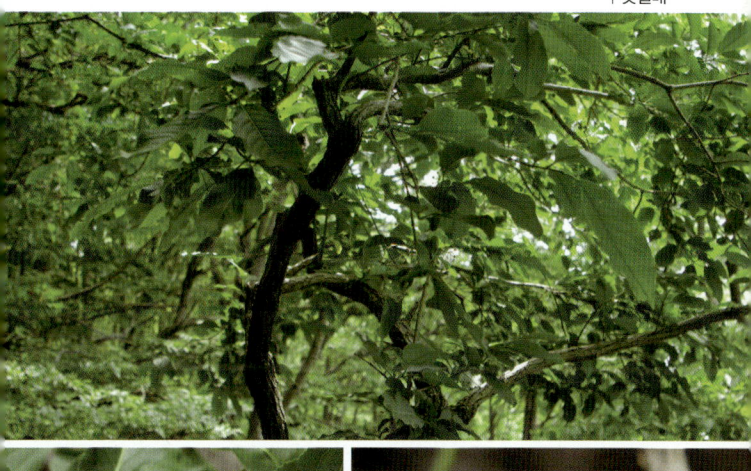

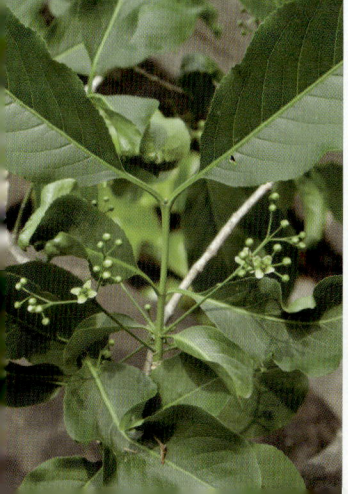

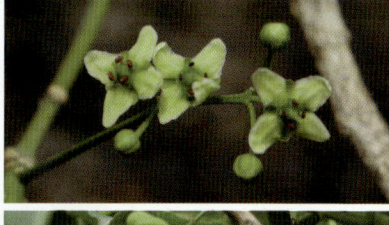

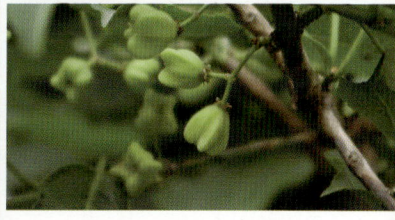

005 약식

비목나무 *Lindera erythrocarpa* Makino

- 녹나무과 잎지는 큰키나무 ■ 분포지 : 양지바른 산기슭
- 개화기 : 4~5월   결실기 : 9월
- 채취기 : 봄~여름(잎), 수시로(가지)

- 별 명 : 보안나무, 보얀목, 베염부기, 윤여리나무, 백목(白木)
- 생약명 : 첨당과(詹糖果)
- 유 래 : 줄기가 뽀얀[白] 나무[木]라 하여 백목, 보안나무라 부르다가 비목나무가 되었다.

■■생태

높이 10m. 줄기가 곧게 자란다. 줄기껍질은 노란빛이 도는 허연 갈색으로 커다란 비늘조각처럼 갈라져 있다. 가지는 길고 무성하게 하늘을 향해 뻗으며, 가지껍질이 아주 밝다. 가지에 나는 꽃눈은 둥글며, 잎눈은 길쭉하다. 잎은 작고 길쭉한 타원형으로 어긋나는데, 잎자루가 짧거나 없고 붉은빛이며, 잎 끝이 갸름하다. 어린잎에는 잔털이 있다가 크면서 없어지고, 잎 가장자리는 밋밋하다. 꽃은 잎이 날 무렵 암나무와 수나무에 따로 피는데, 짧은 꽃대가 올라와 우산처럼 펼쳐진 끝에 녹색이 도는 노란색 작은 꽃들이 모여 달린다. 꽃잎은 없고, 꽃잎처럼 보이는 것이 꽃받침이다. 수꽃은 꽃받침이 넓게 펼쳐지고, 수술이 9개이며, 암꽃은 꽃받침이 좁게 펼쳐지고 암술이 1개이다. 열매는 9월에 작은 콩모양으로 여무는데, 다 익으면 선명한 붉은색이 된다. *유사종_ 백동백나무

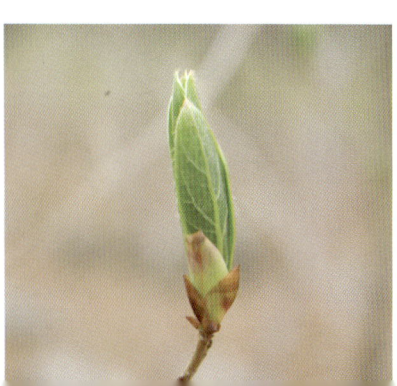

잎눈의 새순

꽃눈 | 꽃
봄 모습 | 열매

■■ 효능

한방에서 가지와 잎을 첨당과(詹糖果)라 한다. 열을 내리고, 풍을 몰아내며, 뼈와 위를 튼튼하게 하고, 마비와 어혈을 풀어주며, 피를 멎게 하고, 염증을 가라앉히며, 통증을 없애는 효능이 있다. 중풍으로 말을 못할 때, 아랫배가 차고 아플 때, 몸살 감기, 타박상, 관절이나 근육이 쑤시고 아플 때 약으로 처방한다. 정유를 함유한다.

민간에서는 풍으로 인한 마비나 두통, 관절이나 근육이 쑤시고 아플 때, 아랫배가 차고 아프거나 소화가 안 될 때, 체했을 때, 출산 후 몸이 안 좋을 때, 혈액순환이 안 될 때, 몸살감기, 타박상, 관절을 삐었을 때, 상처에 피가 날 때, 종기에 사용한다.

🔊 주의사항
- 백동백나무(감태나무)를 대신 사용하기도 한다.

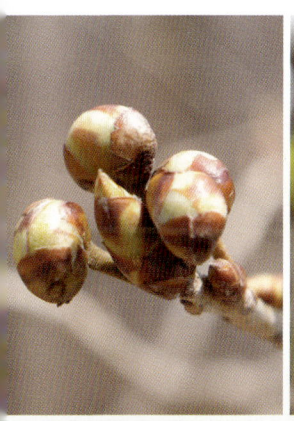
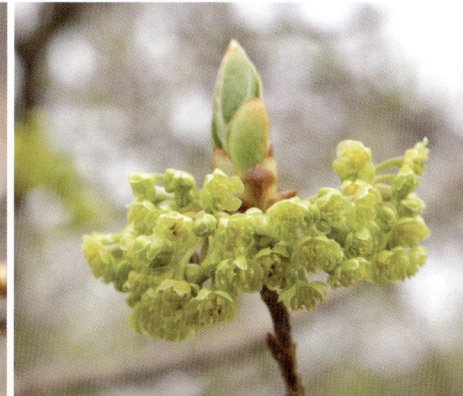
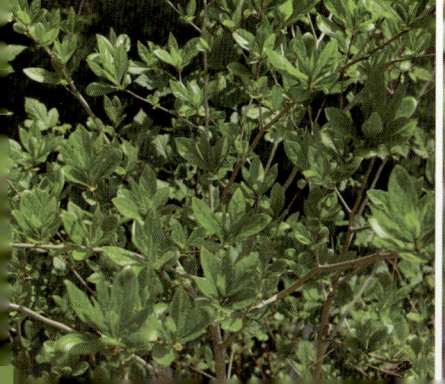
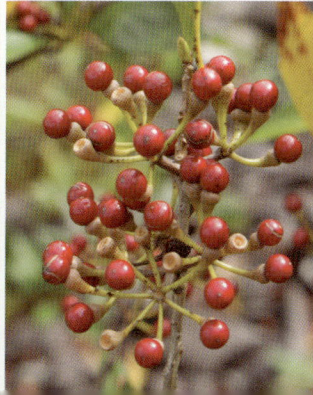

006 양·식
양다래 *Actinidia chinensis*

- 다래나무과 잎지는 덩굴나무
- 분포지 : 남부지방의 농가나 산비탈, 바닷가
- 개화기 : 6~7월 결실기 : 8~10월
- 채취기 : 봄~여름(잎), 봄~가을(뿌리), 가을(열매)

- 별　　명 : 키위, 참다래, 중국다래, 귀도(鬼桃), 등리(藤梨), 승리(繩梨), 양도(羊桃), 목통(木通)
- 생약명 : 미후도(彌候桃), 미후리(彌候梨)
- 유　　래 : 다래는 열매가 달다 하여 붙여진 이름으로, 원래 동남아시아에서 자라는 나무로 1백 년 전 중국을 통해 뉴질랜드로 들어가 종자가 개량된 뒤 역으로 다시 수입되어 서양에서 온 다래라 하여 양다래라 부른다. 시중에서는 참다래라고 부르는데, 서양다래의 본산지가 서양이 아닌 우리나라라 하여 참다래라는 말을 빌려와 붙인 이름이다. 서양에서는 열매가 키위라는 새와 닮았다 하여 키위라 부른다.

■ ■ 생태

길이 7m. 줄기껍질이 붉은 갈색을 띠며 허연 반점이 있다. 줄기 끝에 덩굴손이 있어 이웃 나무를 감고 올라가면서 자란다. 가지는 여러 갈래로 벌어지며, 햇가지는 붉으면서 푸른빛을 띠고 잔털이 빽빽하다. 잎이 길쭉한 다래와는 달리 잎은 둥근 모양으로 어긋나는데, 잎자루가 붉고 길며 잔털이 있다. 잎 끝은 둥글며 약간 오목하거나 조금 나온 것도 있다. 잎 가장자리는 밋밋하고 잔가시 같은 작은 톱니가 있다. 꽃은 6~7월에 하얗게 피는데, 굵으면서 짧은 꽃대가 3갈래로 갈라지고 그 끝에 1송이씩 달리며, 암나무와 수나무가 따로 있다. 꽃잎은 5장으로 갸름하며, 암술은 희고, 수술은 노란색이다. 열매는 갈색 타원형으로 여무는데 다래보다 월등히 크며, 뻣뻣한 갈색 잔털이 있다. 열매가 다 익으면 갈색을 띠며, 속살이 부드럽고, 매우 작은 씨앗들이 1천여 개 정도 들어 있다.

*유사종_ 다래

새순 | 꽃
열매 | 잎

■■ 효능

한방에서 열매를 미후도(獼候桃)라 한다. 풍기를 몰아내고, 열을 내리며, 위를 튼튼하게 하고, 뼈와 근육을 보해주며, 염증을 가라앉히는 효능이 있다. 풍기가 있을 때, 소화가 안 되고 구토나 설사를 할 때, 관절염, 심한 피로, 고열, 황달이 왔을 때 약으로 처방한다. 비타민 A, 비타민 C, 칼슘, 단백질, 포도당, 과당, 구연산, 탄닌을 함유한다.

민간에서는 풍기, 간이 안 좋아 얼굴이 누렇게 떴을 때, 신장이 안 좋을 때, 피로가 심하거나 입맛이 없을 때, 소변이 붉거나 잦을 때, 잠이 안 오고 가슴이 답답할 때, 잇몸에서 피가 날 때 사용한다.

🔊 주의사항

- 다래를 대신 사용한다.
- 차가운 성질의 약재이므로 배가 차고 설사를 자주 하는 사람, 소화가 잘 안 되는 사람은 많이 먹지 않는다.

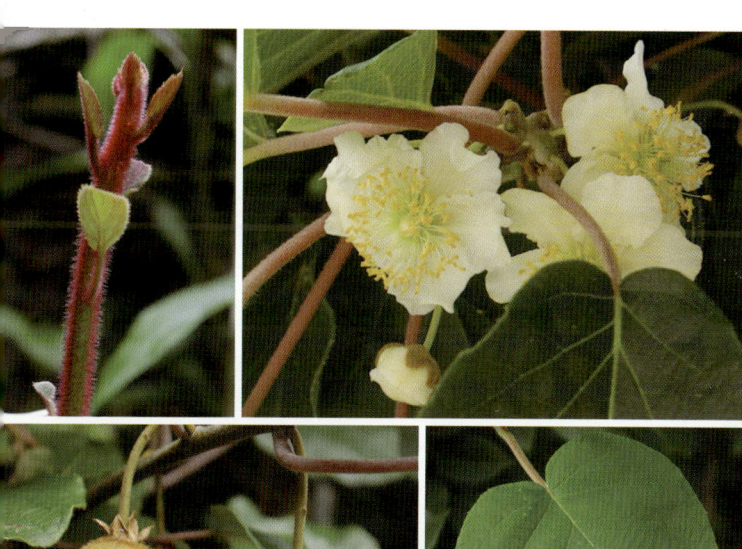

007 약
신나무 *Acer tataricum* subsp. ginnala (Maxim.) Wesm.

- 단풍나무과 잎지는 작은큰키나무
- 분포지 : 산기슭이나 골짜기의 반그늘진 촉촉한 땅, 들판의 냇가, 묵은 논가
- 개화기 : 5~7월 결실기 : 9~10월
- 채취기 : 봄(새순), 여름~가을(뿌리껍질)

- 별　　명 : 시닥나무, 신당나무, 시다기나무, 시듬나무, 색목(色木), 녹자목풍(鹿子木楓)
- 생약명 : 다조축(茶條槭), 다조아(茶條芽)
- 유　　래 : 눈병이 났을 때 줄기 삶은 물로 씻[싯]으면 낫는 나무라 하여 싯나무 또는 싇나무라 하다가 신나무가 되었다. 잎을 따서 스님의 법복을 염색[色]하는 나무[木]라 하여 색목이라고도 부른다.

■■ 생태

높이 8m. 줄기는 한 뿌리에서 여러 개가 무더기로 올라온다. 줄기껍질은 갈색빛이 돌고 세월이 갈수록 검은빛이 나며 튼살처럼 세로로 갈라져 있다. 가지는 옆으로 많이 갈라져 길게 뻗는다. 잎은 3갈래로 갈라진 타원형으로 마주나는데, 잎자루가 길고 잎자루 앞면은 조금 붉다. 3갈래로 갈라진 잎 끝은 뾰족하며, 잎 앞면은 윤이 난다. 잎 가장자리에는 불규칙하면서도 깊은 톱니가 겹으로 있다. 가을에는 잎이 노란색과 붉은색으로 물든다. 꽃은 녹색빛이 도는 연노랑으로 피는데, 긴 꽃대가 올라와 사방으로 가지를 치고 그 끝에 아주 작은 꽃들이 달린다. 꽃잎은 5장으로 아주 작은 타원형이며, 꽃잎보다 매우 긴 꽃술이 밖으로 펼쳐진다. 열매는 9~10월에 납작한 말발굽 모양으로 여문다. 열매가 다 익으면 갈색이 되고, 잎이 진 겨울에도 곤충의 날개처럼 허옇게 변하여 달려 있다가 바람에 날려 조금 떨어진 곳에 번식한다.

*유사종_ 붉신나무, 괭이신나무

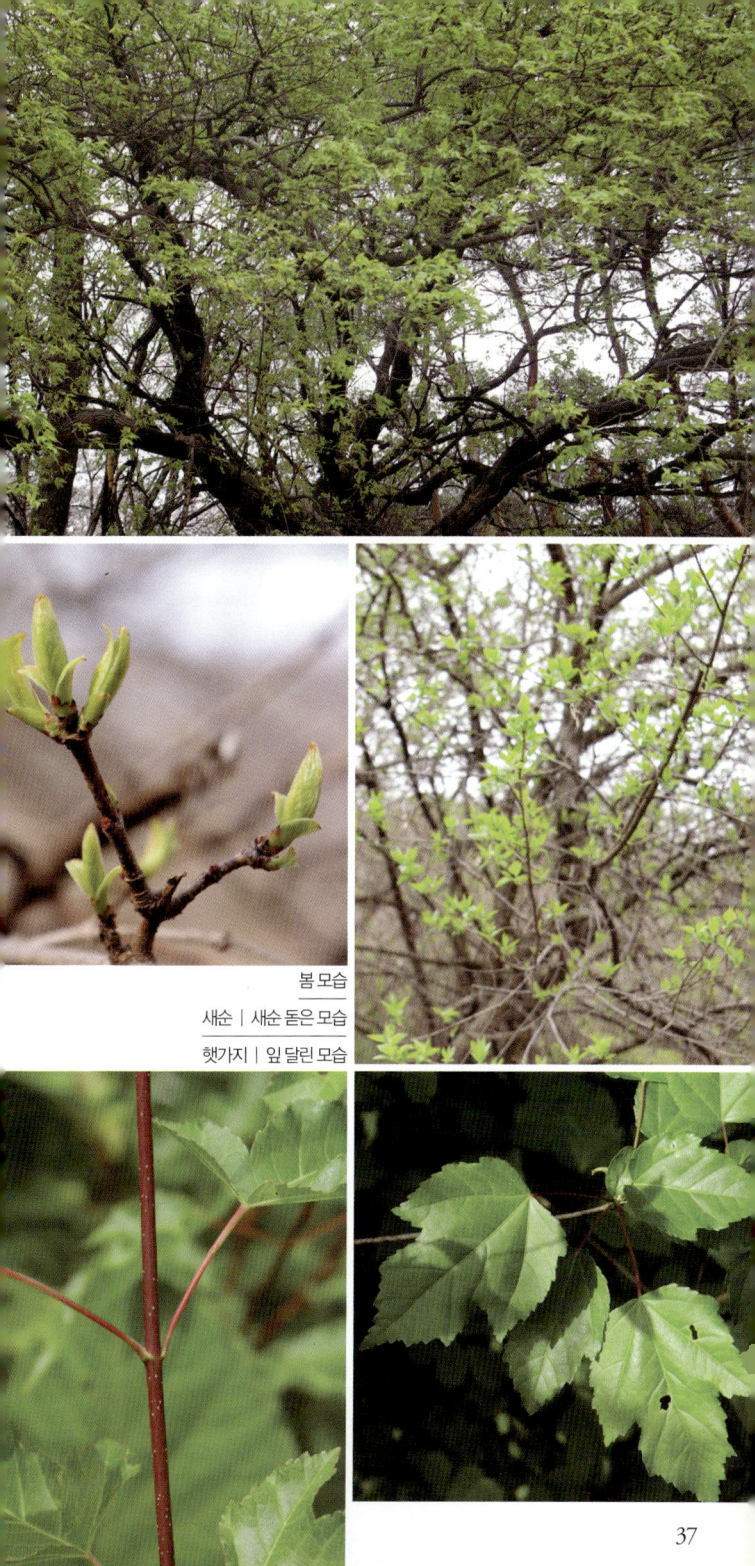

봄 모습

새순 | 새순 돋은 모습

햇가지 | 잎 달린 모습

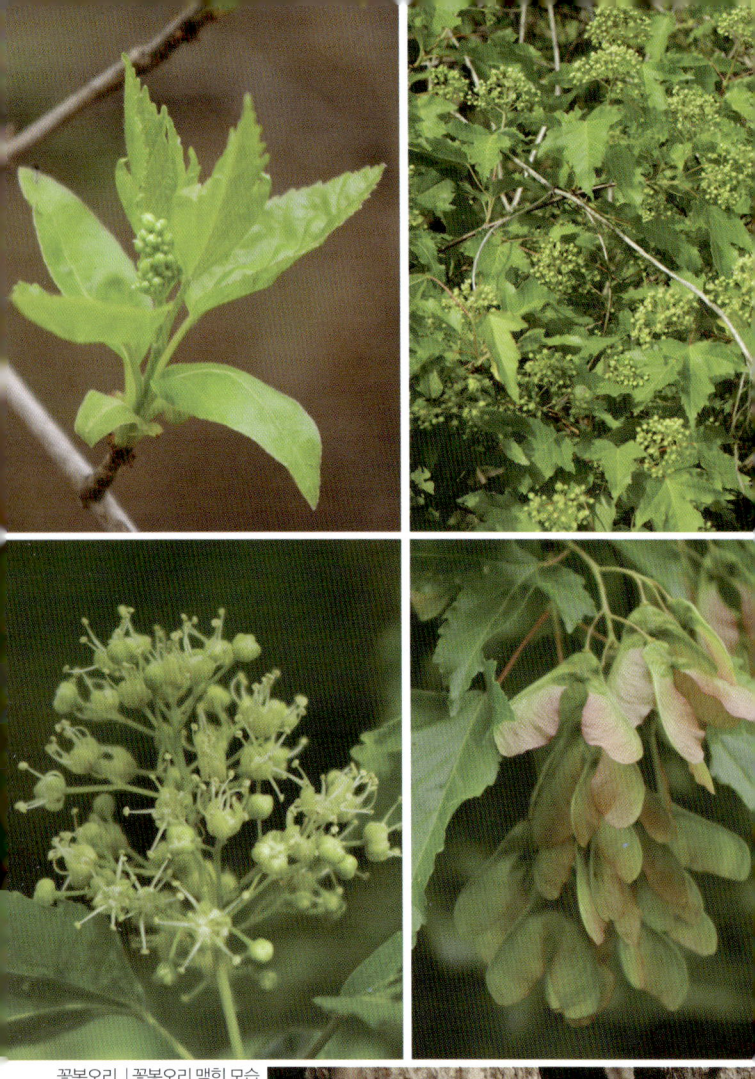

꽃봉오리 | 꽃봉오리 맺힌 모습
꽃 | 열매
줄기

■■■효능

한방에서 뿌리껍질을 다조축(茶條槭), 새순을 다조아(茶條芽)라 한다. 열을 내리고, 눈이 밝아지며, 피부를 수렴시키고, 통증을 가라앉히는 효능이 있다. 간에 열이 있고 눈이 충혈 되었을 때, 눈병, 설사, 치질, 관절이 쑤시고 아플 때, 감기로 인한 두통, 신장염이나 간염이 있을 때 약으로 처방한다.

민간에서는 간이 안 좋을 때, 간에 열이 있고 눈이 충혈되었을 때, 감기로 인한 두통, 설사, 눈병, 신장이 안 좋아 몸이 부었을 때, 위가 안 좋을 때, 관절이 쑤시고 아플 때, 몸이 허약할 때, 치질에 사용한다.

열매

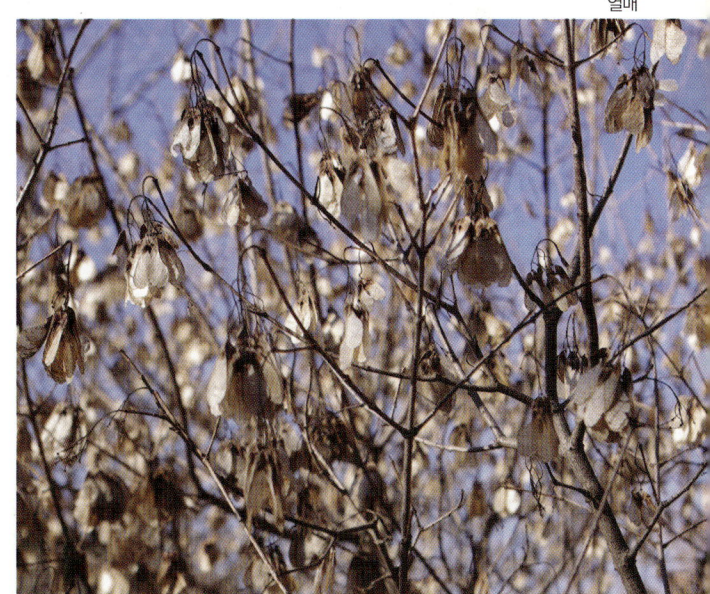

008 약 약한독

광대싸리 *Securinega suffruticosa* (Pall.) Rehder

- 대극과 잎지는 작은키나무
- 분포지 : 산기슭이나 산 중턱의 숲속, 양지바르고 메마른 강가
- 개화기 : 6~7월 결실기 : 9~10월
- 채취기 : 늦봄(잔가지·잎), 봄~가을(뿌리·줄기)

- 별 명 : 공정싸리, 고리비아리, 구럭싸리, 굴싸리, 굿싸리, 급싸리, 싸리버들옻, 서수라목(西水羅木), 엽하주(葉下珠), 일엽추(一葉萩), 호자(楛子), 화소조(花掃條), 황형(黃荊)
- 생약명 : 일엽추(一葉萩), 일엽추근(一葉萩根)
- 유 래 : 줄기가 낭창낭창한 것이 싸리나무와 비슷하고 잎이 크고 넓다 [廣大] 하여 광대싸리라 부른다.

■ ■ 생태

높이 3~5m. 줄기가 뿌리에서 1개 또는 여러 개가 올라와 자랄수록 굽어져 자라는데, 매우 굵고 크게 자라는 것도 있다. 줄기 껍질은 밝은 갈색을 띠며, 세로로 불규칙하게 갈라져 있다. 가지는 윗동에서 무성하게 뻗어 나와 옆으로 퍼지며, 가지 끝이 땅쪽으로 굽어져 자란다. 햇가지는 붉은빛을 띤다. 가지를 자르면 하얀 유액이 나온다. 잎은 타원형으로 어긋나는데, 가지 양옆에 작은 잎들이 깃털 모양으로 펼쳐진다. 잎자루는 짧고, 잎 끝이 갸름하면서도 무디며, 잎 뒷면이 조금 희다. 잎 가장자리는 밋밋하거나 얕은 물결 모양의 톱니가 있기도 하다. 꽃은 단성화로 6~7월에 밝은 노랑이 도는 녹색으로 피는데, 잎이 달린 자리에 아주 작은 꽃들이 공처럼 뭉쳐서 달린다. 열매는 9~10월에 납작하고 3줄의 홈이 있는 작은 공모양으로 여문다. 열매가 다 익으면 껍질이 3갈래로 갈라져 아주 작은 씨앗 6개가 튀어나와 가까운 곳에 떨어져 번식한다.

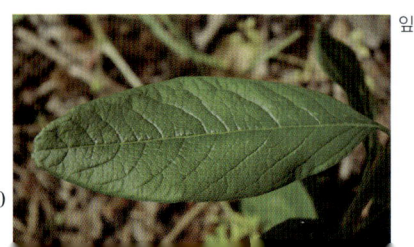
잎

■■ 효능

한방에서 잔가지·잎·줄기를 일엽추(一葉萩), 뿌리를 일엽추근(一葉萩根)이라 한다. 피를 잘 돌게 하고, 근육을 긴장시키며, 비위가 건강해지고, 신장에 이로우며, 통증을 가라앉히는 효능이 있다. 중풍으로 팔다리나 얼굴 근육이 마비되었을 때, 급성중이염, 소아마비가 왔을 때, 남성의 성기능 저하에 약으로 처방한다.

민간에서는 소아마비가 왔을 때, 관절이 쑤시고 아플 때, 혈액순환이 안 될 때, 남성의 성기능 저하, 중풍으로 팔다리나 얼굴 근육이 마비되었을 때, 중풍 재발, 급성중이염에 사용한다.

🔊 주의사항

• 독성이 있는 세쿠리닌 성분이 함유되어 있어 많이 먹으면 숨이 가빠지고 경련이 일어날 수 있으므로 정량만 사용한다.

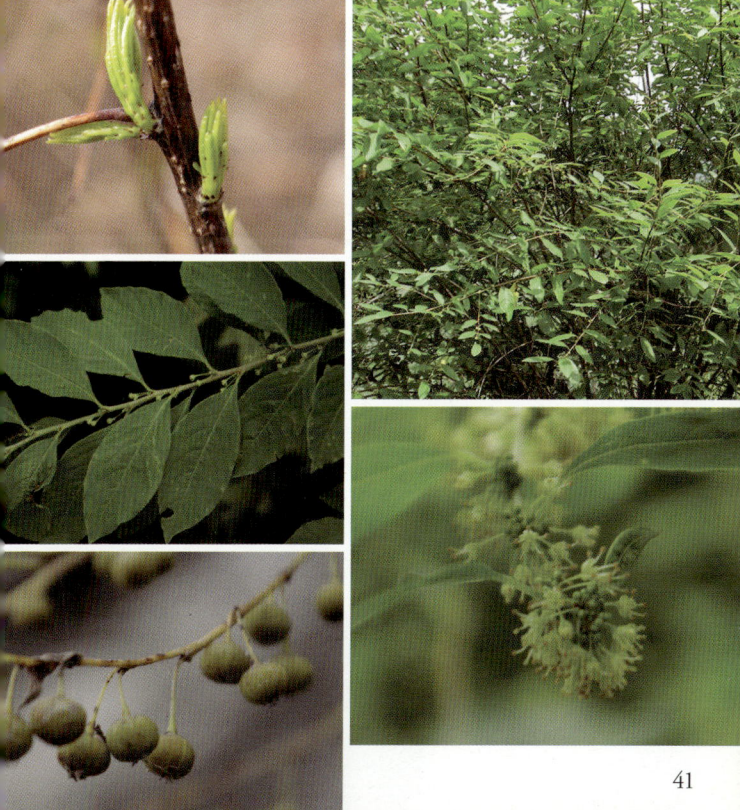

009 약

돈나무 *Pittosporum tobira* (Thunb.) W.T.Aiton

- 돈나무과 늘푸른 작은키나무
- 분포지 : 남부지방 양지바른 바닷가나 낮은 산기슭, 메마른 바위틈, 들판
- 개화기 : 5~6월 결실기 : 10월
- 채취기 : 봄(꽃), 가을~봄(줄기·잎)

- 별　　명 : 똥나무, 개똥나무, 섬엄나무, 해동(海桐), 천리향(千里香)
- 생약명 : 칠리향(七里香), 소년약(少年藥), 칠리향엽(七里香葉), 해동화(海桐花)
- 유　　래 : 제주도에 이 나무가 많은데 끈적한 열매에 곤충과 파리가 많이 꼬인다 하여 똥나무라 하다가 일본인들이 돈나무라 부르면서 이름이 붙여졌다.

■■ 생태

높이 2~3m. 뿌리에 잔털이 많으며 쿰쿰한 냄새가 난다. 줄기가 둥글고 짧으며, 줄기껍질은 갈색을 띤다. 줄기 속에서도 쿰쿰한 냄새가 난다. 가지는 밑동에서부터 여러 개로 갈라져 나오며, 가지 끝에 난 햇가지는 녹색빛이 도는 갈색을 띤다. 잎은 아주 길쭉한 타원형으로 어긋나는데, 가지 끝에 난 잎은 사방으로 빙 둘러서 여러 장이 뭉쳐서 난다. 잎자루는 짧으며, 잎 앞뒷면이 두껍고 질기다. 잎 앞면은 짙은 녹색이며 윤기가 난다. 잎 가장자리는 밋밋하면서 뒤쪽으로 둥글게 말려 있다. 꽃은 5~6월에 하얗게 피는데, 가지 끝에 긴 꽃대가 여러 개 뭉쳐 올라와 가지를 친 끝에 작은 꽃이 달린다. 꽃잎은 5장으로 갸름한 타원형이며, 점차 흰색에서 연노란색으로 변한다. 열매는 10월에 끝이 뾰족한 공모양으로 여무는데 다 익으면 갈색이 되고, 열매껍질이 3개로 갈라져서 붉고 반투명한 속살에 둘러싸인 씨앗이 나온다. 열매는 겨울에도 붙어 있다.

*유시종_ 무늬돈나무

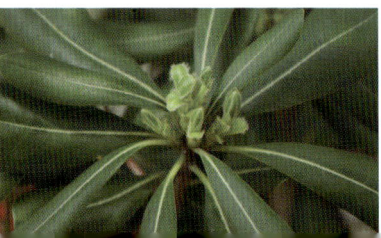

새순

■■ 효능

한방에서 줄기를 칠리향(七里香) 또는 소년약(少年藥), 잎을 칠리향엽(七里香葉), 꽃을 해동화(海桐花)라 한다. 피를 잘 돌게 하고, 혈압을 내리며, 몸속 습한 것을 몰아내고, 독을 풀어주며, 통증과 염증을 가라앉히고, 부기를 내리는 효능이 있다. 고혈압, 동맥경화, 중풍, 골절로 아플 때, 골수염이나 관절염, 결막염, 아토피나 습진, 종기, 천식, 협심증, 치통, 이질로 설사할 때 약으로 처방한다.

민간에서는 고혈압, 동맥경화, 풍기, 눈병, 천식, 심장이 안 좋을 때, 치통, 이질로 설사할 때, 아토피나 습진, 골절로 아플 때, 종기, 뱀에 물렸을 때, 관절이 쑤시고 아플 때 사용한다.

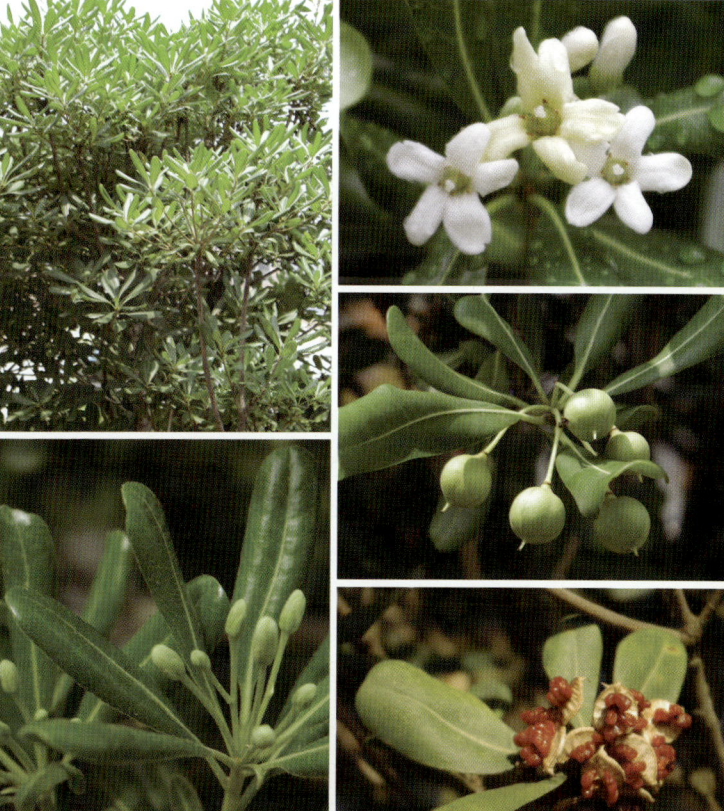

전체 모습	꽃
꽃 봉오리	풋열매
	열매 벌어진 것

010 가는잎음나무

Kalopanax septemlobus var. maximowiczi (VanHoutte) Hand.-Mazz.

- 두릅나무과 잎지는 큰키나무
- 분포지: 산기슭이나 산 중턱
- 개화기: 7~8월
- 결실기: 10월
- 채취기: 봄(어린잎·줄기껍질), 늦여름~초가을(뿌리껍질), 수시로(줄기)

- 별　명: 가는잎엄나무, 가는잎응개나무
- 생약명: 해동피(海桐皮), 해동수근(海桐樹根), 해동목(海桐木), 자동(刺桐), 자추목(刺秋木)
- 유　래: 음나무란 잡귀나 전염병을 막기 위해 음(아이노리개)을 만드는 나무라 하여 붙여진 이름인데, 그 중에서도 잎이 가늘다 하여 가는잎음나무라 부른다. 경상도에서는 가는잎엄나무, 가는잎응개나무라고도 한다.

■■ 생태

높이 25m. 뿌리는 굵게 뻗으며, 뿌리껍질이 갈색이다. 줄기는 곧게 자라며, 삼각형의 크고 날카로운 가시가 촘촘히 있다. 줄기껍질은 어두운 갈색이며, 햇줄기는 푸르고 겨울에는 약간 붉어진다. 가지는 굵게 위쪽으로 뻗으며, 줄기처럼 가시가 많이 붙어 있다. 가지껍질은 어두운 회색빛을 띠며, 햇가지는 푸른빛을 띤다. 잎은 손가락을 활짝 핀 손바닥 모양으로 어긋나는데, 잎자루가 매우 길며, 5~9갈래로 길게 갈라진다. 갈라진 잎 끝은 뾰족하며, 잎 뒷면에는 흰털이 있다. 잎 가장자리에는 잔톱니가 있다. 꽃은 7~8월에 노란빛이 도는 녹색으로 피는데, 아주 긴 꽃대가 올라와 우산살처럼 갈라지고 그 끝에 아주 작은 꽃들이 공모양으로 모여 달린다. 꽃잎은 4~5장으로 매우 작으며, 꽃술이 길게 뻗어 나온다. 열매는 10월에 작고 납작한 공모양으로 여문다. 열매가 다 익으면 검은색이 된다.

*유사종_ 음나무

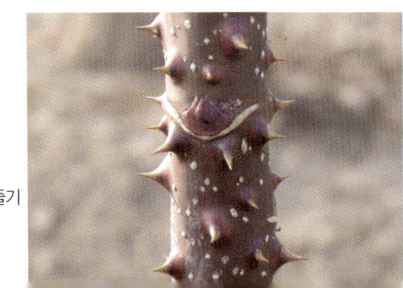

줄기

■ ■ 효능

한방에서 줄기껍질을 해동피(海桐皮), 뿌리껍질을 해동수근(海桐樹根)이라 한다. 풍을 몰아내고, 열을 내려주며, 피를 잘 돌게 하고, 벌레와 균을 죽이며, 염증을 가라앉히고, 새살을 돋게 하며, 통증을 가라앉히는 효능이 있다. 중풍, 관절염, 팔다리가 쑤시고 아플 때, 가래, 치질, 얼굴이 붉게 달아오를 때 약으로 처방한다. 사포닌, 쿠마린, 리그닌, 루틴, 정유를 함유한다.

민간에서는 풍기, 당뇨, 몸이 피로하고 기력이 떨어질 때, 간이 안 좋을 때, 비염, 입 안이 헐었을 때, 자양강장제, 기침과 가래가 낫지 않을 때, 종기가 곪았을 때, 타박상으로 아플 때, 뼈마디가 쑤시고 아플 때 사용한다.

새순 | 잎
뿌리 | 줄기속

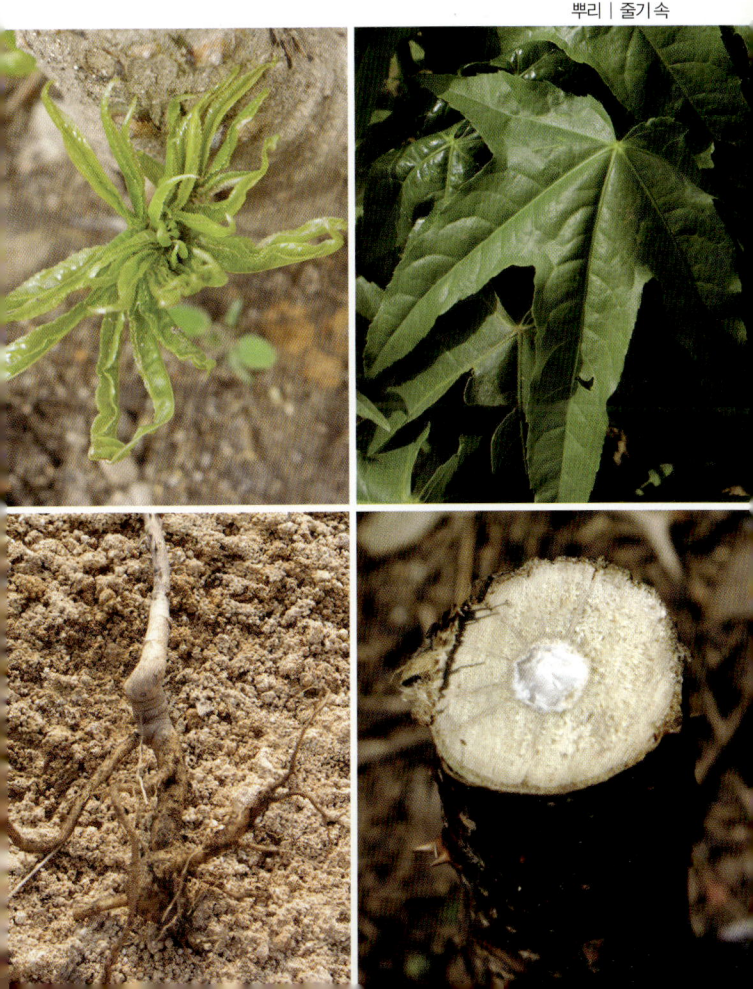

011 섬오갈피나무 *Eleutherococcus gracilistylus* (W.W.Sm) S.Y.Hu

- 두릅나무과 잎지는 작은키나무
- 분포지 : 제주도와 남부지방 섬의 해발 500m 이하 산골짜기
- 개화기 : 7~8월　결실기 : 10월
- 채취기 : 여름(잎), 가을(줄기·뿌리껍질)

- 별　　명 : 오갈피낭, 오가(五佳), 오엽목(五葉木), 오화(五花), 목골(木骨)
- 생약명 : 오가피(五加皮), 오가엽(五加葉)
- 유　　래 : 오갈피란 잎이 산삼처럼 5[五]장이고 거기에 더하여[加] 껍질[皮]을 약으로 쓴다는 뜻의 오가피에서 나온 말인데, 그 중에서도 섬에서 자라는 오갈피라 하여 섬오갈피라 부른다.

■■ 생태

높이 2m. 줄기가 둥글며 매우 빨리 자란다. 줄기껍질은 밝은 회색빛이 도는 갈색이고, 허연 돌기 같은 반점이 있으며, 새부리 모양의 넓은 삼각형 가시가 있다. 오갈피나무 종류 중에서 가시가 가장 큰 편이다. 가지는 아주 길고 무성하게 뻗는데, 덩굴처럼 옆으로 뒤엉키듯 자라면서 뻗기도 한다. 가지 아래쪽에는 넓은 가시가 있으며, 햇가지는 푸르다. 잎은 길쭉한 타원형으로 긴 잎자루가 어긋나게 올라와 5장씩 빙 둘러서 달린다. 잎 끝은 갸름한 편이며 두께가 조금 도톰하다. 잎 앞면에는 윤기가 있으며, 뒷면의 맥에는 가시 같은 잔털이 있다. 잎 가장자리에는 뾰족하거나 무딘 톱니가 불규칙하게 있다. 꽃은 7~8월에 노란빛이 도는 흰색으로 피는데, 긴 꽃대가 올라와 끝에서 사방으로 갈라지고 그 끝에 아주 작은 꽃들이 둥근 공처럼 뭉쳐 달린다. 열매는 10월에 여무는데, 작은 공모양의 오갈피나무 열매와는 달리 조금 납작한 타원형이다. 열매가 다 익으면 검은색이 된다. *유사종_ 오갈피나무, 지리산오갈피, 오가나무

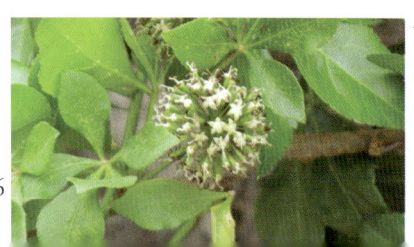

꽃 / 새순·열매 / 줄기와 가지

■■ **효능**

한방에서 줄기와 뿌리껍질을 오가피(五加皮), 잎을 오가엽(五加葉)이라 한다. 풍을 몰아내고, 기운을 보하며, 근육과 골격을 튼튼히 하고, 피로를 풀어주며, 피를 맑게 하고, 어혈을 풀어주며, 신장과 간을 보호하고, 통증을 없애며, 면역력을 높이는 효능이 있다.『동의보감』에는 "오갈피를 오래 복용하면 몸을 가볍게 하고 늙음을 견디게 하고 수명을 더하게 한다"고 하였다. 관절염, 당뇨, 신경통이나 요통, 양기를 북돋우고 근력을 튼튼히 할 때, 노화 방지, 결핵으로 체력이 떨어졌을 때, 기운이 없고 입맛이 떨어졌을 때 약으로 처방한다. 비타민 A, 비타민 B, 무기질, 철분, 사포닌, 아칸토사이드, 세사몰을 함유한다.

민간에서는 풍기, 고혈압, 혈액순환이 안 되어 팔다리가 저리고 손발이 찰 때, 다리에 힘이 없을 때, 요통, 쉽게 피로하고 온몸이 무기력할 때, 당뇨, 신경통, 노화 방지, 강장제, 어깨가 결리고 아플 때, 타박상에 사용한다.

> 🔊 **주의사항**
> - 오갈피나무를 대신 사용한다.
> - 몸이 허하여 열이 나는 사람, 혀가 붉고 체온이 높은 환자는 먹지 않는다.
> - 뱀이나 현삼과는 맞지 않는 약재이므로 함께 복용하지 않는다.

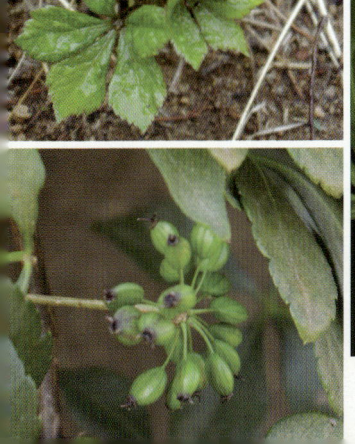
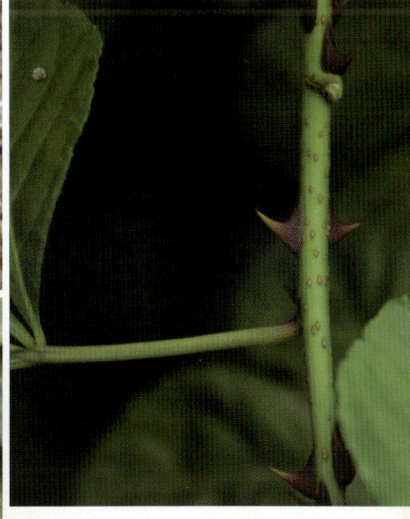

012 약 독
팔손이나무 *Fatsia japonica* (Thunb.) Decne. & Planch.

- 두릅나무과 늘푸른 작은키나무
- 분포지 : 통영, 거제도 등 남해안의 낮은 산 반그늘진 기슭이나 골짜기
- 개화기 : 10월 결실기 : 다음해 4~5월
- 채취기 : 수시로(뿌리·잎)

- 별 명 : 팔손이, 팔각련(八角蓮), 총각나무
- 생약명 : 팔금반(八金盤), 팔각금반(八角金盤)
- 유 래 : 잎 모양이 여덟[八] 손가락처럼 벌어진 나무라 하여 팔손이나무라 부른다.

■■생태

높이 2~3m. 뿌리는 굵고 잔뿌리가 많다. 줄기는 뿌리에서 무더기로 올라와 외대로 길게 자라며 생장 속도가 빠르다. 줄기 껍질은 밝은 회색이나 밝은 갈색을 띠고, 평평하며, 작은 갈색 반점이 드문드문 있다. 가지는 드물게 2갈래로 굵게 갈라져 나온다. 잎은 아주 크고 둥글게 나는데, 잎자루가 매우 길고 둥글며, 잎 끝이 7~9갈래로 깊이 갈라진다. 잎은 두껍고 질기며, 어린잎에는 갈색 잔털이 있는데 크면서 없어진다. 잎 앞면은 짙푸르면서 윤기가 있고, 뒷면은 조금 희다. 잎 가장자리에는 잎 끝을 향해 얕고 불규칙한 톱니가 있다. 꽃은 10~11월에 하얗게 피고, 굵고 긴 꽃대가 올라와 층층이 사방으로 긴 가지를 치는데 그 끝에 아주 작은 꽃들이 공처럼 모여 달린다. 꽃잎은 5장으로 별모양으로 벌어지며, 꽃잎보다 긴 꽃술들이 사방으로 펼쳐진다. 열매는 다음해 4~5월에 작은 공모양으로 여무는데, 아랫면이 희면서 노르스름하고 작은 꽃받침이 붙어 있다. 열매가 다 익으면 검은빛이 도는 갈색이 된다.

*유사종_ 그물무늬팔손이나무

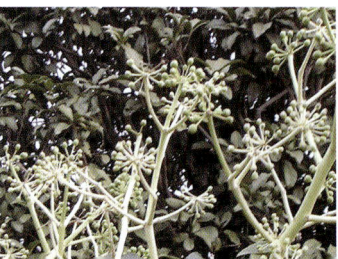

꽃봉오리

■■효능

한방에서 뿌리와 잎을 팔각금반(八角金盤)이라 한다. 기침을 가라앉히고, 가래와 어혈을 없애며, 통증을 가라앉히는 효능이 있다. 심한 기침과 가래, 천식, 관절통, 피부암이나 폐암, 타박상일 때 약으로 처방한다.

민간에서는 관절통, 타박상에 사용한다.

> 🔊 **주의사항**
> • 독성이 있는 약재이므로 한의사의 처방 없이 먹으면 안 된다.

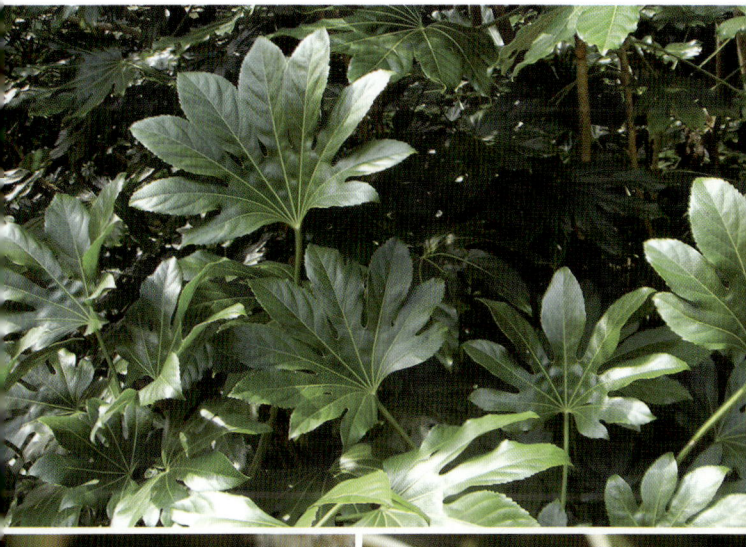

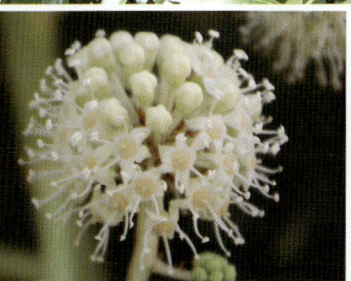

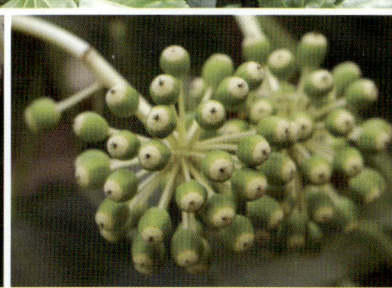

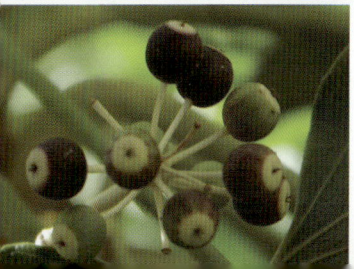

잎
꽃 | 풋열매
열매

013 약 독
때죽나무 *Styrax japonicus* Siebold & Zucc.

- 때죽나무과 잎지는 작은큰키나무
- 분포지 : 중부지방 이남 양지바른 산기슭, 계곡가, 큰나무 아래 축축한 곳
- 개화기 : 5~6월 결실기 : 9월 채취기 : 봄~여름(꽃)

- 별 명 : 때쭉나무, 때동나무, 왕때죽나무, 족나무, 노가나무
- 생약명 : 매마등(買麻藤), 제돈과(齊墩果)
- 유 래 : 옛날에 열매껍질을 짓찧어 물에 풀어 빨래의 때를 쭉 뺐던 나무라 하여 때죽나무라 부른다.

■■생태

높이 7~10m. 뿌리에서 줄기가 1개 또는 여러 개가 올라온다. 줄기껍질은 검은색에 가까운 짙은 회색이고, 세로로 아주 얕은 물결 모양의 줄무늬가 있으며, 둥근 혹 같은 것이 많이 붙어 있다. 가지는 옆으로 많이 뻗어 나와 위쪽이 반구형을 이루며, 잔가지는 연녹색이다. 잎은 갸름한 타원형으로 어긋나는데, 잎 가장자리에 얕은 톱니가 있거나 없는 경우도 있다. 잎 뒷면은 조금 희다. 혼동하기 쉬운 유사종 쪽동백나무는 잎이 넓고 큰 편이다. 꽃은 5~6월에 하얗게 피는데, 가지마다 긴 꽃대에 별 모양의 꽃들이 주렁주렁 달린다. 이와는 달리 쪽동백나무의 꽃은 새 가지에 붙듯이 난다. 통모양으로 꽃 끝이 5장으로 깊게 갈라지며, 꽃술이 노랗다. 꽃이 필 무렵에는 아주 작은 바나나처럼 생긴 벌레집이 생기는데, 그 안에 때죽납작진딧물이 50마리 정도 서식하다가 벌레집 끝으로 기어 나와 나도바랭이새(벼과)로 서식처를 옮겼다가 가을에 다시 돌아온다. 벌레집은 여름에 누렇게 되며, 겨울에는 검은색으로 변한다. 열매는 9월에 길쭉한 공모양으로 여무는데, 색깔은 녹색빛이 약간 도는 밝은 회색이며, 열매 끝에 뾰족한 돌기가 있다. 열매가 다 익으면 노란빛이 약간 돌고 쭈글쭈글해지며, 열매껍질이 제멋대로 갈라지면서 타원형 씨앗이 나와 번식한다.

*유사종_ 쪽동백나무

■■효능

한방에서 꽃을 매마등(買麻藤)이라 한다. 화를 풀어주고, 풍을 몰아내며, 습한 것을 없애고, 썩는 것을 막아주며, 생리작용을 활성화시키는 효능이 있다. 『동의보감』에는 "때죽나무에 달리는 진딧물집을 화상에 붙이면 즉효가 있다"고 하였다. 기관지염, 관절염, 심한 신경통, 골절, 타박상일 때 약으로 처방한다.

민간에서는 통풍, 목이 붓고 아플 때, 심한 기침과 가래, 관절통, 골절, 타박상, 심한 치통, 벌레나 뱀에 물렸을 때, 화상에 사용한다.

> 🔊 **주의사항**
> - 쪽동백나무를 대신 사용하기도 한다.
> - 약한 독성이 있는 약재로 많이 먹으면 목이나 위장에 장애를 일으킬 수 있으므로 정량만 사용한다.
> - 열매껍질에 에고사포닌이라는 독성물질이 있으므로 먹지 않는다. 옛날에는 물고기를 잡을 때 이 열매를 짓찧어 물에 풀었는데, 아가미 속의 적혈구를 파괴하여 산소를 차단함으로써 물고기를 기절시키는 작용을 한다.

잎 달린 모습	꽃
꽃핀 모습	열매

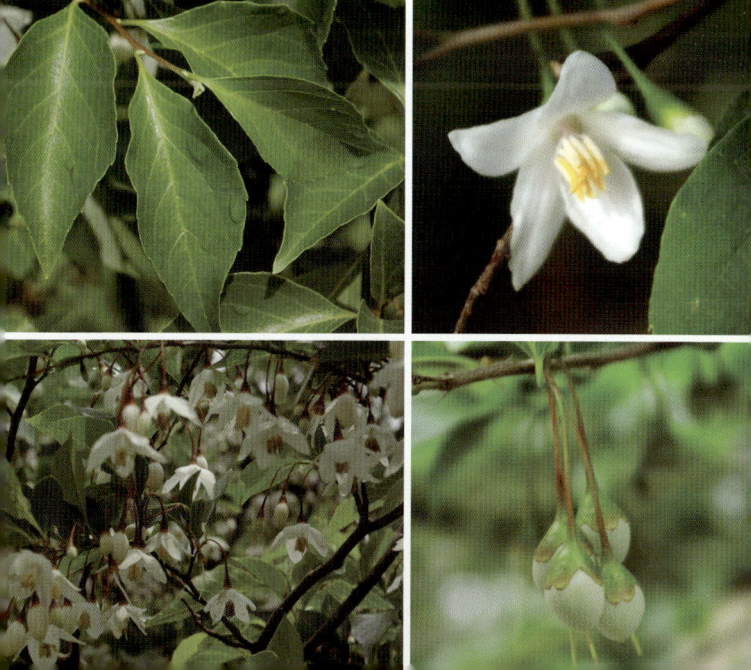

쪽동백 *Styrax obassia* Siebold & Zucc.

- 때죽나무과 잎지는 작은큰키나무　■ 분포지 : 깊은 산 응달진 계곡가
- 개화기 : 5~6월　　결실기 : 9월
- 채취기 : 봄~여름(꽃), 가을(씨앗)

- 별　명 : 개동백나무, 정나무, 산아주까리나무, 넙죽이나무, 때죽나무, 왕때죽나무, 물박달나무
- 생약명 : 옥령화(玉鈴花)
- 유　래 : 잔가지 껍질이 쪽 벗겨지고, 동백나무처럼 열매로 기름을 짠다 하여 쪽동백이라 부른다.

■■ 생태

높이 10m. 줄기는 곧게 자라고, 줄기껍질이 밋밋하면서도 세로로 아주 얕게 갈라져 있으며 짙은 회색빛이다. 가지는 밑동에서부터 위쪽을 향해 갈라져 나온다. 햇가지는 처음엔 푸르고 갈색 잔털이 성글게 있으며, 자라면서 잔털이 없어지고 짙은 갈색이 된다. 2년생 가지는 껍질이 종잇장처럼 얇게 벗겨져 나간다. 봄에 가지에 나는 눈은 노란빛이 도는 갈색이다. 잎은 둥근 모양으로 어긋나는데, 때죽나무 잎보다 아주 크다. 잎 끝에는 짧은 꼬리가 있다. 잎 위쪽 가장자리에는 얕은 물결 모양의 톱니가 있고, 톱니 끝에 뾰족한 돌기가 있으며, 잎 아래쪽은 톱니 없이 밋밋하다. 잎 뒷면은 조금 희고 잔털이 있다. 꽃은 5~6월에 하얗게 피는데, 새로 난 가지마다 작은 꽃들이 어긋나게 달린 채 땅을 향해 핀다. 꽃잎은 5장으로 깊게 갈라지고, 꽃술은 노랗다. 열매는 9월에 길쭉한 공모양으로 여무는데, 색깔은 녹색이 조금 도는 밝은 회색으로 잔털이 많다. *유사종_ 때죽나무

새순과 가지

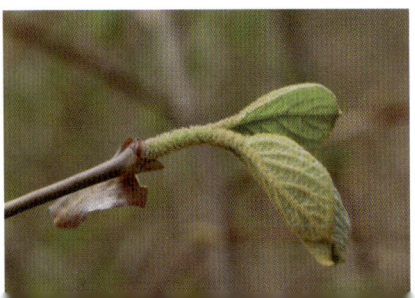

잎 | 꽃
꽃봉오리와 가지 | 열매

■■효능

한방에서 꽃과 씨앗을 옥령화(玉鈴花)라 한다. 화를 풀어주고, 풍을 몰아내며, 습한 것을 없애고, 썩는 것을 막아주며, 생리작용을 활성화시키는 효능이 있다. 기관지염, 관절염, 심한 신경통, 골절, 타박상일 때 약으로 처방한다.

민간에서는 종기가 덧났을 때, 머릿니가 생겼을 때, 목이 붓고 아플 때, 심한 기침과 가래, 관절이 쑤시고 아플 때, 골절, 타박상, 심한 치통, 벌레나 뱀에 물렸을 때, 통풍에 사용한다.

🔊 주의사항
• 동백이라는 이름이 붙어 있지만 동백나무는 차나무과에 속하는 나무로 쪽동백과는 식물학적 분류가 다르다.

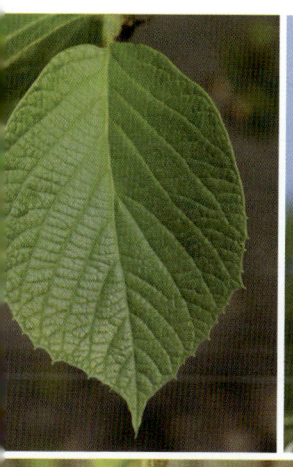
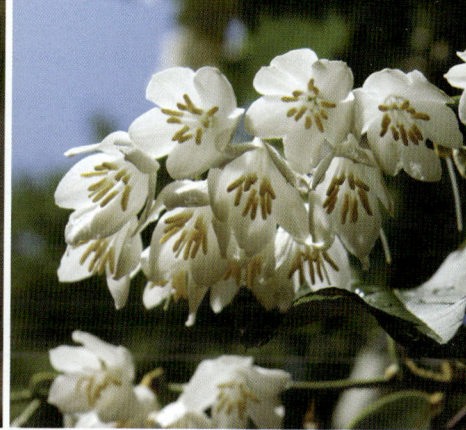
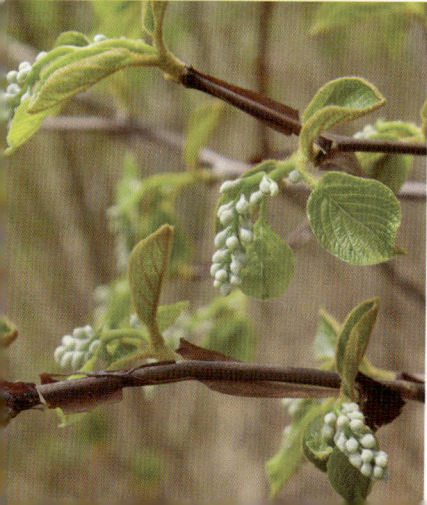
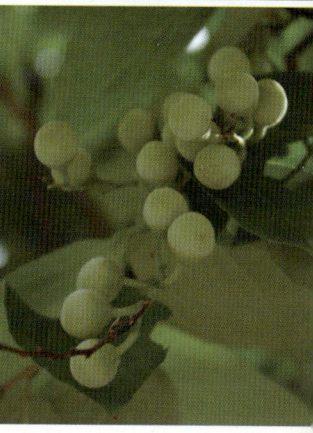

015 약
작살나무 *Callicarpa japonica* Thunb.

- 마편초과 잎지는 큰키나무
- 분포지 : 비탈진 숲속이나 산기슭, 그늘진 산 가장자리, 들판
- 개화기 : 7~8월 ■ 결실기 : 10월
- 채취기 : 봄~여름(잎), 수시로(줄기·뿌리)

- 별　명 : 작살, 갈잎떡갈나무, 좀송금나무　　■ 생약명 : 자주(紫珠)
- 유　래 : 나뭇가지가 양쪽으로 2개씩 나서 작살처럼 보이는 나무라 하여 작살나무라 부른다. 열매가 자줏빛[紫]을 띤 구슬[珠] 같다 하여 자주라고도 부른다.

■■ 생태

높이 2~4m. 줄기는 가늘며, 줄기껍질은 회색빛이 도는 갈색이다. 가지는 양쪽으로 2개씩 마주나며, 매우 길게 자라서 덩굴처럼 뒤엉키기도 한다. 가지껍질은 회색빛을 띤 갈색이며, 햇가지는 붉은 자줏빛이다. 잎은 길쭉한 타원형으로 마주나는데, 잎자루가 짧고 붉으며, 잎 끝이 뾰족하다. 잎 뒷면에는 잔털이 조금 있기도 하고, 앞뒷면이 부드럽다. 잎 가장자리에 얕은 잔톱니가 있다. 꽃은 7~8월에 밝은 보라색으로 피는데, 긴 꽃대가 올라와 2갈래씩 3번 갈라지고 그 끝에 아주 작은 꽃들이 모여 달린다. 꽃잎은 4장으로 갈라지며, 꽃술이 꽃잎보다 길게 뻗는다. 열매는 10월에 작은 콩모양으로 여문다. 열매는 처음에 푸르면서도 허옇다가 점차 선명한 보라색이 되며, 잎이 진 겨울에도 가지에 붙어 있다가 새 먹이가 되어 멀리 번식한다.

*유사종_ 좀작살나무, 민작살, 흰작살, 왕작살, 송금나무, 새비나무, 좀새비나무, 개새비나무

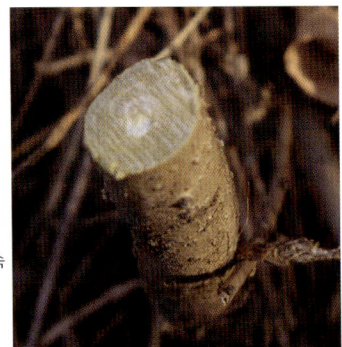

줄기속

■■ 효능

한방에서 뿌리, 줄기, 잎을 자주(紫珠)라 한다. 피를 잘 돌게 하고, 피를 멎게 하며, 열을 내리고, 독을 풀어주며, 염증을 가라앉히고, 균을 죽이는 효능이 있다. 산모가 산후풍에 걸렸을 때, 자궁 출혈, 코피, 피를 토할 때, 혈변, 신장염이나 인후염, 이질 설사, 종기독이 올랐을 때 약으로 처방한다.

민간에서는 출산 후에 한기가 나고 식은땀을 흘릴 때, 자궁 출혈, 피를 토할 때, 혈변, 신장염이나 인후염, 이질 설사, 타박상, 습한 기운으로 뼈마디가 쑤시고 아플 때, 종기독이 올랐을 때, 코피가 날 때 사용한다.

🔊 주의사항
• 좀작살나무를 대신 사용하기도 한다.

꽃과 꽃봉오리 | 전체 모습
풋열매 | 열매

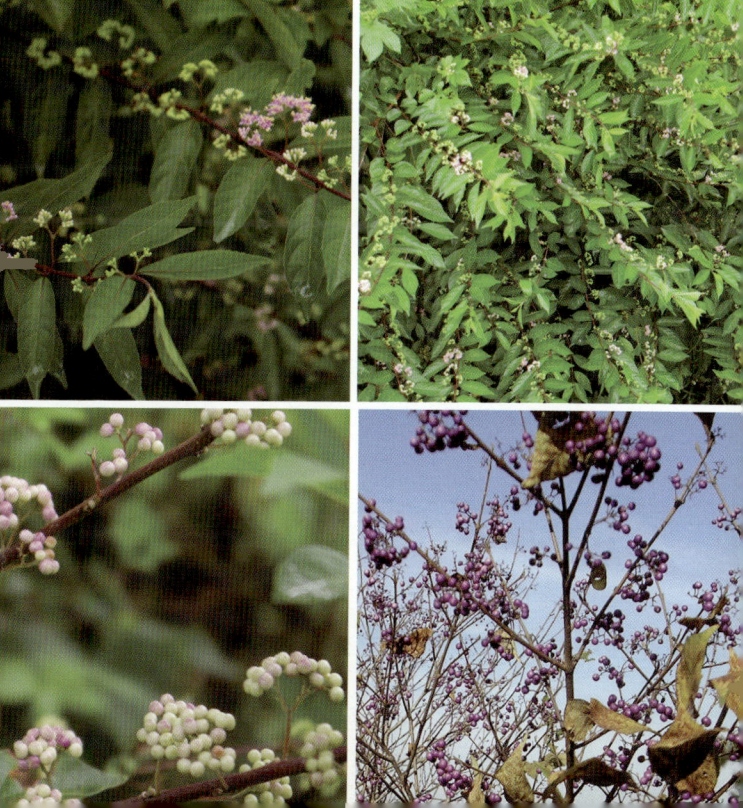

016 약 약한독

남천 *Nandina domestica* Thunb.

- 매자나무과 늘푸른 작은키나무
- 분포지 : 남부지방이나 제주도, 남해안 반그늘진 물이 잘 빠지는 촉촉한 땅
- 개화기 : 6~7월   결실기 : 10월
- 채취기 : 봄~여름(줄기·잎), 가을(열매·뿌리)

- 별 명 : 남천죽(南天竹), 남천촉(南天燭), 금사남천(琴絲南天), 백남천(白南天), 성죽(聖竹)
- 생약명 : 남천(南天), 남천죽자(南天竹子), 남천실(南天實), 남천죽근(南天竹根), 남천죽경(南天竹梗), 남천죽엽(南天竹葉)
- 유 래 : 중국 남천(南天)에서 발견된 나무라 하여 남천이라 부른다.

■ ■ 생태

높이 2~3m. 줄기는 한 뿌리에서 여러 개가 동시에 올라와 가늘고 곧게 자라며, 잎자루가 난 자리에 대나무 같은 마디가 있다. 줄기껍질은 붉은 자줏빛이 도는 갈색이고, 세로로 얕게 갈라지며, 햇줄기는 푸르다. 잎은 길쭉한 타원형으로 긴 잎자루가 마주 올라와 작은 잎들이 5장씩 깃털처럼 달린다. 잎 끝은 뾰족하며, 잎 가장자리는 매끄럽다. 잎 전체는 조금 두툼하면서도 질긴 편이다. 가을에는 잎이 붉게 단풍이 들며 겨울에도 그대로 붙어 있다가 봄에 새순이 돋을 무렵 떨어진다. 꽃은 6~7월에 하얗게 피는데, 아주 긴 꽃대가 올라와 층층이 짧은 가지를 치고 또 치면서 그 끝에 아주 작은 꽃들이 달린다. 열매는 10월에 돌기가 달린 아주 작은 공모양으로 여문다. 열매가 다 익으면 선명하면서도 불투명한 붉은빛을 띠며 겨울에도 붙어 있다. *유사종_ 뿔남천, 중국남천

잎 앞뒤 | 줄기 속

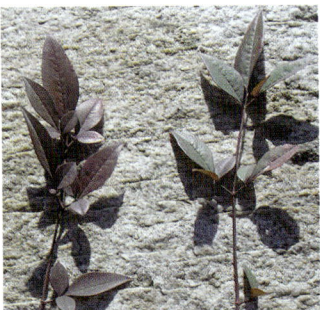 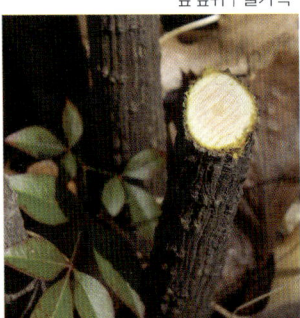

■■ 효능

한방에서 열매를 남천(南天) · 남천죽자(南天竹子) · 남천실(南天實), 뿌리를 남천죽근(南天竹根), 줄기를 남천죽경(南天竹梗), 잎을 남천죽엽(南天竹葉)이라 한다. 풍과 습을 몰아내고, 열을 내리며, 경락을 잘 돌게 하고, 장기가 튼튼해지며, 간이 깨끗해지고, 눈이 밝아지며, 기침과 염증이 가라앉고, 독을 풀어주며, 통증을 가라앉히는 효능이 있다. 폐렴, 심한 기침, 천식, 백일해, 찬바람을 쐬어 감기에 걸렸을 때, 소변이 붉게 나올 때, 급성 장염이나 황달, 타박상, 눈에 염증, 좌골신경통일 때 약으로 처방한다.

민간에서는 눈에 염증, 좌골신경통, 감기로 열이 나고 머리가 아플 때, 술 해독, 간이 안 좋을 때, 소변이 붉게 나올 때, 타박상, 벌레에 물리거나 벌에 쏘였을 때, 생인손을 앓을 때, 폐렴, 기침이 낫지 않을 때, 천식, 백일해, 찬바람을 쐬어 감기에 걸렸을 때, 장염으로 설사할 때, 급성간염, 담석으로 아플 때 사용한다.

🔊 주의사항
- 약한 독성이 있는 약재로 많이 먹으면 손이 저린 증상이 나타날 수 있으므로 정량만 사용한다.

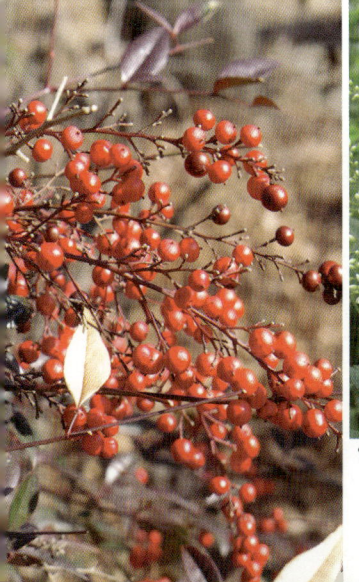
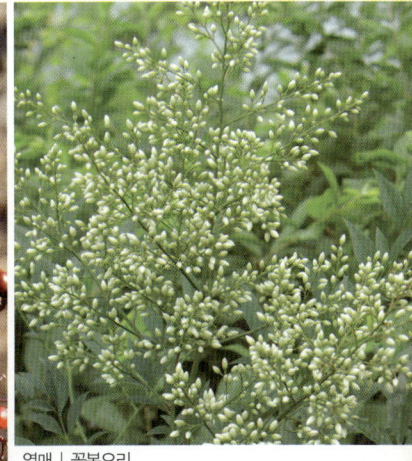

열매 | 꽃봉오리

017 약 약한독
당매자나무 *Berberis poiretii* C.K.Schneid.

- 매자나무과 잎지는 작은키나무
- 분포지: 양지바른 숲속의 산기슭, 들판, 인가 근처
- 개화기: 4~5월   결실기: 9~10월
- 채취기: 수시로(잔가지·뿌리)

- 별 명: 가는잎매자나무, 당소벽(唐小檗), 소벽목(小檗木), 삼동나무, 산석류(山石榴), 소얼(小檗), 황염목(黃染木)
- 생약명: 삼과침(三顆針)
- 유 래: 매자나무란 매의 발톱 같은 가시[刺]가 달려 있는 나무로서 매발톱나무라는 이름이 원래 있어 새로이 붙여진 이름인데, 매자나무 중에서도 당나라에서 건너왔다 하여 당매자나무라 부른다.

■■ 생태

높이 2m. 줄기가 한 뿌리에서 하나 또는 여러 개가 무성하게 올라오며, 길고 날카로운 가시가 있다. 줄기껍질은 진한 갈색이며 세로로 길게 갈라져 있다. 가지는 덤불처럼 무성하게 갈라져 나오고, 깊은 모가 졌으며, 줄기처럼 길고 날카로운 가시가 있다. 가지껍질은 자줏빛이 도는 갈색이다. 잎은 햇가지에 주걱 모양의 타원형으로 어긋나는데, 잎자루가 길고 잎자루 양 옆에 날개가 있다. 잎 끝은 약간 갸름하면서도 둥글다. 잎 앞뒷면은 평평하고, 뒷면은 조금 희다. 잎 가장자리는 밋밋하다. 혼동하기 쉬운 유사종 매자나무의 잎은 좀 더 크고, 잎자루의 날개가 위쪽에만 조금 붙어 있으며, 잎 가장자리에 잔 톱니가 있다. 꽃은 4~5월에 약간 붉은빛이 도는 연노란색으로 피는데, 가지에 가늘고 짧은 꽃대가 8~15개 나와 작은 꽃들이 땅을 향해 달린다. 꽃받침은 6장으로 꽃잎처럼 연노랑이며, 꽃잎은 6장으로 타원형이다. 열매는 9월에 작고 긴 타원형으로 여무는데, 열매 끝에 꽃받침 조각이 작은 점처럼 달려 있다. 열매가 다 익으면 붉은색이 되며, 잎이 진 겨울에도 달려 있다.

*유사종_ 매자나무, 섬매자나무, 연밥매자, 매발톱나무, 왕매발톱나무

■■ 효능

한방에서 잔가지와 뿌리를 삼과침(三顆針)이라 한다. 열을 내리고, 습한 것을 몰아내며, 독을 풀어주고, 염증을 가라앉히는 효능이 있다. 급성간염으로 황달이 왔을 때, 후두염, 급성장염, 이질 설사, 눈 충혈, 온몸에 열이 날 때 약으로 처방한다.

민간에서는 간염으로 얼굴이 누렇게 떴을 때, 후두염이나 폐렴, 림프선이 부었을 때, 결핵으로 온몸에 열이 날 때, 장염으로 설사할 때, 고혈압, 관절이 쑤시고 아플 때, 산후 자궁수축이 안 되거나 출혈이 심할 때, 종기, 눈병에 사용한다.

🔊 주의사항

- 매자나무, 섬매자나무, 연밥매자, 매발톱나무, 왕매발톱나무를 대신 사용하기도 한다.
- 약한 독성이 있는 약재이므로 정량만 사용한다.
- 잎은 독성이 있으므로 사용하지 않는다.

전체 모습

줄기와 가지 | 꽃과 꽃봉오리

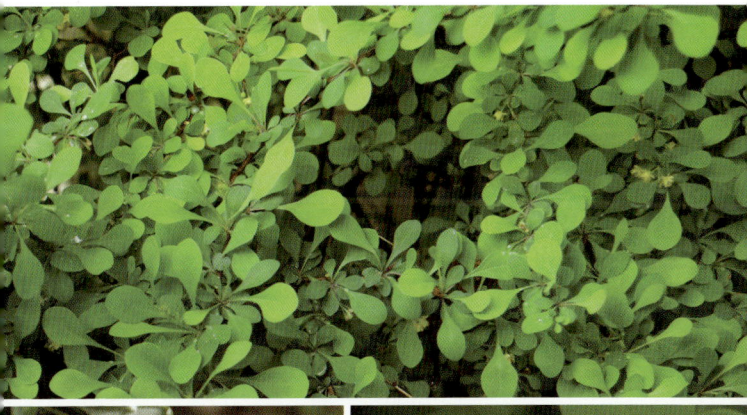

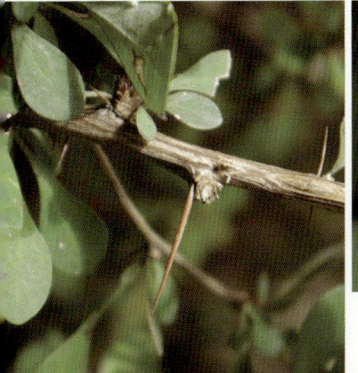

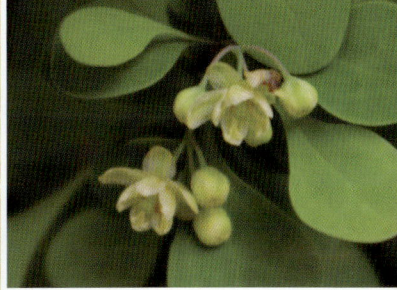

018 약

백목련 *Magnolia denudata* Desr.

- 목련과 잎지는 큰키나무
- 분포지 : 산기슭, 들판의 양지바르고 마른 땅
- 개화기 : 3~4월
- 결실기 : 8~9월
- 채취기 : 봄(꽃봉오리), 봄~여름(잎), 가을(씨앗), 수시로(줄기껍질·뿌리)

- 별　　명 : 목란(木蘭), 옥란(玉蘭), 목필화(木筆花), 망춘화(望春花), 북향화(北向花), 천녀화(天女花), 방목(房木), 영춘(迎春), 후도(侯桃)
- 생약명 : 산목련(山木蓮), 신이(辛夷), 옥란화(玉蘭花)
- 유　　래 : 목련이란 나무[木]에 피는 연꽃[蓮]이라 하여 붙여진 이름인데, 꽃 색깔은 비슷하지만 꽃잎이 작고 완전히 벌어지는 목련과 구분하기 위해 백목련이라 부르게 되었다.

▪▪ 생태

높이 10~15m. 줄기는 곧게 자란다. 줄기껍질은 밝은 회색빛이 도는 갈색이며, 밋밋하면서도 겨울눈이 나왔던 자리에 작은 눈모양의 흔적이 있다. 가지는 위쪽에서 무성하게 뻗어 나오며, 가지에 가지를 치면서 반복해서 자란다. 햇가지에는 잔털이 있다. 가지에 나는 꽃눈은 붓털 모양에 털이 무성하며, 잎눈은 타원형으로 털이 거의 없다. 꽃은 잎이 나오기 전인 3~4월에 우윳빛이 도는 흰색으로 피는데, 꽃자루 없이 가지 끝에 향기로운 꽃이 1송이씩 달린다. 꽃잎은 타원형으로 6장이며, 꽃잎과 비슷한 3장의 꽃받침 조각이 있다. 혼동하기 쉬운 유사종 목련은 꽃잎이 작고 갸름하며 완전히 벌어지지만, 백목련은 꽃잎이 크고 반만 벌어져서 소담스런 느낌을 준다. 잎은 타원형으로 어긋나고, 잎자루가 조금 있고, 잎 끝이 둥글면서도 짧은 꼬리가 달려 있다. 잎은 조금 도톰한 편이며, 잎 가장자리가 밋밋하다. 열매는 8~9월에 둥근 덩어리들이 길게 뭉친 모양으로 여문다. 열매가 다 익으면 둥근 덩어리들이 혹처럼 부풀면서 전체가 구부러지고, 겉껍질이 붉은 자줏빛을 띠면서 허연 돌기가 생긴다. 다 익은 열매는 겉껍질이 터지면서 붉은 주황색의 둥근 씨앗들이 끈적거리는 점액질에 매달려 있다가 새에게 먹

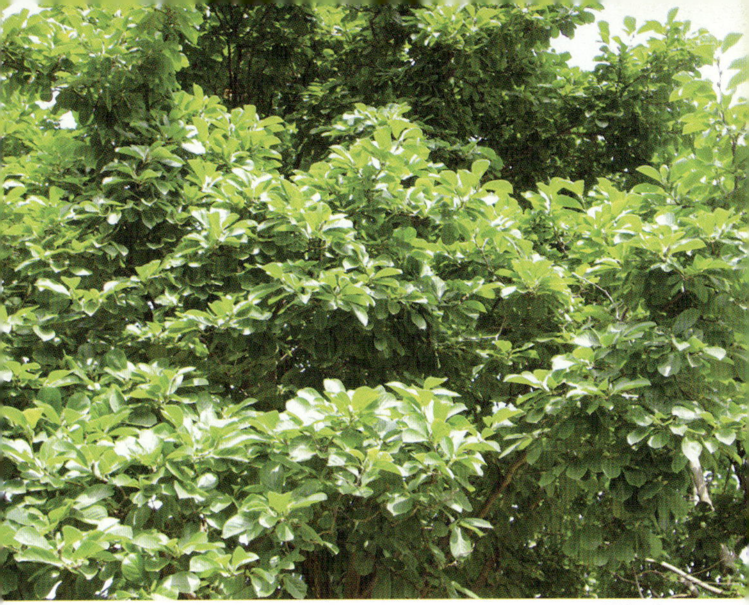

전체 모습

혀 멀리 번식한다.

*유시종_ 목련, 자목련, 백자목련

꽃핀 모습

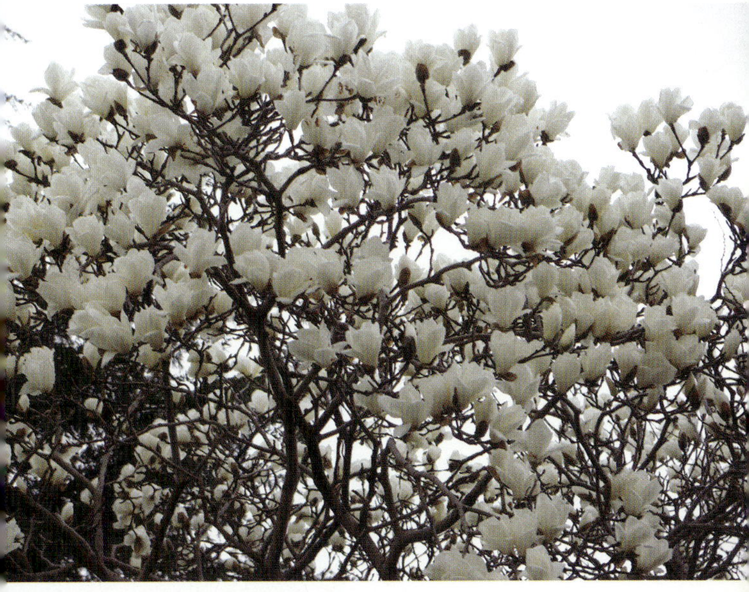

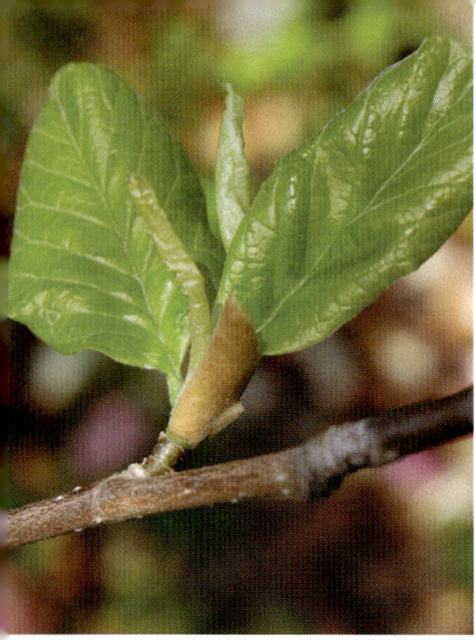

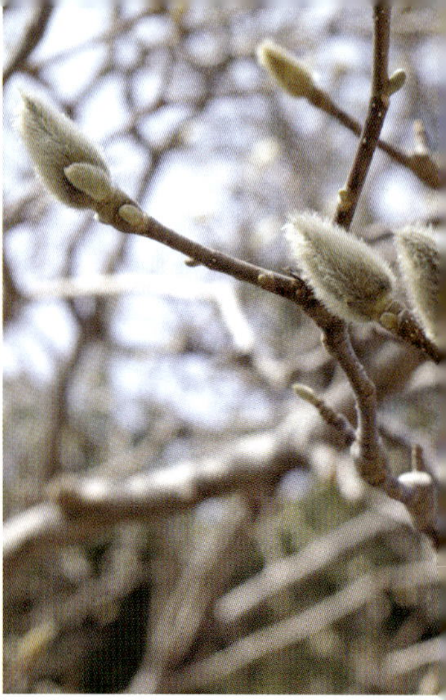

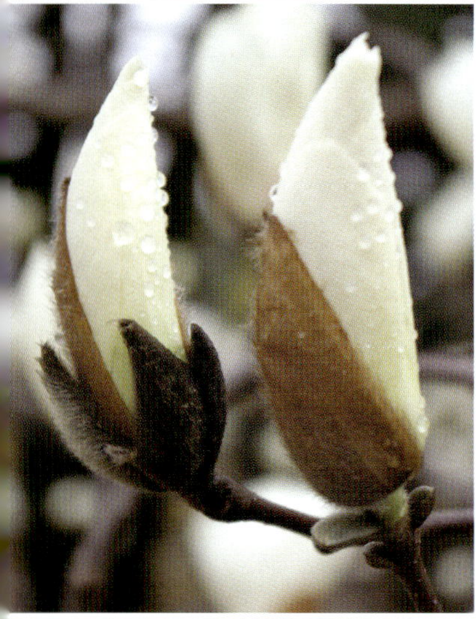

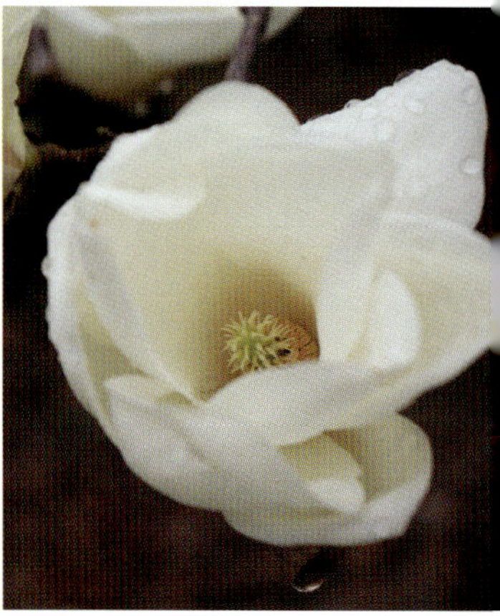

새순 | 꽃눈(큰 것)과 잎눈(작은 것)
꽃봉오리 | 꽃
풋열매 | 열매

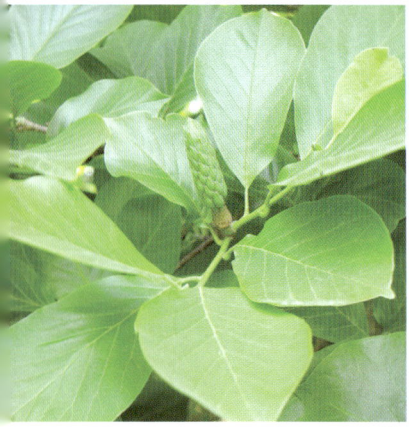
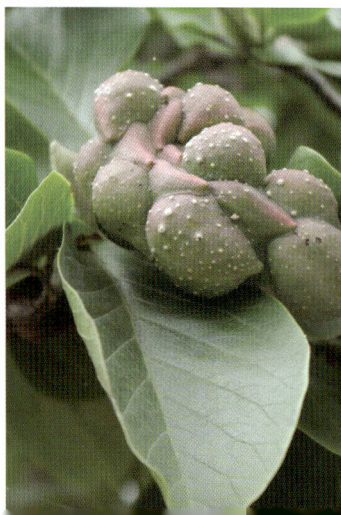

■■ 효능

한방에서 뿌리와 줄기 속껍질을 산목련(山木蓮), 꽃봉오리를 신이(辛夷), 꽃을 옥란화(玉蘭花)라 한다. 찬기운과 풍을 몰아내고, 혈압을 낮추며, 피를 생성하고, 피를 멎게 하며, 몸속 막힌 곳을 뚫어주고, 소변이 잘 나오게 하며, 자궁을 수축시키고, 폐를 윤택하게 하며, 근육을 풀어주며, 경련을 가라앉히며, 통증을 없애주고, 염증을 가라앉히며, 균을 죽이는 효능이 있다. 심한 기침과 가래, 두통, 치통, 심한 생리통, 축농증일 때 약으로 처방한다.

민간에서는 풍으로 얼굴이 마비되었을 때, 고혈압, 오한, 치통, 갑상선이 안 좋을 때, 목이 붓고 목소리가 갈라질 때, 심한 기침과 가래, 눈이 침침해졌을 때, 심한 생리통, 심한 축농증, 두통, 기미나 주근깨, 여드름, 거친 피부, 소화가 안 되고 자주 체할 때, 코가 자주 막히고 염증이 있을 때, 습진, 술병이 났을 때, 몸에 열이 있어 변비가 생겼을 때 사용한다.

🔊 주의사항

- 목련, 자목련을 대신 사용하기도 한다.
- 줄기의 속껍질에 독성이 약하게 있으므로 정량만 사용한다.
- 기력이 없고 땀을 많이 흘리는 사람, 마른기침을 하는 사람, 빈혈이 있는 사람은 먹지 않는다.
- 말린 꽃봉오리의 경우, 푸른빛이 돌고 향기가 진한 것이 약효가 좋다. 국산은 크기가 작고 단단하며, 중국산은 크고 조금 무르다.

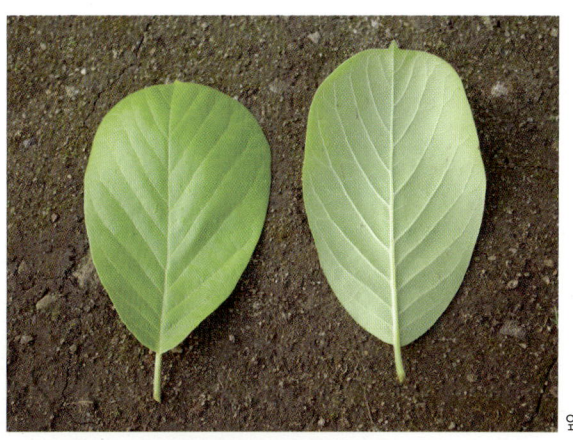

잎 앞뒤

019 약

일본목련 *Magnolia obovata* Thunb.

- 목련과 잎지는 큰키나무
- 분포지 : 중부지방 이남 낮은 산과 들판의 양지바르고 비옥한 땅, 인가나 사찰 근처
- 개화기 : 5~6월 | 결실기 : 9~11월
- 채취기 : 봄~초여름(꽃봉오리), 가을(씨앗), 수시로(줄기껍질·뿌리껍질)

- 별 명 : 향목련(香木蓮), 황목련(黃木蓮), 일목련(日木蓮), 떡갈후박(厚朴), 일본후박(日本厚朴)나무, 화후박(花厚朴), 천박(川朴), 적박(赤朴), 열박(烈朴)
- 생약명 : 후박(厚朴), 후피(厚皮), 중피(重皮), 후박화(厚朴花), 후박자(厚朴子)
- 유 래 : 목련이란 나무[木]에 피는 연꽃[蓮]이라 하여 붙여진 이름인데, 목련 종류 중에서도 일본에서 유래하여 일본목련이라 부른다.

■■■ 생태

높이 20m. 줄기는 굵게 자라며, 생장 속도가 빠르다. 줄기껍질은 밝은 회색빛이며 밋밋한 편이다. 가지는 줄기에 비해 굵게 뻗어 나와 위쪽으로 비스듬히 자란다. 잎은 매우 두껍고 긴 타원형으로 어긋나는데, 가지 끝에 사방으로 뭉쳐서 달린다. 잎자루는 조금 길고 굵으며, 잎 끝은 둥글면서도 짧은 꼬리가 있다. 잎 뒷면에는 허연 잔털이 있으며, 잎 가장자리는 밋밋하다. 꽃은 5~6월에 노란빛이 도는 흰색으로 피는데, 가지 끝에 매우 굵고 짧은 꽃대가 올라와 아주 커다란 꽃이 1송이씩 달린다. 꽃잎은 8~9장으로 두껍고 길쭉한 타원형이며, 그 안에 있는 수많은 꽃술들이 둥글고 큰 탑모양이다. 열매는 9~11월에 큰 타원형으로 여무는데, 돌기가 난 작은 조각들이 뭉친 모양이다. 열매가 다 익으면 붉은 자주색이 되며, 작은 조각껍질들이 터져 선명한 붉은색의 둥글납작한 씨앗이 나온다.

*유사종_ 목련, 함박꽃나무, 백목련, 자목련, 지주목련, 태산목

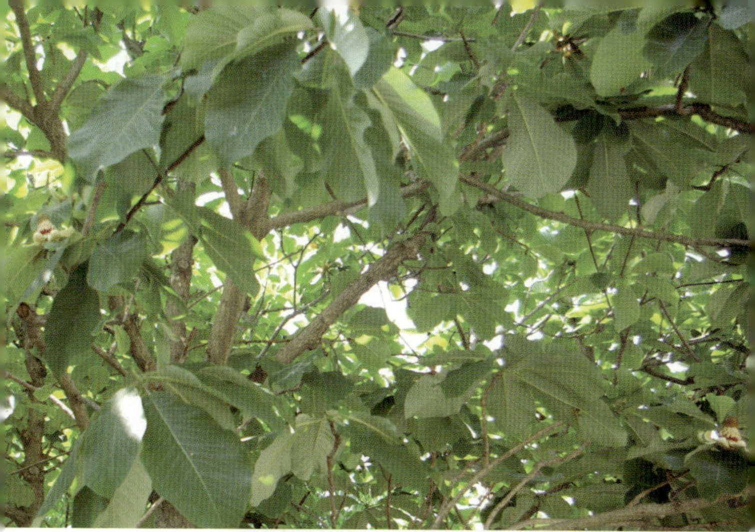

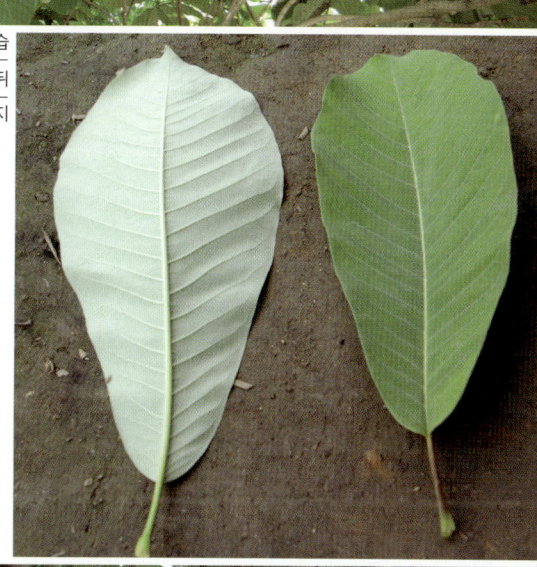

전체 모습

잎 앞뒤

줄기와 가지

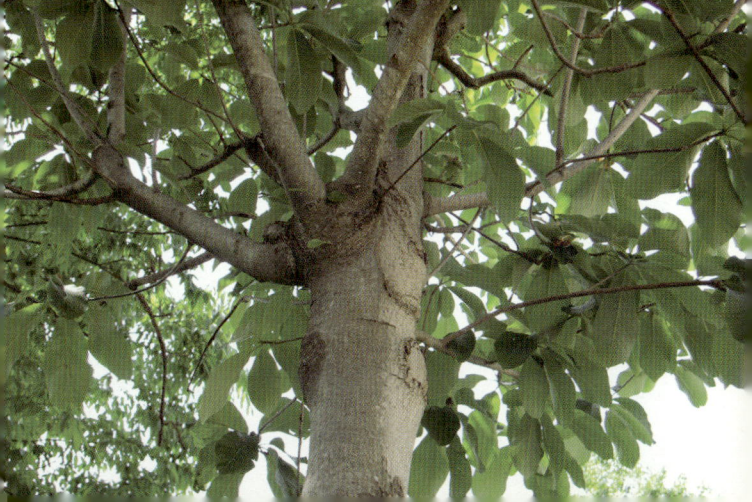

■■ 효능

한방에서 줄기껍질과 뿌리껍질을 후박(厚朴) · 후피(厚皮) · 중피(重皮), 꽃봉오리를 후박화(厚朴花), 씨앗을 후박자(厚朴子)라 한다. 몸을 따뜻하게 하고, 치솟은 기운을 아래로 내려주며, 위를 튼튼하게 하고, 장이 깨끗해지며, 소화가 잘 되고, 몸속 습한 것을 조절하며, 눈이 밝아지고, 소변이 잘 나오게 하며, 통증을 없애고, 염증을 가라앉히며, 균을 죽이는 효능이 있다. 음식을 먹고 체했거나 소화가 안 될 때, 위암, 심한 기침과 가래, 몸이 차고 설사할 때, 비장과 위장이 안 좋을 때 약으로 처방한다.

민간에서는 음식을 먹고 체했거나 구토할 때, 위암, 설태가 많이 끼었을 때, 심한 기침과 가래, 천식, 몸이 차고 설사할 때, 비장이 안 좋을 때, 위궤양, 십이지장에 경련이 일어나 아플 때, 자궁이 안 좋을 때, 심장이 뛸 때, 불안 초조, 부스럼에서 고름이 나올 때, 윗배가 더부룩할 때, 소화가 안 될 때, 장염, 변비에 사용한다.

> 🔊 **주의사항**
> - 생약명과 비슷한 후박나무는 녹나무과의 늘푸른 큰키나무로 잎과 꽃이 잔다. 한방에서 이것을 토후박(土厚朴)이라 하여 일본목련 대신 사용하기도 한다.
> - 습한 것을 내보내는 약재이므로 몸속에 진액이 마른 사람, 비위가 약한 사람, 임산부는 먹지 않는다.

어린나무

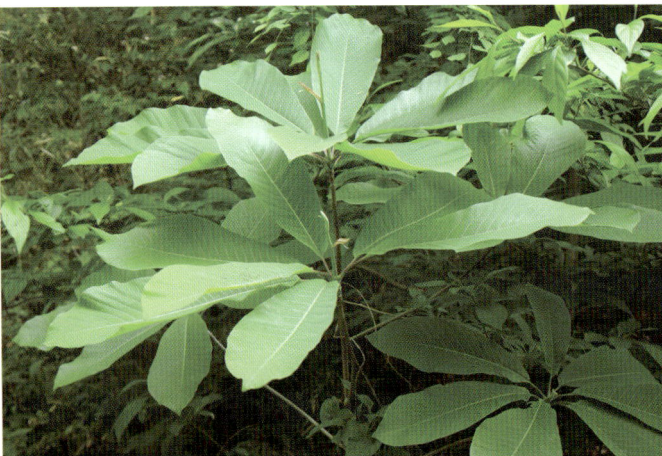

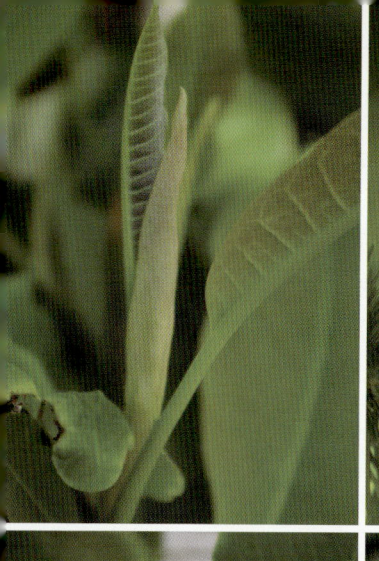
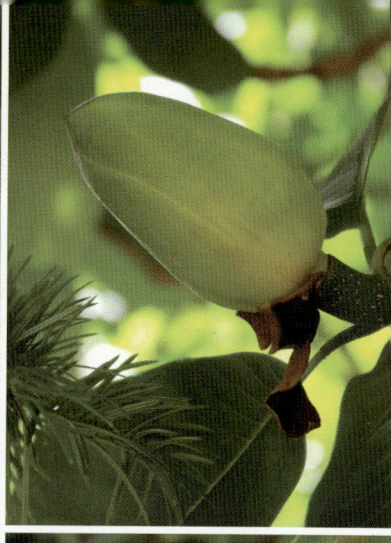
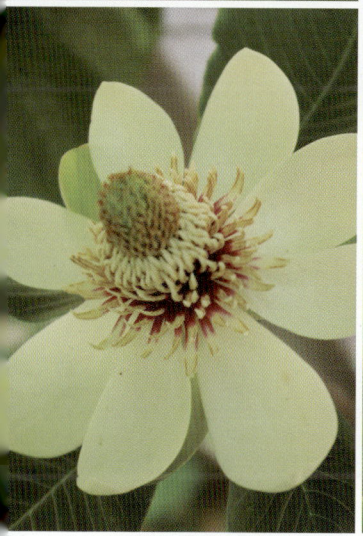
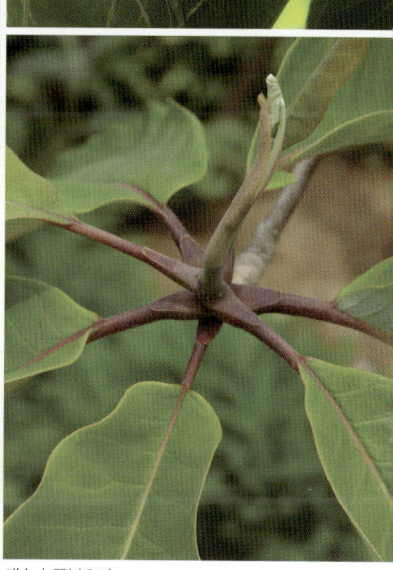
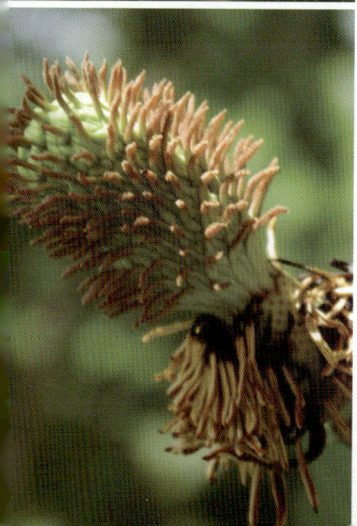

새순 | 꽃봉오리
꽃 정면 | 잎 달린 모습
풋열매

태산목 *Magnolia grandiflora* L.

- 목련과 늘푸른 큰키나무
- 분포지 : 남부지방 인가 근처
- 개화기 : 5~6월
- 결실기 : 9~10월
- 채취기 : 봄(꽃봉오리), 수시로(줄기껍질)

- 별   명 : 하화옥란(荷花玉蘭), 양옥란(洋玉蘭), 양목란, 큰목련꽃
- 생약명 : 대화옥란(大花玉蘭)
- 유   래 : 함박꽃나무와 목련을 산목련이라고 하는데, 꽃이 큰[泰] 산목련[山木蓮]이라는 뜻으로 태산목이라 부른다.

■ ■ 생태

높이 10~30m. 줄기는 곧게 자라며, 줄기껍질은 짙은 갈색으로 얇고 불규칙하게 갈라져 있다. 가지는 위쪽으로 곧게 뻗으며, 햇가지는 약간 붉은빛을 띤다. 잎은 갸름한 타원형으로 어긋나는데, 잎자루가 조금 길거나 짧고, 잎 끝이 뾰족하다. 잎은 두껍고 질기며, 잎 앞면은 색깔이 진하면서도 윤기가 나고, 뒷면은 허연 잔털이 있다. 잎 가장자리는 밋밋하다. 꽃은 5~6월에 하얗게 피는데, 가지 끝에 커다란 꽃이 1송이씩 달린다. 꽃잎은 9~12장으로 둥근 주걱 모양이고, 붉은 수술대 위에 작고 노란 꽃술들이 뭉쳐 달리며 향기가 짙다. 열매는 9~10월에 타원형으로 여무는데, 열매껍질에 돌기가 많고 허연 잔털이 붙어 있다. 열매가 다 익으면 붉은색이 되며, 열매껍질이 벌어져 붉은 주황색의 둥근 씨앗 2개가 끈적거리는 점액질에 매달려 있다가 새에게 먹혀 멀리 번식한다.

*유사종_ 목련, 함박꽃나무, 백목련, 일본목련, 자목련, 자주목련

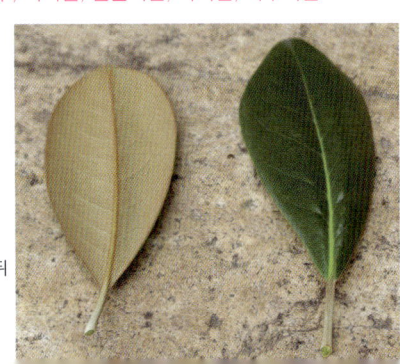

잎앞뒤

■■ 효능

한방에서 꽃봉오리와 줄기껍질을 대화옥란(大花玉蘭)이라 한다. 혈압을 내리고, 통증을 가라앉히며, 습한 기운을 조절하고, 염증을 가라앉히는 효능이 있다. 고혈압, 심한 두통, 비염, 치통일 때 약으로 처방한다.

민간에서는 고혈압, 심한 두통, 축농증, 치통에 사용한다.

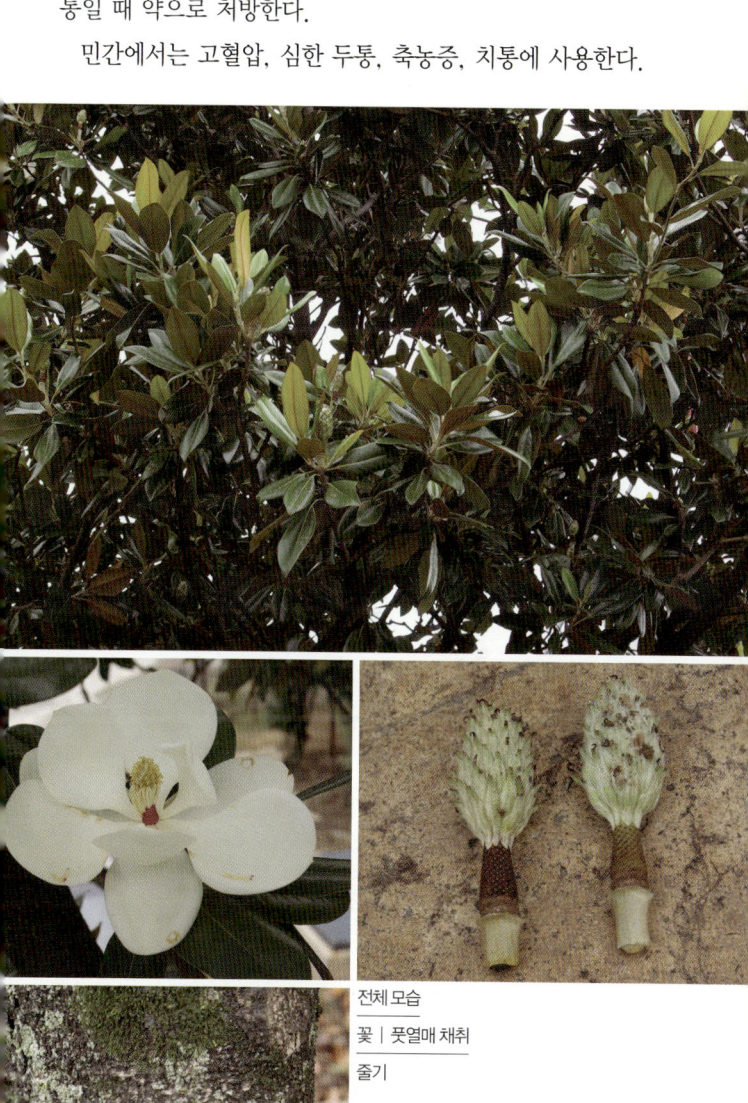

전체 모습
꽃 | 풋열매 채취
줄기

021 약

모감주나무 *Koelreuteria paniculata* Laxmann

- 무환자나무과 잎지는 큰키나무
- 분포지 : 산과 들 양지바른 숲속, 사찰 근처, 바닷가
- 개화기 : 6~7월 결실기 : 10월 채취기 : 여름(꽃), 수시로(뿌리)

- **별　명** : 무환목(無患木), 난수(欒樹), 목난(木欒), 금강자(金剛子)나무, 양반(兩班)나무, 염주(念珠)나무, 목난수(木欒樹), 보리수(菩提樹), 보제수(菩堤樹), 선비수(樹), 학자수(學者樹)
- **생약명** : 난화(欒華, 欒花), 난수근(欒樹根)
- **유　래** : 이 열매로 부처의 경지인 묘각(妙覺)에 이르게 하는 염주[珠]를 만든다 하여 묘각주나무라 하다가 모관주나무가 되었고, 이 말이 다시 변하여 모감주나무라 불리게 되었다.

■■생태

높이 15m. 뿌리가 땅속 깊이 뻗는다. 줄기는 회색빛이 도는 갈색이며, 줄기껍질이 세로로 얕게 갈라져 있다. 큰키나무이지만 작은키나무처럼 자라는 경우가 많다. 가지는 위쪽으로 무성하게 뻗어 나간다. 잎은 조금 길쭉한 타원형으로, 길고 어긋나는 잎자루에 아주 작은 잎들이 깃털 모양으로 어긋나게 달린다. 잎끝은 뾰족하고, 잎 가장자리는 깃털처럼 깊이 갈라지며 뾰족한 톱니가 있다. 꽃은 6~7월에 노랗게 피는데, 가지 끝에 아주 긴 꽃대가 사방으로 층층이 올라오고 그 꽃대가 다시 사방으로 가지를 치고 그 끝에 아주 작은 꽃들이 달린다. 꽃잎은 작고 길쭉한 타원형으로 4장이며, 꽃이 반으로 잘린 것처럼 꽃잎이 한쪽으로 몰려서 달린다. 꽃술은 꽃잎이 없는 쪽으로 굽어져 펼쳐진다. 열매는 10월에 길쭉하고 3갈래로 모가 난 꽈리 모양으로 여문다. 열매가 다 익으면 갈색이 되며, 3갈래로 갈라진 열매껍질 속에 검고 둥근 씨앗 3개가 붙어 있다. 열매는 잎이 진 겨울에도 그대로 붙어 있다가 봄에 주변에 떨어져 번식한다.

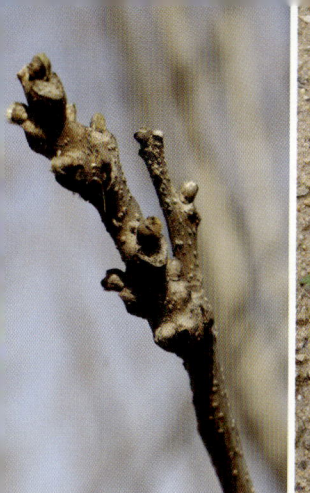
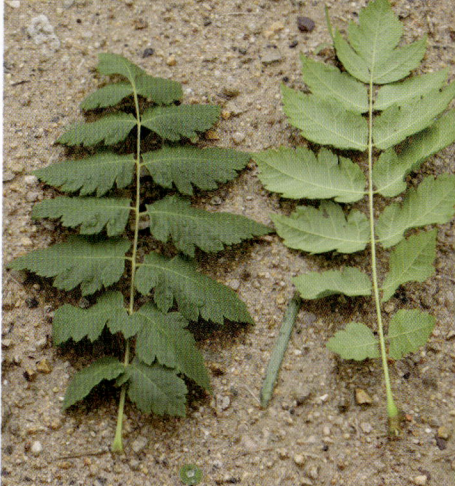
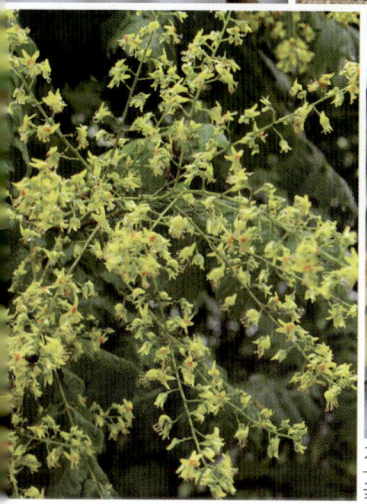
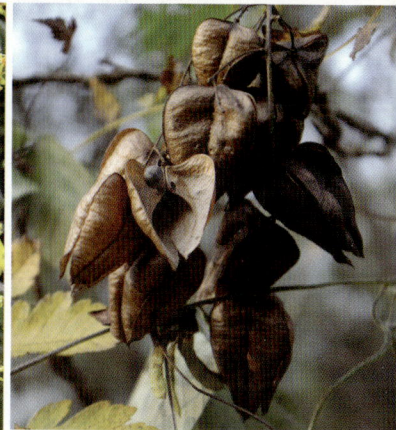

겨울 눈 | 잎 앞뒤
꽃 | 열매

■■ 효능

한방에서 꽃을 난화(欒華, 欒花), 뿌리를 난수근(欒樹根)이라 한다. 간을 깨끗하게 하고, 몸속의 물을 이롭게 하며, 열을 내리고, 염증을 가라앉히며, 소변을 잘 나오게 하는 효능이 있다. 눈병으로 열이 날 때, 눈이 아프고 눈물이 날 때, 눈의 충혈, 요도염, 치질, 종기로 아플 때, 소화불량, 장염으로 설사를 할 때 약으로 처방한다.

민간에서는 눈병으로 열이 날 때, 눈이 아프고 충혈되거나 눈물이 날 때, 종기, 소화불량, 간염, 치질, 장염으로 설사할 때, 요도염으로 소변을 보기 힘들 때 사용한다.

022 무환자나무 *Sapindus mukorossi* GAERTNER

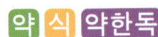

- 무환자나무과 잎지는 큰키나무(열대지방에서는 늘푸른 큰키나무)
- 분포지 : 남부지방, 제주도 산기슭의 습한 곳, 인가 근처의 산성토양
- 개화기 : 5~6월　　결실기 : 10월
- 채취기 : 봄~여름(잎), 가을(열매), 수시로(뿌리·줄기껍질)

- **별　　명** : 무환수(無患樹), 환자(槵子), 목환자(木患子), 환(桓), 유환자(油患子), 유주자(油珠子), 고지자(苦枝子), 보제자(菩提子), 비주자(肥珠子), 계원비조(桂圓肥皂), 원비조(圓肥皂), 노목(櫨木), 노귀목(盧鬼木), 습노목(拾櫨木), 습노귀목(拾櫨鬼木), 황목수(黃目樹), 목랑수(目浪樹), 세수과(洗手果), 금루(噤婁), 염주(念珠)나무
- **생약명** : 무환근(無患根), 무환수피(無患樹皮), 무환자엽(無患子葉), 무환자(無患子), 무환자피(無患子皮), 무환자협(無患子莢), 연명피(延命皮), 용안육(龍眼肉), 무환자중인(無患子中仁)
- **유　　래** : 이 열매의 씨앗으로 염주를 만드는데 번뇌[患]를 없애는[無] 씨앗[子]이 맺히는 나무라 하여 무환자나무라 부른다. 같은 뜻으로 염주나무라고도 부른다.

■■ 생태

높이 10~15m. 줄기는 곧고 길게 자란다. 줄기껍질은 밝은 회색빛이 도는 갈색이다. 가지는 굵고 비스듬하게 뻗으며 자랄수록 구불구불 비틀어진다. 가지껍질은 밝은 회색빛이 도는 갈색이며, 햇가지는 푸른빛이다. 아주 긴 잎자루가 어긋나고 작은 잎들이 12~14장씩 살짝 어긋나게 나와 길쭉한 타원형으로 달린다. 잎 끝은 뾰족하고, 잎 앞뒷면과 잎 가장자리는 밋밋하다. 열대지방에서 자라는 나무는 사계절 잎이 푸르지만, 우리나라에서는 가을에 잎이 진다. 꽃은 5~6월에 노란빛이 도는 연녹색으로 피는데, 긴 꽃대가 올라와 층층이 가지를 치고 그 끝에 아주 작은 꽃들이 뭉쳐 달린다. 꽃잎은 없으며, 꽃받침 속에 꽃술이 나온다. 열매는 8월에 작은 공모양으로 여무는데, 열매꼭지에 뚜껑처럼 생긴 돌기가 붙어 있다. 열매가 익으면 노란빛이 도는 갈색이 되며 껍질이 반투명하다. 열매 속에는 검고 둥근 씨앗이 들어 있으며, 속살이 비어 있어 흔들면 움직인다.

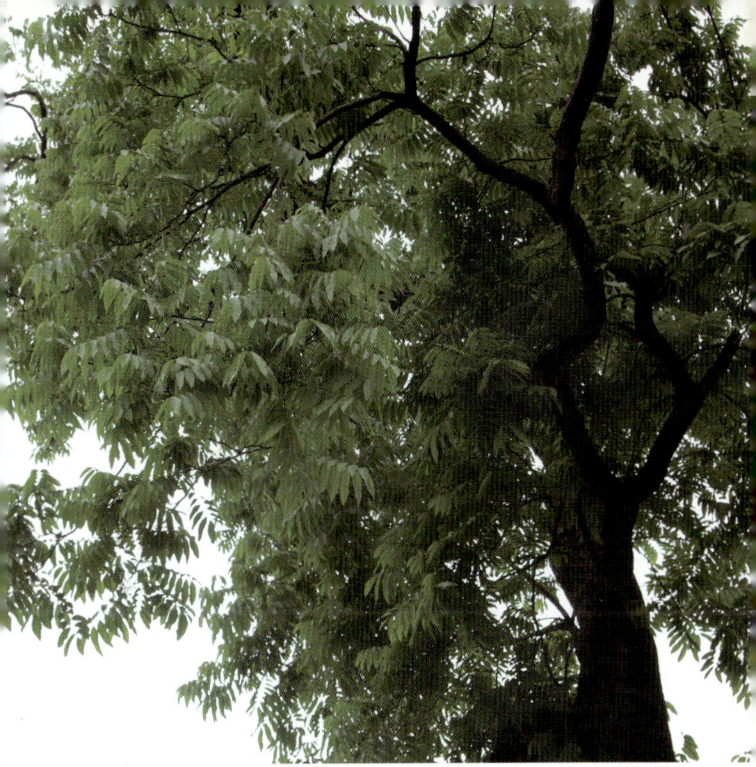

전체 모습

단풍

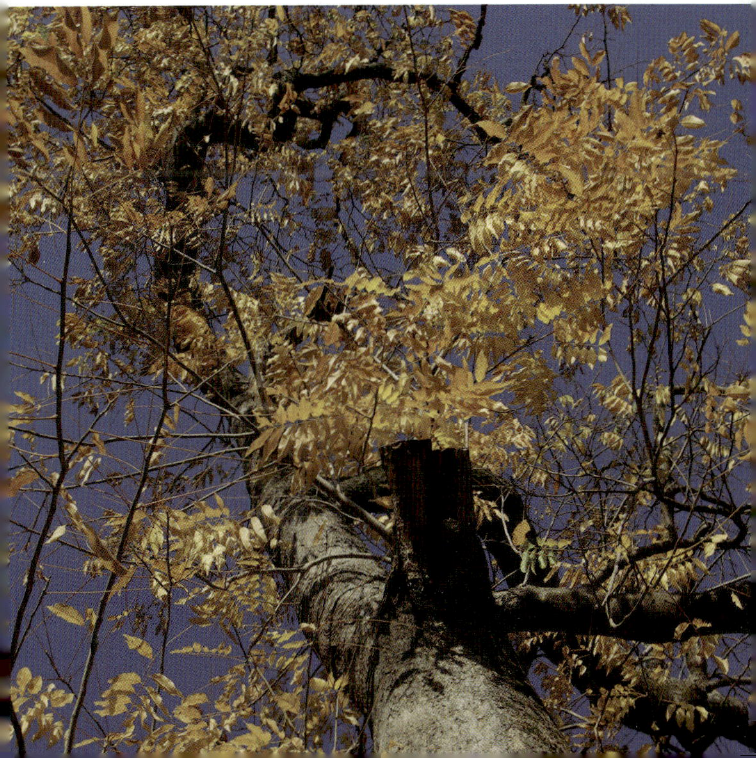

■■ 효능

한방에서 뿌리를 무환근(無患根), 줄기껍질을 무환수피(無患樹皮), 잎을 무환자엽(無患子葉), 열매를 무환자(無患子), 열매껍질을 무환자피(無患子皮)·환자육피(患子肉皮)·무환자협(無患子莢)·연명피(延命皮)·용안육(龍眼肉), 씨앗속살을 무환자중인(無患子中仁)이라 한다. 열을 내리고, 몸속 뭉친 것을 풀어주며, 통증을 없애고, 피를 멎게 하며, 소화가 잘 되고, 몸이 튼튼해지며, 흥분을 가라앉히는 효능이 있다. 『동의보감』에는 "무환자나무 열매는 맛이 달고, 독이 없으며, 오장육부의 나쁜 기운을 없애고, 마음을 안정시킨다"고 하였다. 목이 붓고 아플 때, 천식, 음식을 잘못 먹어 체했을 때, 배가 아프고 소화가 안 될 때, 열감기, 종기로 아플 때, 관절염, 독사에 물렸을 때 약으로

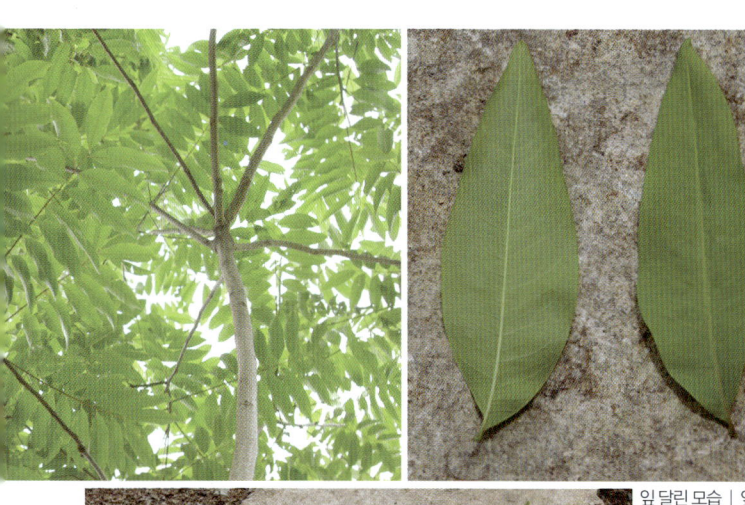

잎 달린 모습 | 잎 앞뒤

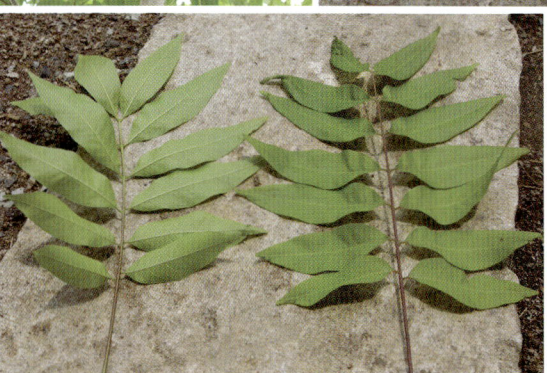

처방한다. 비타민 B1, 비타민 B2, 비타민 C, 비타민 P, 포도당, 단백질, 사포닌, 지방유, 루틴을 함유한다.

민간에서는 관절염, 편도선이나 갑상선이 부었을 때, 입안이 헐었을 때, 입냄새, 독사나 독충에 물렸을 때, 열감기, 고혈압, 산후에 몸이 부었을 때, 장이 안 좋아 설사를 자주 할 때, 심한 건망증, 불면증, 거친 머릿결, 주근깨, 종기에 독이 올라 붓고 아플 때, 목이 쉬었을 때, 천식, 심한 기침과 가래, 음식을 잘못 먹어 체했을 때, 배가 아프고 소화가 안 될 때, 기생충이 있을 때, 치통에 사용한다.

🔊 주의사항

- 열매를 많이 먹으면 변비가 생기므로 적당량만 복용한다.
- 몸이 습하고 열이 많은 사람은 몸에 맞지 않으므로 먹지 않는다.

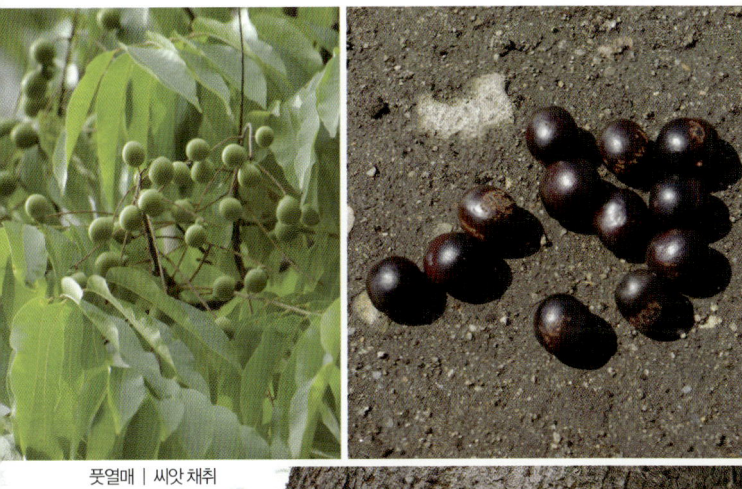

풋열매 | 씨앗 채취
줄기

023 광나무 *Ligustrum japonicum* Thunb. var. japonicum

- 물푸레나무과 늘푸른 작은키나무
- 분포지: 남부지방, 남해안의 낮은 산기슭
- 개화기: 7~8월   결실기: 10~11월
- 채취기: 가을(열매), 수시로(줄기껍질)

- 별　명: 동청(冬靑), 당광(唐光)나무, 서재목(鼠梓木)
- 생약명: 여정목(女貞木), 여정실(女貞實), 여정자(女貞子), 동청자(冬靑子)
- 유　래: 잎에서 광(光)이 나는 나무라 하여 광나무라 부른다.

■ ■ 생태

높이 3~5m. 줄기는 뿌리에서 1개 또는 여러 개가 올라온다. 줄기껍질은 회색빛이 도는 짙은 갈색이며 껍질눈이 있다. 가지는 밑동에서부터 여러 개로 갈라져 나오며, 가지껍질은 회색빛이 도는 밝은 갈색이다. 잎은 타원형으로 마주나는데, 잎자루가 짧고, 잎 끝이 뾰족하다. 잎은 두꺼우면서도 질기고, 잎 앞면에 윤기가 있다. 잎 뒷면은 조금 희며 짙고 작은 반점이 수없이 있다. 잎 가장자리는 밋밋하다. 잎은 겨울에도 푸르게 붙어 있다. 꽃은 7~8월에 하얗게 피는데, 햇가지 끝에 긴 꽃대가 올라와 짧은 가지를 치고 또 쳐서 그 끝에 아주 작은 꽃들이 모여 달린다. 열매는 10~11월에 작은 타원형으로 여문다. 열매가 익으면 자줏빛이 도는 검은색이 되며 겨울에도 그대로 붙어 있다.

*유사종_ 둥근잎광나무, 제주광나무

꽃과 꽃봉오리 | 전체 모습

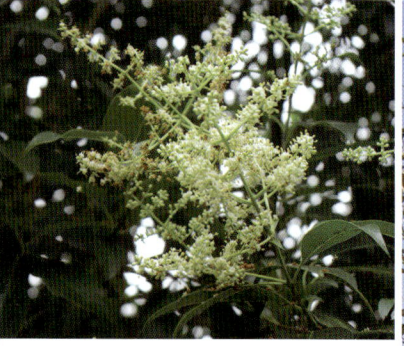
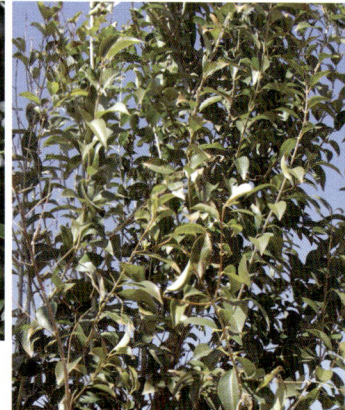

■■ 효능

한방에서 줄기껍질을 여정목(女貞木), 열매를 여정실(女貞實)·여정자(女貞子)·동청자(冬靑子)라 한다. 몸을 강건하게 하고, 정기를 보강하며, 심장을 튼튼히 하고, 간을 보하며, 눈이 밝아지고, 심신을 안정시키며, 열을 내리고, 소변을 잘 나오게 하며, 균을 죽이고, 썩는 것을 막아주는 효능이 있다. 간이 안 좋을 때, 심장이 약할 때, 위궤양, 신경쇠약, 신경통, 소변 보기 힘들 때, 노화 방지에 그리고 강장제로 처방한다.

민간에서는 말라리아에 걸렸을 때, 기관지가 안 좋을 때, 위궤양, 과식으로 부대낄 때, 종기, 간이 안 좋을 때, 심장이 두근거릴 때, 현기증, 신경쇠약, 심한 이명증, 강장제, 소변 보기 힘들 때, 몸이 허할 때, 눈이 침침할 때, 얼굴 피부가 거칠어졌을 때, 흰머리가 많이 날 때, 머리털이 많이 빠질 때, 불면증, 면역력 저하, 대변 보기 힘들 때, 약해진 뼈와 근육, 삭신이 쑤시고 아플 때, 허리와 무릎이 시리고 아플 때 사용한다.

> 🔊 **주의사항**
> - 차가운 성질의 약재이므로 배가 차고 소화가 잘 안 되며 설사를 자주 하는 사람은 먹지 않는다.
> - 음기만 보하는 약재이므로 양기가 허한 사람에게는 효과가 없다.
> - 열매를 간이나 신장에 사용할 때는 술에 쪄서 사용한다.

잎앞뒤 | 풋열매
열매

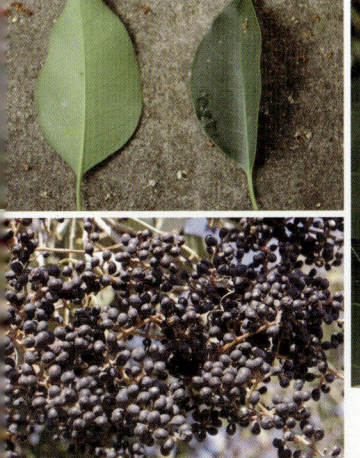
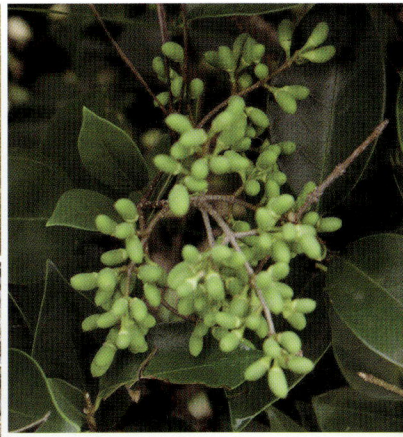

024 금목서 *Osmanthus fragrans* var. aurantiacus Makino

- 물푸레나무과 늘푸른 작은큰키나무
- 분포지 : 남부지방의 인가 근처 양지바른 곳
- 개화기 : 9~10월   결실기 : 10월   채취기 : 가을(꽃)

- 별　명 : 단계(丹桂)   ● 생약명 : 계화(桂花)
- 유　래 : 목서란 나무[木]에 달린 잎의 가시가 무소 뿔[犀]처럼 생겼다 하여 붙여진 이름인데, 잎 모양은 다르지만 꽃 모양이 비슷하고 금빛[金]이 난다 하여 금목서라 부른다.

■ ■ 생태

높이 3~4m. 줄기는 한 뿌리에서 무더기로 올라온다. 줄기껍질은 밝은 회색빛이 도는 갈색이며, 짙은 회색빛을 띤 반점이 있다. 가지는 같은 자리에서 2~3개씩 벌어져 나와 위쪽으로 뻗는다. 잎은 길쭉한 타원형으로 마주나는데, 잎자루가 짧고, 잎 끝이 뾰족하다. 잎은 두껍고도 질기며, 잎 앞면은 색깔이 짙고 윤기가 난다. 잎 가장자리는 밋밋하다. 혼동하기 쉬운 유사종 목서는 잎 가장자리에 물결 모양의 뾰족한 톱니가 있다. 꽃은 9~10월에 주황빛이 도는 노란색으로 피는데, 작은 꽃대가 여러 개 뭉쳐 올라와 아주 작은 꽃들이 달린다. 꽃잎은 4장으로 갈라지며 향기가 있다. 유사종인 목서는 꽃 색깔이 하얗다. 열매는 꽃이 진 뒤 아주 작은 타원형으로 여무는데, 다음해 꽃이 필 무렵 완전히 익어 검푸른 자줏빛을 띤다.

*유사종_ 목서, 박달목서

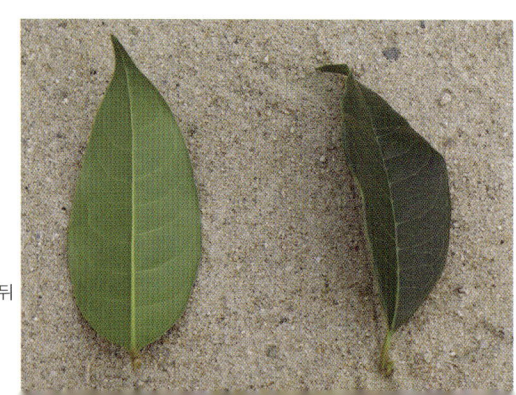
잎 앞뒤

■■ 효능

한방에서 꽃을 계화(桂花)라 한다. 가래를 삭히고, 어혈을 풀어 주는 효능이 있다. 숨이 차면서 기침과 가래가 나올 때, 치질로 하혈할 때, 치통, 입냄새가 심할 때 약으로 처방한다.

민간에서는 숨이 차고 기침과 가래가 심할 때, 치질로 하혈할 때, 치통, 심한 입냄새에 사용한다.

전체모습
꽃 달린 모습 | 줄기

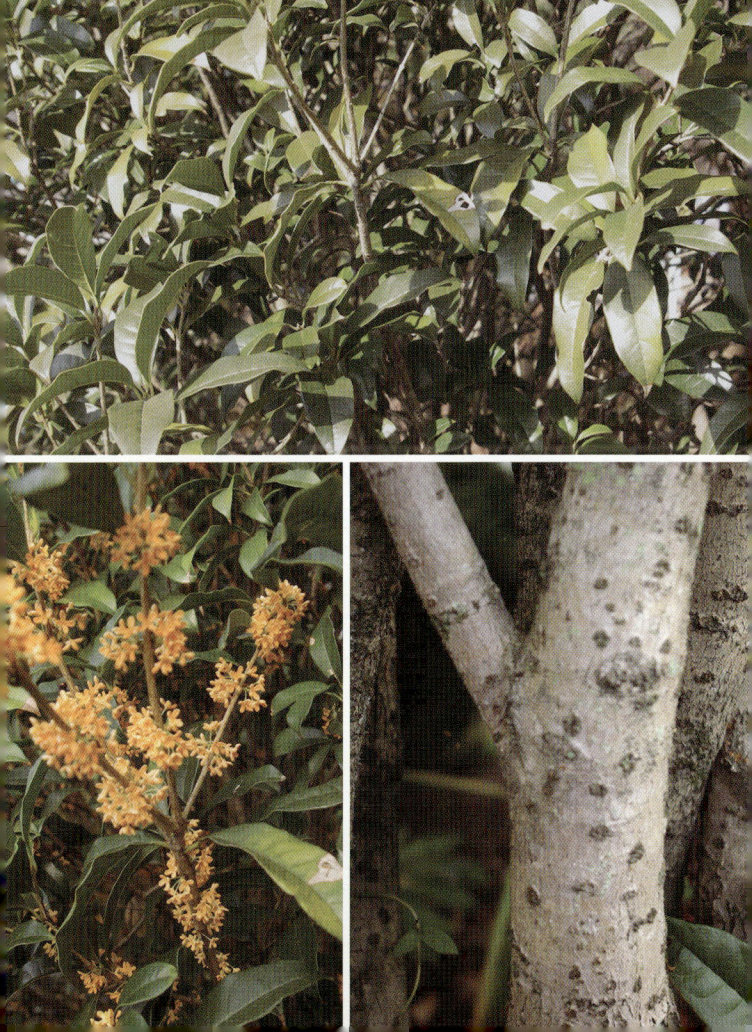

025 약

꽃개회나무 *Syringa wolfii* C.K.Schneid.

- 물푸레나무과 잎지는 작은키나무
- 분포지 : 높은 산 중턱 이상에서 자라는데 우리나라 각지에 분포
- 개화기 : 6~7월   결실기 : 9월
- 채취기 : 봄(잔가지·잎), 봄~여름(줄기껍질), 수시로(줄기)

- 별 명 : 꽃정향(丁香)나무, 화야정향(花野丁香), 털꽃개회나무, 짝자래, 짝짝에나무
- 생약명 : 요동정향(遼東丁香)
- 유 래 : 개회나무란 잎이 노박덩굴과의 회나무와 비슷하게 달렸지만 꽃이 전혀 다르다[개] 하여 붙여진 이름인데, 개회나무 종류 중에서도 꽃이 아름답다 하여 꽃개회나무라 부른다.

■ ■ 생태

높이 4~6m. 줄기껍질이 회색빛을 띠며, 작고 오톨도톨한 껍질눈이 많다. 가지는 여러 갈래로 갈라져 나와 전체가 역삼각형을 이룬다. 가지껍질은 밝은 회색을 띠며, 햇가지는 푸르다. 잎은 타원형으로 마주나는데, 잎자루가 조금 있고, 잎 끝이 뾰족하다. 잎 앞면에는 잎맥이 선명하게 파여 있으며, 잎 뒷면은 조금 희고 잎맥에 잔털이 있다. 잎 가장자리는 밋밋하다. 꽃은 6~7월에 아주 연한 보라색으로 피는데, 햇가지에 긴 꽃대가 올라와 사방으로 가지를 치고 또 쳐서 그 끝에 길쭉한 종모양의 작은 꽃들이 모여 달린다. 꽃잎은 4장으로 갈라지고, 그 속 깊숙이 꽃술이 있으며 향기가 있다. 혼동하기 쉬운 유사종 개회나무는 꽃 색깔이 하얗다. 열매는 9월에 약간 모가 진 작은 타원형으로 여문다. 열매가 다 익으면 갈색이 되며 열매껍질이 2갈래로 갈라져 씨앗이 나온다. *유사종_ 개회나무

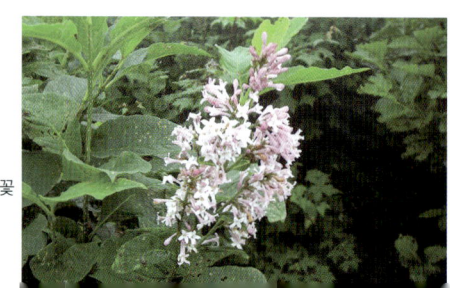

꽃

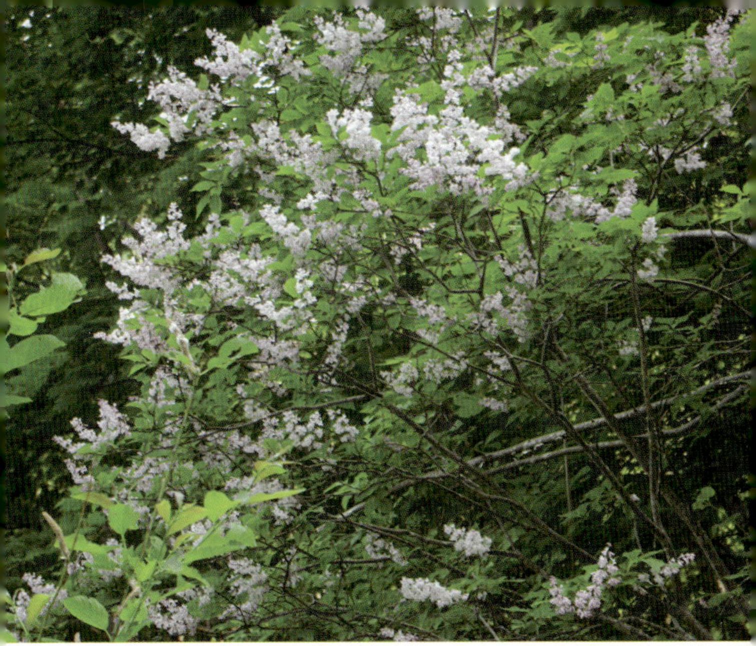

꽃핀 모습

■■ 효능

한방에서 잔가지와 잎, 줄기껍질, 줄기를 요동정향(遼東丁香)이라 한다. 기침을 가라앉히고, 염증을 없애며, 몸속 물을 잘 순환시키는 효능이 있다. 심한 기침과 가래, 오래된 기관지염, 간염에 약으로 처방한다.

민간에서는 심한 기침과 가래, 잘 낫지 않는 기관지염, 위가 안 좋을 때, 심장이 안 좋아 몸이 부을 때, 간이 안 좋을 때, 간염에 사용한다.

꽃 | 잎 달린 모습

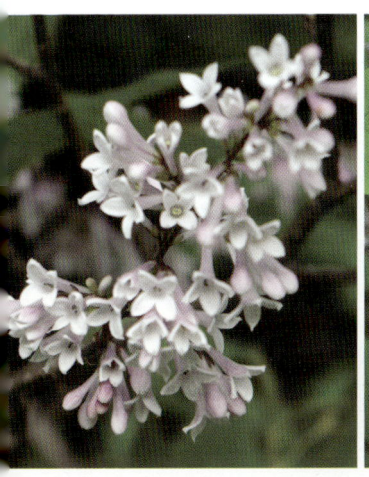
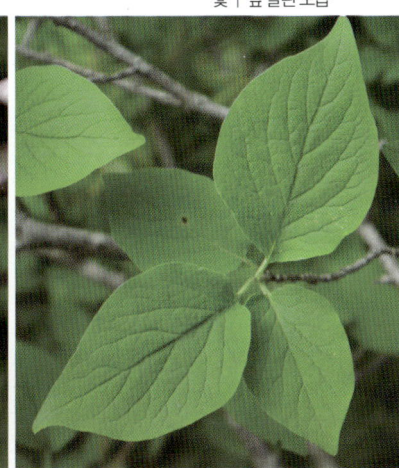

026 약 식
들메나무 *Fraxinus mandshurica* Rupr.

- 물푸레나무과 잎지는 큰키나무
- 분포지 : 깊은 산 그늘진 계곡가나 냇가
- 개화기 : 5월   결실기 : 9~10월
- 채취기 : 봄과 가을(줄기껍질), 수시로(뿌리껍질)

- 별 명 : 떡물푸레, 들모나무, 들미나무, 들미, 진피(秦皮), 잠피(岑皮), 진백피(秦白皮)
- 생약명 : 수곡유피(水曲柳皮)
- 유 래 : 가지가 위쪽으로 들려 있고, 나무가 굵어지면 줄기껍질이 아래위로 뜯어지듯이[믜다] 갈라진다 하여 들믜나무라 하다가 들메나무가 되었다.

■■■ 생태

높이 30m. 뿌리는 굵고 깊게 뻗으며, 뿌리껍질은 밝은 갈색을 띤다. 줄기는 곧고 반듯하게 자라며 속이 단단하다. 줄기껍질은 자갈색빛이 도는 회색이며, 밋밋하면서도 아래위로 얕게 갈라져 있다. 햇가지는 녹색빛이 도는 밝은 갈색이며, 봄에 가지 끝에 달린 잎눈은 크고 붉은 갈색이다. 잎은 긴 잎자루에 길쭉한 타원형으로 마주나는데, 잎 끝이 꼬리처럼 길쭉하고, 잎 가장자리에는 잎 끝을 향해 톱니가 있다. 잎 앞면은 짙푸르고, 잎 뒷면은 조금 희며 잎맥 아래쪽에 붉은 갈색 잔털이 조금 있다. 꽃은 5월에 노랗게 피는데, 노란빛의 굵은 꽃대가 올라와 여러 갈래로 갈라지면서 그 끝에 꽃받침과 꽃잎이 없는 아주 작은 꽃들이 모여 달린다. 열매는 9~10월에 납작하면서도 길쭉한 타원형으로 주렁주렁 여무는데, 열매 양옆에는 날개가 달려 있어 가까운 곳에 바람에 날려서 번식한다.

*유사종_ 물들메나무, 물푸레나무

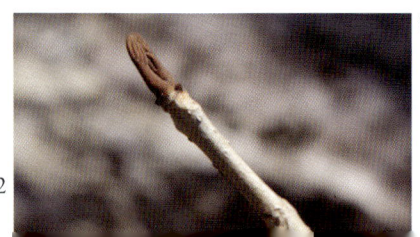

잎눈

전체 모습
단풍 ○
어린 나무 | 줄기

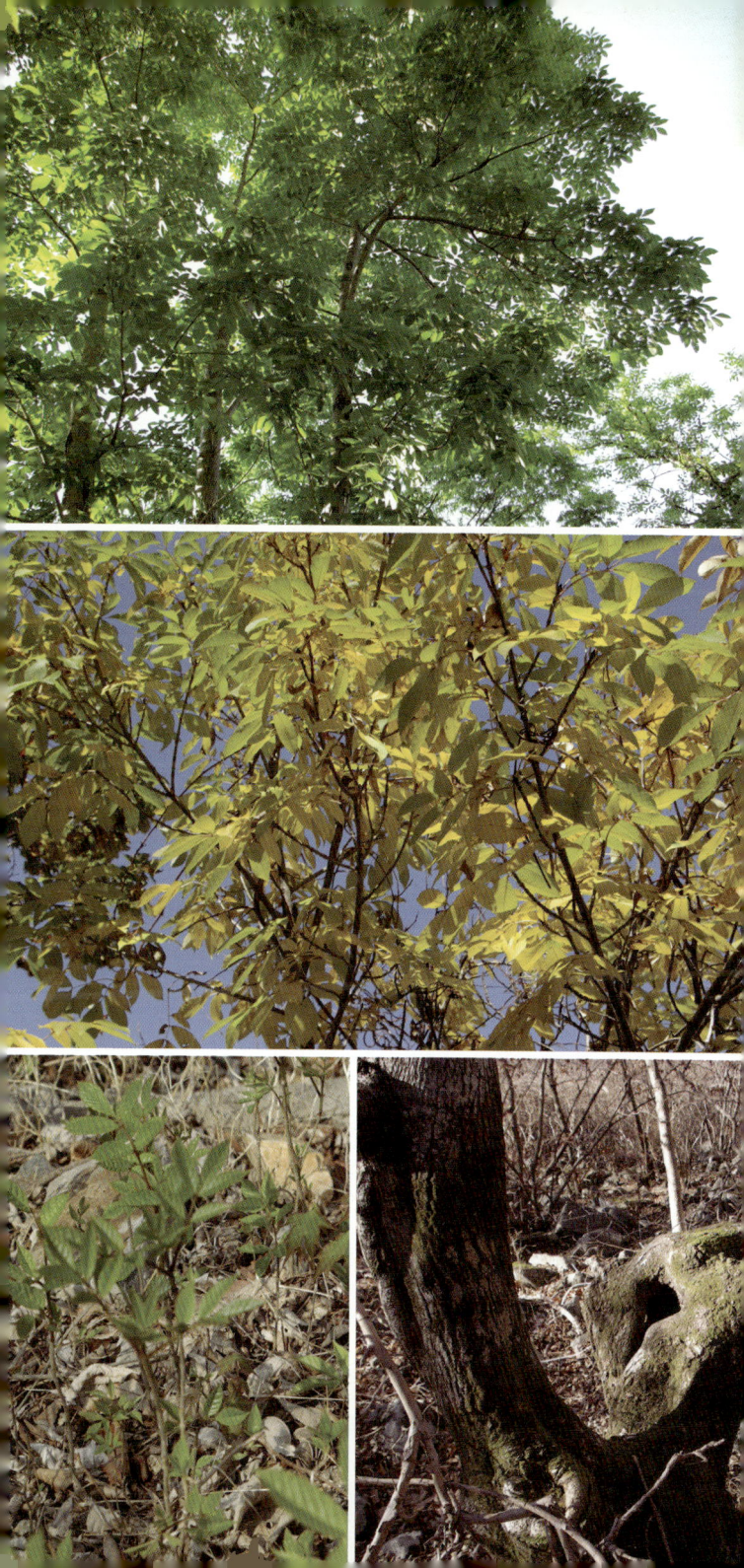

▪▪ 효능

한방에서 줄기껍질과 뿌리껍질을 수곡유피(水曲柳皮)라 한다. 열을 내리고, 몸속 습한 기운을 내보내며, 숨이 찬 것과 기침을 멈추게 하고, 눈을 밝게 하며, 균을 죽이는 효능이 있다. 세균성 이질이나 장염, 기관지염, 눈이 충혈되고 아플 때, 눈물이 자주 날 때, 어린선에 걸렸을 때 약으로 처방한다. 탄닌, 에스쿨린, 에스쿨레틴, 프락세틴을 함유한다.

민간에서는 심한 기침과 가래, 기관지가 안 좋을 때, 천식, 갑자기 심한 설사를 할 때, 장염, 위가 약하여 소화가 안 될 때, 간염, 황달, 관절이 쑤시고 아플 때, 입덧, 피부가 비늘처럼 갈라질 때, 상처에서 피가 날 때, 눈이 붓고 아플 때, 결막염, 통풍, 입맛이 없고 소화가 안 될 때, 장이 안 좋을 때 사용한다.

🔊 주의사항
- 차가운 성질의 약재이므로 위나 비장이 약하거나 소화가 안 되는 사람은 먹지 않는다.
- 복용하는 동안에는 술, 생선, 담배를 금지한다.

잎눈의 새순 | 새순
잎 달린 모습 | 꽃

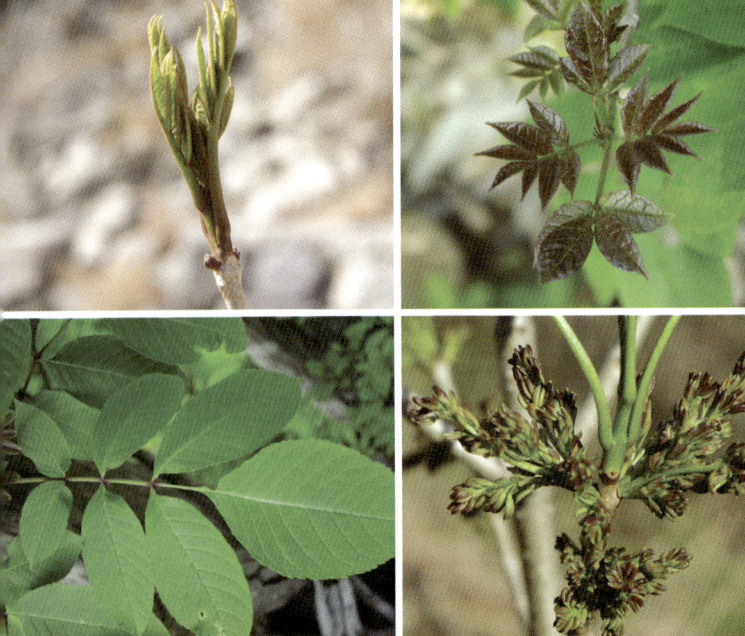

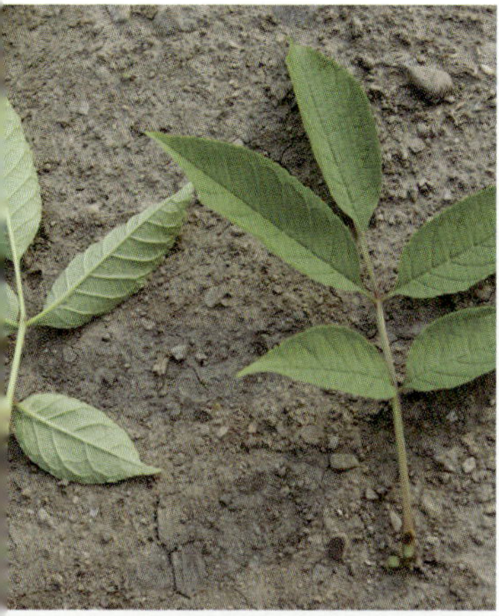

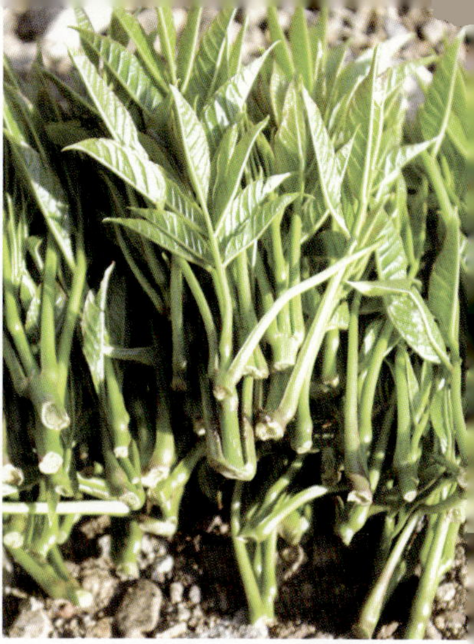

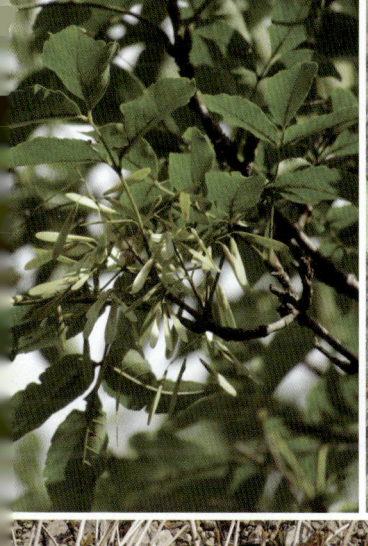
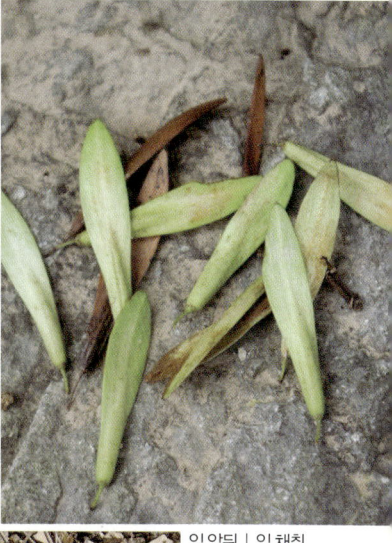
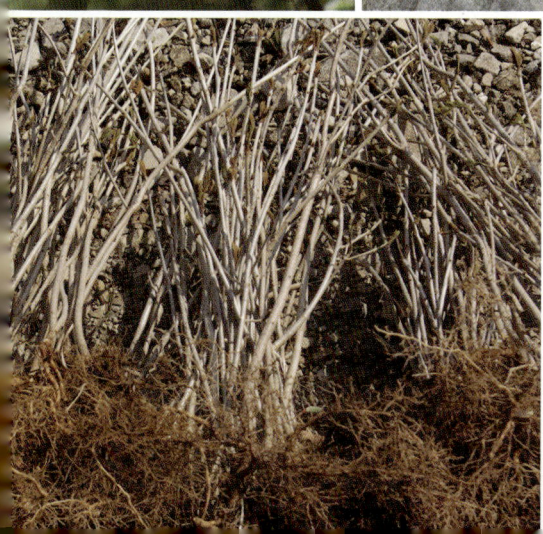

잎 앞뒤 | 잎 채취

풋열매 | 열매 채취

1년생 뿌리와 줄기

027 [약] 쥐똥나무 *Ligustrum obtusifolium* S. et Z.

- 물푸레나무과 잎지는 작은키나무
- 분포지 : 낮은 산 양지바른 산기슭이나 계곡, 길가
- 개화기 : 5~6월 결실기 : 10월
- 채취기 : 봄(줄기껍질), 봄~여름(잎), 가을~겨울(열매), 수시로(뿌리)

- 별　명 : 귀똥나무, 개쥐똥나무, 검정알나무, 물쪼가리나무, 조갈나무, 싸리버들, 백랍(白蠟)나무, 백당나무, 남정목(男精木)
- 생약명 : 수납과(水蠟果), 남정실(男精實)
- 유　래 : 쥐똥 같은 열매가 달리는 나무라 하여 쥐똥나무라 부른다.

■■생태

높이 2~4m. 뿌리가 사방으로 얽히고설켜서 뻗어 나온다. 줄기는 가늘고 곧으며, 약간 굽어져 자라기도 한다. 줄기껍질은 회색빛이 도는 밝은 갈색이다. 가지는 윗동으로 갈수록 무성하게 갈라져 나와 전체가 둥근 모양이 되며, 가지껍질은 밝은 회색빛을 띤다. 햇가지에는 잔털이 있다. 잎은 길쭉한 타원형으로 마주나는데, 잎자루가 매우 짧고, 잎 끝이 비교적 뭉툭하다. 잎은 잎 끝이 뾰족하고, 잎 앞면은 평평하면서도 잎맥이 얽히고설켜 있으며, 뒷면 잎맥에는 잔털이 있다. 잎 가장자리는 밋밋하다. 꽃은 5~6월에 하얗게 피는데, 가지 끝에 긴 꽃대가 올라와 짧은 가지를 치고 그 끝에 작은 꽃 여러 송이가 뭉쳐 달린다. 꽃은 길쭉한 종모양으로 끝이 4장으로 갈라지며 향이 좋다. 열매는 10월에 작은 타원형으로 여무는데, 다 익으면 검은색을 띠며 겨울까지 그대로 붙어 있다.

*유사종_ 왕쥐똥나무, 좀쥐똥나무, 털쥐똥나무, 좀털쥐똥나무, 버들쥐똥나무, 청쥐똥나무, 둥근잎섬쥐똥나무

겨울 열매

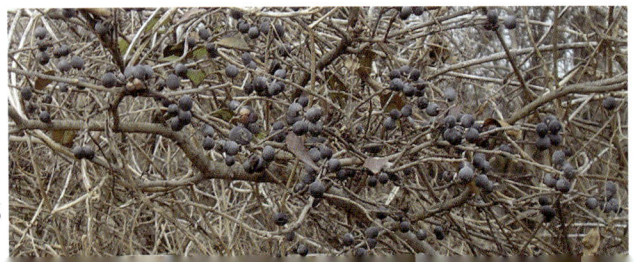

■■효능

한방에서 열매를 수납과(水蠟果)라 한다. 몸을 강건하게 하고, 피를 멎게 하는 효능이 있다. 몸이 허약할 때, 신장이 약해졌을 때, 피를 토할 때, 혈변, 코피가 날 때 약으로 처방한다.

민간에서는 혈변, 코피, 몸이 약할 때, 흰머리가 많이 날 때, 당뇨병, 심한 신경통, 고혈압, 몸이 허하여 식은땀을 자주 흘릴 때, 신장이 약해져 저절로 정액이 나올 때 사용한다.

주의사항
- 왕쥐똥나무, 좀쥐똥나무, 털쥐똥나무, 버들쥐똥나무의 열매를 대신 사용하기도 한다.

새순 | 꽃봉오리
꽃핀 모습 | 풋열매

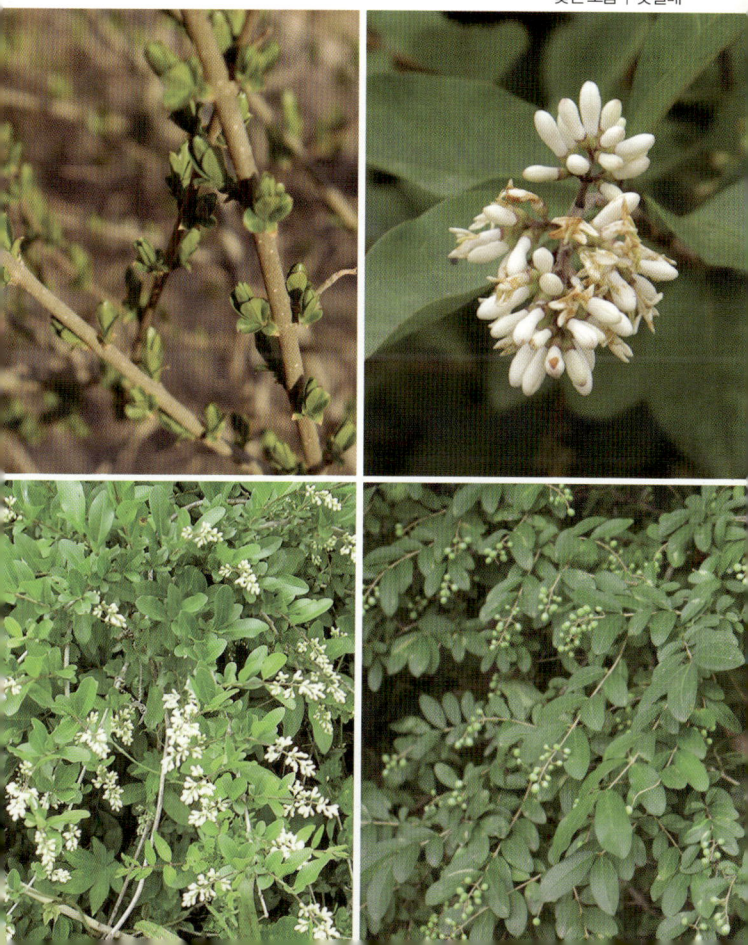

028 약식
청가시덩굴 *Smilax sieboldii* Miq. for. sieboldii

- 백합과 잎지는 덩굴성 작은키나무
- 분포지 : 산과 들, 계곡이나 산기슭, 숲속
- 개화기 : 6월 / 결실기 : 9~10월
- 채취기 : 봄과 가을(뿌리·뿌리줄기)

- 별 명 : 청가시나무, 청가시덤불, 종가시나무, 청경개까시나무, 청미래, 청밀개덤불, 청열매덤불, 용수채(龍須菜)
- 생약명 : 점어수(粘魚鬚), 철사영선(鐵絲靈仙)
- 유 래 : 청색 열매가 달리는 가시덩굴이라 하여 청가시덩굴이라 부른다. 덩굴손이 메기[鮎魚] 수염[鬚]처럼 생겼다 하여 점어수라고도 한다.

■ ■ ■ 생태

길이 5m. 뿌리는 길고 무성하게 사방으로 뻗으며, 구불구불한 잔뿌리가 많다. 뿌리껍질은 아주 밝은 갈색이다. 줄기는 가늘고 길면서 굽어져 있고, 줄기 끝이나 잎자루 양옆에 덩굴손이 붙어 있어 이웃나무에 기대거나 뒤엉켜 자란다. 줄기껍질에는 세로로 아주 얕은 골이 있으며, 짧고 뾰족한 가시가 불규칙하게 있다. 가시는 처음에는 연녹색을 띠다가 점점 붉은빛으로 변한다. 줄기는 원래 녹색인데, 겨울이 되면 묵은 줄기껍질이 회갈색으로 변한다. 가지는 밑동에서부터 여러 갈래로 갈라져 나오는데, 가지가 갈라진 자리마다 마디가 있다. 봄에 나는 새 가지는 녹색이며, 껍질에 희미한 갈색 반점이 많다. 잎은 끝이 뾰족한 타원형으로, 잎자루가 짧고 둥근 잎맥이 선명하며, 앞뒷면에 윤이 난다. 잎 가장자리는 밋밋하면서도 부드러운 물결처럼 굽어져 있다. 이와는 달리 청미래덩굴은 잎이 가죽처럼 두껍고 잎맥이 밋밋하다. 꽃은 6월에 노란빛이 도는 초록으로 피는데, 잎이 난 자리에 짧은 꽃대가 올라와 우산살처럼 벌어지고 그 끝에 작은 꽃들이 달린다. 열매는 9~10월에 작은 공모양으로 여무는데, 푸르른 풋열매가 다 익으면 검푸르게 된다.

이와는 달리 청미래덩굴은 열매가 붉게 여문다.

＊유사종_ 민청가시덩굴

■■ 효능

한방에서 뿌리, 뿌리줄기, 새순을 점어수(粘魚鬚) 또는 철사영선(鐵絲靈仙)이라 한다. 피를 잘 돌게 하고, 통증과 염증을 가라앉히며, 풍을 몰아내고, 독을 풀어주며, 습한 것을 내보내는 효능이 있다. 관절염, 근육통, 관절을 굽히기 힘들 때, 종기나 부스럼이 났을 때 약으로 처방한다. 사포닌, 탄닌, 수지, 전분, 티고게닌, 네오티고게닌을 함유한다.

민간에서는 뼈마디가 저리고 아플 때, 팔다리를 굽히기 힘들 때, 근육통, 요통, 종기에 독이 올랐을 때, 심한 피부병, 혈액순환이 안 될 때, 풍기, 고지혈증, 종기가 나서 부었을 때, 아토피에 사용한다.

🔊 주의사항
• 가시가 없는 민청가시덩굴도 약효가 같다.

새순 | 꽃핀 모습
열매 | 줄기와 가시

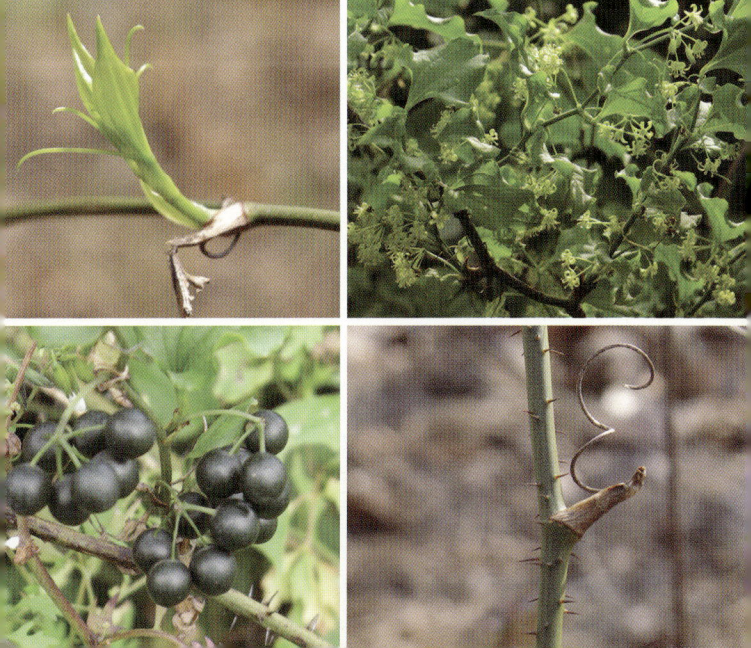

029

호랑버들 *Salix caprea* L.

- 버드나무과 잎지는 작은큰키나무
- 분포지: 산 중턱이나 비탈진 기슭의 양지바르고 습한 곳
- 개화기: 4월 결실기: 5월
- 채취기: 봄(꽃), 봄~여름(잎), 수시로(가지·뿌리)

- 별 명: 호랑이버들, 호랭이버들, 호랑유(虎狼柳), 호씨유, 노랑버들
- 생약명: 유지(柳枝), 유근(柳根), 유백피(柳白皮), 유엽(柳葉), 유화(柳花), 유설(柳屑)
- 유 래: 가지에 달리는 붉은 겨울눈이 호랑이 눈처럼 생긴 버들이라 하여 호랑버들이라 부른다.

■■ 생태

높이 3~6m. 줄기는 굵고 크게 자라며, 줄기껍질은 밝은 회색빛이 도는 갈색이다. 가지는 무성하게 갈라져 나와 위쪽으로 비스듬히 뻗으며, 햇가지는 붉은빛이 돈다. 혼동하기 쉬운 유사종 떡버들은 햇가지에 잔털이 많다. 가지에 나는 겨울눈은 작은 타원형에 끝이 뾰족하며 검붉다. 꽃은 잎보다 먼저 암꽃과 수꽃이 다른 나무에 핀다. 암꽃은 연한 노란빛이 도는 초록으로 타원형이며, 수꽃보다 길쭉하고 엉성하다. 수꽃은 은빛과 초록빛이 도는 노란색으로 둥근 타원형이며, 암꽃보다 둥글다. 잎은 넓은 타원형으로 어긋나는데, 잎자루가 짧거나 조금 있고, 잎 끝이 둥글면서도 약간 뾰족하다. 잎이 어릴 때는 앞뒷면에 융단 같은 잔털이 많은데, 다 자라면 뒷면에만 잔털이 남는다. 잎 가장자리는 밋밋하며, 간혹 물결 모양의 무딘 톱니가 있다. 열매는 5월에 긴 꼬리가 달린 아주 작은 타원형으로 여문다. 열매가 다 익으면 솜털이 달린 씨앗이 나와 바람에 날려 번식한다.

*유사종_ 좀호랑버들, 떡버들

봄 모습
겨울 모습

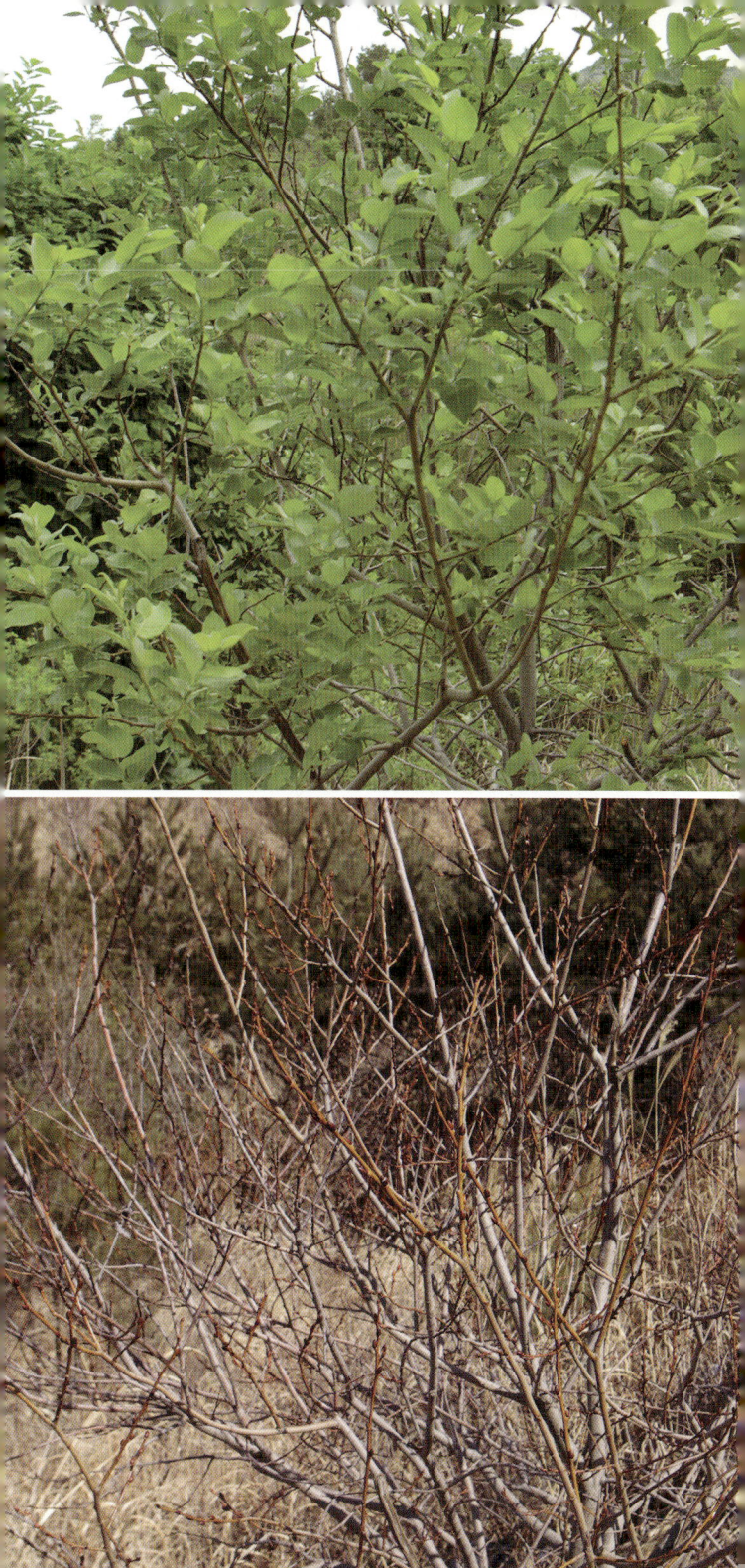

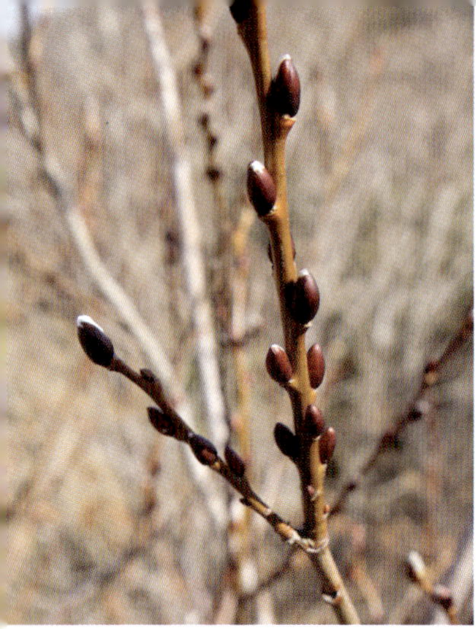

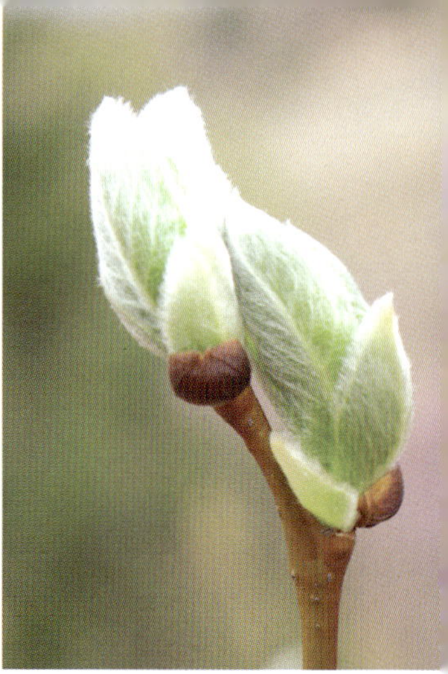

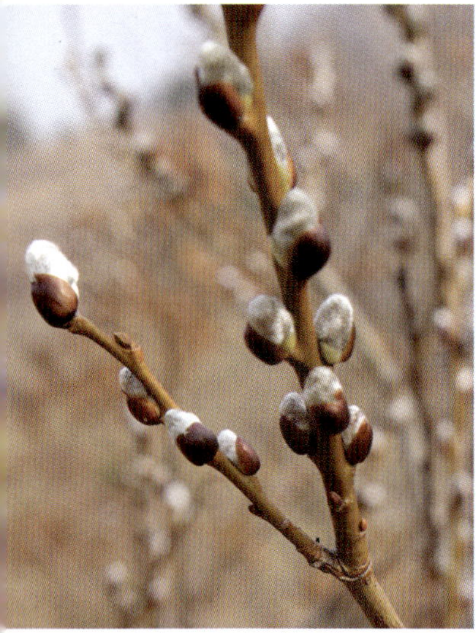

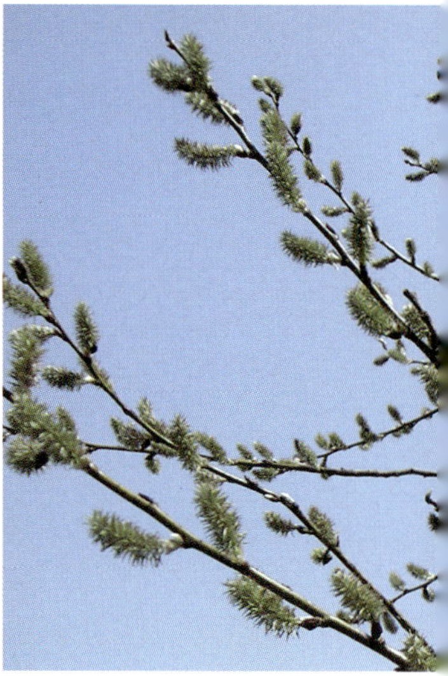

겨울 눈 | 새순
꽃봉오리 | 암꽃
잎

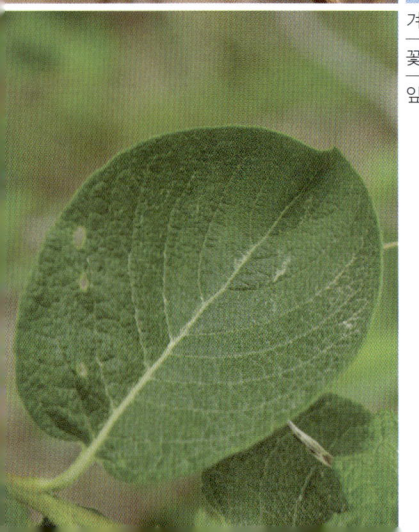

▪▪▪ 효능

한방에서 가지를 유지(柳枝), 뿌리를 유근(柳根), 가지나 뿌리껍질을 유백피(柳白皮), 잎을 유엽(柳葉), 꽃을 유화(柳花), 벌레 먹은 나무구멍의 부스러기를 유설(柳屑)이라 한다. 풍을 몰아내고, 열을 내리며, 염증을 가라앉히고, 몸속 습한 기운을 내보내며, 통증을 없애는 효능이 있다. 간염, 소변이 뿌옇게 나올 때, 관절염, 치통, 화상, 종기, 상처에서 피가 날 때 약으로 처방한다. 줄기껍질은 아스피린의 원료로도 사용된다.

민간에서는 소변 보기 힘들거나 소변이 뿌옇게 나올 때, 종기, 치통, 기침 감기, 간이 안 좋아 얼굴이 누렇게 떴을 때, 관절통, 피부 가려움증, 유방 염증, 화상, 옻이 올랐을 때, 갑상선이 안 좋을 때, 홍역인데 발진이 안 올라올 때, 감기, 기침에 피가 섞여 나올 때, 소변이 붉게 나올 때, 혈변, 생리가 끊겼을 때, 종기가 붓고 아플 때 사용한다.

🔊 주의사항
- 수양버들, 능수버들, 떡버들을 대신 사용하기도 한다.
- 아스피린 성분이 위점막을 자극하여 궤양을 일으킬 수 있으므로 위장이 약한 사람은 먹지 않는다.

수꽃 핀 모습

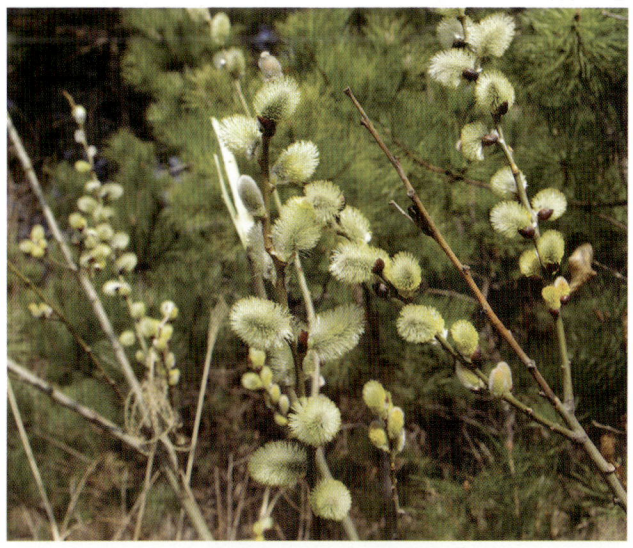

030 고광나무 *Philadelphus schrenkii* Rupr. var. schrenkii

- 범의귀과 잎지는 작은키나무   ■ 분포지 : 산골짜기, 바닷가, 길가
- 개화기 : 4~5월   결실기 : 9월
- 채취기 : 봄(꽃), 가을(풋열매), 수시로(뿌리)

- 별   명 : 조선산매화(朝鮮山梅花), 산매화, 쇠영꽃, 쇠영꽃나무, 오이순
- 생약명 : 동북산매화(東北山梅花)
- 유   래 : 2년생 가지의 껍질이 벗겨져 나뭇고갱이(속살)가 나온다 하여 고갱나무라 하다가 고광나무가 되었다. 산에 피는 매화라 하여 산매화, 새순에서 오이 냄새가 난다고 오이순이라고도 한다.

■ ■ ● 생태

높이 2~4m. 추위와 가뭄에 강하다. 줄기는 가늘고 약간 비스듬히 자란다. 줄기껍질은 회색빛을 띠고, 세로로 얇은 결이 있다. 가지는 위쪽을 향해 벌어져서 나오는데, 햇가지에는 잔털이 있으며, 2년생 가지는 껍질이 벗겨져 회색이 된다. 잎은 타원형으로 마주나는데, 잎자루가 짧고, 잎 끝이 뾰족하다. 잎 앞뒷면에는 잎맥이 선명하며, 뒷면은 조금 하얗고 잔털이 있다. 잎 가장자리에는 불규칙한 톱니가 있다. 잎은 겨울까지 붙어 있다. 꽃은 4~5월에 하얗게 피는데, 가지 끝이나 잎 달린 자리에 긴 꽃대가 올라와 가지에 가지를 치고 그 끝에 여러 송이의 꽃이 모여 달린다. 꽃잎은 4장이며 둥근 타원형으로 노란 꽃술이 달려 있다. 열매는 9월에 작고 길쭉한 공모양으로 여문다. 열매가 다 익으면 검은빛을 띠며, 익으면 초봄까지 붙어 있는 경우가 많다.

*유사종_ 애기고광나무, 얇은잎고광나무, 털고광나무, 섬고광나무

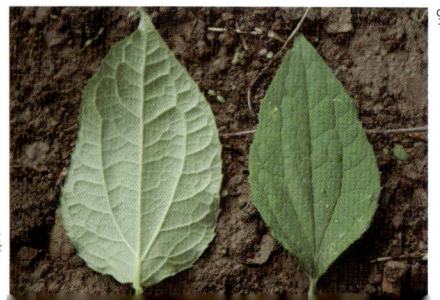

잎앞뒤

▪▪효능

한방에서 뿌리를 동북산매화(東北山梅花)라 한다. 열을 내리고, 독을 풀며, 소변을 잘 나오게 하고, 염증을 가라앉히는 효능이 있다. 치질, 근육통이나 신경통에 약으로 처방한다. 비타민, 무기질을 함유한다.

민간에서는 허리가 쑤시고 아플 때, 몸이 결릴 때, 소변을 보기 힘들 때, 항문에서 고름이 나올 때 사용한다.

🔊 주의사항
• 섬고광나무를 대신 사용하기도 한다.

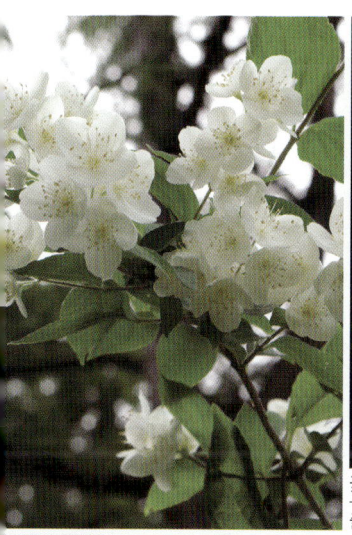
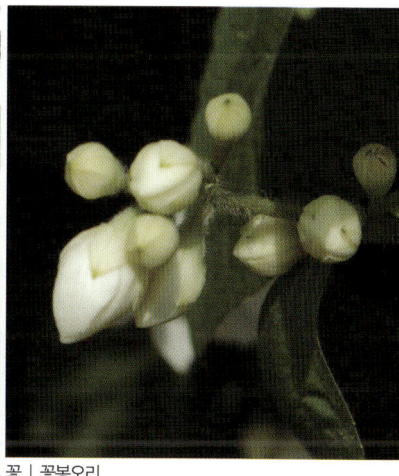

꽃 | 꽃봉오리
줄기 | 겨울 열매

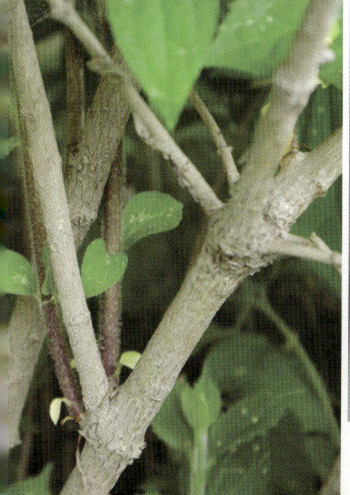
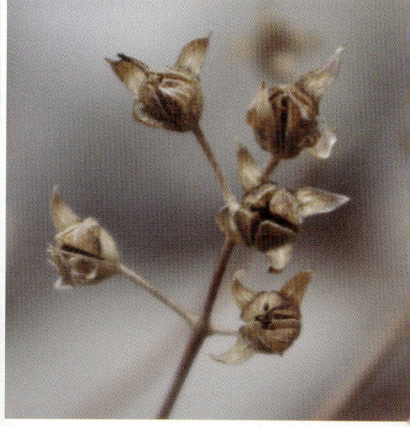

031 약
까마귀밥여름나무
Ribes fasciculatum var. chinense Maxim.

- 범의귀과 잎지는 작은키나무
- 분포지 : 산골짜기, 산기슭, 계곡의 나무 밑
- 개화기 : 4~5월
- 결실기 : 10월
- 채취기 : 가을(열매), 수시로(줄기껍질)

- 별 명 : 가마귀밥여름나무, 호가마귀밥여름나무, 까마귀밥나무, 꼬리까지밥나무, 북가마귀밥여름나무, 목수국(木水菊)백당나무, 청(靑)백당나무, 산영수(山榮樹), 칠해목(漆解木)
- 생약명 : 수산사(數山査)
- 유 래 : 까마귀가 밥처럼 먹는 여름(열매의 옛말)이 달리는 나무라 하여 까마귀밥여름나무라 부른다.

■ ■ 생태

높이 1~1.5m. 줄기가 뿌리에서 1개 또는 여러 개가 무더기로 올라온다. 줄기껍질은 붉은 자줏빛이 도는 갈색이며, 겉껍질이 종이처럼 얇게 갈라진다. 가지는 가늘고 길게 뻗어 나오며, 덩굴처럼 땅쪽으로 굽어지기도 한다. 햇가지는 푸른빛을 띤다. 잎은 넓고, 묵은 가지에는 2~7장이 무더기로 나기도 한다. 잎자루는 길고 잔털이 있으며, 잎 끝이 3갈래로 부드럽게 갈라진다. 잎 뒷면에는 잔털이 조금 있으며, 잎 가장자리에는 둥근 톱니가 있다. 혼동하기 쉬운 유사종 명자순은 갈라진 잎 끝이 뾰족하며, 톱니가 날카롭고 겹으로 되어 있다. 꽃은 4~5월에 초록빛이 도는 노란색으로 피는데, 잎이 달린 자리에 꽃대가 여러 개 올라와 작은 꽃들이 달린다. 꽃은 짧은 통모양이며, 잎 끝은 세모꼴로 5장으로 갈라진다. 혼동하기 쉬운 유사종 명자순의 꽃은 작으며, 긴 꽃대가 올라와 짧은 가지를 치고 그 끝에 달린다. 열매는 9~10월에 끝이 볼록 튀어나온 작은 공모양으로 여문다. 열매가 다 익으면 붉게 되며 그 안에 작은 타원형 씨앗이 10여 개 들어 있다. 열매는 겨울에도 붙어 있다.

*유사종_ 명자순, 까마귀밥나무, 개당주나무

▪▪효능

한방에서 줄기껍질과 열매를 수산사(數山査)라 한다. 위와 장을 튼튼하게 하고, 피를 멎게 하며, 염증과 가려움을 가라앉히는 효능이 있다. 요통, 위나 장의 출혈, 옻이 올랐을 때 약으로 처방한다.

민간에서는 요통, 위장 출혈이나 장출혈로 변이 검게 나올 때, 옻이 올랐을 때 사용한다.

🔊 **주의사항**
- 개당주나무를 대신 사용하기도 한다.

잎
꽃 | 풋열매

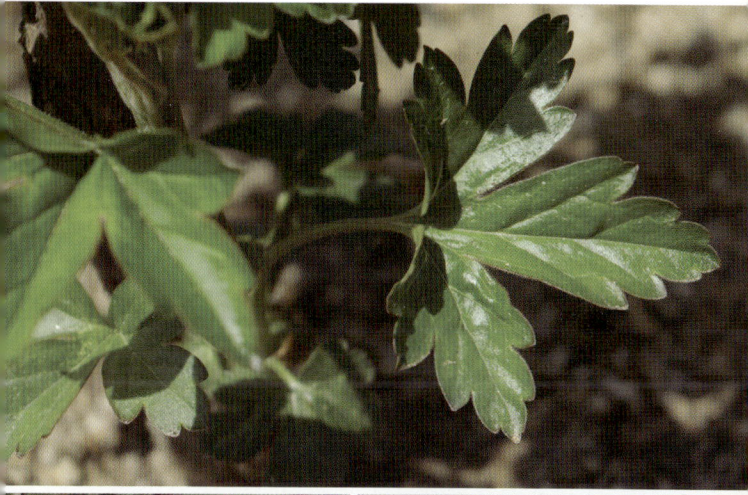
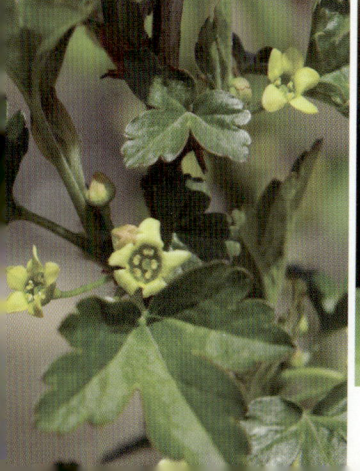
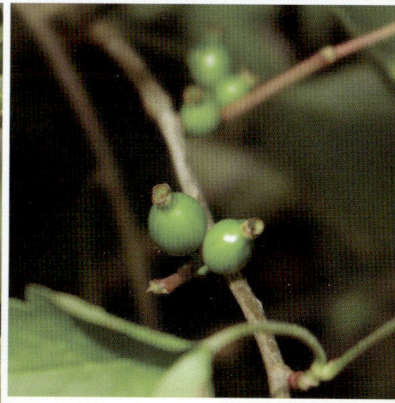

032 [약] [식]
벽오동 *Firmiana simplex* (L.) W.F. Wight

- 벽오동과 잎지는 큰키나무
- 분포지 : 경기도 이남의 산과 들, 인가 근처
- 개화기 : 6~7월   결실기 : 10월
- 채취기 : 봄(줄기껍질·수액), 여름(꽃), 여름~가을(풋열매·씨앗), 가을~겨울(뿌리)

- **별 명** : 벽오동나무, 오동목(梧桐木), 백오동(白梧桐), 이동(耳桐), 청오동나무, 청오동(靑梧桐), 청오(靑梧), 청동(靑桐), 청동목(靑桐木), 청피수(靑皮樹), 창동(蒼桐), 동마완(桐麻豌), 동마(桐麻), 춘마(春麻), 구층피(九層皮), 오화(五花), 오가(五佳), 오엽목(五葉木), 목골(木骨), 표아과(瓢兒果), 표갱수(瓢羹樹), 영수(靈樹), 군서가목(群瑞嘉木), 서금가목(瑞禽嘉木)
- **생약명** : 오동근(梧桐根), 오동백피(梧桐白皮), 오동화(梧桐花), 오동자(梧桐子)
- **유 래** : 줄기가 푸른[碧] 오동나무라 하여 벽오동이라 부른다. 예부터 봉황이 둥지를 짓고 산다는 나무이기도 하다.

■ ■ ■ 생태

높이 15m. 줄기가 곧고 길게 자란다. 줄기껍질은 매끄러우면서 갈라짐이 적고 초록빛이 돈다. 오래된 나무는 줄기껍질이 점차 회색빛으로 변한다. 가지는 줄기에 비해 굵게 나오며 약간 옆으로 벌어진다. 가지에 난 잎눈은 통통한 타원형이며 노란빛이 도는 갈색 솜털이 있다. 잎은 크고 둥근 모양으로 가지 중간에 어긋나고 가지 끝에 여러 개가 마주난다. 잎자루는 매우 길다. 잎 끝의 갈라짐이 얕은 오동나무 잎과는 달리 3~5개로 깊이 갈라진다. 잎 뒷면은 희고 잔털이 있으며, 잎 가장자리는 밋밋하다. 꽃은 6~7월에 연노랗게 피는데, 길쭉한 꽃대가 올라와 여러 갈래로 반복해서 가지를 치고 그 끝에 벼이삭처럼 작은 꽃들이 모여 달린다. 꽃잎은 없고 꽃받침이 5갈래로 갈라져서 펼쳐지며 그 안에서 통통한 암술이나 길쭉한 수술이 1개씩 나온다. 열매는 10월에 끝이 뾰족한 꼬투리 모양으로 달린다. 열매가 여물면 열매껍질이 5장으로 갈라져 각각 잎모양으로 펼쳐지며, 껍질 가장자리에 콩처럼 둥근 씨앗 4~5개가 이슬처럼 달린다. 열매가 다 익으면 열매껍질과 씨앗은 갈색이 된다.

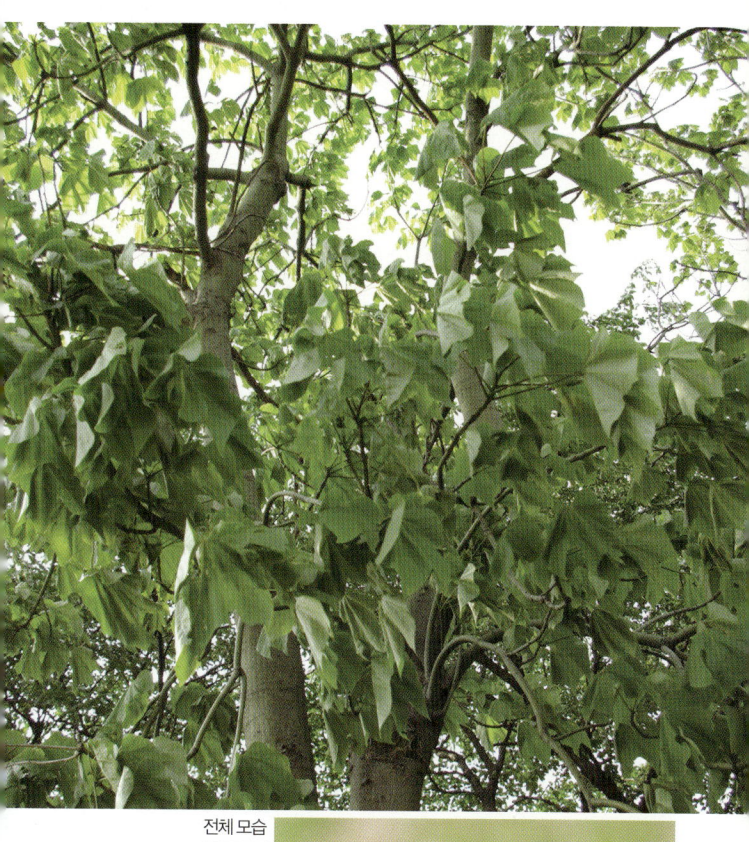

전체 모습
잎눈

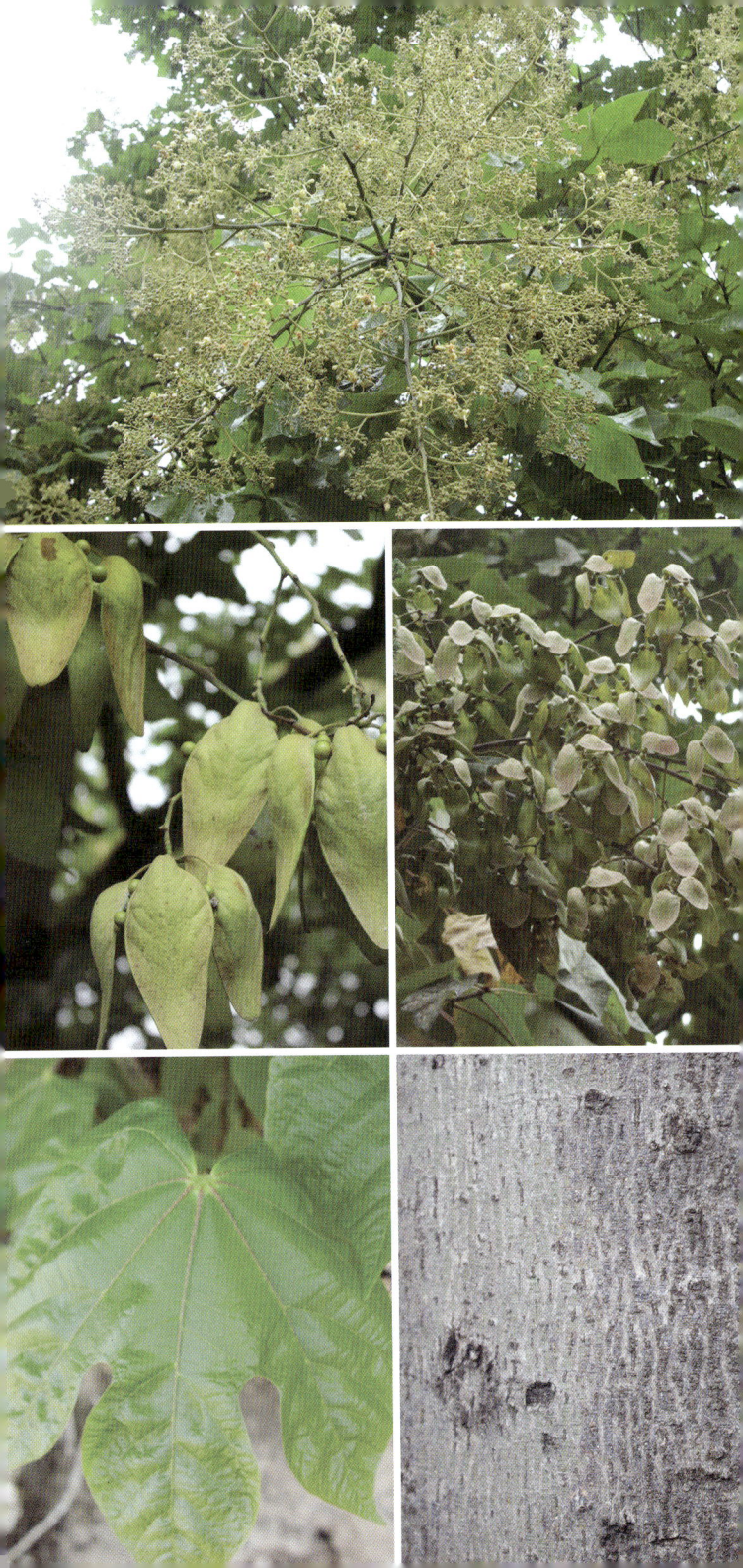

■■ 효능

한방에서 뿌리를 오동근(梧桐根), 줄기껍질을 오동백피(梧桐白皮), 꽃을 오동화(梧桐花), 씨앗을 오동자(梧桐子)라 한다. 기를 잘 돌게 하고, 열을 내리며, 풍과 습한 기운을 몰아내고, 간·위·신장을 튼튼히 하며, 독을 풀어주고, 염증을 가라앉히며, 통증을 없애고, 진정작용과 혈압을 조절하며, 피를 멎게 하고, 기력을 북돋우는 효능이 있다. 단백질, 탄닌, 유기산, 알칼로이드, 콜린, 베타인, 베타아미린, 카페인, 테오브로민을 함유한다.

민간에서는 장이나 자궁 출혈, 생리불순, 타박상, 치질, 손발이 뻣뻣할 때, 머리가 많이 빠질 때, 신장이 안 좋아 허리가 아플 때, 기력이 쇠했을 때, 고혈압, 간이 안 좋을 때, 관절통, 골절, 흰머리가 많이 날 때, 종기에 독이 올랐을 때, 등창, 상처에서 피가 날 때, 화상, 신장이 안 좋아 몸이 부었을 때, 입맛이 없고 소화가 안 될 때, 배탈, 위가 안 좋아 속이 쓰리고 아플 때, 천식, 아이가 열이 높고 입안이 헐었을 때, 병후 쇠약, 심장이 안 좋을 때, 소변 보기 힘들 때 사용한다.

🔊 주의사항

- 오동이라는 이름이 붙어 있지만 오동나무는 현삼과에 속하는 나무로 벽오동과는 식물학적 분류가 다르며, 생약명도 동목(桐木), 동피(桐皮), 동엽(桐葉), 포동과(泡桐果), 포동화(泡桐花)라 부른다.

꽃과 꽃봉오리
○ 벌어진 열매껍질 | 열매 달린 모습
잎 | 줄기

잎 앞뒤

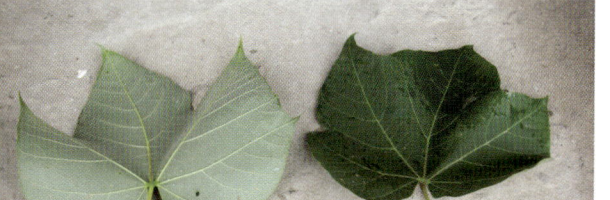

033 약 식 약한독
곰솔(해송) *Pinus thunbergii* Parl.

- 소나무과 늘푸른 바늘잎 큰키나무 ■ 분포지 : 바닷가 숲속
- 개화기 : 5월   결실기 : 다음해 9월
- 채취기 : 초봄~초가을(어린잎), 봄(꽃가루), 봄~여름(줄기껍질), 가을(뿌리), 수시로(진액)

- 별   명 : 해송, 왕솔, 완솔, 가지해송, 곰반송, 흑송(黑松), 검솔, 숫솔
- 생약명 : 송근(松根), 송절(松節), 송목피(松木皮), 송엽(松葉), 송화분(松花粉), 송구(松球), 송과(松果), 송란(松卵), 송지(松脂)
- 유   래 : 솔이란 나무들 가운데 우두머리[수리]라는 뜻에서 나온 말인데, 소나무(솔나무) 중에서도 줄기가 검다 하여 검솔이라 하다가 곰솔이 되었다. 바닷가[海]에 사는 소나무[松]라 하여 해송이라고도 부른다.

생태

높이 20m. 줄기는 길고 곧게 자라며 약간 굽어지기도 한다. 줄기껍질은 어두운 갈색이며, 비늘처럼 갈라진다. 이와는 달리 소나무는 어릴 때 줄기껍질이 붉은 갈색을 띠다가 자라면서 위쪽이 선명한 붉은빛을 띤다. 가지는 옆으로 길게 뻗는다. 잎은 바늘 모양으로 2장씩 붙어서 사방으로 뭉쳐서 나며, 소나무 잎보다 질기면서도 억세다. 잎은 2~3년간 가지에 달려 있다가 새잎이 날 무렵 갈색이 되어 떨어진다. 꽃은 5월에 암꽃과 수꽃이 한 그루에 핀다. 수꽃은 햇가지 아래쪽에 긴 모양으로 먼저 피며 색깔은 노랗다. 암꽃은 수꽃보다 조금 늦게 햇가지 위쪽에 피는데, 모양은 아주 작은 솔방울 모양이며 색깔은 붉은 자줏빛이다. 수꽃이 아래쪽에 먼저 피는 것은 제꽃가루받이를 피하기 위해서이며, 오랜 가뭄 등 극한 상황에서는 제꽃가루받이를 한다. 열매는 꽃이 진 뒤 길쭉한 타원형으로 여무는데, 두꺼운 비늘 같은 조각들이 뭉친 모양이다. 다음해 9월이면 열매가 붉은 갈색이 되고, 비늘조각들이 벌어지면서 아주 작은 씨앗들이 가까운 곳에 떨어져 번식한다.

*유사종_ 곰반송

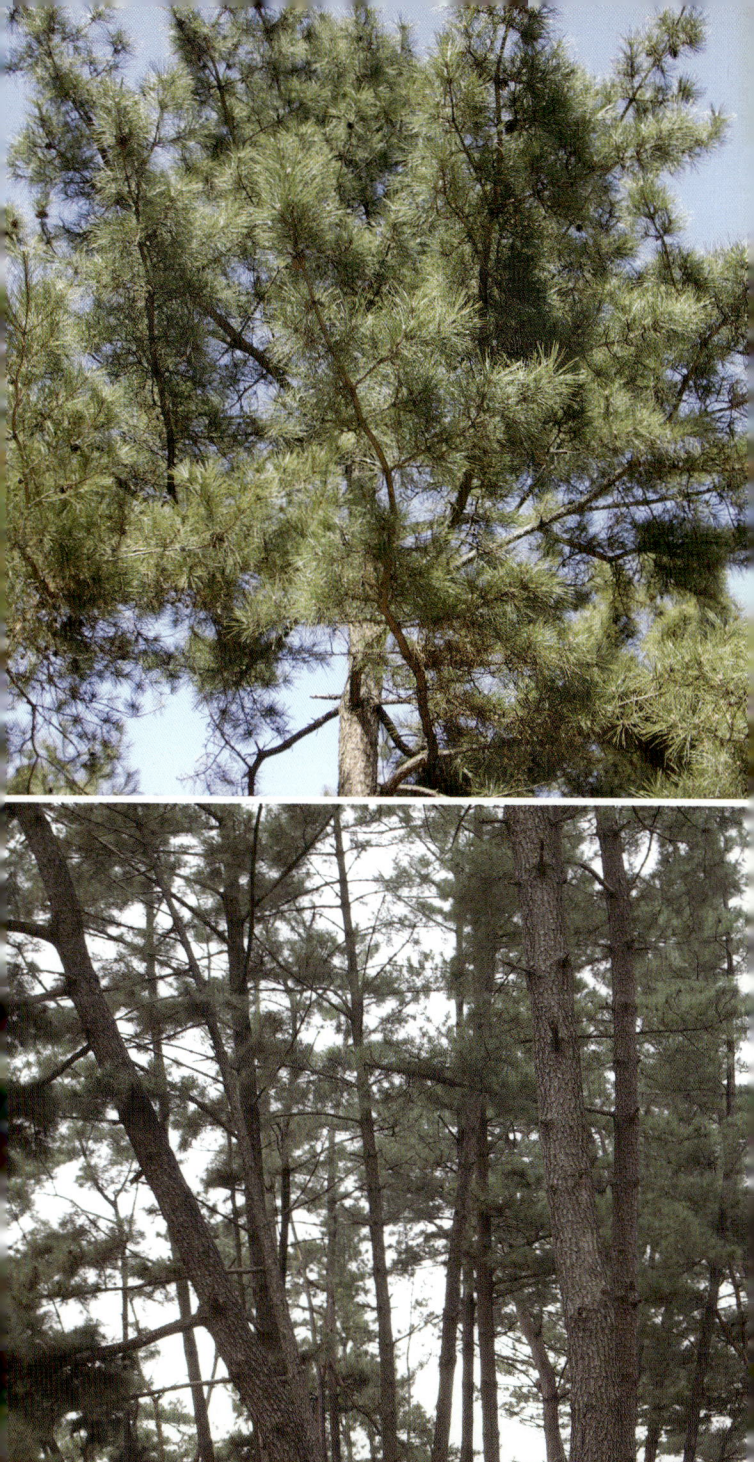

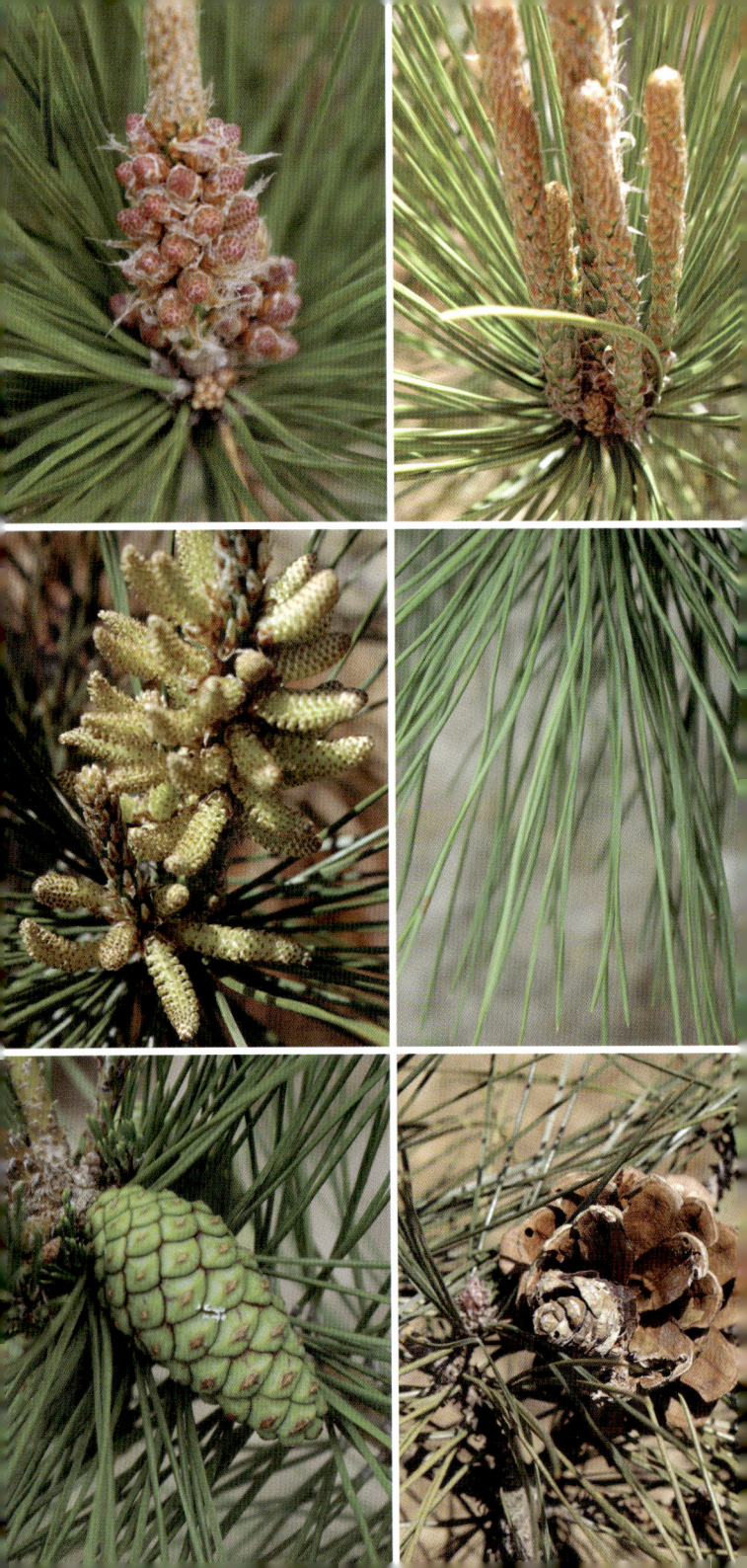

▪▪ 효능

한방에서 뿌리를 송근(松根), 가지와 줄기를 송절(松節), 줄기껍질을 송목피(松木皮), 잎을 송엽(松葉), 꽃가루를 송화분(松花粉), 열매를 송구(松球)·송과(松果)·송란(松卵), 진을 송지(松脂)라 한다. 풍을 몰아내고, 몸의 기운을 보하며, 피를 잘 돌게 하고, 피를 멎게 하며, 어혈을 풀고, 독을 풀어주며, 통증과 염증, 가려움증을 가라앉히고, 균을 죽이는 효능이 있다. 풍기가 있어 한기가 돌 때, 산후풍, 관절염이나 골수염, 위염으로 소화가 안 될 때, 몸이 허할 때, 상처가 오랫동안 낫지 않을 때, 타박상, 소변 보기 힘들 때, 변비에 약으로 처방한다. 비타민 A, 비타민 B1, 비타민 B2, 비타민 C, 비타민 E, 살리니그린, 코니페린, 터펜틴오일, 피-사이멘, 덴시피마릭산, 레덴페놀, 알파피네네, 베타피네네, 테르펜유를 함유한다.

민간에서는 당뇨, 산후 몸이 허해진 산모, 골수염, 뼈가 약해졌을 때, 골다공증, 폐결핵, 화상, 동상, 타박상, 고혈압, 풍기, 신경통, 천식, 심한 생리통, 생리불순, 두통, 늘 위가 아프고 소화가 안 될 때, 기생충이 있을 때, 우울증, 흰머리가 많아졌을 때, 관절통, 심한 치통, 위가 약할 때, 기력을 북돋울 때, 설사, 어지럼증, 종기가 덧났을 때, 상처에서 피가 날 때, 몸이 허하고 기력이 떨어졌을 때 사용한다.

> 🔊 **주의사항**
> • 소나무의 모든 부위에는 약한 독성을 지닌 송진이 함유되어 있어 오래 먹으면 치매가 오거나 기력이 떨어지고 몸이 무거워질 수 있으므로 소량만 먹는다.
> • 육지의 소나무도 약효가 같다.

수꽃봉오리의 여러 모양
○ 수꽃 | 잎
풋열매 | 묵은 열매

034 무궁화 *Hibiscus syriacus* L.

- 아욱과 잎지는 작은키나무 ■ 분포지 : 산과 들 양지바른 곳, 인가 근처
- 개화기 : 7~9월   결실기 : 10월
- 채취기 : 봄(줄기껍질), 여름~초가을(꽃), 가을(씨앗·뿌리)

- 별   명 : 목근(木槿), 목금(木錦), 근화(槿花), 백근화(白槿花), 고송화(苦松花), 순화(舜花), 부용수(芙蓉樹), 화노(花奴), 훈화초(薰華草)
- 생약명 : 목근피(木槿皮), 목근근(木槿根), 목근화(木槿花), 목근자(木槿子), 조천자(朝天子)
- 유   래 : 매일 무궁(無窮)하게 꽃[花]이 핀다 하여 무궁화라 부른다.

■■ 생태

높이 3~4m. 뿌리가 곧게 뻗어 나가고, 줄기도 곧게 자란다. 줄기껍질은 회색빛을 띠고 세로로 불규칙하게 갈라진다. 가지는 무성하게 나와 하늘을 향해 자라며, 햇가지에는 잔털이 있다. 잎은 길쭉한 마름모꼴로 어긋나는데, 잎자루가 조금 있고, 3갈래로 갈라진다. 잎 뒷면에는 잔털이 조금 있으며, 잎 가장자리에는 둥글고 불규칙한 톱니가 드문드문 있다. 꽃은 7~9월에 하양, 연분홍, 분홍, 붉은색, 연보라 등으로 피는데, 새벽에 피었다가 오후에는 오므라지며 저녁 무렵에 땅에 떨어진다. 꽃대는 짧고 원래 통꽃이나 꽃잎 맨아래쪽에만 붙어 있는데, 보이기에는 5장으로 깊게 갈라져 보인다. 꽃잎 안쪽에는 붉은색이나 자주색 물감을 떨어뜨린 듯한 무늬가 있는데 없는 것도 있다. 꽃술은 길고 연한 미색이다. 열매는 10월에 끝이 뾰족한 타원형으로 여문다. 다 익으면 갈색을 띠며, 껍질이 5장으로 갈라져 긴 털이 달린 씨앗이 나와 바람에 날려 번식한다.

* 유사종_ 애기무궁화
하와이무궁화

꽃

■■ 효능

한방에서 줄기껍질을 목근피(木槿皮), 뿌리를 목근근(木槿根), 꽃을 목근화(木槿花), 씨앗을 목근자(木槿子) 또는 조천자(朝天子)라 한다. 열을 내리고, 습한 기운을 조절하며, 피를 잘 돌게 하고, 독을 풀며, 균을 죽이고, 염증과 가려움을 가라앉히는 효능이 있다. 『동의보감』에도 "무궁화는 순하고 독이 없으며, 치질로 인한 출혈을 멎게 하고, 설사 후 갈증이 많이 날 때 달여 마시면 효과가 있다"고 하였다. 간염, 치질, 가슴이 두근거리고 잠이 안 올 때, 소화가 안 될 때, 이질 설사에 약으로 처방한다. 탄닌, 사포닌, 말산, 타르타르산, 시트르산을 함유한다.

민간에서는 기관지가 안 좋을 때, 심한 기침과 가래, 충수염, 무좀, 피부 가려움증, 간염, 간질, 위가 안 좋을 때, 눈이 침침할 때, 치질, 속이 더부룩하고 소화가 안 될 때, 이질 설사, 장출혈, 백일해, 천식, 심한 비듬, 편두통이 낫지 않을 때, 부스럼이 오래 되어 곪고 딱지가 앉을 때 사용한다.

잎 | 꽃봉오리
풋열매 | 묵은 열매

035 개산초 *Zanthoxylum planispinum* Siebold & Zucc.

- 운향과 늘푸른 작은키나무
- 분포지 : 남부지방 및 남서해안 산기슭이나 산허리의 양지바른 곳
- 개화기 : 6월 결실기 : 9~10월 채취기 : 봄(어린잎), 가을(열매)

- 별 명 : 개산초나무, 겨울사리좀피나무, 사철초피나무, 천초(川椒), 화초(花椒)
- 생약명 : 죽엽초(竹葉草), 죽엽초근(竹葉椒根), 죽엽초엽(竹葉椒葉)
- 유 래 : 산초란 산(山)의 초피나무[椒]라는 뜻으로 산초나무 중에서도 산이 아닌[개] 바닷가에 나는 초피나무라 하여 개산초라 부른다.

■ ■ 생태

높이 2~4m. 줄기가 뿌리에서 여러 개 올라오며, 길고 뾰족한 가시가 마주난다. 줄기껍질은 어두운 갈색이며 희끗한 반점이 많다. 가지는 옆으로 뻗어 나오며, 줄기처럼 길고 뾰족한 가시가 마주난다. 잎은 길쭉한 타원형으로, 양옆에 날개 달린 긴 잎자루가 어긋나게 올라와 작은 잎들이 3~7개씩 마주난다. 이와는 달리 유사종 산초나무는 잎이 조금 작고, 잎자루에 날개가 없다. 잎 끝은 뾰족하며, 잎 앞면의 잎맥에 가시가 나는 것도 있다. 잎 가장자리에는 약간 돌출된 납작한 가시가 있다. 잎은 겨울에도 푸르며 양옆이 돌돌 말린 채로 달려 있다. 꽃은 6월에 연노랗게 피는데, 작은 꽃대가 올라와 짧은 가지를 치고 그 끝에 아주 작은 꽃들이 달린다. 열매는 9~10월에 아주 작은 공모양으로 여무는데, 유사종 산초나무 열매와는 달리 겉껍질이 조금 껄끄럽다. 열매가 다 익으면 붉은빛이 도는 갈색이 되고, 껍질이 2갈래로 갈라져 검고 둥근 씨앗이 나온다. 열매는 겨울에도 그대로 붙어 있다. *유사종_ 산초나무

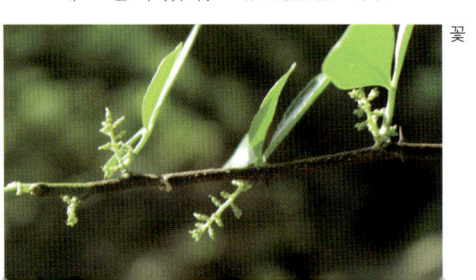
꽃

■■ 효능

한방에서 열매를 죽엽초(竹葉草), 뿌리를 죽엽초근(竹葉椒根), 잎을 죽엽초엽(竹葉椒葉)이라 한다. 몸을 따뜻하게 하고, 위를 튼튼히 하며, 장을 깨끗이 하고, 균과 기생충을 없애는 효능이 있다. 몸이 차고 설사를 할 때, 횟배를 앓을 때, 구토, 지루성 피부염에 약으로 처방한다. 비타민 B2, 단백질, 칼슘, 철, 칼륨, 피페린, 산쇼올, 크락토신, 리놀산, 리놀렌산, 마그노프로린, 알칼로이드를 함유한다.

민간에서는 두통, 감기로 인한 심한 기침, 천식, 음식을 잘못 먹어 토하고 설사할 때, 관절통, 헛배가 부르고 아플 때, 피부 가려움증, 종기독, 치통, 벌에 쏘였을 때, 눈병, 위가 안 좋을 때, 소화가 안 되거나 체했을 때, 배가 차갑고 설사를 자주 할 때, 생선을 잘못 먹고 탈이 났을 때, 회충이 있어 배가 아플 때, 다리에 부스럼이 났을 때 사용한다.

🔊 주의사항
- 산초나무를 대신 사용하기도 한다.

잎 달린 모습 | 풋열매
열매 | 줄기

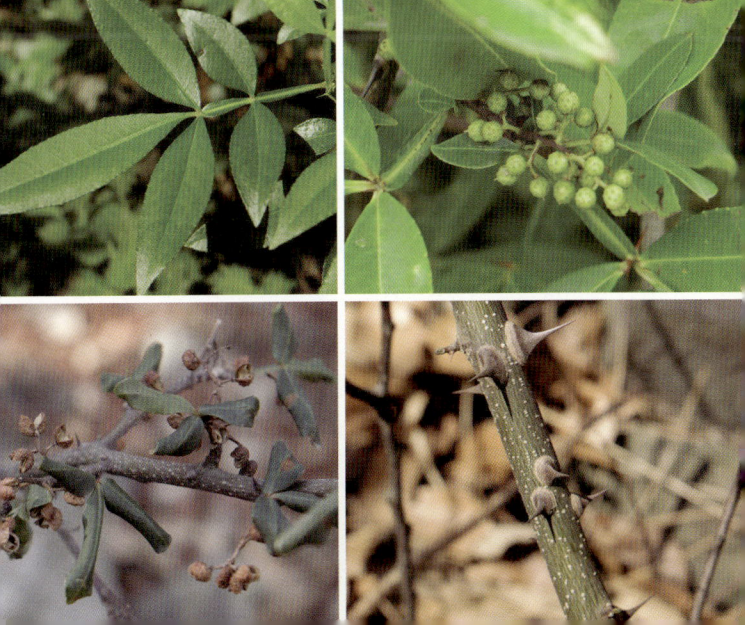

036 가막살나무
Viburnum dilatatum Thunb.

- 인동과 잎지는 작은키나무   ■ 분포지 : 낮은 산 중턱의 양지바른 숲속
- 개화기 : 5월   결실기 : 9월
- 채취기 : 봄~여름(잎), 가을(열매), 수시로(줄기)

- 별   명 : 탐춘화(探春花), 농선(弄先), 협채(莢菜)
- 생약명 : 협미(莢迷), 협미자(莢迷子)
- 유   래 : 잎이 진 겨울에도 열매가 달려 있어 가마귀[가막]가 잘 먹고 열매가 통통한 쌀처럼 생긴 나무라 하여 가막살나무라 부른다.

생태

높이 3m. 뿌리가 여러 갈래로 갈라져 나온다. 줄기는 한 뿌리에서 여러 개가 올라와 곧게 자라며 생장속도가 빠르다. 줄기 껍질은 밝은 갈색이며, 네모진 비늘모양으로 얇게 갈라진다. 가지는 윗동에서 가늘고 길게 여러 개로 갈라져 넓게 퍼진다. 햇가지에는 잔털이 있고, 선점이 있어 끈적거린다. 혼동하기 쉬운 유사종 산가막살나무는 햇가지에 털이 없다. 잎은 둥근 모양으로 마주나는데, 잎자루가 짧은 편이고 털이 있다. 잎 앞뒷면은 잎맥이 깊어 약간 쭈글쭈글하고 잔털이 있으며, 뒷면에는 선점이 있다. 혼동하기 쉬운 유사종 산가막살나무는 잎 끝이 꼬리처럼 뾰족하며 털이 거의 없다. 꽃은 5월에 노란빛이 도는 흰색으로 피는데, 긴 꽃대가 올라와 가지를 치고 또 쳐서 그 끝에 아주 작은 꽃이 뭉쳐 달린다. 꽃잎은 5장으로 갈라지며, 꽃술 5개가 꽃잎보다 길게 나와 펼쳐진다. 열매는 10월에 조금 납작한 타원형으로 여문다. 열매가 다 익으면 붉어지고 잎이 진 겨울에도 붙어 있어 새에게 먹혀 멀리 번식한다.

＊유사종_ 산가막살나무, 털가막살나무, 덧잎가막살나무, 무점가막살나무

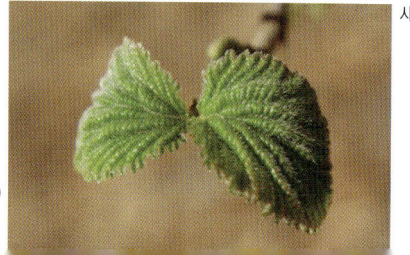

새순

■■ 효능

한방에서 줄기와 잎을 협미(莢迷), 열매를 협미자(莢迷子)라 한다. 열을 내리고, 독을 풀며, 어혈과 풍을 흩어주고, 증상을 겉으로 드러나게 하며, 벌레를 죽이는 효능이 있다. 찬바람을 쐬어 열감기에 걸렸을 때, 종기로 열이 날 때, 피부가 민감해졌을 때, 소화불량, 설사, 아이에게 기생충이 있을 때, 뱀에 물렸을 때 약으로 처방한다. 비타민 C, 알부틴, 쿠마린을 함유한다.

민간에서는 찬바람을 쐬어 열감기에 걸렸을 때, 종기로 열이 날 때, 아토피, 소화가 안 되고 설사할 때, 아이에게 기생충이 있을 때, 뱀에 물렸을 때, 기미, 주근깨, 심한 피로에 사용한다.

🔊 주의사항
- 산가막살나무를 대신 사용하기도 한다.

잎 달린 모습 | 꽃봉오리
꽃 | 열매

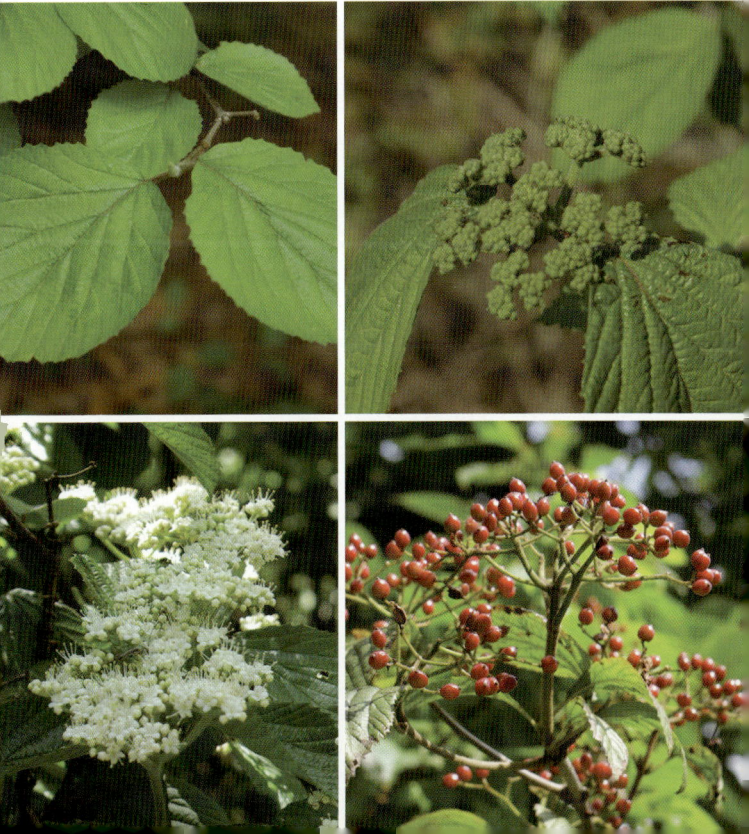

037 약

백당나무 *Viburnum sargentii* Koehne

- 인동과 잎지는 작은키나무 ■ 분포지 : 산기슭 숲속, 계곡가 습한 곳
- 개화기 : 5~6월   결실기 : 9월
- 채취기 : 봄(잔가지·잎), 가을(열매)

- 별　명 : 접시꽃나무, 불두수(佛頭樹), 수구화(繡球花), 유인화(誘引花)
- 생약명 : 계수조(鷄樹條)
- 유　래 : 꽃이 희고[白] 불당(佛堂) 근처에 심는 나무라 하여 백당나무라 부른다.

■ ■ ■ 생태

높이 3m. 뿌리가 얕게 자란다. 줄기는 한 뿌리에서 무더기로 올라와 덤불처럼 무성하게 자란다. 줄기껍질은 갈색이고 코르크질이며, 세로로 불규칙하게 갈라진다. 가지는 가늘고 길게 갈라져 나오며, 햇가지에는 잔털이 있다. 잎은 넓은 모양으로 마주나는데, 잎자루가 길고, 잎이 난 자리에 마디가 있다. 잎 끝은 길고 뾰족하며 3갈래로 갈라지는데, 가지 끝에 난 잎은 갈라짐이 없는 것도 있다. 잎 뒷면의 잎맥에는 잔털이 있다. 잎 가장자리에 위쪽을 향한 둔한 톱니가 있다. 꽃은 5~6월에 피는데, 꽃대가 사방으로 갈라져 나와 가지를 치고 그 끝에 희고 노란 꽃들이 모여 달린다. 꽃은 2종류로 피는데, 바깥쪽에 피는 큰 꽃은 흰색으로 열매를 맺지 못하며 꽃잎이 5장으로 넓게 갈라져 있다. 가운데에 모여 피는 꽃들은 연한 노란색으로 크기가 매우 작으며 꽃잎이 5장으로 갈라진다. 열매는 9월에 아주 작은 공모양으로 여문다. 열매가 다 익으면 붉은색으로 윤이 나며, 잎이 진 겨울까지 달려 있다가 주변에 떨어져 번식한다. 씨앗은 2년 후에 싹이 나오기 때문에 번식시킬 때는 꺾꽂이나 접붙이기가 좋다.

*유사종_ 민백당나무, 불두화

새순과 꽃봉오리 | 꽃봉오리
꽃 달린 모습 | 열매

■■ 효능

한방에서 잔가지, 잎, 열매를 계수조(鷄樹條)라 한다. 풍을 몰아내고, 경락을 소통시키며, 피가 잘 돌고, 피를 멎게 하며, 소변이 잘 나오고, 염증과 경련을 가라앉히는 효능이 있다. 허리가 시리고 다리가 아플 때, 허리를 삐끗했을 때, 관절염이나 기관지염, 심한 기침, 위궤양, 종기, 옴이 올랐을 때, 버짐이 피었을 때, 피부 가려움증, 히스테리가 심할 때 약으로 처방한다.

민간에서는 허리를 다쳤을 때, 관절통, 이질 설사, 간염으로 황달이 왔을 때, 타박상 통증, 종기, 옴이 올랐을 때, 버짐이 피었을 때, 피부 가려움증, 심한 기침과 가래, 위궤양 통증, 심한 히스테리에 사용한다.

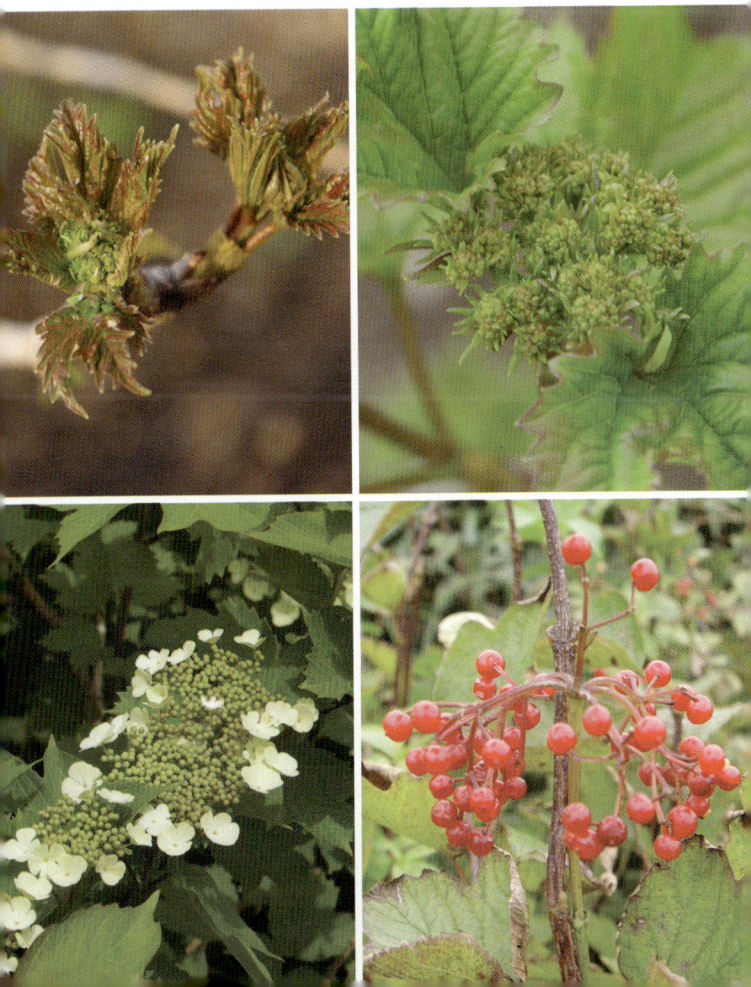

038

올괴불나무 *Lonicera. praeflorens* Batalin

- 인동과 잎지는 작은키나무
- 분포지 : 해발 800m 이상의 산속 계곡가, 반그늘진 숲속, 자갈 있는 큰 나무 사이
- 개화기 : 3~4월　결실기 : 5월
- 채취기 : 초봄(꽃봉오리), 봄~여름(잎), 수시로(뿌리)

- 별　　명 : 올아귀꽃나무, 괴불, 절초나무, 계골두(鷄骨頭), 조선계골두(朝鮮鷄骨頭), 금은목(金銀木), 마뇨수(馬尿樹), 마씨인동(馬氏忍冬)
- 생약명 : 금은인동(金銀忍冬)
- 유　　래 : 괴불나무란 꽃이 단청의 주름에 달린 술[귀불]처럼 생겼다 하여 귀불나무라 하다가 변한 이름인데, 괴불나무 종류 중에서도 빨리 자란다[올] 하여 올괴불나무라 부른다.

■■■ 생태

높이 1m. 줄기는 한 뿌리에서 1개 또는 여러 개가 올라와 덤불처럼 자란다. 줄기껍질은 누런빛이 도는 갈색이며 세로로 길고, 너덜너덜하게 벗겨져 있다. 가지는 무성하게 뻗어 나오며, 햇가지에는 긴 털이 있다. 가지에 난 겨울눈은 붉은빛이 도는 갈색이며 긴 털이 많다. 꽃은 3~4월에 잎보다 먼저 노란빛이 도는 분홍색으로 피는데, 짧고 털 달린 꽃대가 2개씩 올라와 향기로운 꽃이 달린다. 꽃잎은 5장으로 갈라지며, 꽃잎보다 긴 꽃술이 사방으로 펼쳐져 나온다. 잎은 타원형으로 마주나는데, 잎자루가 짧고, 잎 앞뒷면에 부드럽고 긴 털이 많다. 잎 끝은 뾰족하거나 둔하며, 잎 가장자리는 밋밋하다. 열매는 5월에 작은 쌍방울 모양으로 여문다. 열매가 다 익으면 붉은빛이 된다.

*유사종_ 괴불나무, 각시괴불나무, 섬괴불나무, 왕괴불나무, 청괴불나무

겨울눈에서 새순이 나오는 모습 | 새순

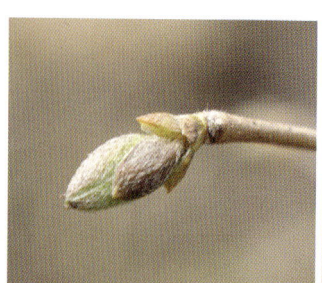 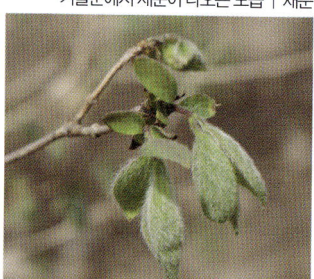

■■ 효능

한방에서 꽃봉오리, 잎, 뿌리를 금은인동(金銀忍冬)이라 한다. 열을 내리고, 독을 풀며, 피를 멎게 하고, 염증을 가라앉히는 효능이 있다. 기관지염이나 편도선염, 감기, 종기에 약으로 처방한다.

민간에서는 말라리아에 걸렸을 때, 종기가 나서 아플 때, 상처에 피가 날 때, 감기로 기침과 열이 날 때, 심한 기침과 가래, 편도선이 부었을 때 사용한다.

🔊 주의사항
- 괴불나무, 각시괴불나무, 섬괴불나무, 왕괴불나무, 청괴불나무 등을 대신 사용하기도 한다.

봄 모습 | 잎 / 꽃열매 / 꽃 달린 모습

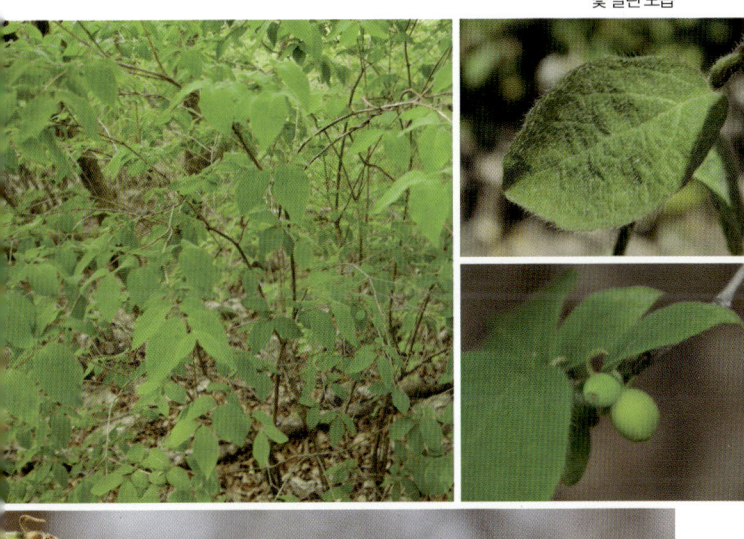

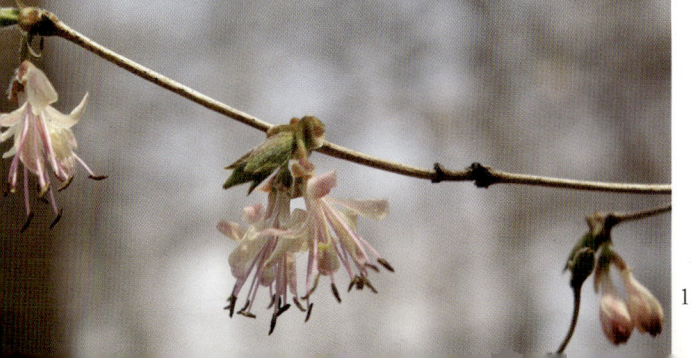

039 까치박달 *Carpinus cordata* Blume

- 자작나무과 잎지는 큰키나무
- 분포지: 낮은 산 반그늘진 촉촉한 숲속, 계곡가, 바닷가
- 개화기: 4~5월 결실기: 9~10월 채취기: 가을(뿌리껍질)

- 별   명: 물박달나무, 박달서나무, 박달서어나무, 나도밤나무, 천금유(天金楡), 서리낭
- 생약명: 소과천금유(小果天金楡)
- 유   래: 새순이 나오는 모양이 박달나무와 비슷하고, 깊은 산에서 자라는 박달나무와는 달리 까치가 사는 낮은 산에서도 볼 수 있는 나무라 하여 까치박달이라 부른다.

■■생태

높이 15m. 줄기가 곧게 자라며 단단하다. 줄기껍질은 갈색빛이 도는 회색이며, 밋밋하면서도 마름모꼴로 얇게 갈라진다. 새순을 보면 혼동하기 쉬운 유사종 서나무는 줄기가 울퉁불퉁하다. 가지는 비스듬하면서도 길게 뻗으며, 햇가지는 붉은빛이 도는 갈색이다. 잎은 타원형으로 어긋나는데, 잎자루가 길거나 짧고, 잎 끝이 길고도 뾰족하다. 잎 앞뒷면은 사선으로 촘촘히 깊은 주름이 있으며, 잎 가장자리에는 거칠게 뜯긴 모양으로 잔톱니가 불규칙하다. 새순이 나올 때 서나무와 혼동하기 쉬우나, 서나무 잎은 주름이 선명하지 않고 넓다. 꽃은 4~5월에 암꽃과 수꽃이 함께 핀다. 암꽃은 초록빛이 도는 흰색으로, 가지 끝에 긴 꽃대가 나와 아주 작은 꽃들이 사방으로 벼이삭처럼 늘어진다. 수꽃은 노란빛이 도는 녹색으로, 가지에 긴 꽃대가 나와 아주 작은 꽃들이 털 달린 벼이삭처럼 늘어진다. 암꽃과 수꽃 모두 꽃잎이 없으며, 꽃턱잎 1개에 수많은 꽃술들이 뭉쳐 나온다. 혼동하기 쉬운 서나무는 암꽃이 성글게 달리고, 수꽃은 붉은빛이 돈다. 열매는 9~10월에 작은 비늘잎으로 뒤덮인 길쭉한 이삭 모양으로 여문다. 열매가 다 익으면 갈색이 되며, 잎이 진 겨울에도 달려 있다. 열매의 비늘잎에는 타원형의 딱

딱한 씨앗이 달려 있어 가까운 곳으로 날아가 번식한다. 유사종 서나무 열매는 비늘잎이 3갈래로 깊게 갈라진다.

*유사종_ 서나무, 소사나무

■■효능

한방에서 줄기껍질을 소과천금유(小果天金楡)라 한다. 기력을 북돋우고, 숨을 고르며, 마음을 안정시키고, 피로를 풀어주는 효능이 있다. 육체적·정신적으로 피로가 쌓였을 때, 타박상, 종기, 임병에 약으로 처방한다.

민간에서는 과로로 몸이 극도로 피곤할 때, 정신적으로 불안정할 때, 숨이 차고 가슴이 답답할 때, 소변 보기 힘들고 요도가 아플 때, 방광염, 타박상 통증, 피부 부스럼에 사용한다.

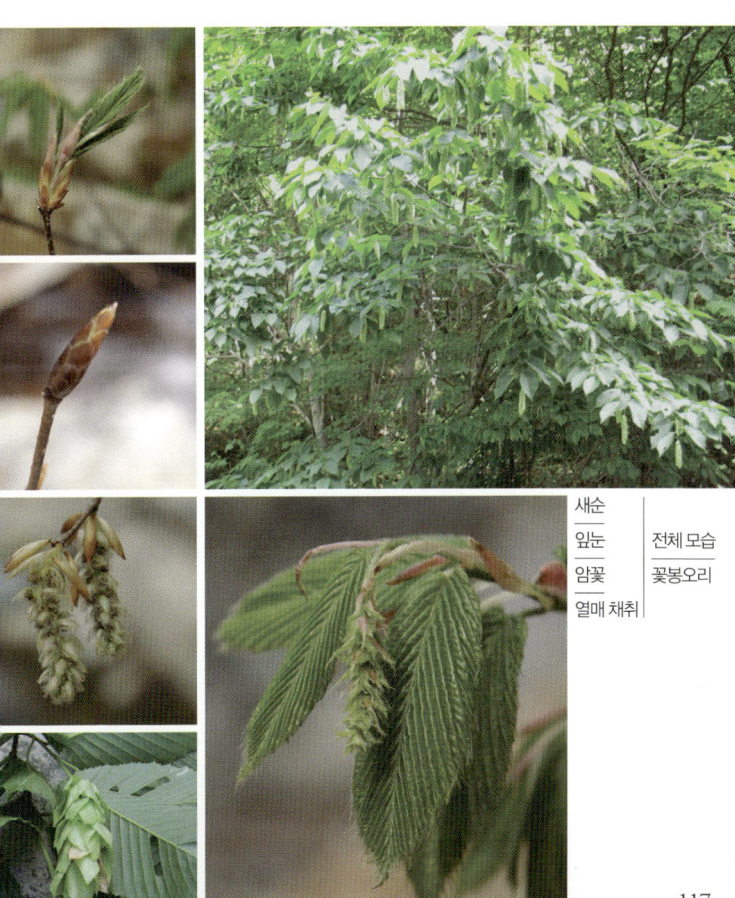

새순
잎눈
암꽃
열매 채취

전체 모습
꽃봉오리

040 약
물갬나무 *Alnus hirsuta* var. *sibirica*

- 자작나무과 잎지는 큰키나무 ■ 분포지 : 숲속이나 산골짜기 계곡가
- 개화기 : 3~4월 결실기 : 10월 채취기 : 가을(씨앗)

- 별   명 : 물오리나무   • 생약명 : 각진(角榛)
- 유   래 : 물가에서 잘 자라고 줄기가 감나무와 비슷하게 생겼다 하여 물 감나무라 하다가 물갬나무가 되었다. 물오리나무와 비슷하며 둘을 구분하지 않고 물오리나무라 하기도 한다.

▪▪▪ 생태

높이 20m. 줄기가 굵고 울퉁불퉁하다. 줄기껍질은 회색빛이 도는 갈색으로, 전체가 울퉁불퉁하면서도 옹이가 많다. 혼동하기 쉬운 유사종 물오리나무는 줄기가 매끄럽다. 가지가 떨어져 나온 자리에 눈모양의 무늬가 있다. 가지는 위쪽으로 비스듬히 곧게 뻗어 나오며, 어린 가지는 잔털이 없다. 잎은 넓고 둥근 타원형으로 어긋나는데, 가지 끝에 3장이 둥그렇게 한데 모여 달린다. 잎자루는 길면서 잔털이 있다. 잎 가장자리는 둥근 파도처럼 갈라지고 그 가장자리에 아주 작은 파도 모양의 톱니가 있다. 혼동하기 쉬운 유사종 물오리나무는 잎 끝이 뾰족하다. 꽃은 3~4월에 잎이 나오기 전에 먼저 피는데, 수꽃은 검붉은 빛이 도는 노란색을 띠며, 벼이삭처럼 뭉친 아주 작은 꽃들이 3~5개씩 모여 달린다. 암꽃은 수꽃 아래에 검붉은 색으로 피는데, 모양은 짧은 타원형이며 3~5개씩 모여 달린다. 열매는 10월에 아주 작은 솔방울 모양으로 여문다. 열매가 다 익으면 짙은 갈색이 되며, 벌어진 틈새에서 납작하면서도 좁은 날개가 달린 갈색 씨앗이 나와 가까운 곳에 떨어져 번식한다.

*유사종_ 물오리나무

겨울 모습
겨울눈 | 잎 달린 모습
수꽃(길쭉한 것)과 암꽃(둥근 것) | 꽃봉오리
겨울 열매

■■**효능**

한방에서 열매를 각진(角榛)이라 한다. 기를 북돋우고, 위를 튼튼히 하며, 기침을 가라앉히는 효능이 있다. 기침과 가래가 심할 때, 천식이 있을 때, 노인의 기관지염이 잘 낫지 않을 때, 소화가 안 될 때, 몸이 허약할 때 약으로 처방한다.

민간에서는 심한 기침과 가래, 천식, 기관지염이 잘 낫지 않을 때, 당뇨, 위가 약하여 소화가 안 될 때 사용한다.

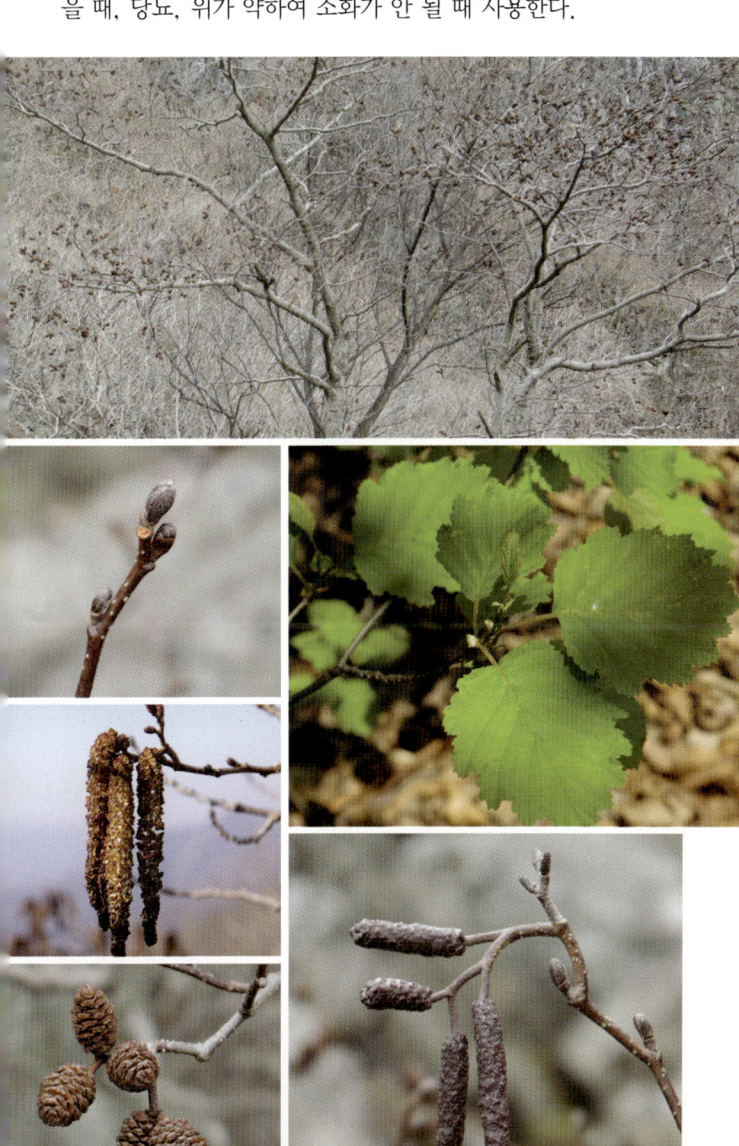

041 약

겹황매화 *Kerria japonica* for. pleniflora (Witte) Rehder

- 장미과 잎지는 큰키나무
- 분포지 : 산골짜기, 마을, 사찰 근처 촉촉한 땅
- 개화기 : 4~5월 채취기 : 봄(꽃), 봄~여름(줄기·잎)

- **별 명** : 천엽황매화(千葉黃梅花), 황매(黃梅), 산당화(山棠花), 죽당화(竹棠花), 죽단화, 지당화(地棠花), 죽도화(竹島花), 겹죽도화, 출단화(黜壇花), 출장화(黜牆花), 금완(金碗)
- **생약명** : 체당화(棣棠花)
- **유 래** : 황매화란 색깔이 노랗고[黃] 모양이 매화(梅花) 같다 하여 붙여진 이름인데, 황매화와는 달리 꽃잎이 겹겹이 난다 하여 겹황매화라 부른다.

■■ 생태

높이 1~2m. 줄기는 가늘고 곧게 무더기로 올라오며, 세로로 능선이 있다. 줄기껍질은 푸른빛을 띠며, 줄기 속이 희고 무르다. 가지는 여러 갈래로 갈라져 길게 자라며, 가지껍질도 줄기처럼 푸른빛이다. 잎은 타원형으로 어긋나는데, 잎자루가 짧고, 잎 끝이 매우 길고 뾰족하다. 잎 앞뒷면에는 잎맥이 깊게 파여 있으며, 뒷면에는 하얀 잔털이 있다. 잎 가장자리에는 불꽃 모양의 깊은 겹톱니가 있다. 꽃은 4~5월에 주황빛이 도는 선명한 노란색으로 피는데, 가지 끝에 길고 굵은 꽃대가 올라와 꽃이 1송이씩 달린다. 꽃잎은 길쭉한 타원형으로 수십 장이 겹쳐 난다. 이와는 달리 유사종 황매화는 꽃잎이 5장이며 맑은 노란색이다. 열매는 황매화와는 달리 잘 맺지 못하므로 번식시킬 때는 꺾꽂이나 포기나누기를 해야 한다. *유사종_ 황매화

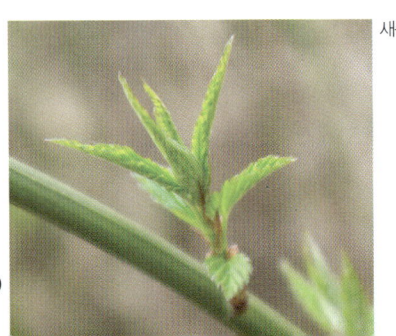

새순

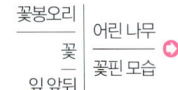

꽃봉오리 | 어린 나무
꽃 | 꽃핀 모습
잎 앞뒤

■■ 효능

한방에서 꽃, 줄기, 잎을 체당화(棣棠花)라 한다. 풍을 몰아내고, 폐를 촉촉하게 하며, 피를 멎게 하고, 소변을 잘 나오게 하며, 염증을 가라앉히는 효능이 있다. 기침이 잘 낫지 않을 때, 소화불량, 몸이 부었을 때, 관절통, 온몸에 발진이 돋았을 때 약으로 처방한다.

민간에서는 기침이 잘 낫지 않을 때, 심한 기침과 가래, 소화불량, 몸이 부었을 때, 관절통, 온몸에 발진이 돋았을 때, 상처에서 피가 날 때, 종기가 곪았을 때 사용한다.

🔊 주의사항
• 황매화를 대신 사용하기도 한다.

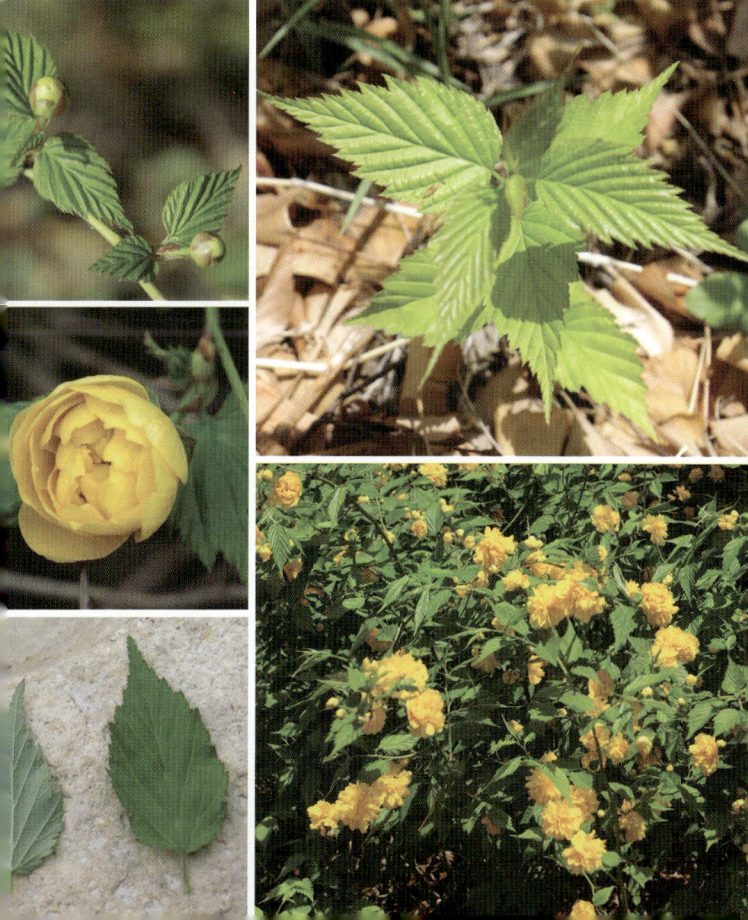

042 산벚나무 *Prunus sargentii* Rehder

- 장미과 잎지는 큰키나무
- 분포지: 깊은 산 600m 높이, 바닷가 숲속 언덕, 계곡가
- 개화기: 4~5월   결실기: 5~6월
- 채취기: 봄(줄기껍질), 봄~여름(열매)

- 별   명: 산벚나무, 사젠트벗나무, 왕산벚나무, 홍산벚나무, 산앵(山櫻), 흑앵(黑櫻), 화피(樺皮), 화목피(樺木皮)
- 생약명: 야앵화(野櫻花), 앵피(櫻皮)
- 유   래: 산에서 자라는 벚나무라 하여 산벚나무라 부른다.

■■ 생태

높이 25m. 줄기는 회색빛이 도는 짙은 갈색이다. 줄기껍질은 매끄러우면서도 옆으로 촘촘히 칼집을 낸 듯 갈라져 있으며 옆으로 벗겨진다. 나무가 죽으면 잘 썩는다. 가지는 위쪽으로 무성하게 뻗으며 끝가지가 낭창낭창하다. 벚나무와는 달리 햇가지에 잔털이 없다. 가지에 난 겨울눈은 조금 갸름한 편이다. 잎은 타원형으로 어긋나는데, 잎 끝이 꼬리처럼 길고 뾰족하며, 약간 노르스름한 빛이 돈다. 잎자루는 붉으며, 잎자루 위쪽에 붉은 꿀샘이 1개 붙어 있어 어린잎을 만지면 약간 끈끈하다. 잎 가장자리에는 짧고 날카로운 톱니가 있으며, 겹톱니도 있다. 꽃은 4월에 붉은빛이 도는 흰색으로 피는데, 작은 꽃 2~3송이가 한곳에 뭉쳐 달린다. 꽃자루가 짧고, 꽃받침은 붉다. 꽃잎은 5장으로 갸름하면서도 끝이 오목하게 파였으며, 노란 꽃술이 성글게 있다. 꽃향기는 없다. 열매는 6월에 작은 타원형으로 여무는데, 여물 때는 붉은빛을 띠다가 다 익으면 윤기 나는 검은색이 된다.

*유사종_ 벚나무, 올벚나무, 개벚나무, 가는잎벚나무, 양벚나무

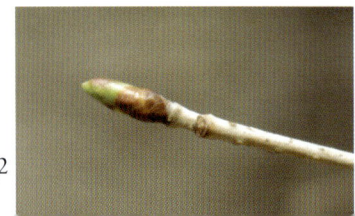

겨울눈

꽃핀 모습 ➔ 봄 모습

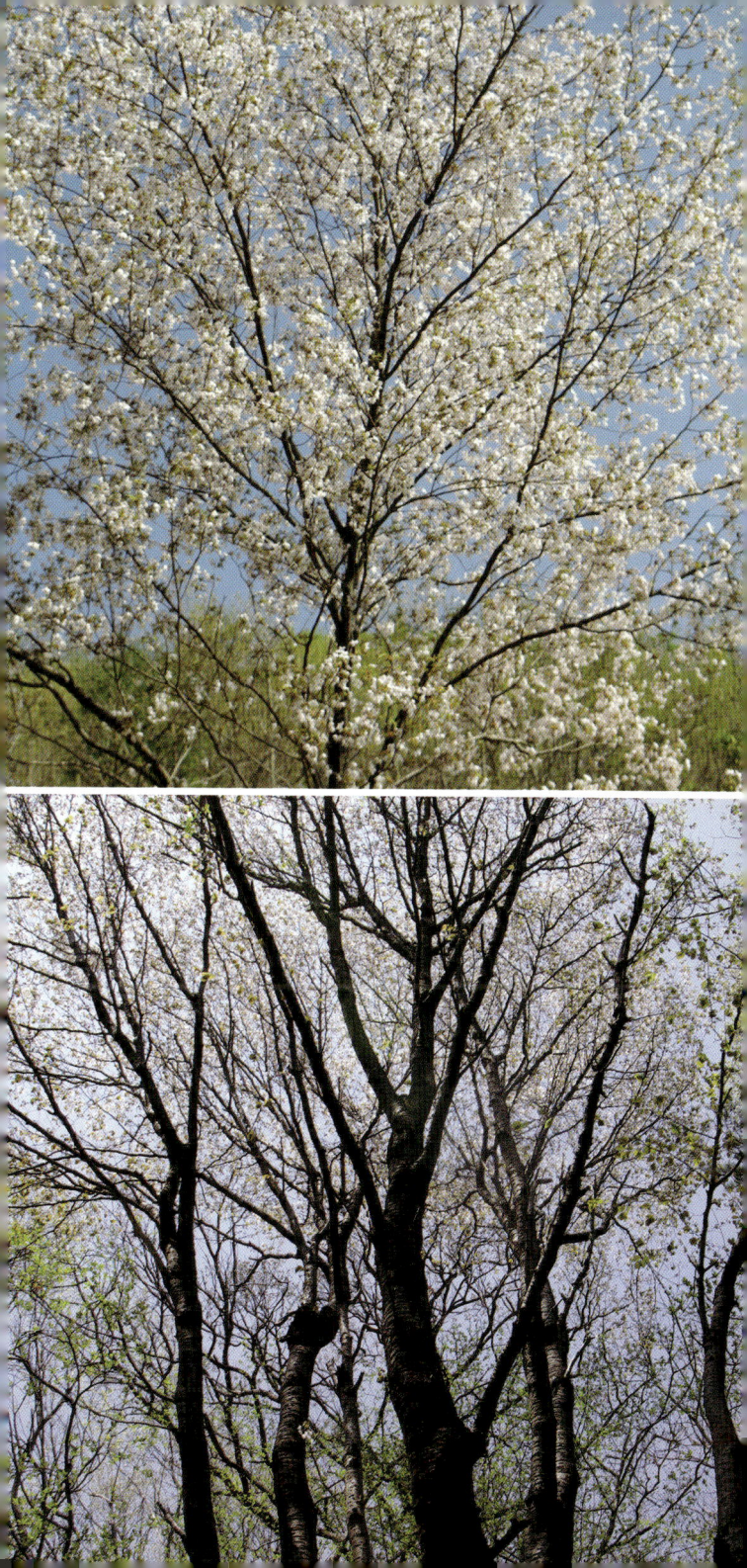

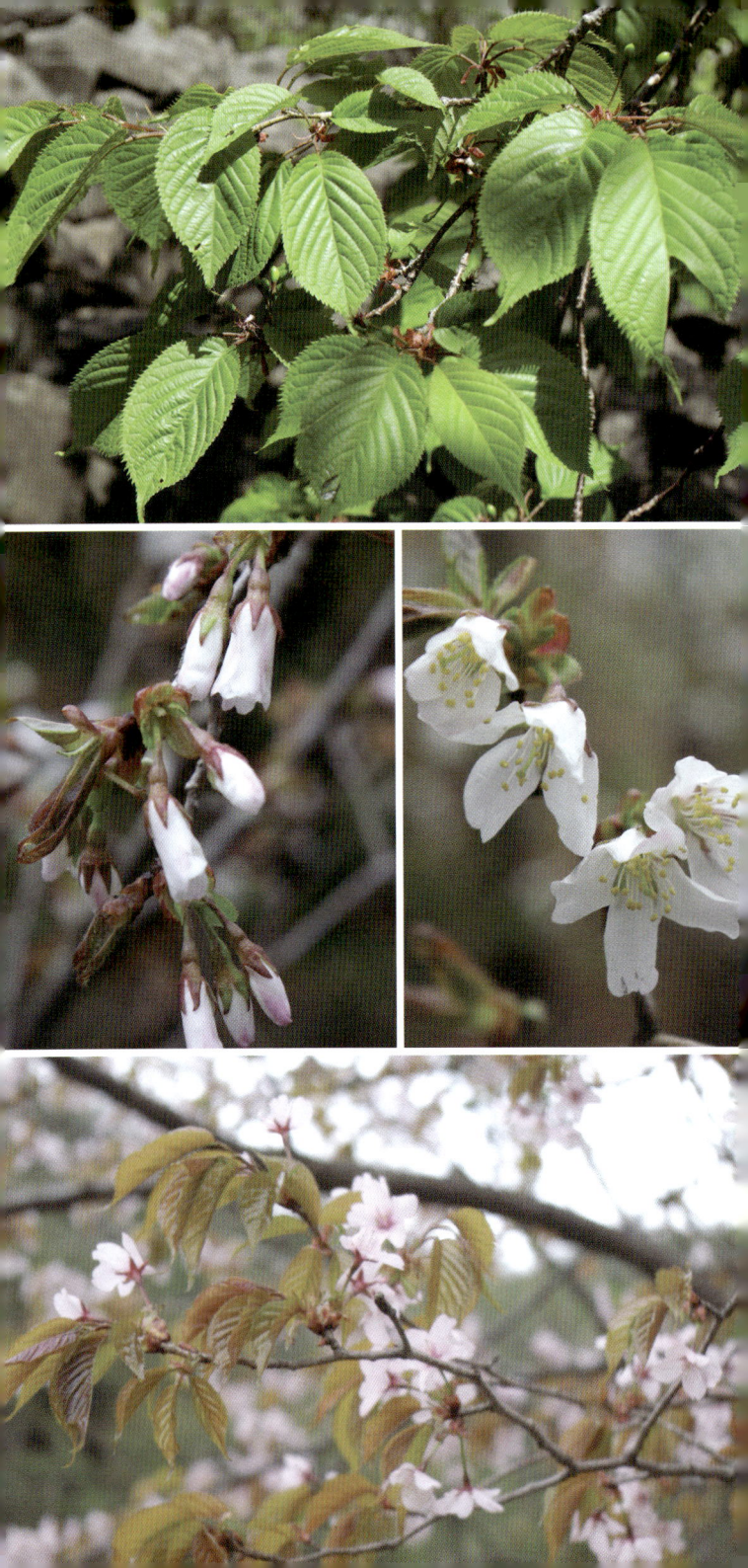

■■효능

한방에서 열매를 야앵화(野櫻花), 줄기껍질을 앵피(櫻皮)라 한다. 폐의 열을 내리고, 기침을 가라앉히며, 혈압을 내려주고, 혈당을 조절하며, 독을 풀고, 가려움을 가라앉히며, 썩는 것을 막아주는 효능이 있다. 심한 기침, 천식, 편도선염, 습진, 두드러기나 땀띠, 홍역, 피부 가려움증, 벌레에 물렸을 때 약으로 처방한다. 비타민 A, 비타민 B, 비타민 E, 포도당, 자당, 과당, 구연산, 사과산, 사쿠라닌, 아미그달린, 케르세틴을 함유한다.

민간에서는 감기, 심한 기침, 천식, 기관지가 안 좋을 때, 방광염, 입안이 헐었을 때, 고기나 생선을 먹고 체했을 때, 음식을 잘못 먹어 두드러기가 났을 때, 소화불량, 설사, 장염, 습진이나 아토피, 땀띠, 무좀, 피부 가려움증, 벌레에 물렸을 때, 거친 피부, 신장이 안 좋을 때, 피로가 심할 때, 입맛이 없을 때, 불면증에 사용한다.

🔊 주의사항
• 다른 벚나무 종류를 대신 사용하기도 한다.

잎 달린 모습
꽃봉오리 | 꽃
꽃핀 모습

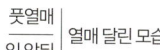
풋열매 | 열매 달린 모습
잎 앞뒤

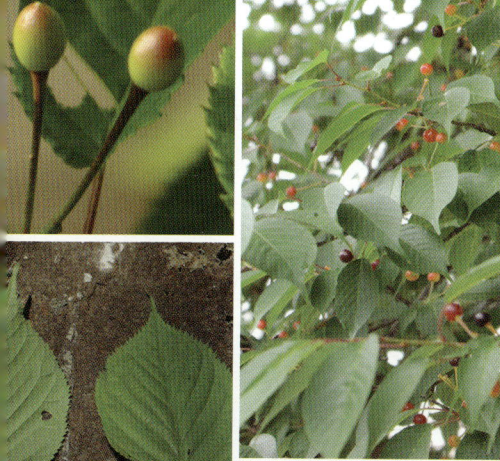

043 약식
양벚나무 *Prunus avium* L.

- 장미과 잎지는 큰키나무　■ 분포지 : 산과 들 양지바르고 촉촉한 땅
- 개화기 : 4월　　결실기 : 6~7월
- 채취기 : 봄(줄기껍질), 봄~여름(열매)

- 별　명 : 양벚나무, 양벚, 단벚나무, 양앵두나무, 체리나무
- 생약명 : 야앵화(野櫻花), 앵피(櫻皮)
- 유　래 : 서양에서 들어온 벚나무라 하여 양벚나무라 부른다. 열매가 달다 하여 단벚나무라고도 한다.

■■ 생태

높이 10m. 줄기가 매우 곧게 올라온다. 줄기껍질은 회색빛이 도는 갈색이며, 작은 눈처럼 생긴 돌기가 있고, 옆으로 난 갈라짐이 있다. 가지는 줄기 아래쪽에서부터 하늘을 향해 무성하게 뻗어 나온다. 꽃은 잎이 피기 전에 붉은빛이 도는 흰색으로 피는데, 3~6개씩 뭉쳐진 짧은 꽃대가 올라와 여러 송이가 뭉쳐 달린다. 꽃잎은 5장이며, 꽃술이 길고 화려하게 펼쳐진다. 잎은 꽃이 핀 후에 조금 넓은 타원형으로 어긋나는데, 잎 끝이 꼬리처럼 길고 뾰족하다. 잎자루는 왕벚나무보다 짧으며, 잎자루에 꿀샘이 1~2개 붙어 있다. 잎 가장자리에는 왕벚나무 잎보다 날카롭지 않은 톱니가 있다. 열매는 6~7월에 불규칙한 공모양으로 여무는데, 다른 벚나무 열매에 비해 크다. 열매가 다 익으면 노란색이나 붉은색이 된다.

*유사종_ 벚나무, 산벚나무, 올벚나무, 개벚나무, 가는잎벚나무, 왕벚나무

꽃눈의 꽃봉오리

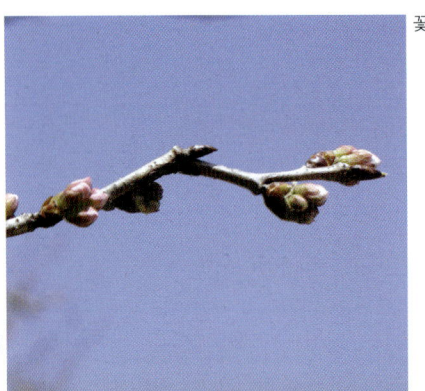

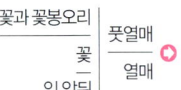

꽃과 꽃봉오리 ── 풋열매
꽃 ──
잎 앞뒤 ── 열매

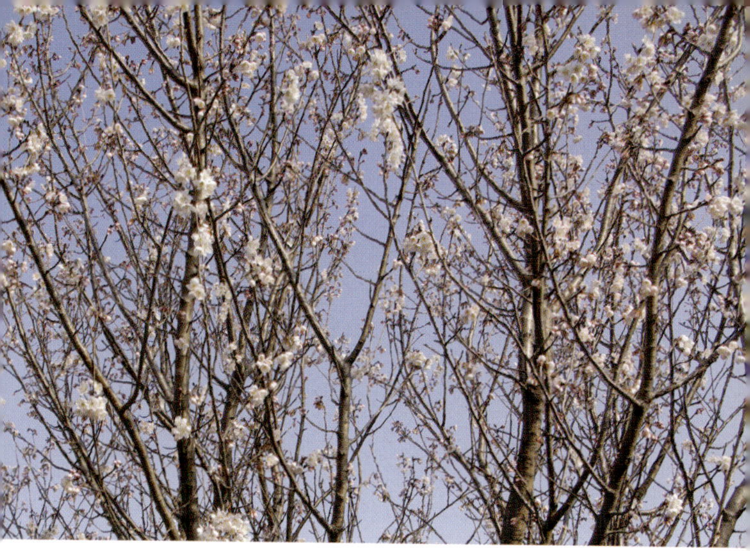

꽃핀 모습

▪▪**효능**

한방에서 열매를 야앵화(野櫻花), 줄기껍질을 앵피(櫻皮)라 한다. 약효와 약용 방법, 민간 요법, 영양성분은 산벚나무와 같다.

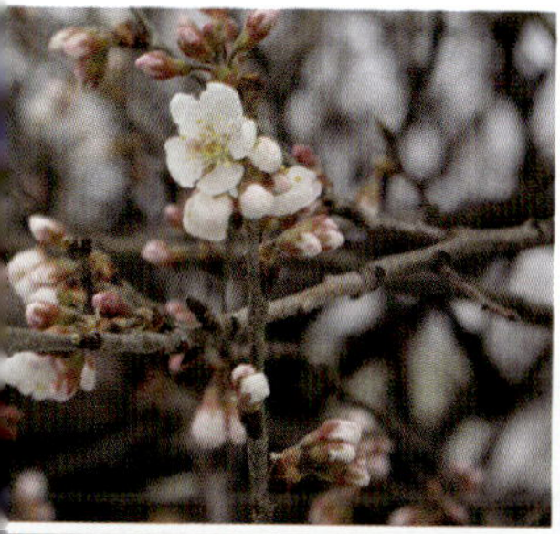

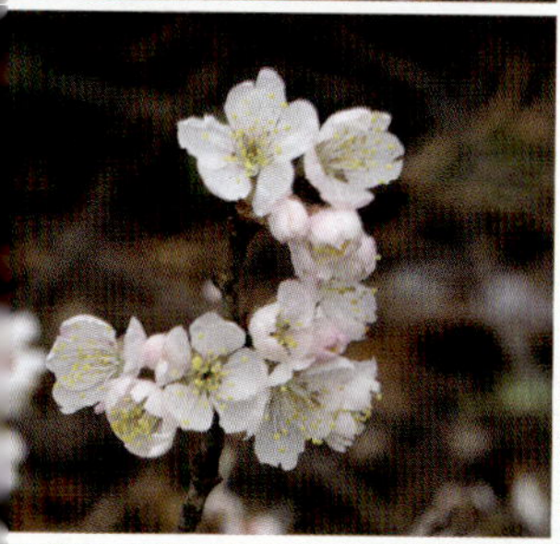

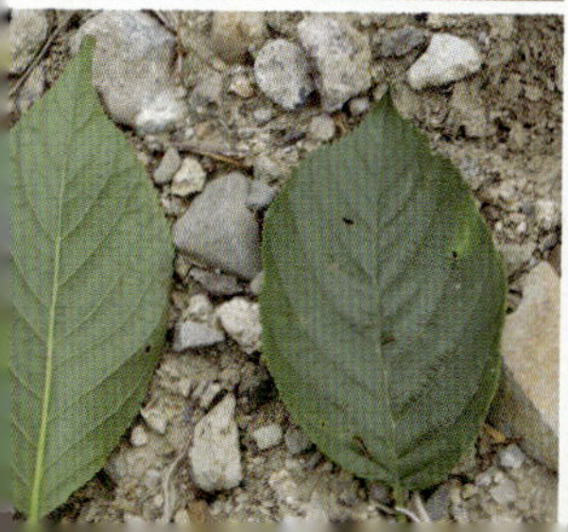

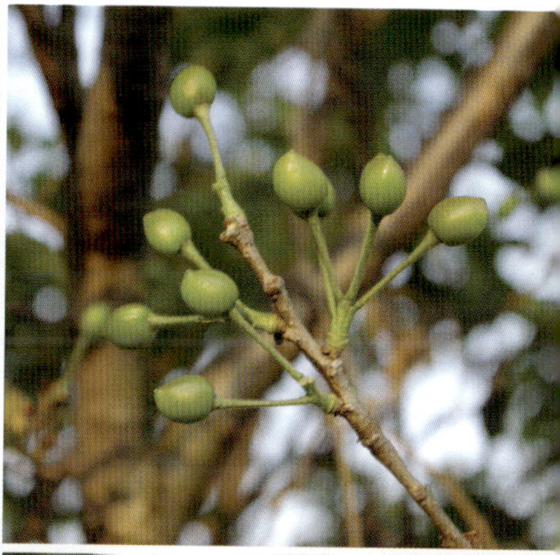

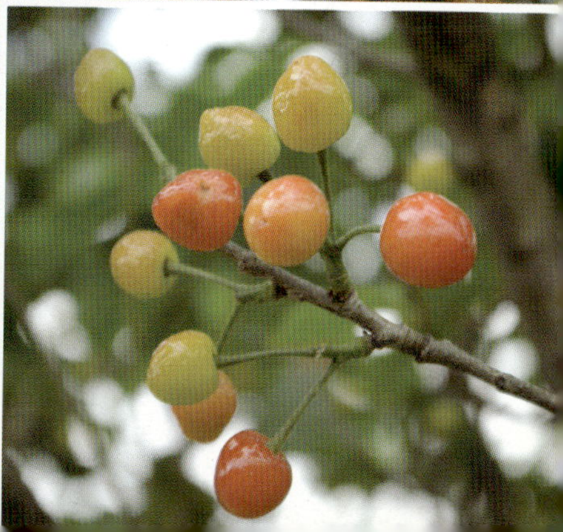

044 약 식
왕벚나무 *Prunus yedoensis* Matsum.

- 장미과 잎지는 큰키나무
- 분포지 : 한라산 500m 높이, 전국 산과 들, 마을 근처
- 개화기 : 4월 결실기 : 6~7월
- 채취기 : 봄(줄기껍질), 봄~여름(열매)

- 별   명 : 왕벗나무, 민벗나무, 제주벗나무, 큰꽃벗나무, 큰벗나무, 참벗나무, 사오기, 사꾸라, 사구라나무
- 생약명 : 야앵화(野櫻花), 앵피(櫻皮)
- 유   래 : 벚나무 종류 중에서 꽃이 가장 많이 달리는 나무라 하여 왕벚나무라 부른다.

■ ■ 생태

높이 15m. 줄기가 어릴 때는 곧고 길게 자라며, 산벚나무와는 달리 자랄수록 매우 굵어진다. 줄기껍질은 짙은 회색빛을 띤 갈색이며, 매끄러우면서도 옆으로 얇게 갈라진다. 가지는 굵고 무성하게 뻗어 나오는데, 매끄러운 산벚나무와는 달리 회색빛이 도는 갈색의 잔털이 붙어 있다. 가지는 줄기가 굵어지면 옆으로 퍼진다. 겨울눈은 산벚나무와는 달리 통통하다. 꽃은 잎과 꽃이 함께 피는 산벚나무와는 달리 4월에 잎보다 먼저 피는데, 3~6개씩 뭉쳐진 짧은 꽃대가 아주 많이 올라와 한꺼번에 활짝 핀다. 꽃잎은 5장으로 붉은빛이 도는 흰색이다. 산벚나무와는 달리 꽃받침통에 털이 있으며, 외관상 올벚나무와 혼동하기 쉽지만 올벚나무와는 달리 꽃받침통의 씨방이 홀쭉하다. 잎은 꽃 핀 다음에 갸름한 타원형으로 어긋나는데, 잎 끝이 꼬리처럼 길고 뾰족하다. 잎자루는 붉은빛이 돌기도 하며, 산벚나무와는 달리 잎 아래쪽에 꿀샘이 2개 붙어 있다. 잎 가장자리에는 짧고 날카로운 겹톱니가 있다. 열매는 6~7월에 작은 콩알 모양으로 드물게 달리는데, 여물 때는 붉은빛을 띠다가 다 익으면 윤기 나는 검은색이 된다.

*유사종_ 벚나무, 산벚나무, 올벚나무, 개벚나무, 가는잎벚나무, 양벚나무

▪▪▪ 효능

한방에서 열매를 야앵화(野櫻花), 줄기껍질을 앵피(櫻皮)라 한다. 약효와 약용 방법, 민간 요법은 산벚나무와 같다. 비타민 A, 비타민 B, 비타민 E, 포도당, 자당, 과당, 구연산, 사과산, 사쿠라닌, 아미그달린, 케르세틴을 함유한다.

🔊 주의사항
- 오염되기 쉬운 도로가에서 자라는 나무는 약재로 사용하지 않는다.

꽃핀 모습(상), 꽃봉오리 | 꽃(중), 잎 달린 모습 | 열매(하)

045 약 식

복숭아나무(복사나무)

Prunus persica (L.) Batsch for. persica

- 장미과 잎지는 작은키나무
- 분포지 : 산과 들 양지바르고 물이 잘 빠지는 자갈참흙땅
- 개화기 : 4~5월 결실기 : 7~8월 채취기 : 봄(줄기껍질·꽃봉오리), 봄~여름(잎), 여름(씨앗), 가을~봄(뿌리껍질)

- 별 명 : 복성아나무, 복사나무, 복사, 도수(桃樹), 도화수(桃花樹), 선도수(仙桃樹), 선과수(仙果樹), 선목(仙木)
- 생약명 : 도근(桃根), 도백피(桃白皮), 도경백피(桃莖白皮), 경백피(莖白皮), 도지(桃枝), 도교(桃膠), 도화(桃花), 백도화(白桃花), 도엽(桃葉), 도실(桃實), 도모(桃毛), 도자(桃子), 도인(桃仁), 도핵인(桃核仁), 핵도인(核挑仁), 탈도인(脫桃仁), 도효(桃梟), 도노(桃奴), 도두(桃蠹)
- 유 래 : 열매에 털이 많다는 뜻의 북숭이라는 말이 변하여 복숭아나무라 부른다.

■ ■ ■ 생태

높이 3m. 줄기껍질이 자줏빛이 도는 갈색이며, 가로 얼룩이 있고, 간혹 세로로 불규칙하게 갈라진다. 줄기에 상처를 내거나 가지를 꺾으면 수지가 흘러나온다. 가지는 밑동에서부터 굵게 갈라져 나오며, 하늘을 향해 비스듬히 구부러져서 자란다. 가지껍질은 붉은 자줏빛이 도는 갈색이며, 햇가지는 푸르고 털이 없다. 가지에 나는 꽃눈은 둥글며, 잎눈은 갸름하다. 꽃은 4~5월에 잎보다 먼저 피는데, 희거나 붉은빛이 도는 분홍색이다. 꽃자루는 거의 없으며, 가지에 1~2송이가 뭉쳐 달린다. 꽃잎은 5장으로 타원형이다. 잎은 꽃이 활짝 필 무렵 나는데, 아주 길쭉한 타원형으로 어긋나게 달린다. 잎자루는 매우 짧고, 잎 끝이 뾰족하며, 좌우가 조금 굽어져 있다. 잎 앞면은 푸르고, 뒷면은 조금 희며, 잎 가장자리에는 얕고 둥근 톱니가 있다. 열매는 7~8월에 둥근 모양으로 여무는데, 세로로 1줄이 움푹 파여 있으며, 열매껍질에 잔털이 많다. 키울 때는 열매가 푸를 때 봉지를 씌워 햇빛을 막아주어야 단맛이 강해진다. 열매가 다 익으면 노란빛이 도는 연분홍색이 되며, 안에 딱딱한 껍질에

싸인 타원형의 씨앗이 들어 있다.

*유사종_ 바래복숭, 감복숭, 용안복숭이, 승도, 만첩백도, 만첩홍도

꽃눈 | 꽃눈과 잎눈(길쭉한 것)
잎 달린 모습 | 꽃과 꽃봉오리
풋열매 | 열매

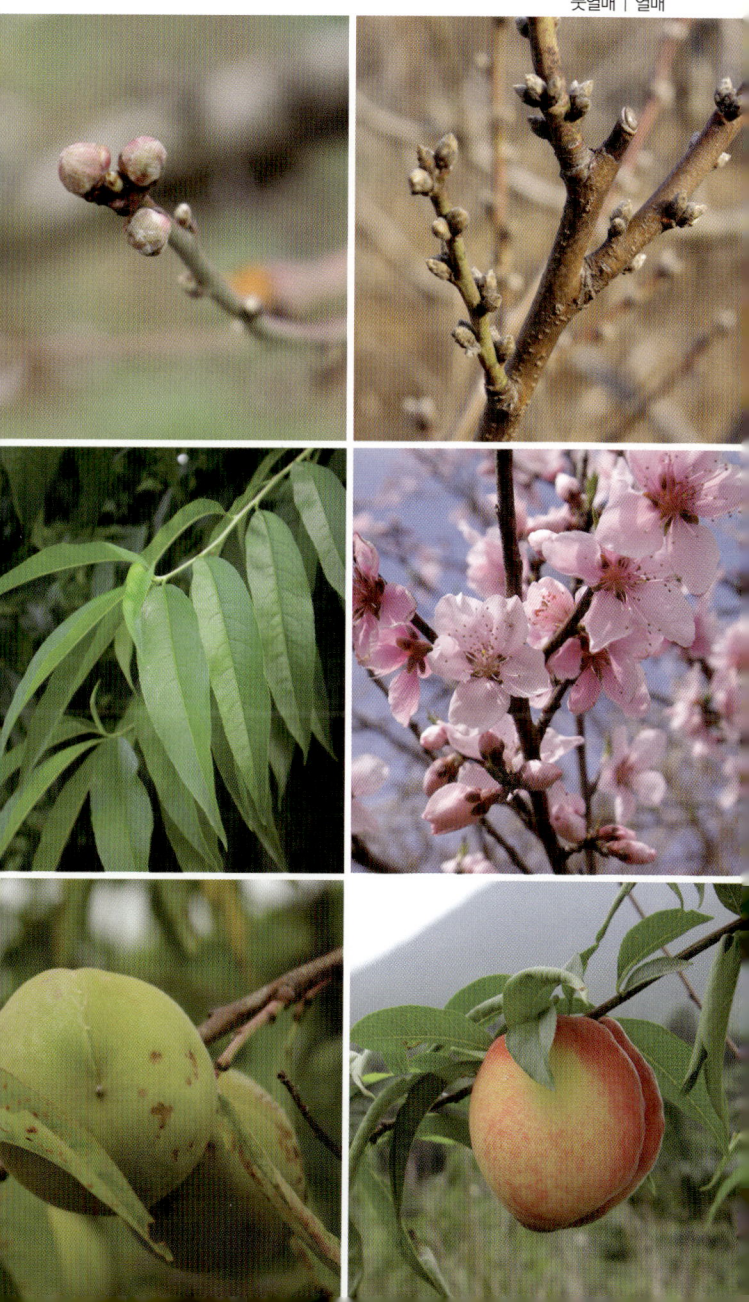

■■ 효능

한방에서 뿌리껍질을 도근(桃根), 줄기껍질을 도백피(桃白皮)·도경백피(桃莖白皮)·경백피(莖白皮), 가지를 도지(桃枝), 나무진을 도교(桃膠), 꽃봉오리를 도화(桃花)·백도화(白桃花), 잎을 도엽(桃葉), 열매를 도실(桃實), 열매털을 도모(桃毛), 씨앗을 도자(桃子)·도인(桃仁)·도핵인(桃核仁)·핵도인(核挑仁)·탈도인(脫桃仁), 겨울까지 가지에 붙어 있는 열매를 도효(桃梟)·도노(桃奴), 열매 속 벌레를 도두(桃蠹)라 한다. 피를 맑게 하고, 피를 잘 돌게 하며, 피를 멎게 하고, 피를 만들며, 몸에 뭉친 것과 어혈을 풀어주고, 가려움과 염증을 가라앉히며, 위를 튼튼히 하고, 장을 촉촉하게 하며, 피로를 풀어주고, 신경을 안정시키며, 냄새와 균을 없애고, 소변을 잘 나오게 하는 효능이 있다. 고혈압, 심한 기침, 신장이 안 좋을 때, 각혈, 코피, 맹장염, 심한 두통, 신장이 안 좋아 몸이 부었을 때, 변비, 생리불순이거나 심한 생리통, 피로가 심할 때, 밤에 식은땀을 흘릴 때, 간이 안 좋을 때, 담배를 많이 피워 폐가 안 좋을 때, 피부가 거칠 때, 여드름·기미·주근깨, 습진, 종기, 타박상을 입었을 때 약으로 처방한다. 비타민 A, 비타민 B, 비타민 C, 펙틴, 당분, 사과산, 구연산, 아미노산, 베타카로틴, 켐페놀, 소르비톨, 아미그달린을 함유한다.

민간에서는 각혈, 코피, 생인손을 앓을 때, 아랫배가 붓고 아플 때, 맹장염, 신장이나 방광 결석, 아이가 놀라서 경련할 때, 풍기, 심한 두통, 밤에 식은땀을 흘릴 때, 축농증, 여드름, 땀띠, 습진으로 인한 가려움증, 몸이 부었을 때, 변비, 어혈을 몰아낼 때, 손발이 차고 피 섞인 설사를 할 때, 아랫배가 아프고 설사할 때, 기미나 주근깨, 거친 피부, 피로가 심할 때, 더위 먹었을 때, 명치 끝이 아플 때, 담배를 많이 피울 때, 하혈, 생리불순, 심한 생리통, 고혈압, 심한 기침, 신장이 안 좋을 때, 간이 안 좋을 때, 폐가 안 좋아 기침이 심할 때, 몸이 허약할 때, 타박상, 종기, 얼굴빛이 안 좋을 때, 손이나 입술이 텄을 때 사용한다.

🔊 주의사항

- 열매의 털에 알레르기가 있는 사람은 먹지 않는다.
- 씨앗은 채취한 지 1년 이상 지난 것은 사용하지 않는다.
- 씨앗이 쌍둥이로 들어 있는 것은 독성이 있으므로 사용하지 않는다.
- 씨앗을 껍질과 함께 먹으면 가슴이 답답해지는 증상이 생길 수 있으므로 반드시 벗겨 사용한다.
- 임산부는 씨앗을 먹지 않는다.
- 씨앗을 달일 때 쇠붙이를 사용하면 독성이 생길 수 있으므로 반드시 유리나 사기그릇에 한다.
- 씨앗의 경우 국산은 크기가 작고 조금 어두운 색을 띠는데, 중국산은 크고 밝은 노란색을 띠며 속이 하얗다.

전체 모습

꽃핀 모습

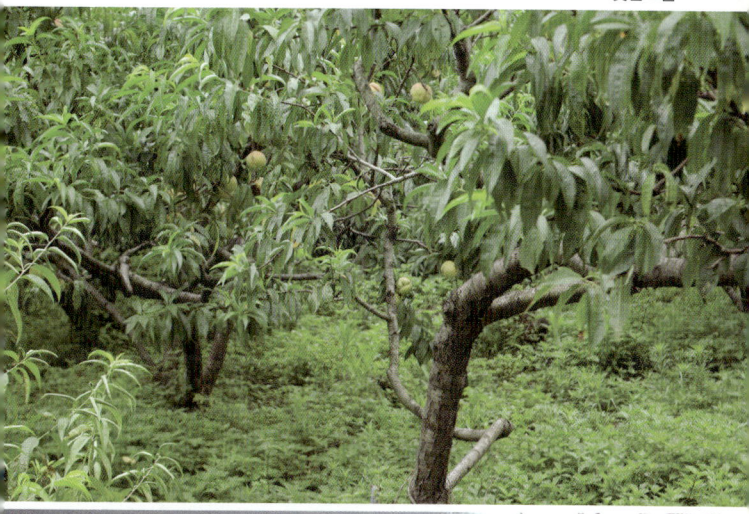

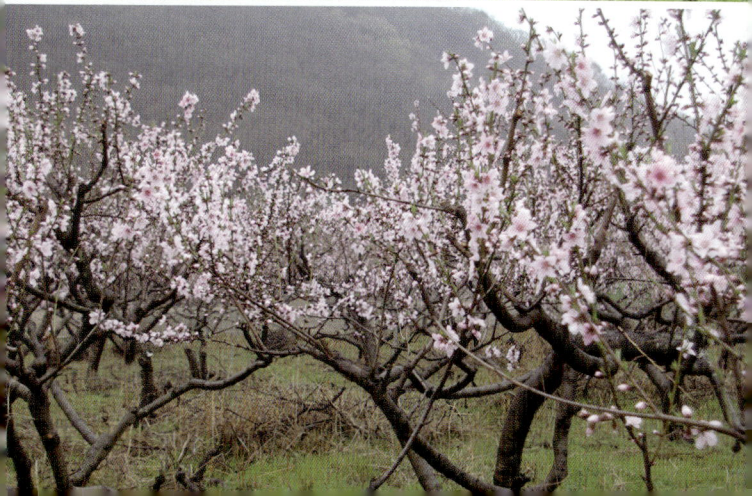

046 약 식 약한독

살구나무 *Prunus armeniaca* var. ansu Maxim.

- 장미과 잎지는 작은큰키나무
- 분포지 : 산과 들에 물빠짐이 좋은 촉촉한 땅, 인가 근처
- 개화기 : 4월 결실기 : 7월 채취기 : 여름(씨앗), 봄(꽃), 봄~여름(잎), 가을~겨울(뿌리), 수시로(줄기껍질·가지)

- 별   명 : 밀살구, 행목(杏木), 행자목(杏子木), 감행(甘杏), 육행(肉杏), 백행(白杏), 대백행(大白杏), 은백행(銀白杏), 첨매(甛梅)
- 생약명 : 행수근(杏樹根), 행수피(杏樹皮), 행지(杏枝), 행화(杏花), 행엽(杏葉), 행자(杏子), 행실(杏實), 행인(杏仁), 고행인(苦杏仁), 행핵인(杏核仁)
- 유   래 : 이 나무의 열매와 개[狗]는 상극이라 개고기를 먹고 탈이 났을 때 이 열매를 먹어 중독증상을 없애는[殺] 나무라 하여 살구나무라 부른다. 한자로 나무[木]에 열매[口]가 주렁주렁 달리는 나무[木]라 하여 행목이라고도 부른다.

■■■생태

높이 5~10m. 줄기가 굵게 자란다. 줄기껍질은 붉은빛이 도는 어두운 갈색이며, 세로로 불규칙하게 갈라진다. 가지는 하늘을 향해 무성하게 갈라져 나오는데, 햇가지는 붉은 자줏빛이 도는 갈색이다. 봄에 혼동하기 쉬운 자두나무는 햇가지가 푸르다. 가지에 난 꽃눈은 작고 붉은 자줏빛을 띤다. 꽃은 4월에 잎보다 먼저 피는데, 꽃자루가 매우 짧거나 없고, 가지 끝에 1송이 또는 여러 송이가 뭉쳐 달린다. 꽃봉오리는 선명한 붉은 자줏빛인데, 살구나무와 혼동하기 쉬운 자두나무는 꽃봉오리가 푸르다. 꽃잎은 5장으로 둥근 모양으로 포개져 있으며, 길고 노란 꽃술이 펼쳐져 있다. 잎은 넓은 타원형으로 어긋나는데, 잎자루가 짧고 붉으며, 잎 끝이 뾰족하다. 잎 가장자리에는 날카로운 작은 톱니가 불규칙하게 있다. 열매는 7월에 둥근 타원형으로 여무는데, 열매껍질에 잔털이 있다. 열매가 다 익으면 약간 붉은빛이 도는 노란색으로 여문다.

＊유사종_ 개살구, 털개살구

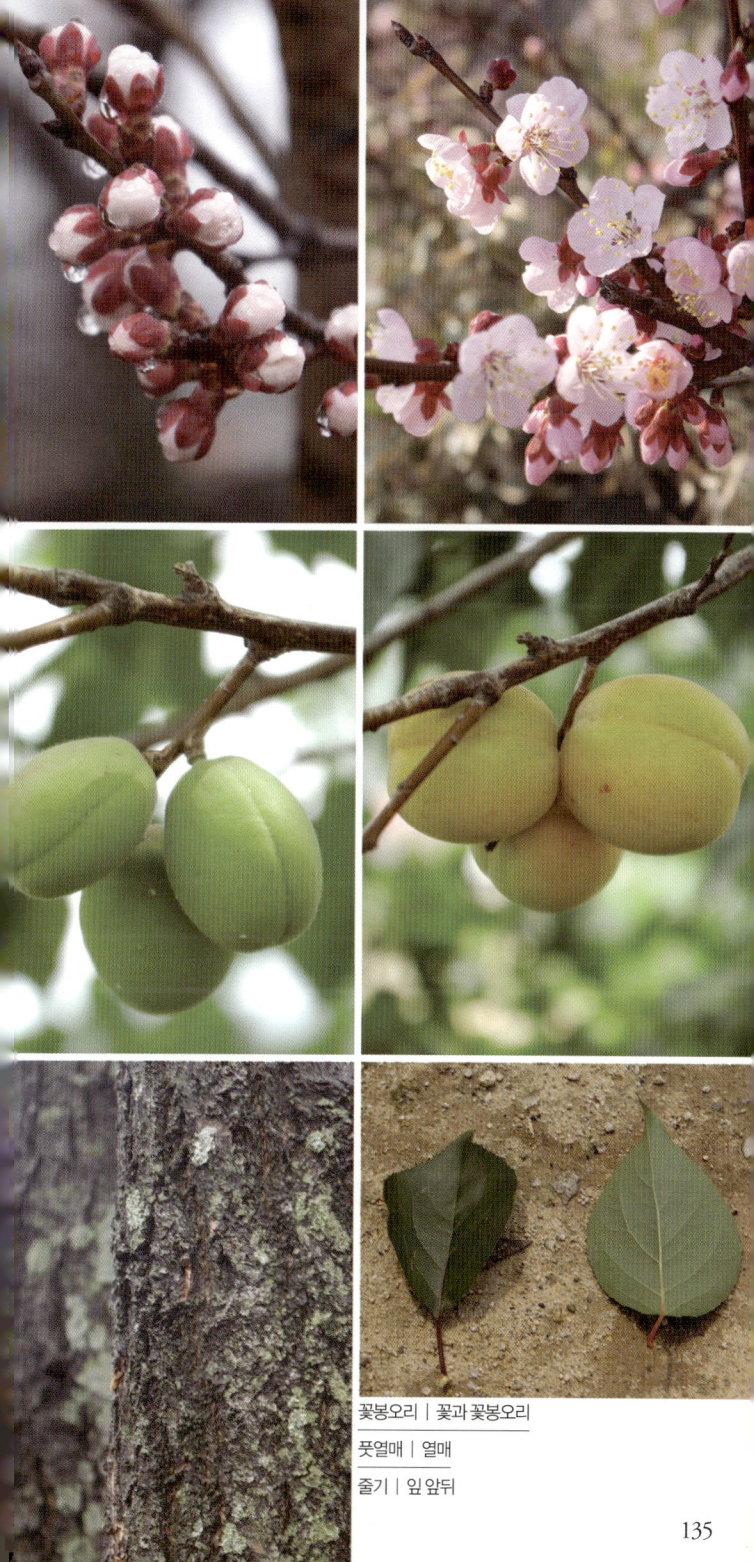

꽃봉오리 | 꽃과 꽃봉오리

풋열매 | 열매

줄기 | 잎 앞뒤

■■ 효능

한방에서 뿌리를 행수근(杏樹根), 줄기껍질을 행수피(杏樹皮), 가지를 행지(杏枝), 꽃을 행화(杏花), 잎을 행엽(杏葉), 열매를 행자(杏子) 또는 행실(杏實), 씨앗을 행인(杏仁) 또는 행핵인(杏核仁), 쓴 열매씨앗을 고행인(苦杏仁)이라 한다. 폐를 맑게 하고, 폐로 올라온 기운을 가라앉히며, 열을 내리고, 독을 풀며, 몸을 보하고, 장을 촉촉하게 하며, 눈이 밝아지고, 기억력이 좋아지며, 균을 죽이고, 염증을 가라앉히는 효능이 있다. 『동의보감』에서는 "기침이 북받쳐서 숨을 쉬기 힘들 때, 숨이 가쁘고 가래가 끓을 때 쓴다"고 하였다. 심한 기침과 가래, 천식, 급성폐렴, 목감기나 코감기, 변비, 타박상, 낙상을 하여 아프거나 내출혈이 있을 때, 눈병, 온몸에 발진이 돋았을 때, 갑자기 비 오듯 땀이 날 때 약으로 처방한다. 비타민 A, 비타민 B1, 비타민 B2, 비타민 C, 포도당, 과당, 사과산, 시트르산, 단백질, 칼슘, 칼륨, 마그네슘, 인, 철, 아미그달린, 나이아신, 아미노산, 베타카로틴, 플루오린, 청산배당체를 함유한다.

민간에서는 씨앗을 많이 먹어 중독되었을 때, 타박상, 낙상을 하여 아프거나 어혈이 생겼을 때, 눈병, 온몸에 발진이 돋았을 때, 종기가 나서 아플 때, 몸이 부었을 때, 불임, 임산부의 유산기, 몸이 차고 손발이 저릴 때, 심장이 안 좋을 때, 고혈압, 입맛이 없을 때, 찬바람을 쐬어 기침과 가래가 심할 때, 천식으로 숨이 찰 때, 급성폐렴, 폐결핵, 목감기나 코감기, 몸에 열이 있어 목이 마를 때, 개고기를 먹고 탈이 났을 때, 갑자기 땀을 많이 흘릴 때, 소화가 안 되고 가슴이 답답할 때, 폐가 안 좋아 숨이 차고 기침할 때, 노인성 변비, 노인성 잔기침, 풍기로 인한 두통, 편도선이 부었을 때, 심한 변비, 당뇨, 거친 피부, 심한 여드름, 기미, 코가 빨갛게 되었을 때, 백반증으로 생긴 피부 얼룩, 개에 물렸을 때, 코나 귀의 염증, 종기가 곪아 터졌을 때, 살이 짓물렀을 때, 풍치로 인한 통증에 사용한다.

🔊 주의사항

- 개살구를 대신 사용하기도 하며, 산살구는 사용하지 않는다.
- 씨앗을 약으로 쓸 때는, 꼭지 아래가 완전히 노랗게 변하기 직전에 따야 하며 덜 익은 것은 사용하지 않는다.
- 단 열매와 쓴 열매 2종류가 있는데, 기름을 짤 때는 쓴 열매를 사용한다.
- 씨앗에 독성이 있는 청산배당체가 함유되어 있으므로 많이 먹으면 어지럽고 숨이 가빠지고, 구토나 설사를 하며, 뼈와 근육이 상하므로 정량만 복용한다. 한번에 5개 이상 먹지 않는다.
- 뜨거운 성질을 지닌 약재이므로 몸이 뜨겁고 열이 자주 오르는 사람, 어린이, 설사를 자주 하는 사람, 핏기가 없는 사람은 먹지 않는다.
- 황기, 황금, 칡뿌리와는 상극이므로 함께 먹지 않는다.
- 복숭아 씨앗과 혼동하기 쉬운데, 복숭아 씨앗은 색깔이 더 붉고 납작하며 껍질주름이 깊다.
- 씨앗의 경우 국산은 작고 통통하며 노르스름하고 껍질주름이 선명하다. 반면, 중국산은 굵고 납작하면서 껍질주름이 흐릿하다.

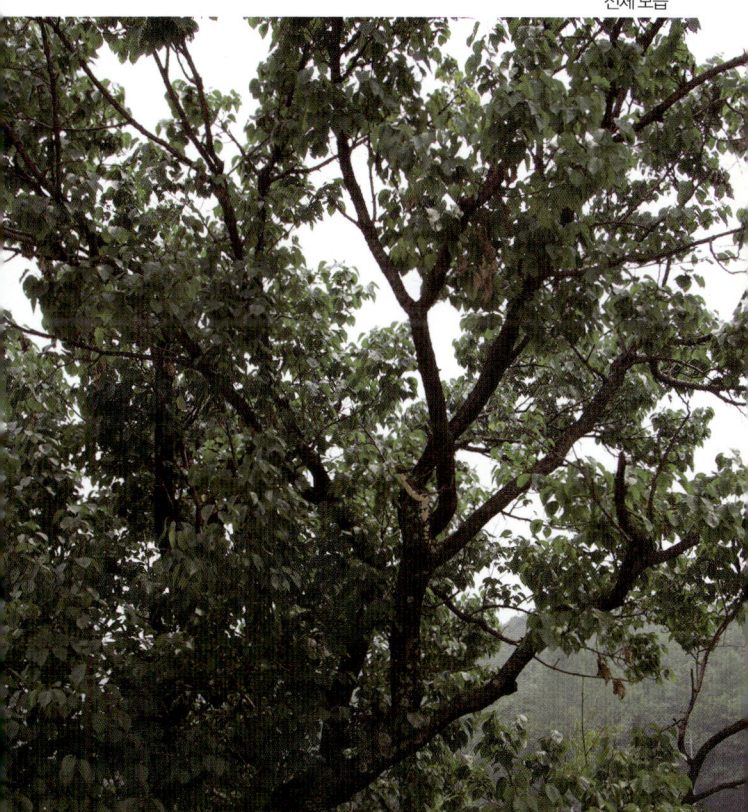

전체 모습

047 약 식
자두나무 *Prunus salicina* Lindl. var. salicina

- 장미과 잎지는 큰키나무　■ 분포지 : 산과 들, 인가 근처
- 개화기 : 4월　　결실기 : 7월
- 채취기 : 봄(나무진), 여름(열매), 수시로(뿌리)

- 별　　명 : 자도나무, 오얏나무, 외얏, 외지, 응아, 이수(李樹), 자리(紫李), 추리나무, 참추리나무, 풍개나무
- 생약명 : 이근(李根), 이근피(李根皮), 이수교(李樹膠), 이자(李子), 이핵인(李核仁)
- 유　　래 : 자줏빛[紫]의 복숭아[桃]처럼 생긴 열매가 달리는 나무라 하여 자도나무라 하다가 자두나무가 되었다.

■ ■ 생태

높이 5~10m. 줄기는 회색빛이 도는 붉은 갈색이며, 껍질이 매끄러운 편이지만, 줄기가 굵어지면 줄기껍질이 세로로 불규칙하게 갈라지면서 종잇장처럼 얇게 벗겨진다. 가지는 사방으로 벌어지면서 나와 전체가 둥근 모양으로 벌어진다. 햇가지는 녹색을 띠는데, 봄에 혼동하기 쉬운 살구나무는 햇가지가 붉다. 꽃은 4월에 잎보다 먼저 푸른빛이 도는 흰색으로 피는데, 꽃대가 짧고, 여러 송이가 뭉쳐서 피어난다. 꽃봉오리는 푸른데, 자두나무와 혼동하기 쉬운 살구나무는 꽃봉오리가 붉다. 꽃잎은 5장으로 타원형이며, 노란 꽃술이 살구꽃보다 길게 올라와 펼쳐진다. 잎은 꽃이 핀 다음에 길쭉한 타원형으로 나는데, 잎자루가 조금 있고, 같은 자리에 여러 개가 우거져 나온다. 잎은 좌우 비대칭이고, 잎 끝이 뾰족하며, 잎 뒷면에는 잔털이 있다. 잎 가장자리에는 아주 잔 톱니가 있다. 열매는 7월에 작은 복숭아 모양으로 여무는데, 다 익으면 반투명한 검붉은 자줏빛을 띤다.

봄 모습

새순 | 잎 달린 모습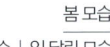

겨울 모습 | 잎 앞뒤

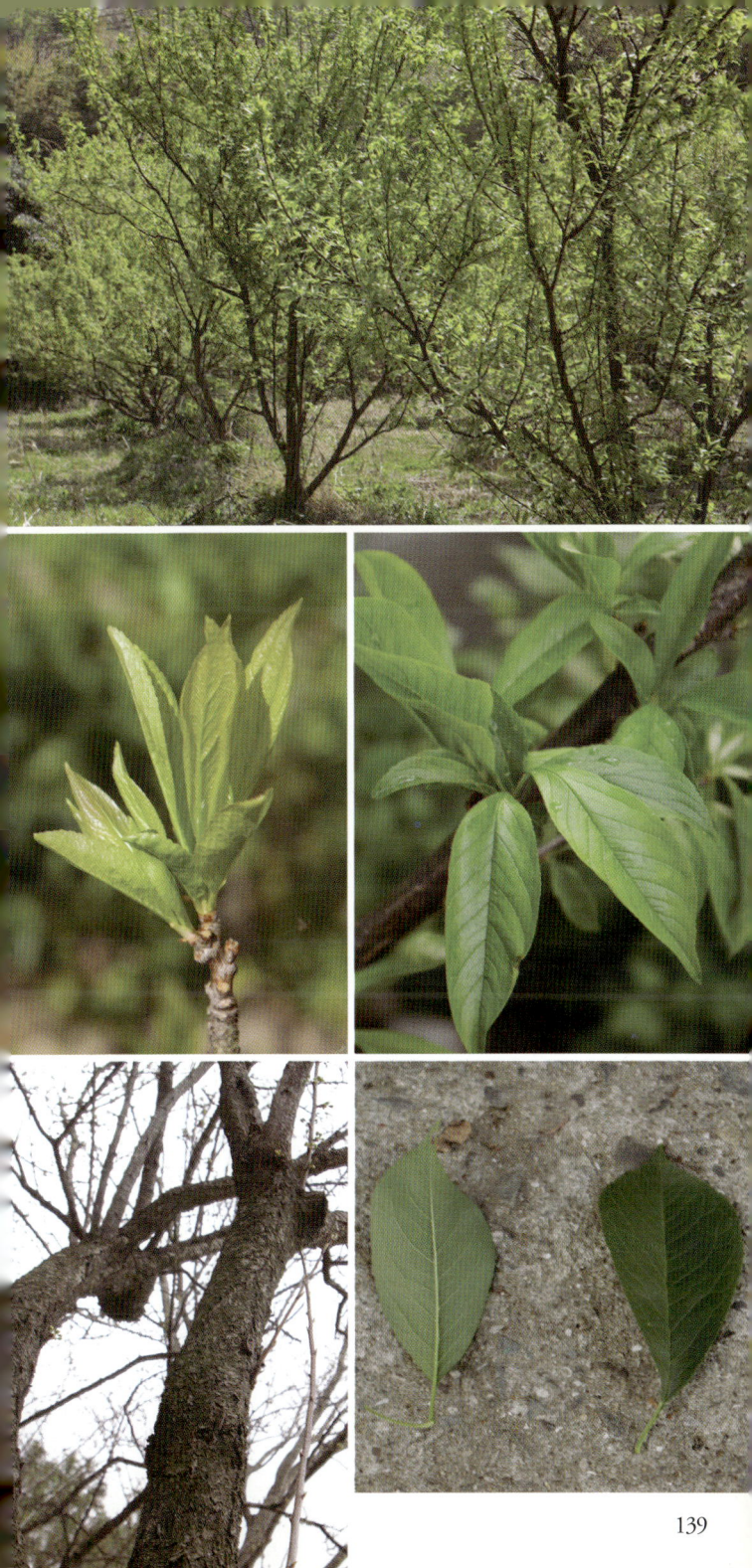

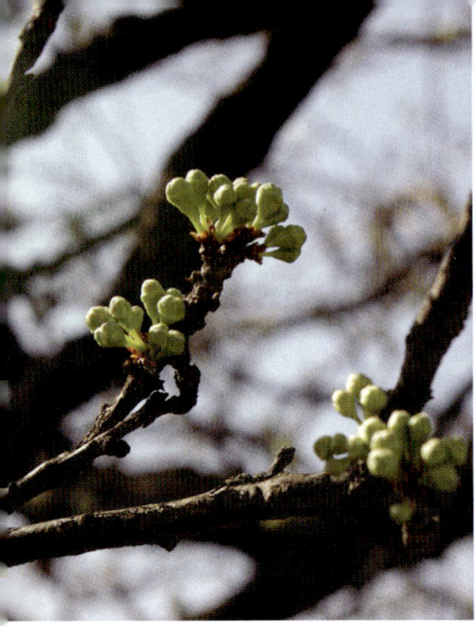

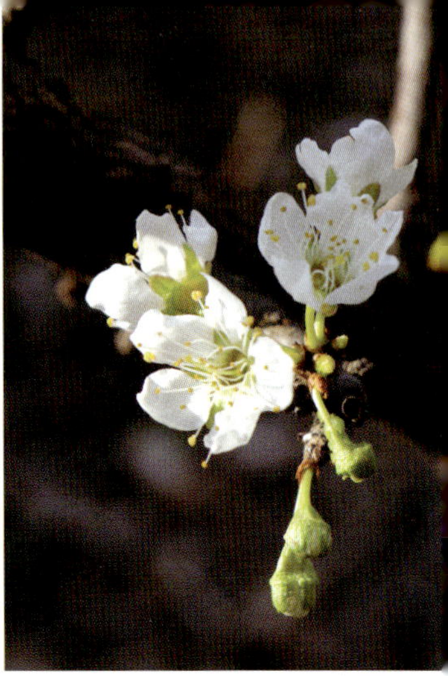

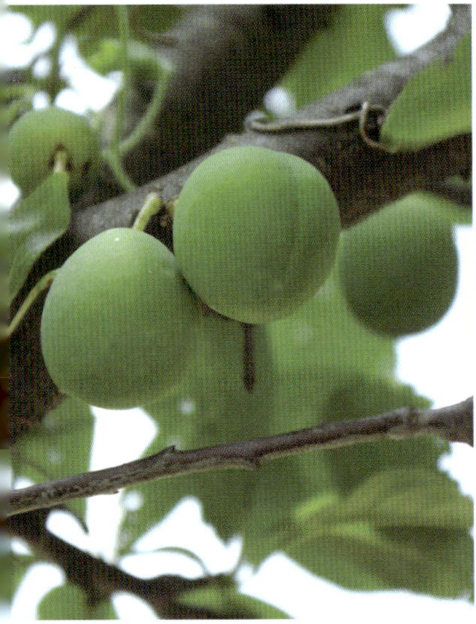

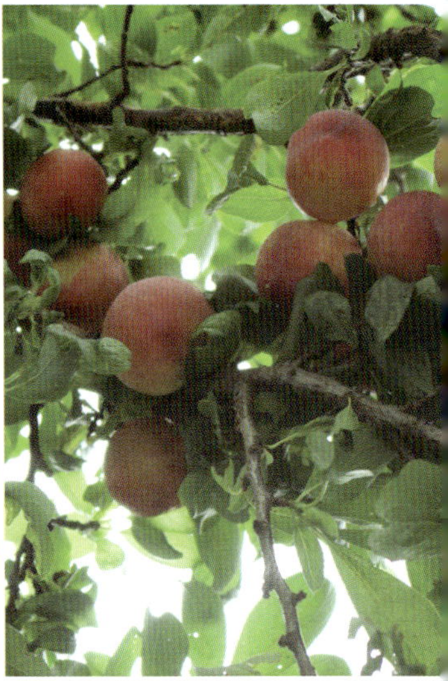

꽃봉오리 | 꽃과 꽃봉오리
풋열매 | 열매
줄기

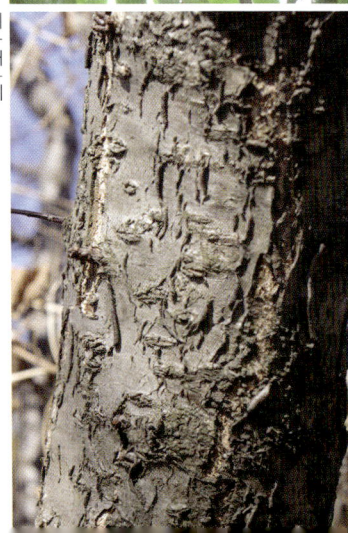

■■ 효능

한방에서 뿌리를 이근(李根), 뿌리껍질을 이근피(李根皮), 나무진을 이수교(李樹膠), 열매를 이자(李子), 씨앗을 이핵인(李核仁)이라 한다. 열과 기운을 내리고, 열독을 풀며, 간이 맑아지고, 장이 윤택해지고, 소변을 잘 나오게 하며, 몸속 진액을 잘 나오게 하고, 통증을 없애며, 염증을 가라앉히고, 어혈을 풀어주는 효능이 있다. 『동의보감』에서는 "자두가 갈증을 멎게 하고, 열독·치통·이질을 낫게 해주고, 잎을 삶은 물은 땀띠를 치료하며, 간에 병이 있을 때 좋다" 하였다. 몸이 허하여 뼈가 쑤시고 미열이 날 때, 아이가 열이 있거나 깜짝깜짝 놀랄 때, 당뇨, 복수가 찼을 때, 이질 설사, 변비, 심한 치통, 살을 베었을 때, 타박상 통증, 벌레에 물렸을 때 약으로 처방한다. 비타민 C, 칼슘, 인, 철, 칼륨, 탄수화물, 사과산, 구연산, 펙틴, 포도당, 과당, 폴리페놀, 안토시아닌을 함유한다.

민간에서는 이질 설사, 더위 먹었을 때, 습진이나 아토피, 피부 건조, 심한 치통, 아이가 열이 있거나 깜짝깜짝 놀랄 때, 심한 피로, 입맛이 없을 때, 불면증, 혈액순환이 안 될 때, 당뇨, 복수가 찼을 때, 위가 안 좋을 때, 숙취 해소, 심장이나 간이 안 좋을 때, 눈이 건조하거나 침침할 때, 뼛속이 쑤시고 미열이 날 때, 변비, 빈혈, 편도선이 부었을 때, 담이 뭉쳐서 기침을 할 때, 타박상을 입거나 벌레에 물려 아플 때, 기미, 종기에 독이 올랐을 때 사용한다.

◀)) 주의사항

- 차가운 성질을 지닌 약재이므로 아랫배가 차고 설사를 자주 하는 사람, 몸이 몹시 허약한 사람, 임산부는 먹지 않는다.
- 꿀과는 상극이므로 함께 먹지 않는다.
- 물에 담갔을 때 위로 뜨는 것은 사용하지 않는다.

048 배나무 *Pyrus pyrifolia* var. culta (Makino) Nakai

- 장미과 잎지는 작은큰키나무
- 분포지 : 산과 들 양지바르고 약간 경사진 곳
- 개화기 : 4월　결실기 : 9월　채취기 : 봄(꽃·줄기껍질), 봄~여름(잎), 늦여름~가을(열매), 수시로(뿌리·가지)

- 별　　명 : 이목(梨木), 이수(梨樹)
- 생약명 : 이(梨), 이피(梨皮), 이수근(梨樹根), 이목피(梨木皮), 이지(梨枝), 이엽(梨葉)
- 유　　래 : 배에 병이 났을 때 열매를 먹는 나무라 하여 배나무라 부른다.

■ ■ 생태

높이 5m. 줄기가 곧게 자란다. 줄기껍질은 붉은빛이 도는 회갈색인데, 청실배보다 붉은빛이 강하며, 자랄수록 세로로 불규칙하게 갈라진다. 가지는 길게 하늘을 향해 뻗는데, 키울 때는 열매를 따기 쉽게 가지를 옆으로 눕도록 잡아주어야 한다. 가지껍질은 어두운 빛이 도는 갈색이며 매끄럽다. 꽃은 잎보다 먼저 또는 잎과 함께 하얗게 피는데, 가지에 긴 꽃대가 여러 개 뭉쳐 올라와 작은 꽃들이 달린다. 꽃잎은 5장으로 둥글며, 가늘고 긴 꽃술이 사방으로 갈라져 나온다. 청실배나무와는 달리 꽃봉오리일 때도 하얗다. 잎은 타원형으로 어긋나는데, 잎자루가 길고, 끝이 꼬리처럼 뾰족하다. 잎 앞뒷면은 비교적 평평하며, 잎 가장자리에는 잔털 같은 톱니가 있다. 어린잎은 색깔이 연하며 약간 붉은빛이 돈다. 열매는 9월에 크고 둥근 모양으로 여무는데, 열매껍질에 황금색을 띤 작은 눈들이 흩어져 있다. 열매가 다 익으면 황금색이 된다. 열매 속살에는 서걱서걱한 돌세포가 뭉쳐 있으며 물이 많다. *유사종_ 산돌배, 돌배나무

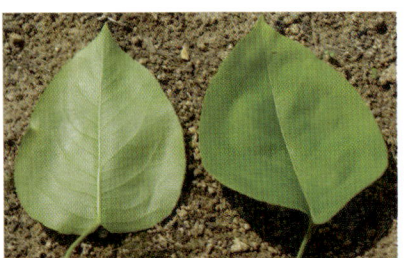

잎 앞뒤

■■ 효능

한방에서 열매를 이(梨), 뿌리를 이수근(梨樹根), 줄기껍질을 이목피(梨木皮), 가지를 이지(梨枝), 잎을 이엽(梨葉), 열매껍질을 이피(梨皮)라 한다. 약효와 약용 방법, 민간 요법은 청실배나무(p.147 참조)와 같다. 비타민 B1, 비타민 B2, 비타민 C, 칼슘, 인, 마그네슘, 요오드, 단백질, 사과산, 구연산, 과당, 포도당, 자당, 알부틴, 탄닌을 함유한다.

🔊 주의사항
• 변을 무르게 하는 약재이므로 대변이 묽게 나오는 사람은 먹지 않는다.

새순
꽃눈
꽃과 꽃봉오리

꽃눈과 잎눈(길쭉한 것)
잎 달린 모습

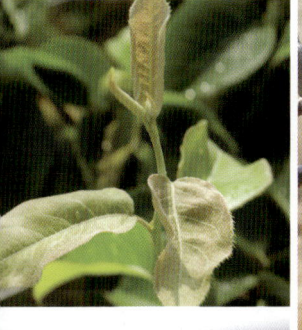

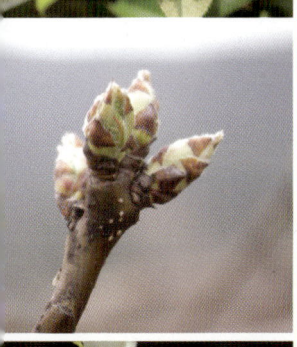

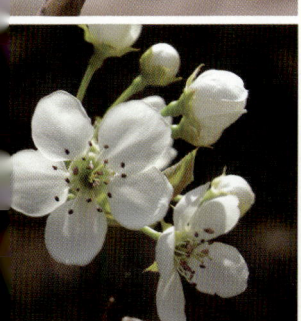

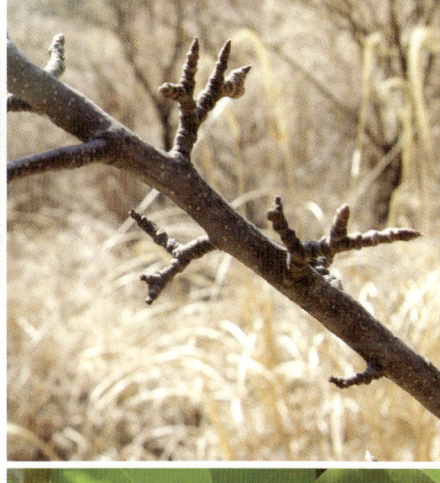

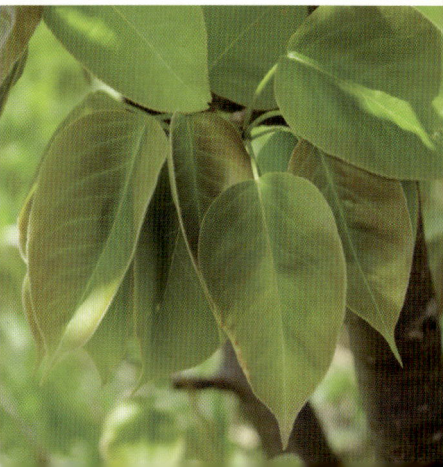

049 약 식 청실배나무 *Pyrus ussuriensis* Max. var. ovoidea Rehder

- 장미과 잎지는 큰키나무
- 분포지 : 중부지방 이남 산과 들의 언덕진 곳, 마을 근처
- 개화기 : 4~5월　결실기 : 8~9월
- 채취기 : 봄(꽃·줄기껍질), 봄~여름(잎), 늦여름~가을(열매), 수시로(뿌리·가지)

- 별　　명 : 청슬이, 청술래, 청솔배, 청실리(靑實梨), 청리(靑梨)
- 생약명 : 산리(山梨)
- 유　　래 : 푸른[靑] 열매[實]가 달리는 배나무라 하여 청실배라 부른다.

■■ 생태

높이 10m. 줄기가 굵게 자란다. 줄기껍질은 회색빛이 도는 갈색이며, 직사각형 비늘처럼 잘게 갈라져 있다. 가지는 윗동에서 굵고 길게 갈라져 나오며, 위쪽으로 갈수록 하늘을 향해 뻗어 나간다. 햇가지는 어두운 갈색으로 매끄럽다. 잎은 타원형으로 어긋나는데, 잎자루가 길거나 조금 짧고, 잎 끝이 꼬리처럼 뾰족하다. 잎 앞뒷면은 윤기가 나며, 잎 가장자리에는 잔털처럼 가늘고 뾰족한 작은 톱니가 있다. 꽃은 4~5월에 잎과 함께 핀다. 잎이 달린 자리에 긴 꽃대가 여러 개 올라와 둥글게 펼쳐진 끝에 하얀 꽃이 달린다. 꽃잎은 5장으로 둥근 타원형이며, 꽃봉오리일 때는 분홍빛이 조금 섞여 있다. 열매는 8~9월에 작고 둥근 모양으로 여무는데, 열매껍질에 황금색을 띤 작은 눈들이 흩어져 있다. 열매는 산돌배나무나 돌배나무 열매와는 달리 다 익어도 짙은 녹색을 띤다. 열매는 바로 먹을 수 있으며, 딴 뒤 며칠 후면 붉은빛이 도는 노란색으로 변한다. 열매 속 살은 배나무 열매에 비해 딱딱한 돌세포가 현저히 적으며 당도도 매우 높다.

*유사종_ 산돌배, 황실배, 청당로배

봄 모습
어린 나무 | 꽃
줄기 | 1년생 뿌리

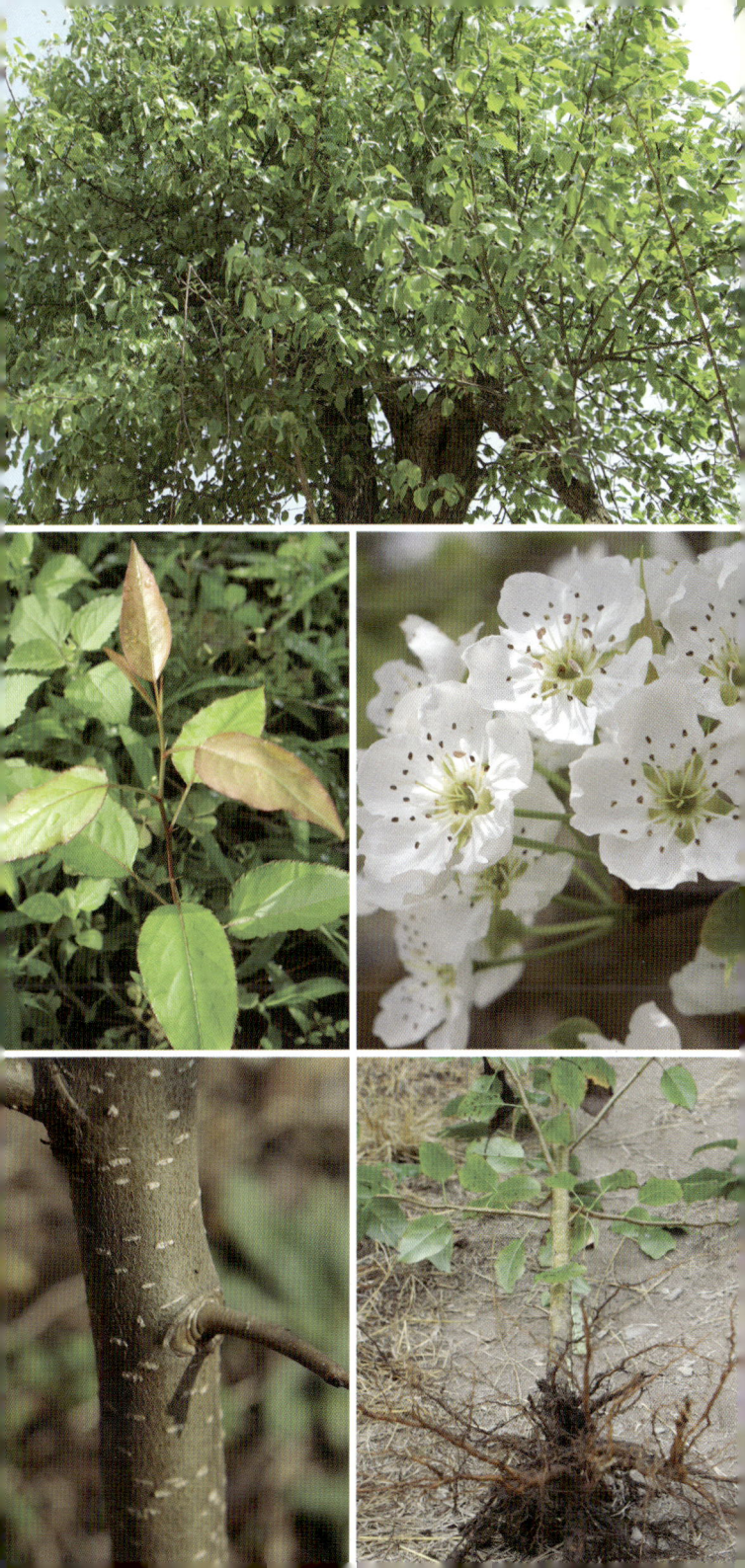

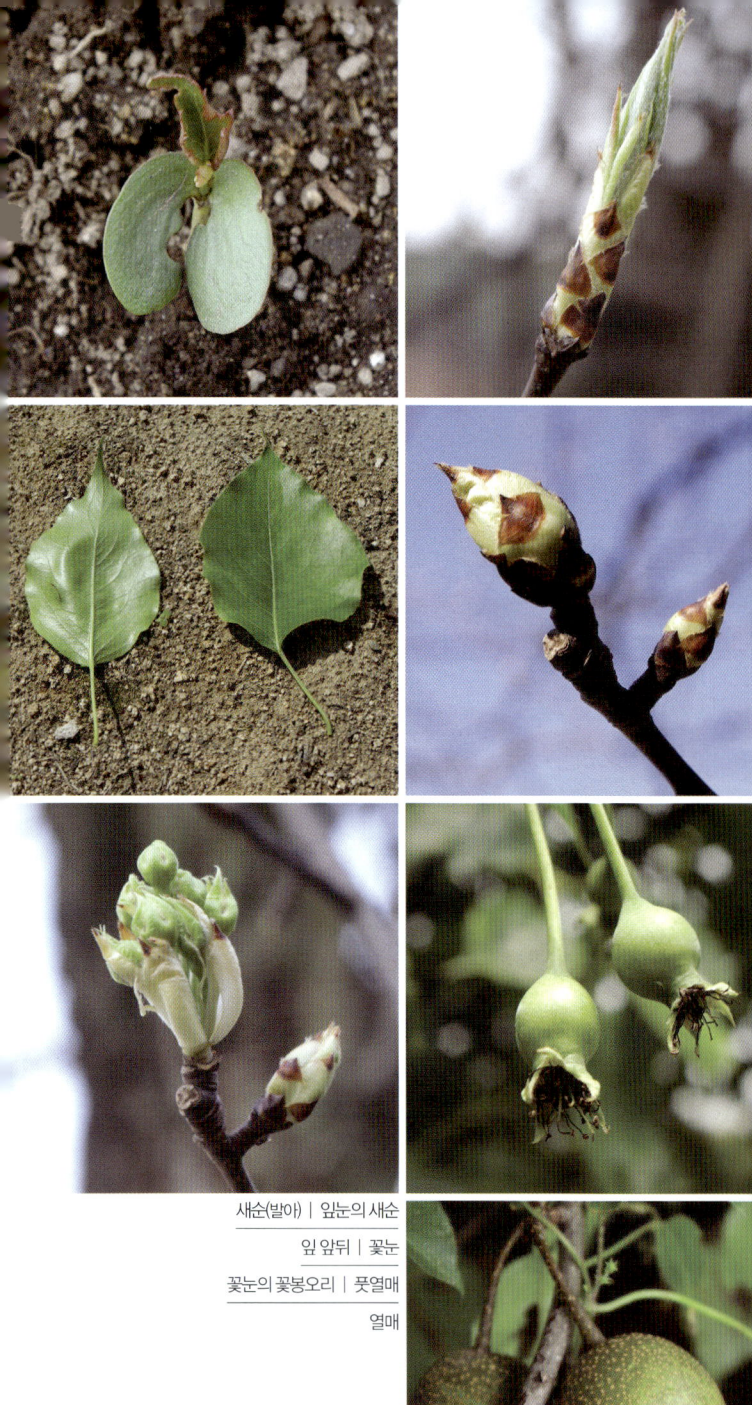

새순(발아) | 잎눈의 새순
잎 앞뒤 | 꽃눈
꽃눈의 꽃봉오리 | 풋열매
열매

■■ 효능

한방에서 뿌리, 줄기껍질, 가지, 잎, 열매를 산리(山梨)라 한다. 열을 내리고, 어혈을 흩어주며, 독을 풀고, 염증을 가라앉히며, 심장이 맑아지고, 폐를 촉촉하게 하며, 소화가 잘 되게 하고, 마음을 안정시키는 효능이 있다. 골수염, 편도선염, 기침 감기, 기관지염, 천식, 당뇨, 소화가 안 되고 설사할 때, 체했을 때, 종기가 났을 때 약으로 처방한다. 비타민 B1, 비타민 B2, 비타민 C, 칼슘, 인, 마그네슘, 요오드, 단백질, 사과산, 구연산, 과당, 포도당, 자당, 알부틴, 탄닌, 탄수화물을 함유한다.

민간에서는 천식, 심한 기침과 가래, 편도선이 부었을 때, 치질, 열감기, 기침 감기, 열병으로 가슴이 답답하고 갈증이 심할 때, 풍기가 있어 말이 어눌하게 나올 때, 피부가 헐거나 발진이 돋았을 때, 급체하여 토하고 설사할 때, 버섯 중독, 종기, 상처가 곪았을 때, 변비, 소변이 잘 안 나올 때, 더위 먹었을 때, 아이가 놀라서 경기할 때, 딸꾹질이 멎지 않을 때, 술독을 풀 때, 기력이 없을 때, 양기를 북돋울 때, 머리가 자주 아플 때, 골수염, 당뇨에 사용한다.

🔊 주의사항
- 산돌배를 대신 사용하기도 한다.

꽃핀 모습

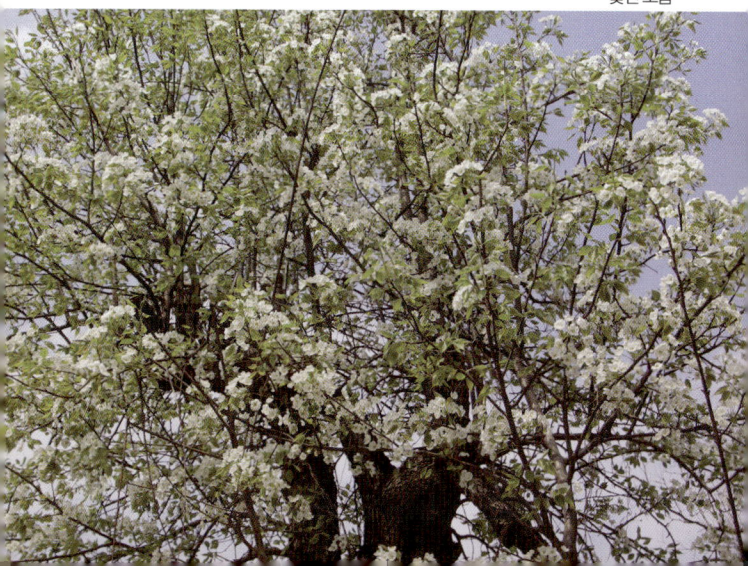

050 팥배나무 *Sorbus alnifolia* (Siebold & Zucc.) K.Koch

- 장미과 잎지는 큰키나무
- 분포지 : 깊은 산 비탈지고 메마른 능선이나 자갈밭
- 개화기 : 4~5월 결실기 : 9~10월 채취기 : 가을(열매)

- 별 명 : 팟배, 팟배나무, 긴팟배, 둥근팟배나무, 둥근잎팥배나무, 달피팥배나무, 왕팥배나무, 왕잎팟배, 참팥배나무, 벌배, 벌배나무, 산매자나무, 물방치나무, 물앵도나무, 운향나무, 감당(甘棠), 이명감당(甘棠), 당이(棠梨), 화추(花楸)
- 생약명 : 두리(豆梨), 수유과(水榆果)
- 유 래 : 열매가 달콤한 배맛이 나면서도 팥알처럼 생겼고 꽃도 배꽃 같은 나무라 하여 팥배나무라 부른다.

■■생태

높이 15m. 줄기가 곧게 자라며, 중간에 옆으로 비스듬히 자라기도 한다. 줄기껍질은 회색빛이나 검은빛이 도는 갈색이며, 밋밋하면서도 세로로 얕게 갈라져 있다. 가지는 위쪽으로 갈라져 나온다. 가지껍질은 붉은빛이 도는 회갈색이며 흰 껍질눈이 있다. 잎은 타원형으로 어긋나는데, 잎자루가 있고, 잎 끝은 조금 둥글거나 갸름하게 좁아지다가 끝이 꼬리처럼 뾰족해진다. 잎 앞면에는 사선으로 잎맥이 깊고 짧은 잔털이 있고, 잎 뒷면에는 조금 희면서 잎맥에 짧은 잔털이 있다. 잎 앞뒷면은 윤기가 조금 있다. 잎 가장자리에는 날카로운 잔 겹톱니가 있다. 꽃은 4~5월에 하얗게 피는데, 가지 끝에 조금 긴 꽃대가 올라가지를 치고 그 끝에 작은 꽃이 달린다. 꽃잎은 5장으로 둥근 타원형이며, 긴 꽃술들이 사방에 펼쳐진다. 열매는 9~10월에 작은 타원형으로 여물며, 꽃이 떨어진 자리에 갈색 홈이 파여 있다. 열매는 처음에 흰빛이 도는 녹색이었다가 붉은빛으로 변하며, 겨울과 새봄까지 붙어 있다가 새들에게 먹힌 뒤 먼 곳에 배설되어 번식한다.

*유사종_ 긴팥배, 긴잎팥배, 왕잎팥배, 벌배, 털팥배

봄 모습
꽃핀 모습
잎눈의 새순 | 잎

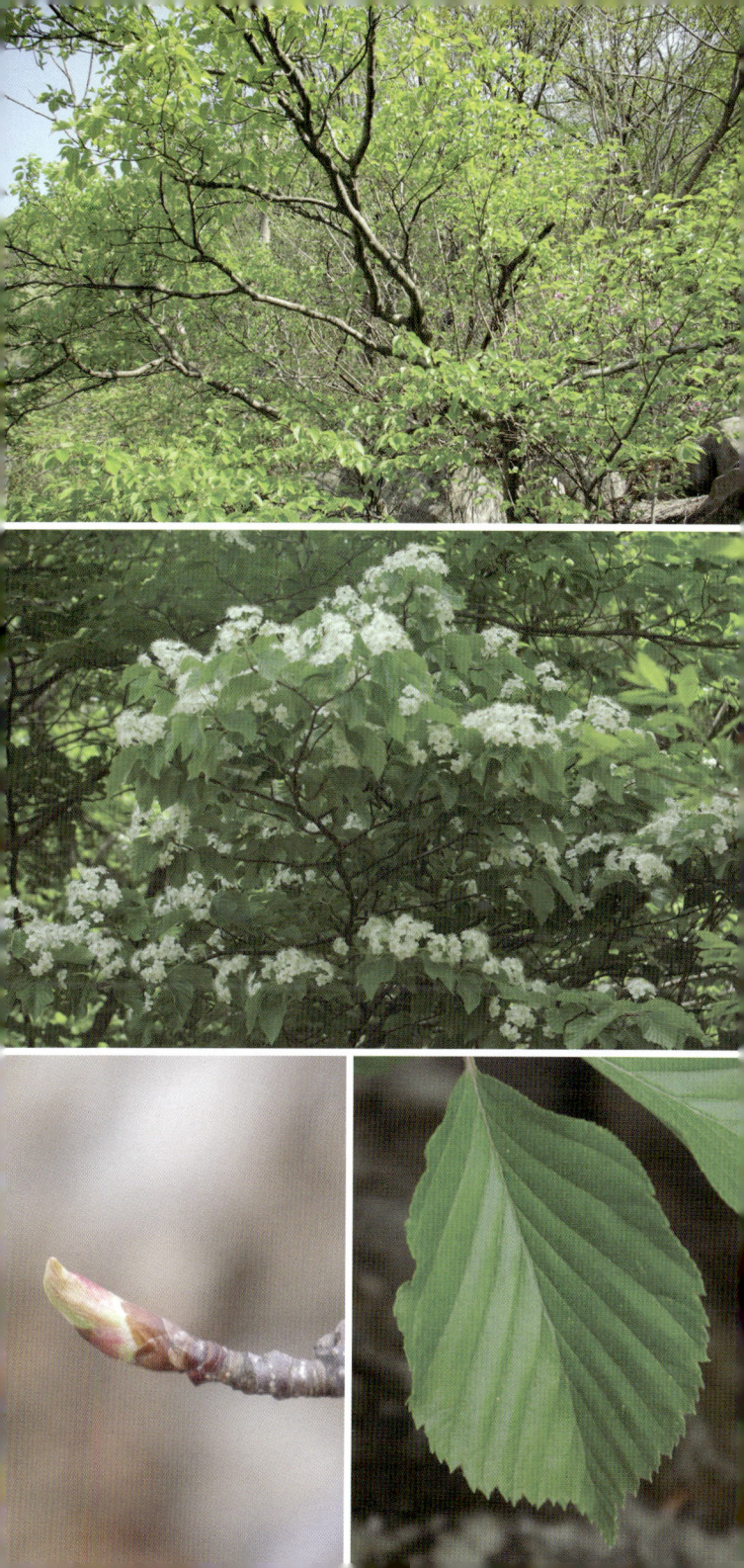

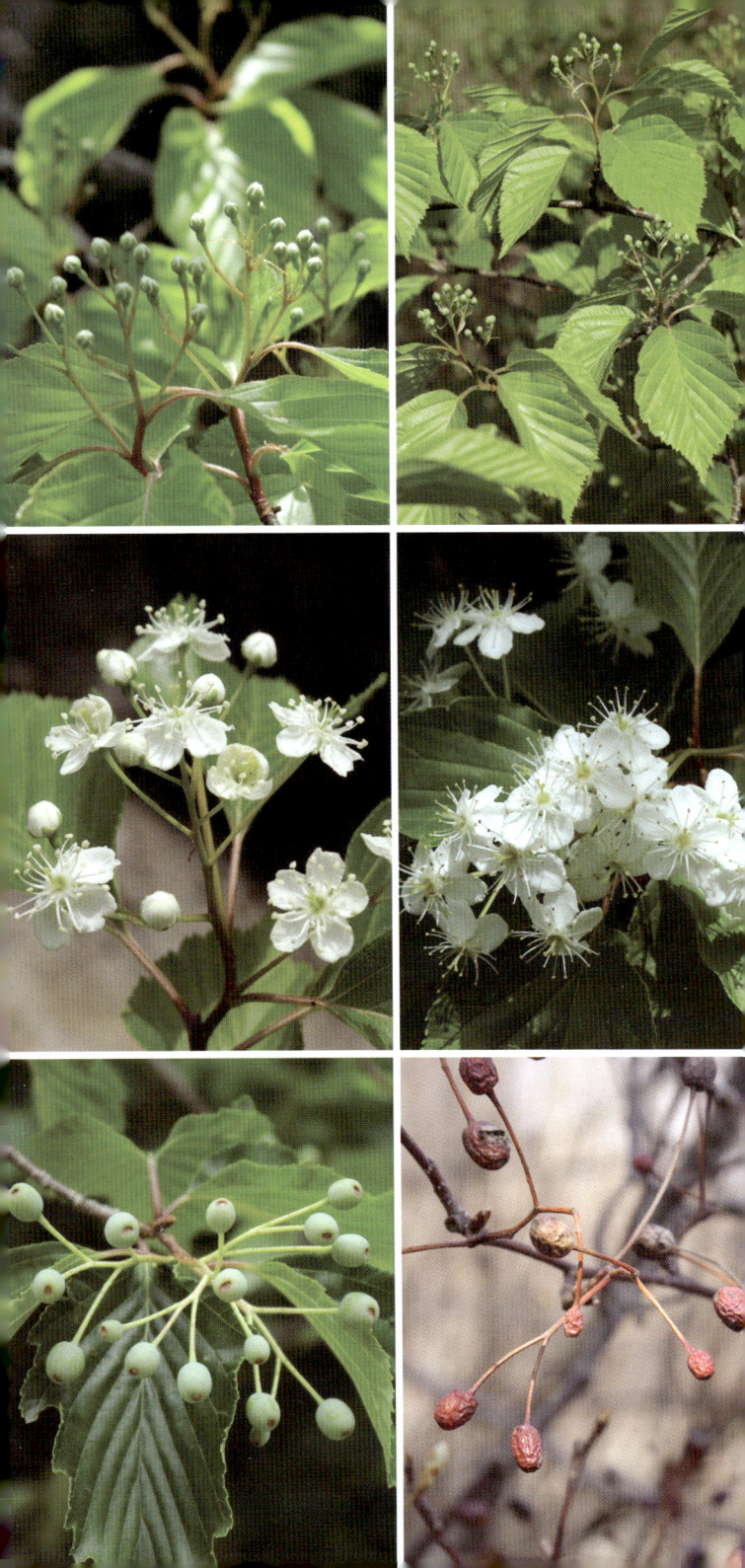

■■효능

한방에서 열매를 두리(豆梨), 수유과(水榆果)라 한다. 열을 내리고, 몸을 튼튼하게 하며, 기침을 가라앉히고, 가래를 삭혀주며, 소화가 잘 되게 하고, 소변을 잘 나오게 하는 효능이 있다. 고열, 토사곽란, 출혈로 몸이 쇠약해졌을 때, 빈혈, 심한 기침과 가래에 약으로 처방한다.

민간에서는 고열, 음식을 잘못 먹어 토하고 설사할 때, 출혈로 몸이 허약해졌을 때, 빈혈, 영양부족으로 버짐이 피었을 때, 심한 기침과 가래, 어지럽고 피로가 심할 때, 위가 안 좋아 소화가 안 될 때 사용한다.

🔊 주의사항
• 왕잎팥배, 털팥배를 대신 사용하기도 한다.

꽃봉오리 | 꽃봉오리 달린 모습
🌸 꽃과 꽃봉오리 | 꽃
풋열매 | 묵은 열매　　　　　　　　　　　　　　　　겨울 모습

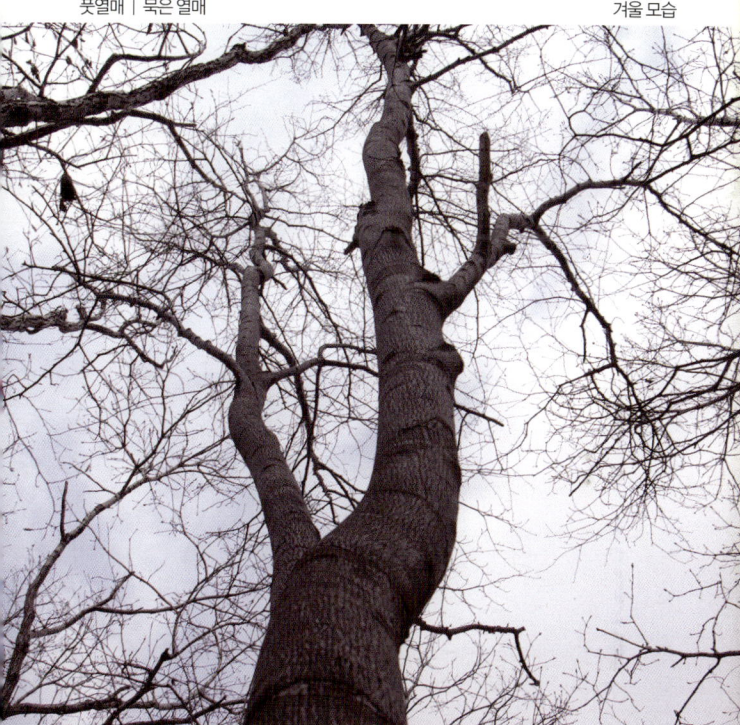

051 약 식
조팝나무 *Spiraea prunifolia* for. *simpliciflora* Nakai

- 장미과 잎지는 작은키나무 ■ 분포지 : 산기슭 양지바른 돌밭, 논둑, 밭둑
- 개화기 : 4~5월   결실기 : 9월   채취기 : 가을~봄(뿌리)

- 별　　명 : 조밥나무, 홑조팝나무, 수절국, 수선국(繡線菊), 압뇨초(鴨尿草), 싸리나물, 상산(常山), 조취(臊臭), 촉칠근(蜀漆根)
- 생약명 : 목상산(木常山), 촉칠(蜀漆), 소엽화(笑葉花)
- 유　　래 : 작고 흰 꽃잎 속에 노란 꽃술이 붙어 있는 모습이 흰쌀에 노란 좁쌀을 섞어 지은 밥 같다 하여 조밥나무라 하다가 조팝나무가 되었다.

■■ 생태

높이 1.5~2m. 뿌리는 밝은 갈색이며 잔뿌리가 많다. 줄기는 무더기로 올라와 곧게 자란다. 줄기껍질은 약간 붉은빛이 도는 갈색이고, 세로로 옅은 선이 있으며, 윤기가 조금 난다. 가지는 밑동에서부터 여러 갈래로 갈라져 위쪽을 향해 자란다. 잎은 작은 타원형으로 어긋나는데, 가지를 촘촘히 감쌀 만큼 많이 달린다. 잎 끝은 날렵하게 뾰족하고, 앞뒷면이 매끄러우며, 잎 가장자리에 아주 잔 톱니가 있다. 꽃은 4~5월에 하얗게 피는데, 가지에 꽃대 여러 개가 한꺼번에 올라와 아주 작은 꽃들이 뭉쳐 달린다. 꽃잎은 5장으로 둥근 타원형이며, 꽃술은 노랗다. 일본산은 꽃잎이 겹으로 달린다. 열매는 9월에 아주 작은 별모양으로 여무는데, 익을수록 붉은 갈색을 띠며 윤기가 돈다. 열매가 다 익으면 껍질이 벌어져 작은 씨앗들이 튀어나와 가까운 곳에 번식한다. *유사종_ 가는잎조팝나무, 긴잎조팝나무, 둥근잎조팝나무, 꼬리조팝나무, 떡조팝나무, 공조팝나무, 당조팝나무, 산조팝나무

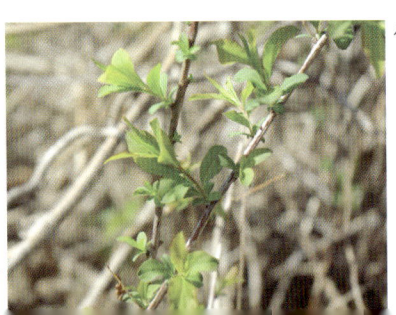

새순

■■ 효능

한방에서 뿌리를 목상산(木常山), 줄기를 촉칠(蜀漆), 꽃을 소엽화(笑葉花)라 한다. 열을 내리고, 통증을 가라앉히며, 상처를 수렴해주는 효능이 있다. 『동의보감』에는 "여러 가지 학질을 낫게 하고, 가래침을 토하게 해주며, 열이 오르내리는 것을 낫게 한다"고 하였다. 인후염, 감기로 열이 날 때, 신경통, 학질에 걸려 설사할 때 약으로 처방한다. 조팝나무산, 알칼로이드를 함유한다.

민간에서는 목이 붓고 아플 때, 감기에 걸려 오한이 들면서 열이 날 때, 가래, 설사, 신경통, 말라리아에 걸렸을 때 사용한다.

🔊 주의사항
• 당조팝나무, 가는잎조팝나무를 대신 사용하기도 한다.

전체 모습 | 잎 달린 모습
꽃봉오리 | 꽃

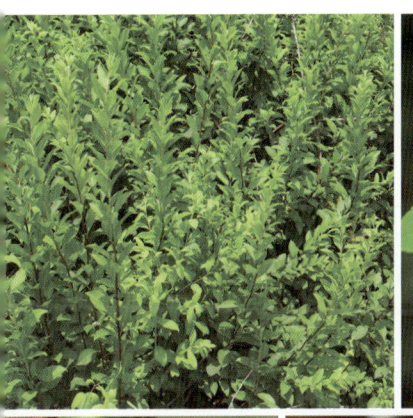
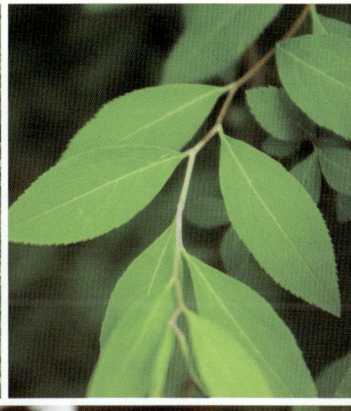
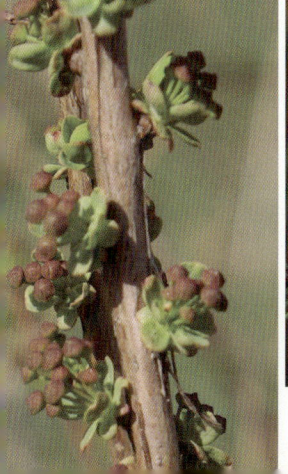
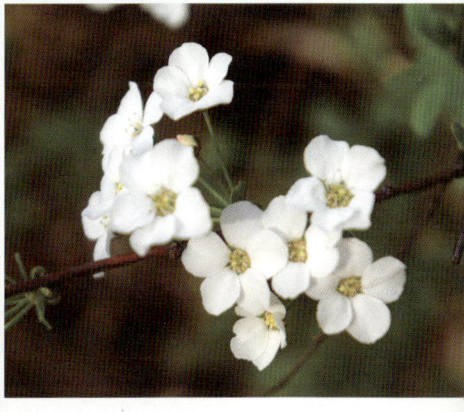

052

찔레꽃 *Rosa multiflora* Thunb. var. multiflora

- 장미과 잎지는 작은키나무
- 분포지: 양지바른 산기슭이나 골짜기, 냇가
- 개화기: 5월   결실기: 9월
- 채취기: 봄(잎과 꽃), 가을(열매), 가을~봄(뿌리)

- 별 명: 찔레나무, 찔룩나무, 질구나무, 질꾸나무, 질누나무, 질위나무, 새버나무, 새비나무, 설널레나무, 가시나무, 들장미, 야장미(夜薔薇), 영실장미(營實薔薇), 자매화(刺梅花), 자매장미화(刺梅薔薇花), 칠성매(七星梅), 약왕자(藥王子), 야객(野客), 설객(雪客)
- 생약명: 장미근(薔薇根), 장미엽(薔薇葉), 장미화(薔薇花), 영실(營實), 영실근(營實根), 산극(山棘), 석산호(石珊瑚), 우극(牛棘), 장미자(薔薇子), 야장미자(夜薔薇子)
- 유 래: 가시가 많아 잘 찔리는 꽃이라 하여 찔레꽃이라 부른다.

■■ 생태

높이 1~2m. 뿌리가 굵고 옆으로 길게 뻗으며, 뿌리껍질은 붉은 갈색을 띤다. 줄기는 한 뿌리에서 여러 개가 같이 올라오며, 햇줄기는 푸르다가 햇빛을 받으면 붉은빛을 띤다. 묵은 줄기는 붉고 노란빛이 도는 갈색이며, 줄기껍질이 얇고 불규칙하게 갈라진다. 가지는 여러 개로 갈라져 나오며, 가지 끝이 약간 아래로 처진다. 가지에는 납작한 원뿔 모양의 가시가 많다. 잎은 긴 잎자루에 길쭉한 타원형으로 마주나는데, 잎 양끝이 갸름하고, 잎 가장자리에 잔 톱니가 있다. 꽃은 5월에 흰색 또는 약간 붉은빛이 도는 흰색으로 피는데, 햇가지 끝에 꽃대가 올라와 가지를 치고 그 끝이 다시 여러 번 갈라져서 끝에 작은 꽃들이 뭉쳐 달린다. 꽃잎은 5장으로 심장 모양이며, 꽃술이 노랗게 펼쳐진다. 열매는 9월에 끝이 갸름한 구슬 모양으로 여무는데, 다 익으면 선명한 붉은빛이 되며 그 안에 작은 씨앗들이 가득하다.

*유시종_ 덩굴찔레, 제주찔레, 좀찔레, 털찔레, 국경찔레

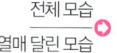

전체 모습
열매 달린 모습

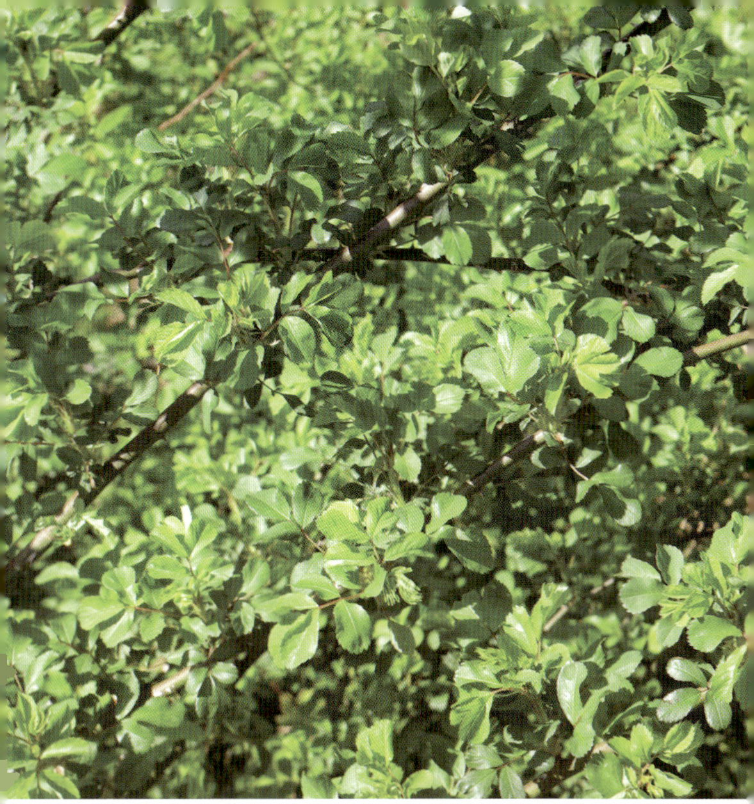

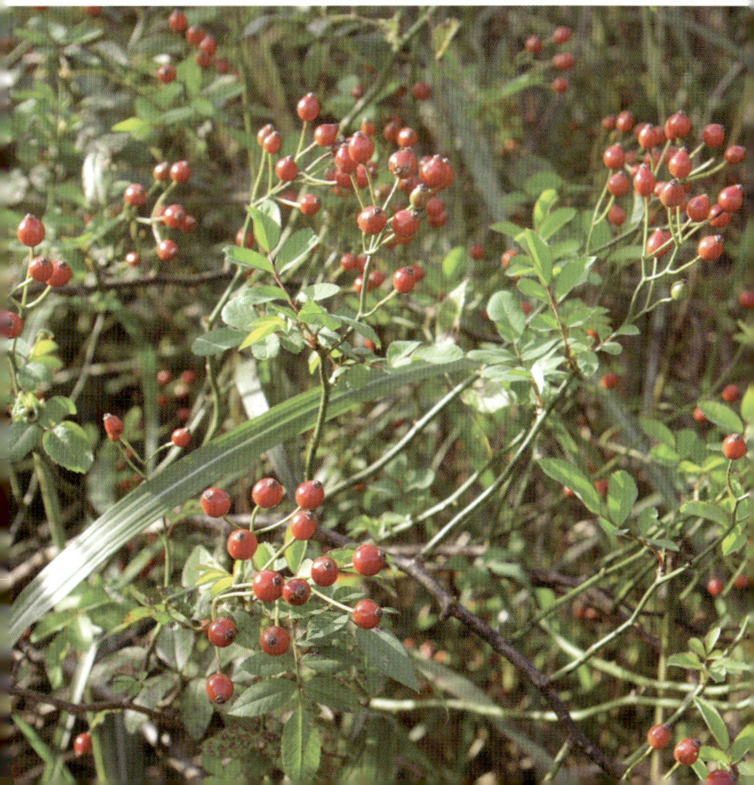

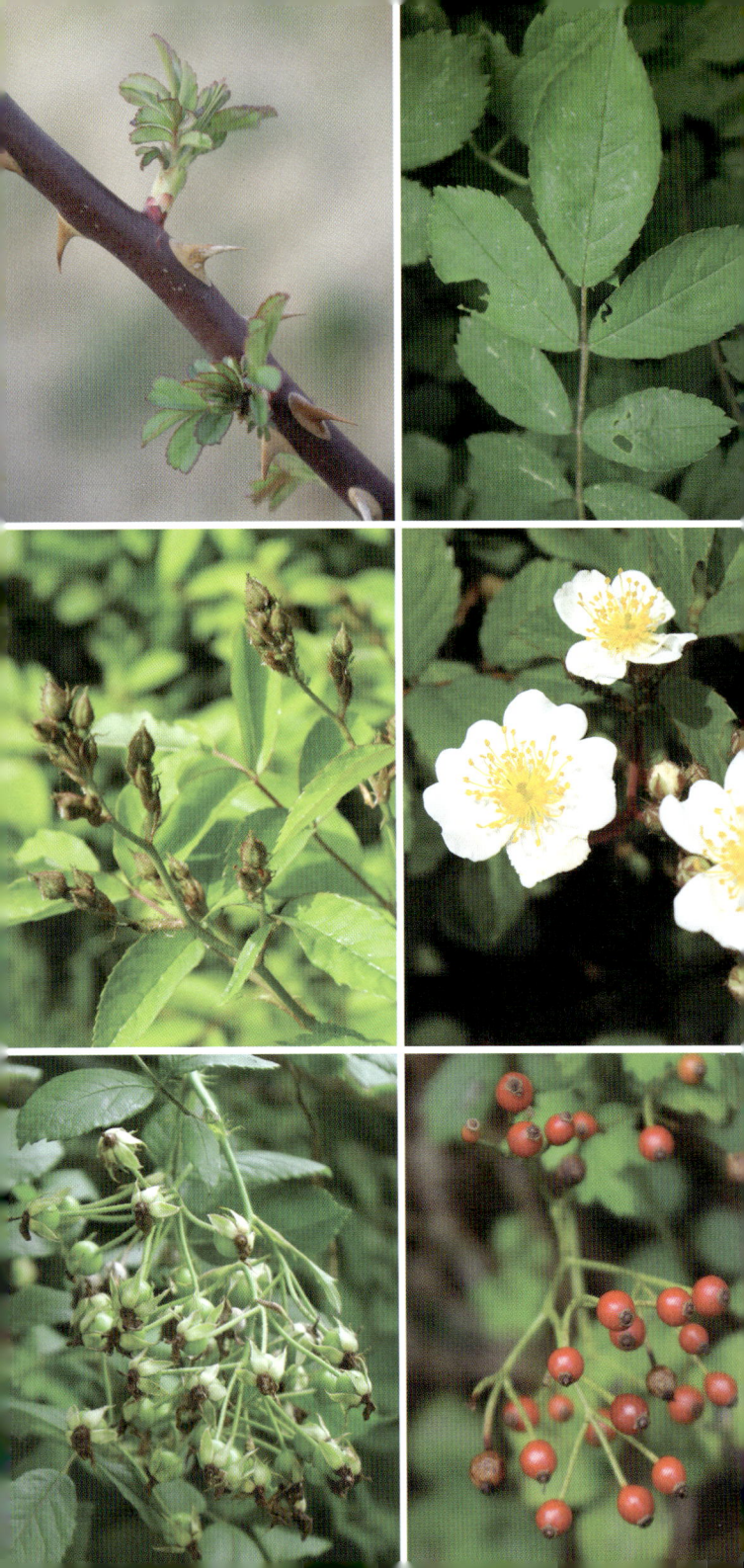

■■ 효능

한방에서 뿌리를 장미근(薔薇根), 잎을 장미엽(薔薇葉), 꽃을 장미화(薔薇花), 열매를 영실(營實)·영실근(營實根)·산극(山棘)·석산호(石珊瑚)·우극(牛棘)·장미자(薔薇子)·야장미자(夜薔薇子)라 한다. 열을 내리고, 피를 잘 돌게 하며, 몸에 있는 나쁜 것을 몰아내고, 소변을 잘 나오게 하며, 독을 풀고, 신경을 안정시키며, 노화를 막고, 관상동맥을 확장시키는 효능이 있다. 신장염, 신장이 안 좋아 몸이 부었을 때, 소변 보기 힘들 때, 종기가 심하게 났을 때, 심한 생리통에 약으로 처방한다. 비타민 C, 비타민 P, 탄닌, 아스트라갈린, 지방산, 아미노산, 사포닌, 루틴을 함유한다.

민간에서는 폐결핵, 당뇨, 중풍으로 반신불수, 관절염, 신경통, 잦은 코피, 산후에 뼈마디가 쑤실 때, 노인이 소변을 잘 보지 못할 때, 불면증, 심한 건망증, 열독으로 종기가 심하게 났을 때, 피로가 심하고 꿈을 많이 꿀 때, 성기능 저하, 심한 치통, 심한 생리통, 독이 있는 열매를 먹었을 때, 복막염, 신장이 안 좋아 몸이 부었을 때, 간이 안 좋을 때, 입맛이 없을 때, 소화불량, 혈액순환이 안 되어 손발이 저릴 때, 변비, 아이의 성장발육이 더딜 때, 설사, 심한 갈증에 사용한다.

새순 | 잎 달린 모습
🌺 꽃봉오리 | 꽃
풋열매 | 열매
뿌리

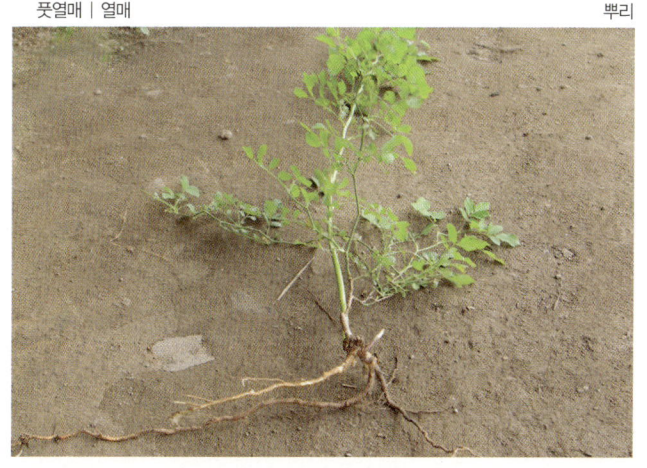

053 약 약한독
아그배나무 *Malus sieboldii* (Regel) Rehder

- 장미과 잎지는 작은큰키나무
- 분포지 : 산속 200~1800m 양지바르고 비옥한 기슭이나 들판, 냇가
- 개화기 : 5월 결실기 : 10월 채취기 : 가을(열매)

- 별 명 : 달구배, 딜구배, 질배, 아가우, 아기외, 알가부, 에기것, 열구, 시나사리, 쥐미, 꽃사과, 애기사과, 삼엽해당(三葉海棠), 소임금(小林檎), 야황자(野黃子), 해홍(海紅)
- 생약명 : 당리(棠梨)
- 유 래 : 풋열매가 아기의 배 모양을 닮은 나무라 하여 아기배나무라 하다가 아그배나무가 되었다.

■ ■ 생태

높이 10m. 줄기가 곧거나 조금 굽어져 자란다. 줄기껍질은 어두운 회색빛이 도는 붉은 갈색이며, 가로 세로로 불규칙하고 얕게 갈라져 있다. 가지는 줄기 중간에서부터 무성하게 갈라져 나오고, 하얀 껍질눈이 있다. 햇가지에는 잔털이 조금 있으며, 가지껍질은 붉은 자줏빛이 도는 갈색이다. 가지에 난 겨울눈은 작고 뾰족한 원뿔 모양이며 붉은 자줏빛이다. 잎은 타원형으로 어긋나는데, 잎자루가 있고, 긴 가지에 나는 잎은 3~5장으로 갈라지기도 하며, 가지 끝에는 잎들이 뭉쳐서 난다. 잎 끝은 뾰족하거나 갸름하며, 어린잎에는 앞뒷면에 잔털이 있다. 잎 가장자리에 잘고 날카로운 톱니가 있다. 혼동하기 쉬운 야광나무는 갈라진 잎이 없고 잎자루가 길다. 꽃은 5월에 하얗게 피는데, 잎이 달린 자리에 약간 긴 꽃대가 4~5개씩 뭉쳐 나와 꽃이 달린다. 꽃잎은 5장으로 둥근 타원형인데, 꽃봉오리일 때는 분홍빛이 돌지만 꽃이 피면 하얗게 된다. 혼동하기 쉬운 유사종 꽃아그배나무는 꽃봉오리가 붉은빛이며, 꽃잎이 겹으로 되어 있다. 열매는 10월에 아주 작은 공모양으로 여물며, 열매꼭지에 꽃이 진 흔적이 남아 있다. 열매가 다 익으면 붉은빛이 도는 노란색 또는 붉은빛으로 변하며, 잎이 진 겨울에도 그대로 붙

어 있다가 새에게 먹혀 멀리 번식한다. 혼동하기 쉬운 야광나무는 열매꼭지가 훨씬 길고 열매 크기가 작다.
*유사종_ 꽃아그배나무, 제주아그배

전체 모습
꽃핀 모습

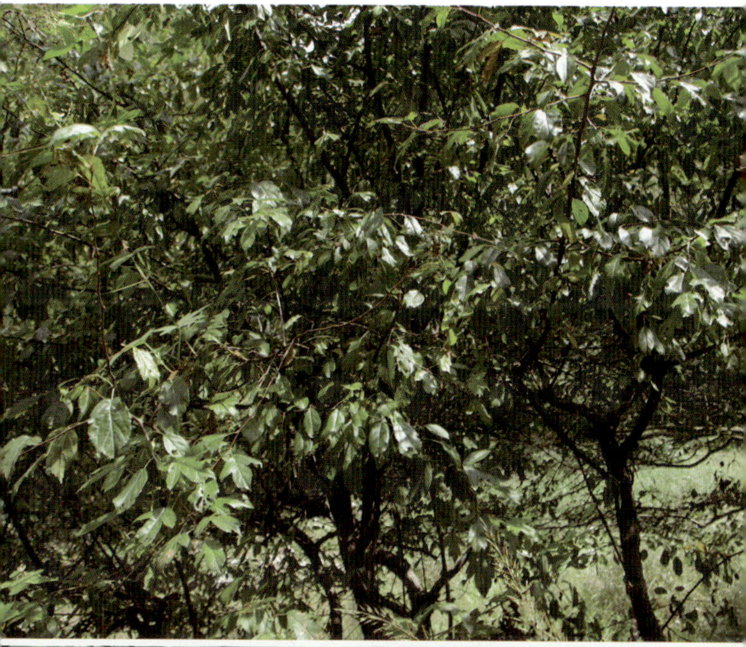

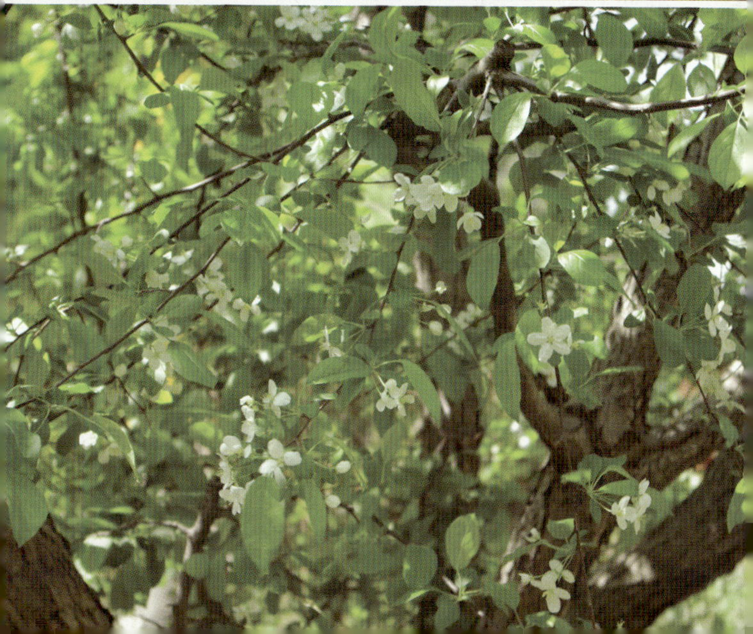

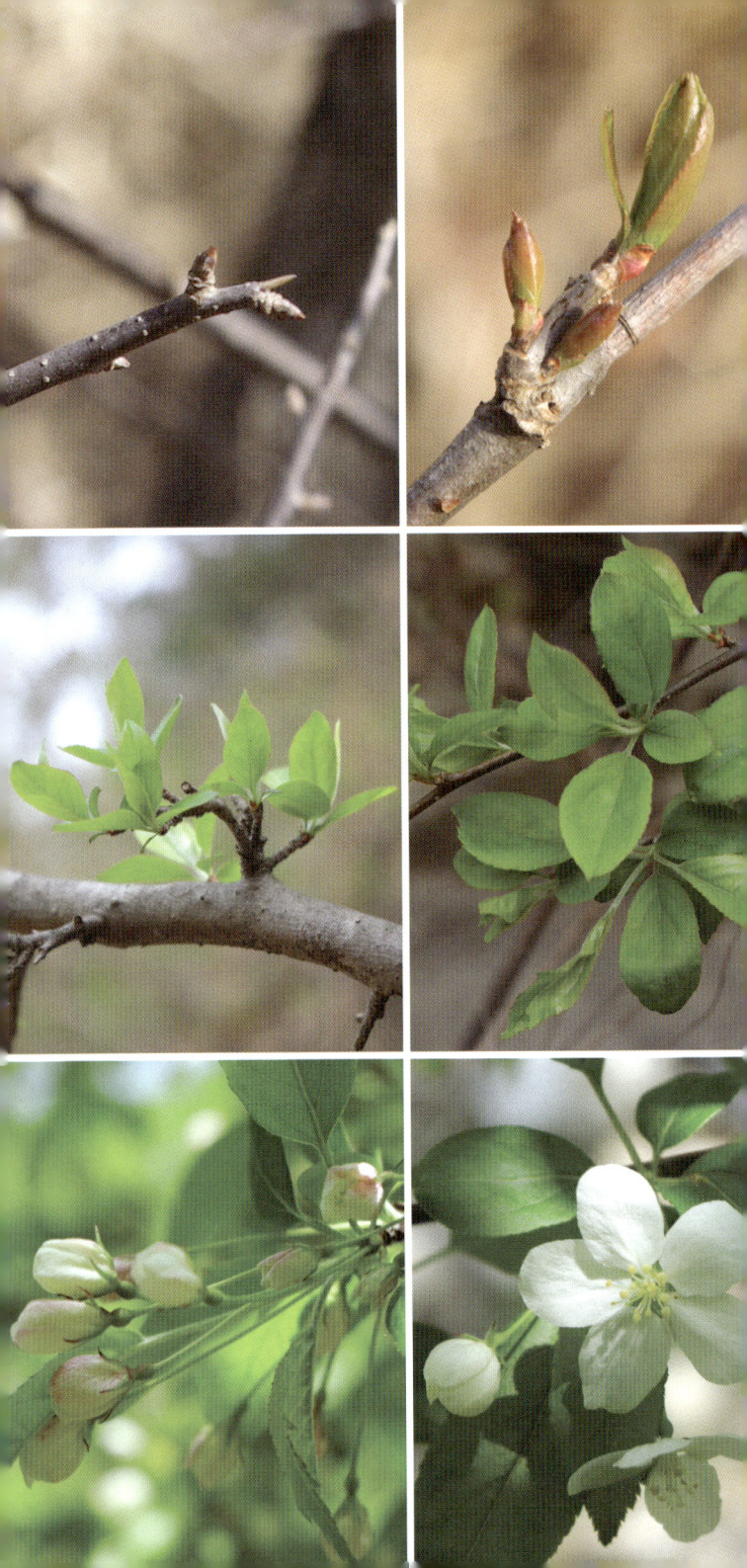

■■ 효능

한방에서 열매를 당리(棠梨)라 한다. 열을 내리고, 갈증을 없애며, 기침을 가라앉히고, 가래를 삭히며, 몸속 진액을 나오게 하고, 마른 것을 촉촉하게 하며, 경련을 가라앉히는 효능이 있다. 열병으로 가슴이 답답할 때, 열이 나고 갈증이 심할 때, 열이 나고 기침을 발작적으로 할 때, 당뇨에 약으로 처방한다.

민간에서는 고열, 열병으로 가슴이 답답할 때, 열이 나고 갈증이 심할 때, 열이 나고 기침을 발작적으로 할 때, 당뇨, 심한 기침과 가래에 사용한다.

주의사항
• 어린잎에는 약한 독성이 있으므로 먹지 않는다.

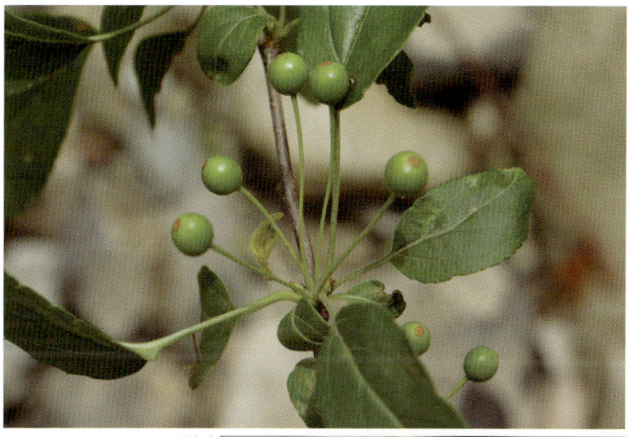

풋열매
겨울 열매

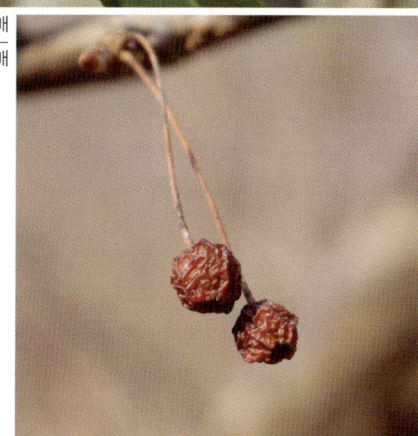

겨울 눈 | 새순
새순 | 잎 달린 모습
꽃봉오리 | 꽃

054 꽃사과 *Malus prunifolia* Wild. Borkh.

- 장미과 잎지는 작은큰키나무 ■ 분포지 : 산과 들 촉촉하고 양지바른 땅
- 개화기 : 4~5월   결실기 : 8월   채취기 : 가을(열매)

- 별   명 : 애기사과, 애기능금, 임금(林檎), 조선임금(朝鮮林檎), 내금(來檎), 과자(果子), 문림낭과(文林郞果), 향과(香果), 화홍(花紅)
- 생약명 : 야평과(野萍果)
- 유   래 : 꽃처럼 예쁜 사과가 달린다 하여 꽃사과라 부른다. 사과나무의 원조이기도 하다.

■■ 생태

높이 3~8m. 줄기가 곧게 자라며 조금 단단한 편이다. 줄기껍질은 회색빛이 도는 갈색이며, 갈라짐이 없고 밋밋하다. 가지는 밑동에서부터 굵게 갈라져 위쪽을 향해 뻗어 나간다. 햇가지는 붉은 자주색이며, 묵은 가지는 연한 회색빛이 도는 갈색이다. 잎은 홀쭉하거나 둥근 타원형으로 어긋나는데, 꽃대가 올라오는 한 자리에 여러 개가 뭉쳐 나온다. 잎자루는 길거나 짧으며, 약간 붉은빛이 돌기도 한다. 잎 끝은 뾰족하고, 잎 앞뒷면에 잔털이 조금 있다. 잎 가장자리에는 둥글고 얕은 파도 모양의 잔 톱니가 있다. 꽃은 4~5월에 하얗게 피는데, 꽃대가 3~7개씩 뭉쳐 올라오고 그 끝에 하늘을 향해 꽃들이 달린다. 꽃봉오리일 때는 붉은빛이 약하게 나타난다. 꽃잎은 5장으로 둥글며, 꽃술이 노랗다. 혼동하기 쉬운 유사종 꽃아그배나무는 꽃잎이 겹으로 되어 있다. 열매는 8월에 작은 공모양으로 여무는데, 열매 끝에 꽃받침 자국이 있다. 아주 풋열매일 때는 솜털이 보송보송하며, 열매가 다 익으면 붉게 변한다. 잎이 진 겨울과 새잎이 나는 새봄까지 그대로 붙어 있어 새에게 먹혀 멀리 번식한다. 혼동하기 쉬운 꽃아그배나무는 열매꼭지가 매우 길며 꽃받침이 떨어져 나간 둥근 흔적만 남아 있다.

*유사종_ 꽃아그배나무, 아그배나무, 야광나무

■■ 효능

한방에서 열매를 야평과(野萍果)라 한다. 체한 것을 낫게 하고, 소화를 잘 되게 하며, 통증을 없애고, 어혈을 풀어주며, 균을 죽이고, 염증을 가라앉히는 효능이 있다. 배가 차고 소화가 안 될 때, 급체, 이질 설사, 장염에 약으로 처방한다. 비타민 A, 비타민 B, 비타민 C, 펙틴, 사과산, 탄수화물, 단백질, 과당, 포도당을 함유한다.

민간에서는 소화가 안 되고 자주 체할 때, 아랫배가 차고 자주 설사할 때, 음식을 잘못 먹어 배가 아프고 설사할 때, 장이나 심장이 안 좋을 때 사용한다.

🔊 주의사항
- 열매에 산이 많이 들어 있으므로 위가 안 좋은 사람은 생으로 먹지 않는다.

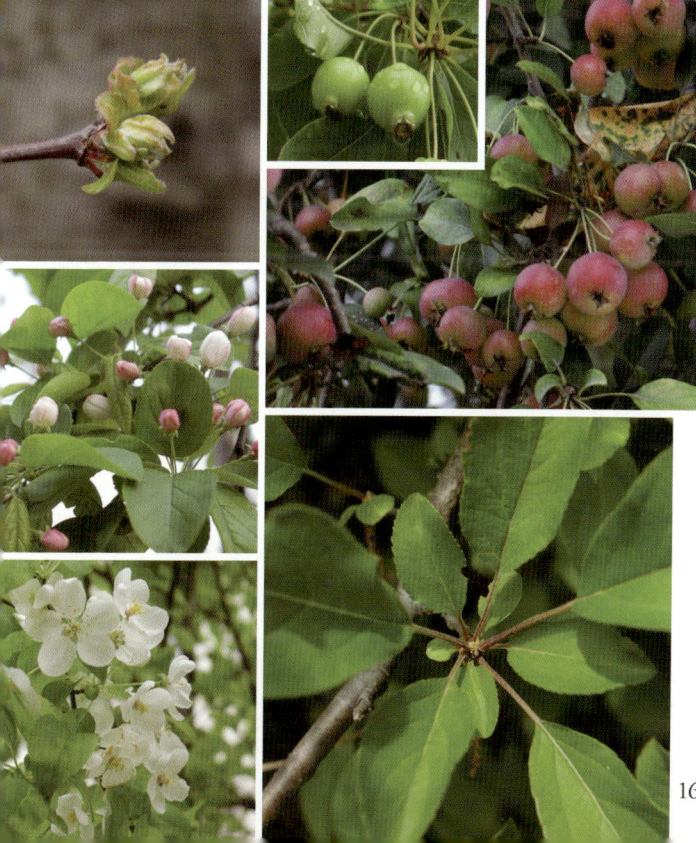

055 약 식
사과나무 *Malus pumila* var. Mill.

- 장미과 잎지는 작은큰키나무
- 분포지 : 산과 들 일교차 크고 경사진 마사토 지역
- 개화기 : 4~5월   결실기 : 8~9월
- 채취기 : 봄(잎), 여름~가을(열매)

- 별 명 : 내금(來檎), 내자(柰子), 임금(淋檎), 임과(林果), 평과(萍果), 평파(萍波), 빈파(頻婆), 봉안과(鳳眼果), 화홍(花紅)
- 생약명 : 평과엽(苹果葉), 평과피(苹果皮)
- 유 래 : 물이 잘 빠지는 모래땅[沙]에서 잘 자라는 과일[果] 나무라 하여 사과나무라 부른다.

■ ■ 생태

높이 10m. 줄기가 곧게 자란다. 줄기껍질은 짙은 갈색이며, 평평하면서도 불규칙하고 얕게 갈라진다. 가지는 줄기에 비해 굵고 옆으로 뻗으면서 자란다. 햇가지는 자줏빛이 돌며 잔털이 있다. 2년생 가지에 눈이 나오는데 꽃눈 속에 잎눈이 함께 있으며 한 꽃눈에서 꽃 5송이, 잎 10장이 나온다. 햇빛과 영양이 부족하면 꽃눈에서 잎만 나오므로 가지치기를 해주는 것이 좋다. 잎은 타원형으로 어긋나는데, 잎자루가 조금 길고, 잎 끝이 뾰족하다. 어린잎은 솜털로 덮여 있으며, 다 큰 잎은 매끄럽다. 잎 가장자리에는 얕고 둥근 파도 모양의 잔 톱니가 불규칙하게 있다. 꽃은 4~5월에 붉은빛이 도는 흰색으로 잎과 함께 피는데, 솜털이 보송보송한 꽃자루가 한 자리에 뭉쳐 나와 5송이가 함께 달린다. 꽃잎은 5장으로 둥근 타원형이며, 꽃봉오리는 매우 붉지만 꽃잎이 펴질 무렵 밝은 색이 된다. 열매는 8~9월에 양끝이 오목한 공모양으로 여무는데, 열매껍질에 작은 반점이 많다. 열매가 다 익으면 노란빛이 도는 붉은색이 되며, 그 안에 납작한 타원형의 씨앗이 들어 있다. 씨앗에서 자연 발아된 나무는 13년 후에 꽃을 피우며 열매가 매우 작게 달리므로, 큰 열매를 얻으려면 야광나무, 명자나무에 접붙여야 한다.

*유시종_ 꽃사과, 아그배나무, 야광나무, 명자나무

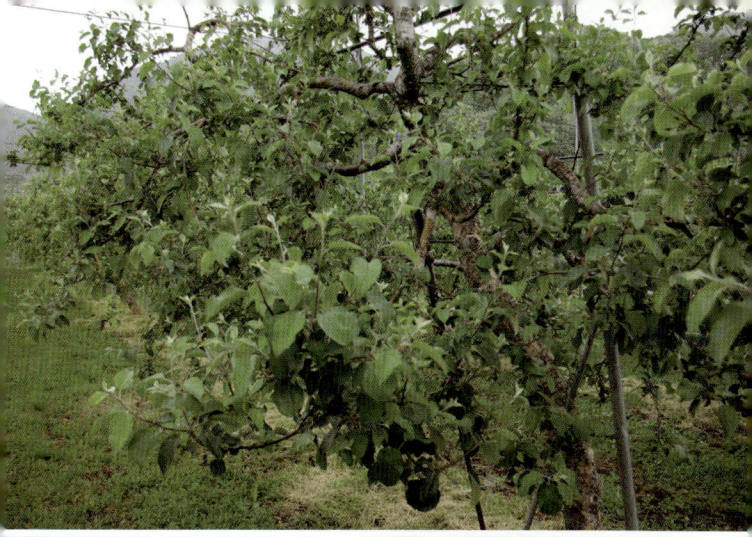

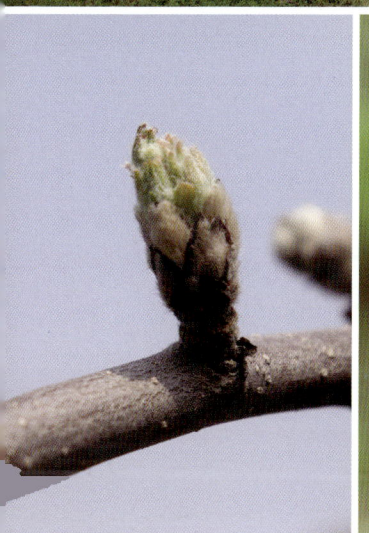 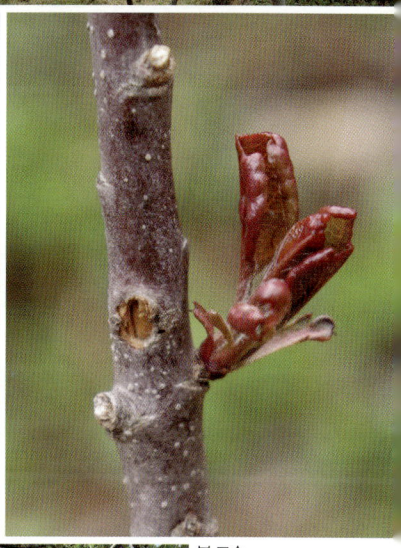

봄 모습
겨울눈의 새순 | 새순
줄기와 가지

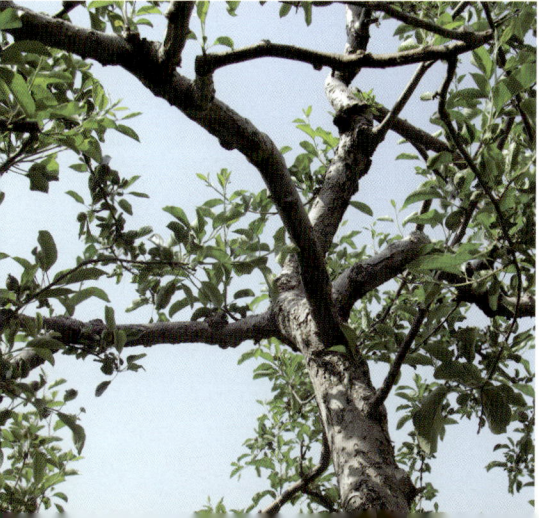

■■ 효능

한방에서 잎을 평과엽(苹果葉), 열매껍질을 평과피(苹果皮)라 한다. 피가 맑아지고, 열을 내리며, 폐·위·심장이 튼튼해지고, 장을 잘 움직이게 하며, 몸속 진액이 나오게 하고, 목마른 것을 가라앉히며, 독을 풀고, 소변이 잘 나오게 하며, 기운을 북돋우는 효능이 있다. 『동의보감』에도 "사과는 심기를 돋우고, 비장과 위를 보하여 입맛이 없을 때 좋으며, 가슴이 답답한 증상이나 마른기침에 효과가 있다"고 하였다. 소화불량, 가슴이 답답하고 열이 날 때, 마른기침, 더위 먹었을 때, 숙취 해소에 약으로 처방한다. 비타민 A, 비타민 B, 비타민 C, 펙틴, 사과산, 카페인산, 클로로겐산, 니코틴산, 시트리닌, 캠페롤, 케르세틴, 탄수화물, 단백질, 과당, 포도당을 함유한다.

민간에서는 출산 후에 기력이 없을 때, 생리불순, 얼굴에 열이 날 때, 심한 딸꾹질, 늘 소화가 안 될 때, 위암으로 먹기 힘들 때, 마른기침, 천식, 가래가 많을 때, 감기에 잘 걸릴 때, 술독을 풀 때, 신경과민, 신열이 나고 목이 마를 때, 고혈압, 당뇨, 치질이나 변비, 붉은 설사를 할 때, 장이 안 좋을 때, 뼈마디가 쑤시고 아플 때, 거친 피부, 입맛이 없고 피로가 심할 때, 림프선이 부었을 때, 화상이 덧났을 때, 팔과 다리에 정맥이 튀어나왔을 때 사용한다.

꽃봉오리와 새순 | 꽃과 꽃봉오리

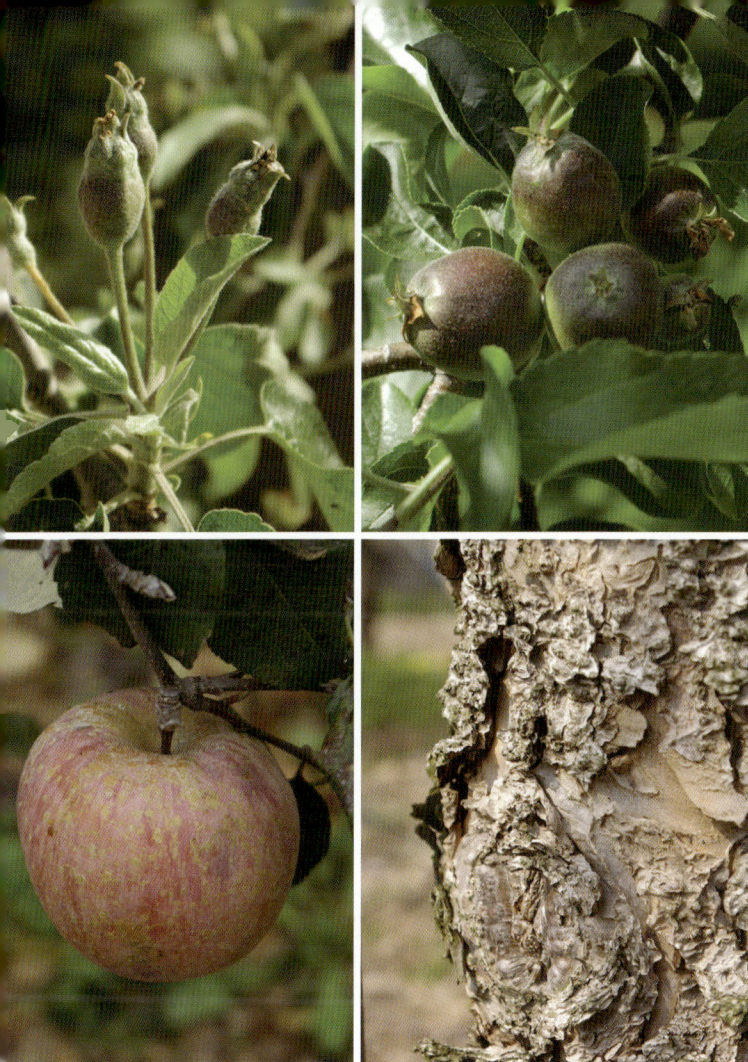

꽃진 뒤 모습 | 풋열매

열매 | 줄기

🔊 주의사항

- 차가운 성질을 지닌 약재이므로 많이 먹으면 배가 더부룩해질 수 있으며, 몸에 열이 많은 태양인이나 소양인이 많이 먹으면 오히려 열이 더 나면서 담이 생길 수 있으므로 적당량만 먹는다.
- 열매에 산이 많아 위에 자극을 줄 수 있으므로 밤에는 되도록 먹지 않는다.
- 씨앗 속에는 독성물질인 시안화수소가 들어 있어 근육이 약해지고 지각력, 운동감각이 떨어질 수 있으므로 먹지 않는다.

056 약식
줄딸기 *Rubus oldhamii* Miq.

- 장미과 잎지는 덩굴나무
- 분포지 : 산기슭이나 산골짜기, 계곡가, 들판, 바닷가
- 개화기 : 5월 결실기 : 7~8월 채취기 : 여름(풋열매)

- 별   명 : 덩굴딸기, 덤불딸기, 산딸기
- 생약명 : 현구자(懸鉤子), 산매(山苺)
- 유   래 : 줄기가 줄처럼 넝쿨져 있고 딸기가 달린다 하여 줄딸기라 부른다.

■ ■ 생태

길이 2~3m. 뿌리가 길며 옆으로 뻗어 나간다. 줄기는 가늘고 길게 옆으로 뻗으며, 번식력이 강하다. 줄기껍질은 매끄러우면서도 날카로운 가시가 있고, 붉은 자줏빛이며, 희끗한 가루가 덮여 있다. 햇가지는 반은 푸르고 반은 붉으며, 잔털이 나기도 한다. 잎은 타원형이나 길쭉한 모양으로 나는데, 어긋나게 난 긴 잎자루에 아주 작은 잎들이 5~9장씩 깃털 모양으로 달린다. 잎 끝은 뾰족하고 3갈래로 갈라지기도 하며, 잎 앞면에는 잔털이 있다. 잎 가장자리에는 깊고 불규칙한 겹톱니가 있다. 꽃은 5월에 분홍빛이 도는 연보라색으로 피는데, 약간 길쭉하고 잔가시가 달린 꽃대에 1송이씩 달린다. 꽃잎은 5장으로 갸름한 타원형이며, 별모양의 푸른 꽃받침이 꽃잎 위쪽에 겹쳐져 있다. 열매는 7~8월에 여무는데, 아주 작고 둥근 알갱이들이 공처럼 뭉친 모양을 하고 있다. 열매가 다 익으면 맑은 붉은빛을 띤다. *유사종_ 곰딸기, 멍석딸기, 맥도딸기, 섬딸기, 수리딸기

새순 | 열매

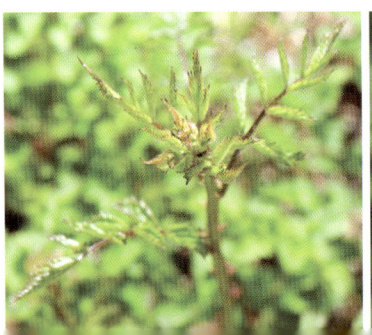
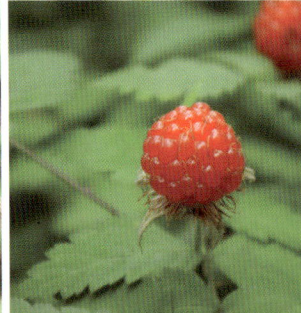

▪▪▪ 효능

한방에서 풋열매를 현구자(懸鉤子) 또는 산매(山莓)라 한다. 목마른 것을 가라앉히고, 설사가 멎으며, 몸을 가볍게 하고, 기운을 북돋우며, 신장이 튼튼해지고, 눈이 밝아지며, 염증을 가라앉히고, 술독을 풀어주는 효능이 있다. 몸이 무겁고 기운이 없을 때, 술독을 풀 때, 간이 안 좋을 때, 당뇨, 자궁염증, 기관지염, 천식에 약으로 처방한다. 비타민 C, 포도당, 서당, 과당, 펙틴, 사과산, 레몬산, 포도주산, 안토시아닌, 정유, 플라보노이드를 함유한다.

민간에서는 심한 기침, 가래, 천식, 습진, 아토피, 당뇨, 눈병, 자궁염증, 몸이 허할 때, 술독이 쌓였을 때, 간이 안 좋고 눈이 침침할 때, 신장이 약하여 소변을 자주 볼 때, 아이가 밤에 오줌을 쌀 때 사용한다.

> 🔊 **주의사항**
> - 멍석딸기, 줄딸기, 섬딸기, 겨울딸기, 곰딸기, 맥도딸기, 장딸기, 수리딸기를 대신 사용하기도 한다.
> - 강하게 작용하는 약재가 아니므로 장기간 꾸준히 먹는 것이 좋다.

꽃봉오리 | 꽃(상), 잎 달린 모습(하)

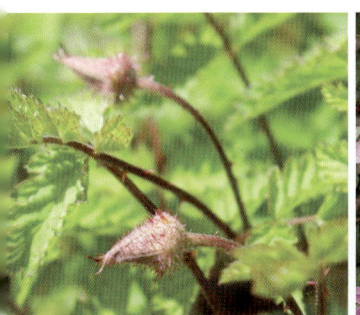
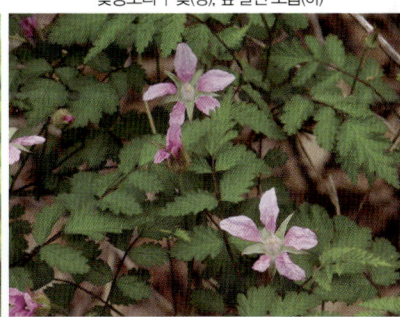
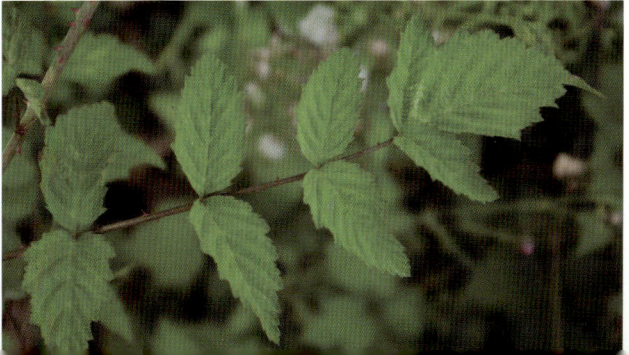

057 약 식
해당화 *Rosa rugosa* Thunb. var. rugosa

- 장미과 잎지는 작은키나무
- 분포지 : 바닷가 모래언덕, 낮은 산기슭, 계곡가, 길가
- 개화기 : 5~7월 　 결실기 : 7~8월
- 채취기 : 봄~초여름(꽃봉오리), 수시로(뿌리껍질)

- 별　　명 : 해당(海棠), 해당나무, 해당과(海棠果), 필두화(筆頭花), 배회화(徘徊花), 수화(睡花), 호화(湖花), 자괴화(刺瑰花), 자괴국(刺瑰菊), 매괴(玫瑰), 월계(月季), 때찔레
- 생약명 : 매괴화근(玫瑰花根), 매괴화(玫瑰花), 매괴유(玫瑰油)
- 유　　래 : 바닷가[海]에서 자라고 산사자[棠]처럼 생긴 열매가 달리는 꽃[花]이라 하여 해당화라 부른다.

■ ■ 생태

높이 1.5~2m. 경우에 따라서는 땅에 붙어서 자라기도 한다. 줄기가 둥글며 옆으로 기울어져서 자라기도 한다. 줄기껍질은 회색빛이 도는 갈색으로 길고 날카로우며, 털이 달린 가시가 수북하다. 가지는 밑동에서부터 빽빽이 나오는데, 줄기에 비해 굵은 편이며 길게 자라면서 아무렇게나 굽어진다. 가지껍질은 짙은 회색빛이 도는 갈색이며, 햇가지는 푸르다. 가지에도 길고 날카로운 털가시가 많다. 잎은 타원형으로 나는데, 긴 잎자루가 어긋나게 올라와 작은 잎들이 7~9장씩 마주 달린다. 잎자루 아래쪽 양 끝에는 짧은 날개 모양의 턱잎이 있다. 잎 끝은 뾰족하지 않고 갸름하며, 잎 앞면에는 잎맥이 쭈글쭈글하다. 잎 뒷면은 조금 하얗고, 선점이 있으며, 바닷물의 소금기를 막기 위해 잔털이 많다. 잎 가장자리에는 위쪽을 향해 부드러운 둥근 톱니가 있다. 꽃은 5~7월에 선명하고 붉은 자주색으로 피는데, 조금 짧은 꽃대가 1개씩 올라와 커다란 꽃이 달리며, 향기가 짙다. 꽃잎은 5장으로 모양이 둥글면서도 가장자리가 불규칙하며, 그 안에 노란 꽃술들이 둥근 화환 모양으로 크게 뭉쳐져 있다. 열매는 7~8월에 윗부분이 납작하고 끝이 뾰족한 공모양으로 여물며, 꽃받침이 길게 붙어 있다. 열매가 다 익으

면 노란빛이 도는 붉은색이 되며, 열매껍질에 윤이 난다. 열매 속에는 작은 씨앗들이 6~8개 들어 있다. 열매는 겨울에도 그대로 붙어 있으며 봄에 주변에 떨어져 번식한다.

*유사종_ 민해당화, 개해당화, 노란해당화, 흰해당화, 만첩해당화

■ ■ 효능

한방에서 뿌리껍질을 매괴화근(玫瑰花根), 꽃봉오리를 매괴화(玫瑰花), 꽃봉오리로 짠 기름을 매괴유(玫瑰油)라 한다. 피와 기를 잘 돌게 하고, 어혈을 흩어주며, 몸속에 뭉친 담을 풀어주고, 소화가 잘 되며, 담즙이 잘 나오도록 하는 효능이 있다. 간이나 위가 안 좋을 때, 신경통, 관절염, 각혈, 생리불순, 종기독, 젖몸살을 앓을 때, 소변 보기 힘들 때, 당뇨에 약으로 처방한다. 비타민 C, 사포닌, 탄닌, 베타카로틴, 감마카로틴, 포도당, 자당, 구연산, 사과산, 몰식자산, 퀴닌산, 루틴, 크실로스, 쿠에르시트린, 캄페스테롤, 제라니올, 부타놀, 시트로네롤, 네롤, 에우게놀, 페놀알콜, 노닐알콜, 벤질알콜, 린나룰, 갈릭산, 시아닌, 안토시아닌을 함유한다.

민간에서는 당뇨, 고지혈증, 고혈압, 혈액순환이 안 될 때, 심한 신경통, 담이 들어 옆구리가 결릴 때, 관절염, 각혈, 생리불순, 종기독, 젖몸살을 앓을 때, 소변을 잘 보지 못해 몸이 부었을 때, 구역질이 나고 소화가 안 될 때, 폐결핵으로 기침할 때, 종기가 나서 아플 때, 간이나 위가 안 좋을 때, 심한 피로, 입맛이 떨어지고 기력이 없을 때, 치통에 사용한다.

🔊 주의사항

• 개해당화, 민개해당화, 만첩해당화를 대신 사용하기도 한다.

줄기와 햇가지 | 꽃 | 열매

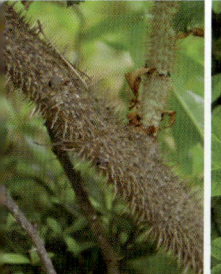 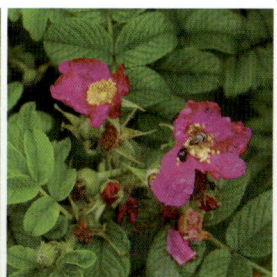 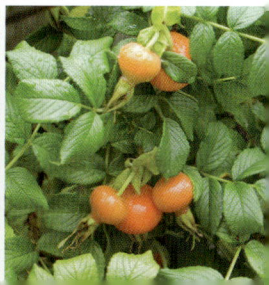

058 약 식 약한독

비자나무 *Torreya nucifera* (L.) Siebold & Zucc.

- 주목과 늘푸른 큰키나무   ■ 분포지 : 남부지방 산골짜기나 바닷가
- 개화기 : 4월   결실기 : 다음해 9~10월
- 채취기 : 봄(꽃), 가을(씨앗), 수시로(줄기껍질)

- 별　　명 : 목비(木榧), 옥비(玉榧), 조비(粗榧), 조선조비(朝鮮粗榧), 향비(香榧), 문목(文木), 적과(赤果), 야삼(野杉)
- 생약명 : 비자(榧子), 비실(榧實), 비근피(榧根皮), 비화(榧花)
- 유　　래 : 잎이 달린 모양을 따서 비(榧), 약으로 쓰는 열매인 자(子)를 합쳐 비자나무라 부른다.

■ ■ 생태

높이 25m. 뿌리가 깊게 뻗어 나간다. 줄기는 곧게 자라고, 줄기껍질은 짙은 회색빛이 도는 갈색이며, 세로로 깊게 갈라져 있다. 가지는 사방으로 비스듬히 뻗어 나간다. 잎은 넓고 평평한 바늘 모양으로 나는데, 길고 울퉁불퉁한 잎자루가 올라와 딱딱하고 작은 잎들이 빗살 모양으로 촘촘히 달린다. 잎 앞면은 평평하고, 잎 뒷면은 흰 기공선이 2개 있다. 혼동하기 쉬운 유사종 개비자나무는 잎 앞면에 잎맥이 두드러져 있는데 만져보면 부드럽다. 잎은 겨울에도 푸르며 6~7년 정도 붙어 있다. 꽃은 4월에 암나무와 수나무에 따로 핀다. 수꽃은 갈색으로 잎 뒷면에 짧은 꽃대에 둥글게 뭉쳐 핀다. 암꽃은 연한 노란색으로 잎자루 아래쪽에 2송이씩 뭉쳐 핀다. 열매는 꽃이 진 뒤 타원형으로 여문다. 열매는 푸르다가 다음해 9~10월에 자줏빛이 도는 갈색으로 변하며, 껍질이 벌어져 씨앗이 나온다.

*유사종_ 개비자나무, 눈개비자나무, 선개비자나무

씨앗 | 풋열매

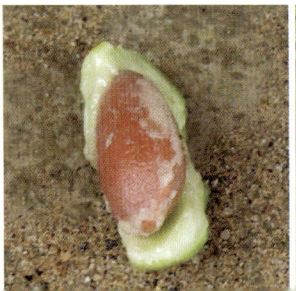
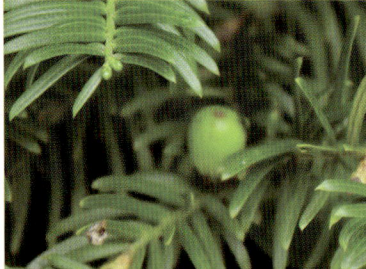

■■ 효능

한방에서 씨앗을 비자(榧子) 또는 비실(榧實), 뿌리껍질을 비근피(榧根皮), 꽃을 비화(榧花)라 한다. 벌레를 죽이고, 폐와 장을 촉촉하게 하며, 몸에 쌓인 독소를 풀며, 눈이 밝아지고, 자궁을 수축시키는 효능이 있다. 체했을 때, 마른기침, 끈적한 가래가 나올 때, 변비, 기생충을 없앨 때 약으로 처방한다. 탄닌, 정유, 팔미틴산, 올레인산, 택솔, 다당류를 함유한다.

민간에서는 관절이 쑤시고 아플 때, 치질, 몸이 부었을 때, 탈모, 체했을 때, 마른기침, 끈적한 가래가 나올 때, 기생충을 없앨 때, 여성의 아랫배와 허리가 아플 때, 눈이 침침할 때, 변비, 강장제로 사용한다.

🔊 주의사항

- 개비자나무를 대신 사용한다.
- 약한 독성을 지닌 약재로서 많이 먹으면 설사하므로 소량만 사용한다.
- 자궁을 수축시키고 몸엣것을 내보내는 성질이 있으므로 임산부는 먹지 않는다.
- 열매껍질을 많이 먹으면 화를 돋우게 되므로 열과 기침이 나는 사람은 먹지 않는다.
- 씨앗의 경우 국산은 작고 타원형이며 끝이 뾰족한데, 중국산은 크고 끝이 둥글다.

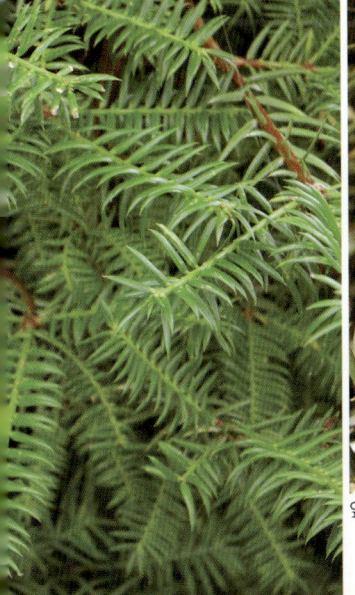 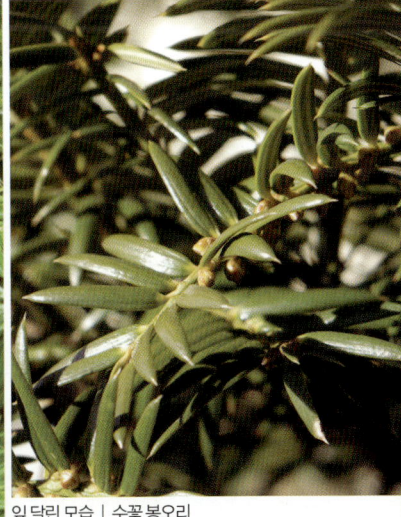

잎 달린 모습 | 수꽃 봉오리

059 떡갈나무 *Quercus dentata* Thunb. ex Murray

- 참나무과 잎지는 큰키나무   ■ 분포지 : 산기슭, 산 중턱의 양지
- 개화기 : 5월   결실기 : 10월
- 채취기 : 가을(열매), 수시로(줄기껍질)

- 별   명 : 선떡갈나무, 왕떡갈, 가나무, 가랑잎나무, 갈나무, 갈잎나무, 도토리나무, 참풀나무, 섭밤, 부라수(簿羅樹), 청강수(靑剛樹), 견목(樫木), 곡목(槲木), 역목(櫟木), 작목(柞木), 포목(枹木), 착자목(鑿子木), 대엽력(大葉櫟), 대엽작(大葉柞), 곡속(槲樕), 박속(樸樕)
- 생약명 : 곡실(槲實), 곡피(槲皮), 역수피(櫟樹皮)
- 유   래 : 잎에 방부 효과가 있어 밥이나 떡이 상하지 않도록 덮어 갈아 주는 나무라 하여 덥갈나무라 하다가 떡갈나무가 되었다.

■ ■ 생태

높이 10m. 줄기는 뿌리에서 1~2개 올라와 곧게 자란다. 줄기 껍질은 짙은 회색빛이 도는 갈색이며, 세로로 비스듬히 갈라진다. 가지는 굵게 갈라져 옆으로 퍼지고, 가지껍질은 밝은 갈색이다. 햇가지는 푸르다. 가지에 난 겨울눈은 크면서 퉁퉁하고 비늘 모양이며, 갈색으로 잔털이 많다. 잎은 넓고 둥근 타원형으로 어긋나는데, 가지 끝에 여러 장이 사방으로 빙 둘러난다. 잎자루는 매우 짧으며, 잎 아래는 좁고 잎 위쪽은 넓어진다. 잎은 두꺼운 편인데 잎 앞면에 윤이 나며, 잎 뒷면에는 누런 잔털이 있다. 잎 가장자리에는 둥글고 큰 물결모양의 톱니가 있다. 잎은 가을에 누렇게 변한 뒤 겨울에도 그대로 붙어 있으며, 봄에 새순이 나올 무렵 떨어진다. 꽃은 5월에 노란빛이 도는 녹색으로, 가지에 긴 꽃대가 여러 개 나와 아주 작은 꽃들이 이삭처럼 달린다. 열매는 10월에 둥근 타원형으로 여무는데, 굵고 긴 털 같은 꽃턱잎에 둘러싸여 있다. 열매가 다 익으면 갈색이 되어 땅에 떨어지며, 둥근 씨앗(도토리)이 말라 수축되면서 꽃턱잎에서 분리된다. *유사종_ 청떡갈, 깃떡갈

겨울눈 | 새순
꽃봉오리 | 꽃
잎 앞뒤 | 열매

■■ 효능

한방에서 열매를 곡실(槲實), 줄기껍질을 곡피(槲皮) 또는 역수피(櫟樹皮)라 한다. 몸속의 독을 배출시키고, 위와 장을 튼튼히 하며, 피를 멎게 하는 효능이 있다. 치질, 장출혈, 설사에 약으로 처방한다. 녹말, 탄닌, 단백질, 사포닌, 아콘산을 함유한다.

민간에서는 치질로 항문에서 피가 날 때, 장출혈, 술독을 풀 때, 목 염증, 소화가 안 되고 설사를 자주 할 때, 뼈가 약해졌을 때, 종기, 화상, 아기가 태독이 올랐을 때 사용한다.

🔊 주의사항
- 다른 참나무의 도토리도 약효가 같다.

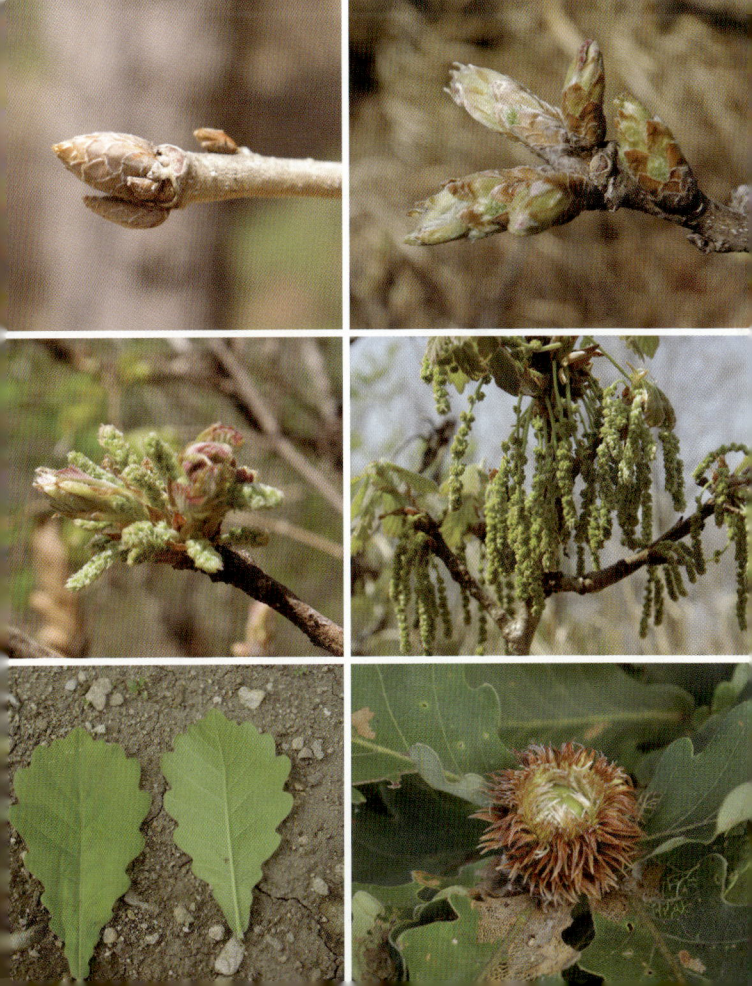

060 약 식

졸참나무 *Quercus serrata* Thunb. ex Murray

- 참나무과 잎지는 큰키나무
- 분포지: 산 중턱부터 산 위의 완만한 기슭이나 계곡가
- 개화기: 5월 / 결실기: 10월
- 채취기: 가을(열매), 수시로(줄기껍질)

- 별　명: 굴밤나무, 가둑나무, 갈졸참나무, 소리나무, 황해속소리나무, 재잘나무, 당재잘나무, 재롱이, 재로리, 재리알, 재량나무, 침도로나무
- 생약명: 상실(橡實), 상실각(橡實殼), 상목피(橡木皮)
- 유　래: 도토리가 맺히는 참나무 중에 열매가 졸된 나무라 하여 졸참나무라 부른다.

■■ 생태

높이 23m. 줄기가 곧게 자라며 생장속도가 빠르다. 줄기껍질은 짙은 갈색이며, 세로로 굵고 깊게 갈라진다. 가지는 위쪽으로 뻗으며, 아래쪽에 난 가지는 옆으로 퍼지기도 한다. 햇가지는 푸르며 털이 촘촘하다. 잎은 갸름한 타원형으로 어긋나는데, 잎자루가 매우 짧고, 잎 끝이 뾰족하다. 잎 앞면은 윤기가 나며, 뒷면은 허옇고 잔털이 있다. 잎 가장자리에는 날카로운 물결 모양의 굵은 톱니가 있다. 봄에 잎이 날 때는 허연 빛이 도는 녹색이어서 멀리서도 눈에 띈다. 꽃은 5월에 잎이 날 무렵 암꽃과 수꽃이 함께 핀다. 암꽃은 붉은 색의 작은 타원형으로 하늘을 향해 피는데, 꽃잎은 없고 붉은 꽃덮이 6장 속에 암술 3개가 들어 있다. 수꽃은 노란빛이 도는 녹색으로 피는데, 암꽃 아래쪽에 길게 드리워진 꽃대에 벼이삭처럼 아주 작은 꽃들이 층층이 뭉쳐 달린다. 열매는 10월에 작고 길쭉한 타원형으로 여무는데, 위쪽에 작은 모자 같은 깍지가 덮여 있다. 열매가 다 익으면 갈색이 되며, 깍지에서 분리되어 땅에 떨어지고 그 자리에 싹이 나거나 다람쥐 같은 동물의 굴로 옮겨져 번식한다.

*유사종_ 떡갈졸참나무, 떡신졸참나무, 갈졸참나무, 신갈졸참나무

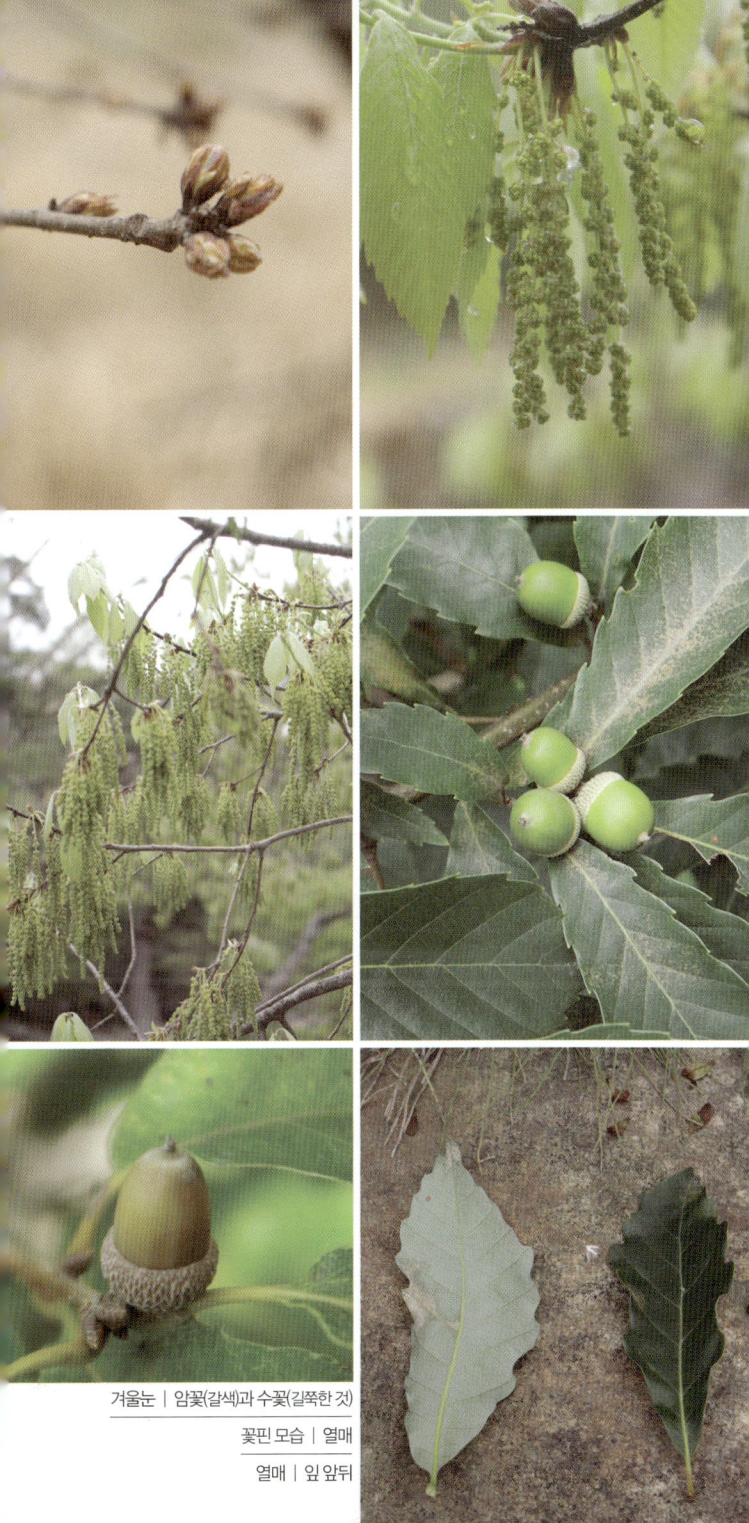

겨울눈 | 암꽃(갈색)과 수꽃(길쭉한 것)
꽃핀 모습 | 열매
열매 | 잎 앞뒤

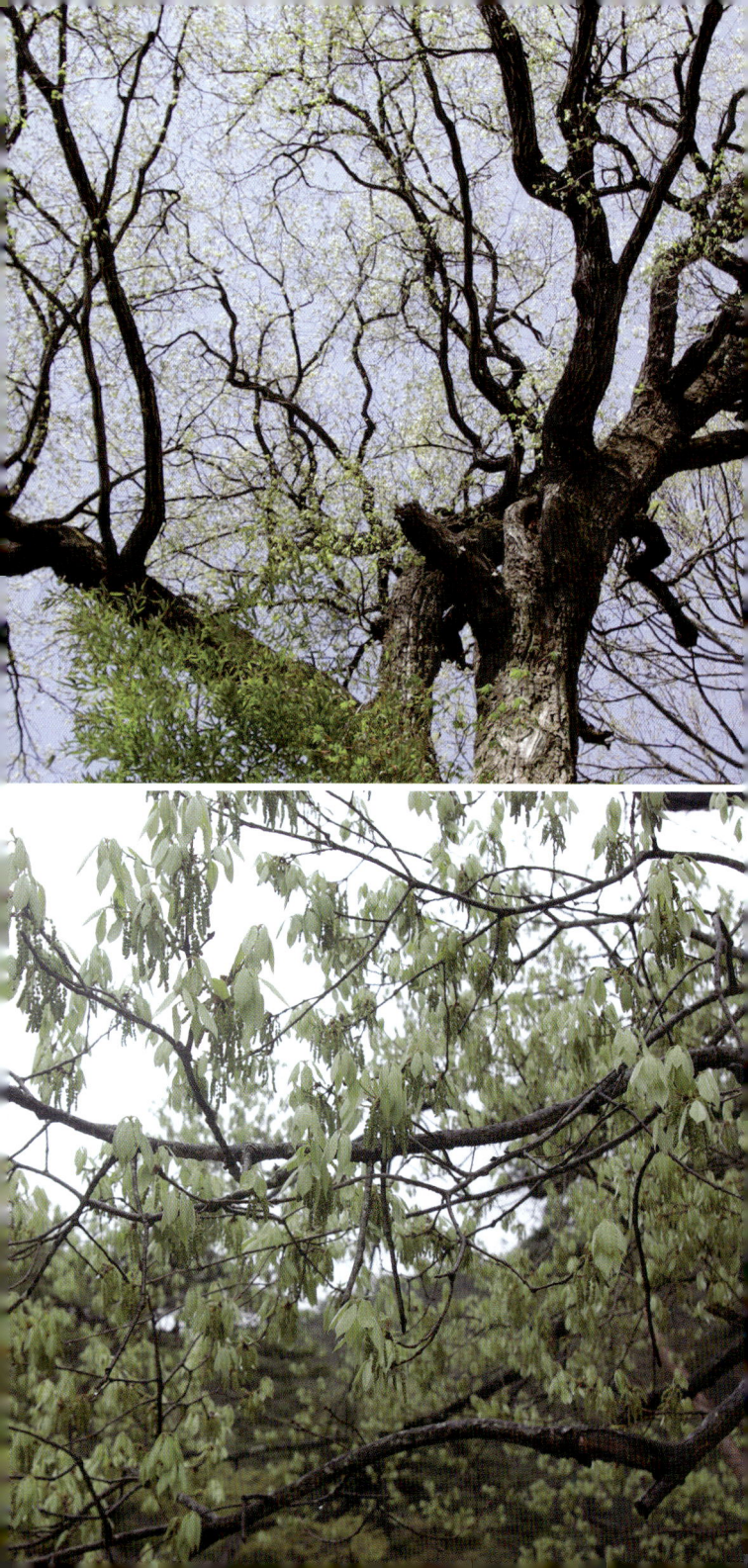

■■ 효능

한방에서 껍질 벗긴 열매를 상실(橡實), 열매껍질을 상실각(橡實殼), 줄기껍질을 상목피(橡木皮)라 한다. 피를 멎게 하고, 위와 장이 튼튼해지며, 독을 풀어주는 효능이 있다. 치질, 장출혈, 설사, 목 염증, 술독을 풀 때, 소화가 안 되고 설사할 때, 종기, 화상에 약으로 처방한다. 녹말, 탄닌, 단백질, 사포닌, 아콘산, 당분을 함유한다.

민간에서는 종기, 화상, 아토피, 치질, 장출혈, 코피, 소화가 안 되고 설사할 때, 소변이 잦고 몸이 자주 부을 때, 목에 염증이 있을 때, 술독을 풀 때 사용한다.

🔊 주의사항

- 상수리나무 등 도토리가 달리는 참나무의 열매나 줄기껍질을 대신 사용하기도 한다.
- 몸에 열이 많은 사람이 많이 먹으면 변비가 생기고 혈액순환이 안 될 수 있으므로 적당량만 먹는다.

봄 모습
꽃과 새순 달린 모습   줄기

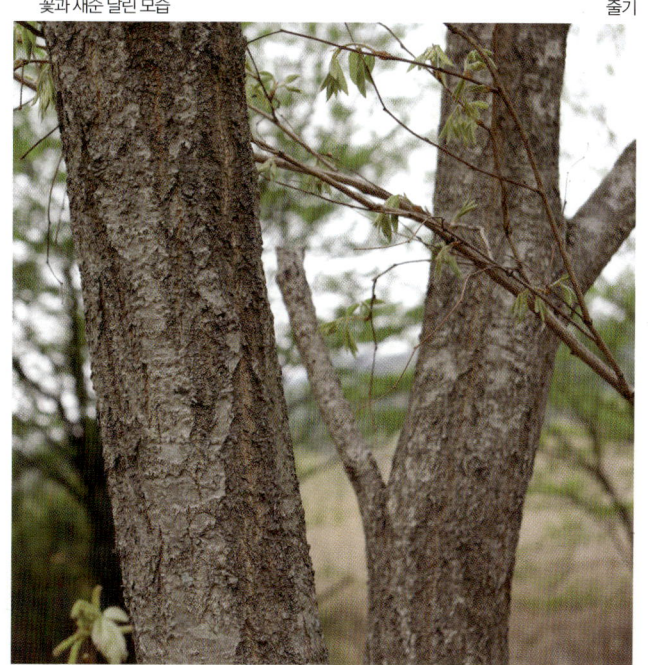

061 약

측백나무 *Thuja orientalis* L.

- 측백나무과 늘푸른 큰키나무
- 분포지 : 중부 이남 200~600m 높이의 메마르고 양지바른 석회암지대나 절벽, 마을과 사찰 근처
- 개화기 : 4월　결실기 : 9~10월
- 채취기 : 봄과 가을(잔가지·잎), 초겨울(열매), 수시로(뿌리껍질·가지)

- 별　　명 : 측백(側柏), 측백목(側柏木), 백목(柏木), 군자(君子)나무
- 생약명 : 백근백피(柏根白皮), 백지절(柏枝節), 측백엽(側柏葉), 백엽(柏葉), 측백자(側柏子), 백자(柏子), 백인(柏仁), 백실(柏實), 백지(柏脂)
- 유　　래 : 잎이 납작하게 한쪽으로 치우쳐[側] 나는 나무[柏]라 하여 측백나무라 부른다.

생태

높이 5~25m. 뿌리가 얕게 자란다. 우리나라에서는 줄기가 크게 자라지 않으며, 어린나무는 자라는 속도가 더디다. 줄기껍질은 붉은빛 또는 회색빛이 도는 갈색이며, 세로로 길게 갈라져 있다. 가지는 밑동에서부터 무성하게 갈라져 나와 나무 전체가 원뿔 모양을 이룬다. 잎은 비늘에 뒤덮인 바늘 모양으로 어긋나는데, 긴 잎 좌우에 짧은 잎이 어긋나게 붙어 있다. 잎 앞뒷면은 거의 같은 모양이고, 하얀 반점이 조금 있다. 잎은 겨울에도 지지 않는다. 꽃은 4월에 암꽃과 수꽃이 한 그루에 핀다. 수꽃은 지난해 난 잎 끝에 갈색으로 피는데, 꽃대가 매우 짧고 크기가 작아 마른 잎처럼 보인다. 암꽃은 연한 자줏빛을 띤 갈색이며 수꽃보다 크다. 열매는 9~10월에 뿔이 난 타원형으로 여무는데, 위쪽은 별사탕처럼 뿔이 있고 아래쪽은 둥글다. 혼동하기 쉬운 편백나무는 열매가 둥글며 껍질이 배구공 모양으로 갈라져 있다. 열매가 다 익으면 붉은 자줏빛이 도는 갈색이 되며, 껍질이 4갈래로 갈라져 타원형의 씨앗이 나온다. 열매는 겨울에도 그대로 붙어 있다.

*유사종_ 눈측백, 서양측백, 천지백

전체 모습
꽃

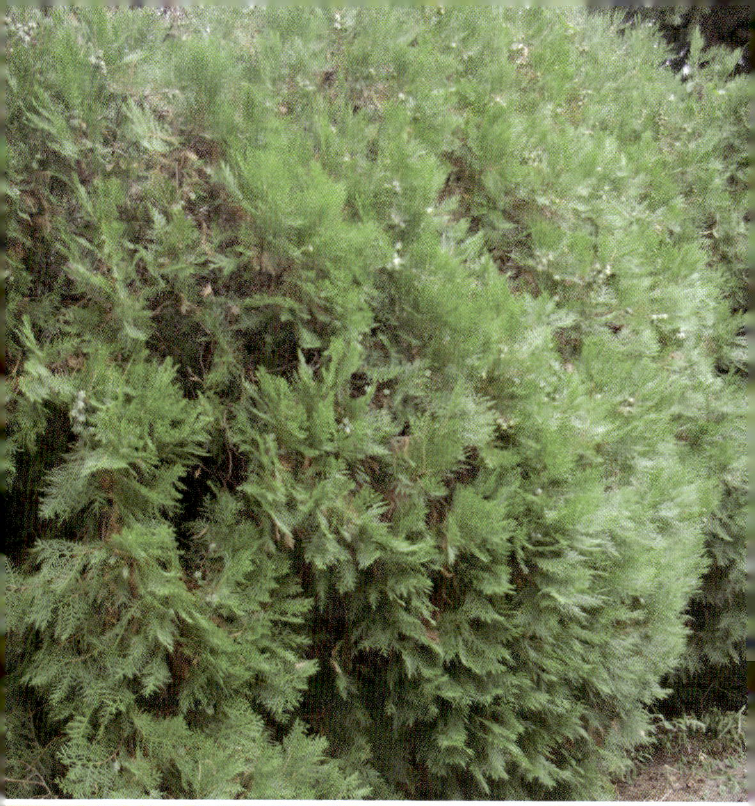

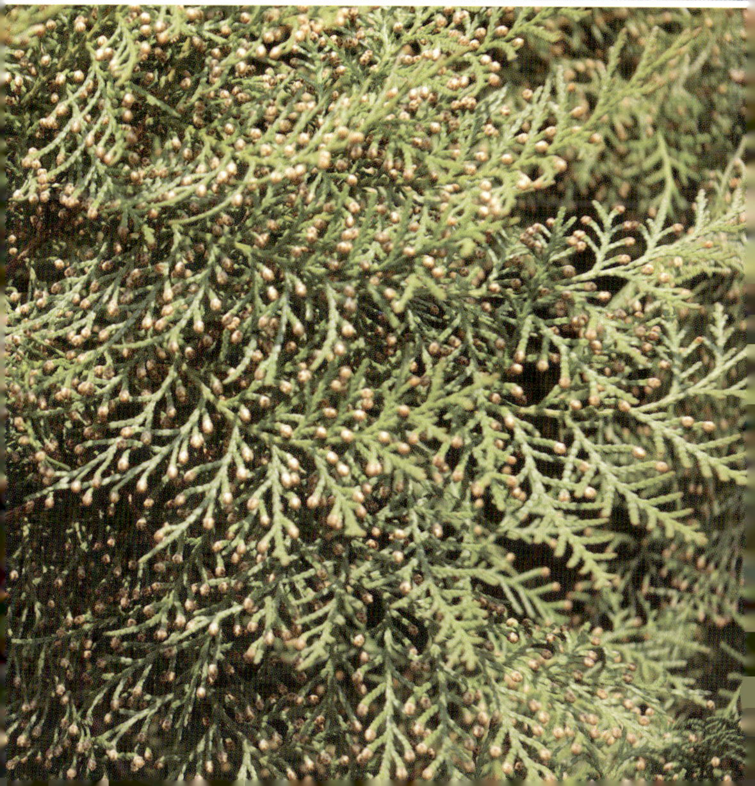

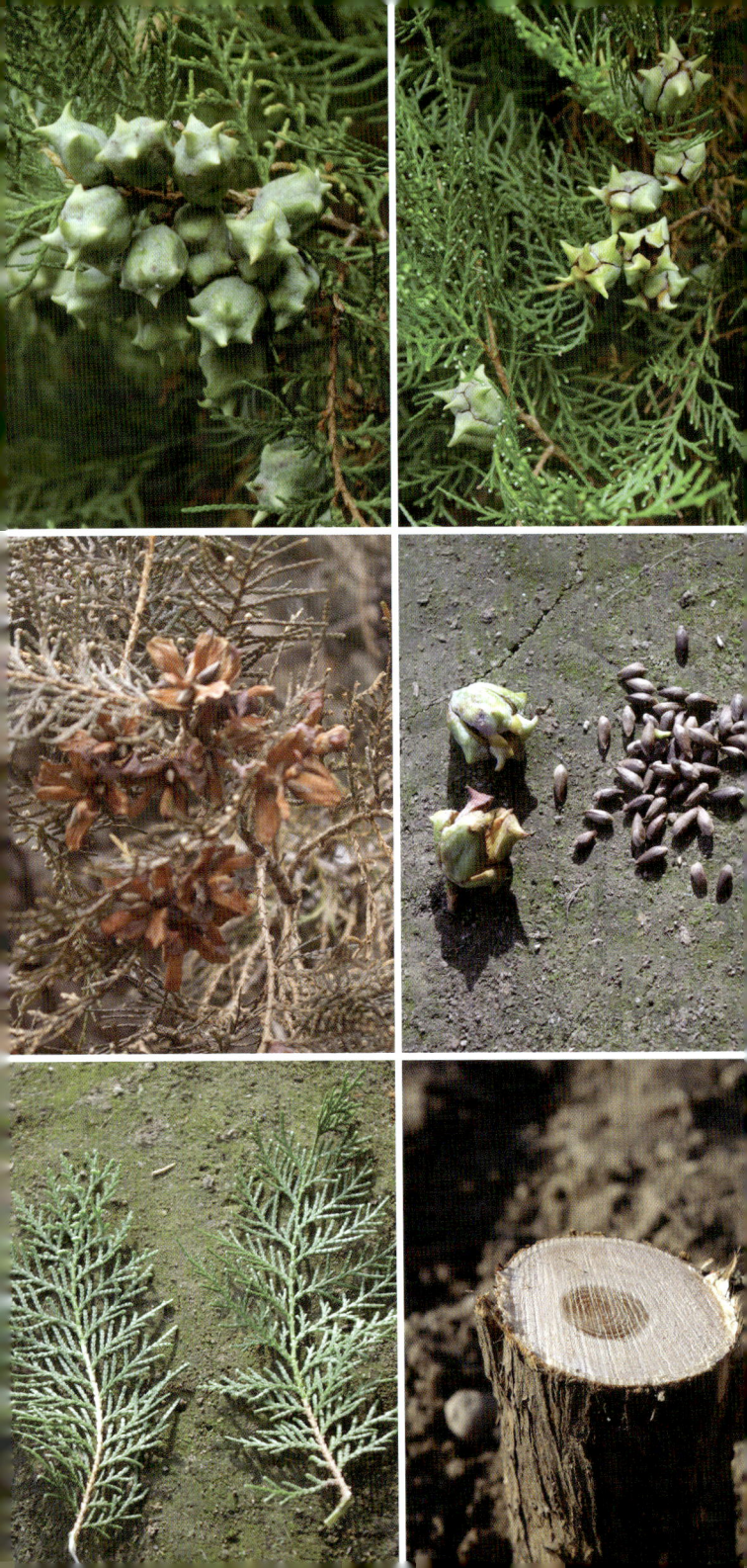

■■ 효능

한방에서 뿌리껍질을 백근백피(柏根白皮), 가지를 백지절(柏枝節), 잔가지와 잎을 측백엽(側柏葉)·백엽(柏葉), 씨앗을 측백자(側柏子)·백자(柏子)·백인(柏仁)·백실(柏實), 나무진을 백지(柏脂)라 한다. 피가 맑아지고, 피를 멎게 하며, 풍과 습을 몰아내고, 몸을 가볍게 하며, 기운을 돋우고, 정신을 안정시키며, 장을 촉촉하게 하고, 오장을 편안하게 하며, 새살을 돋게 하고, 땀을 멎게 하며, 독을 풀어주는 효능이 있다. 하혈, 소변이나 설사에 피가 섞여 나올 때, 코피, 고혈압, 기침, 귀밑샘에 염증, 이질 설사, 머리가 많이 빠질 때, 신경통, 관절염, 상처가 짓물렀을 때, 심장이 뛸 때, 불면증, 자면서 식은땀을 많이 흘릴 때 약으로 처방한다.

민간에서는 상처가 짓물렀을 때, 중풍으로 입이나 관절이 마비되었을 때, 하혈, 소변이나 설사에 피가 섞여 나올 때, 이질 설사를 오래 할 때, 코피, 고혈압, 천식, 심한 기침과 가래, 추위나 더위를 많이 탈 때, 귀밑샘에 염증, 신경통, 관절염, 치질, 흰머리가 많이 날 때, 머리가 많이 빠질 때, 화상, 심장이 두근거리고 어지러울 때, 심한 건망증, 불면증, 자면서 식은땀을 많이 흘릴 때, 요통, 노인이나 산모의 몸이 쇠약해졌을 때, 강장제, 심한 변비, 옴이 올랐을 때, 습진, 상처가 덧나서 아플 때, 사마귀에 사용한다.

🔊 주의사항

- 잎은 가을에 채취한 것이 좋다.
- 변을 무르게 하는 약재이므로 장이 약하여 설사를 자주 하는 사람은 먹지 않는다.

풋열매 | 열매
묵은 열매 | 열매와 씨앗 채취
잎 앞뒤 | 줄기속

062 향나무 *Juniperus chinensis* L.

- 측백나무과 늘푸른 큰키나무
- 분포지 : 해발 800m 이하의 산속 양지바른 곳이나 해안가
- 개화기 : 4~5월 / 결실기 : 9~10월
- 채취기 : 수시로(잎, 줄기 속, 잔가지, 열매)

- 별   명 : 상나무, 노송나무, 향목(香木), 자단(紫檀), 진단(眞檀), 단향(檀香)
- 생약명 : 회엽(檜葉)
- 유   래 : 향기가 좋아 줄기 속심으로 제사 때 쓰는 향을 만드는 나무라 하여 향나무라 부른다.

■ ■ 생태

높이 20m. 뿌리가 크고 땅속 깊이 들어가거나 땅옆으로 길게 뻗어 나간다. 줄기는 굵으며, 자라면서 비틀리거나 꼬이는 경우가 많다. 줄기껍질은 붉은 갈색이며 종잇장처럼 얇게 세로로 갈라진다. 가지는 위아래로 빽빽이 나오는데, 묵은 가지는 검붉은 갈색이고 껍질이 길게 벗겨지며, 햇가지는 푸른빛을 띤다. 잎은 두툼한 바늘 모양으로 마주나거나 빙 둘러 빽빽이 나는데, 어린나무나 새로 나는 잎은 끝이 날카로우며, 10년 이상 자라면 부드럽고 비늘 같은 잎이 함께 달린다. 꽃은 4~5월에 묵은 가지에 피는데, 수꽃은 아주 작은 타원형으로 옅은 자줏빛을 띤 갈색으로 피고, 암꽃은 아주 작은 원형으로 노란빛 도는 녹색으로 핀다. 열매는 이듬해 9~10월에 약간 눌린 공모양으로 여무는데, 처음에는 푸르다가 익을수록 검붉어지며, 열매껍질에 두꺼운 날개 모양의 돌기가 두드러진다.

*유사종_ 눈향나무, 둥근향나무, 뚝향나무, 옥향나무

풋열매 | 열매

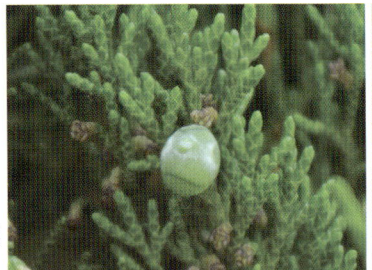
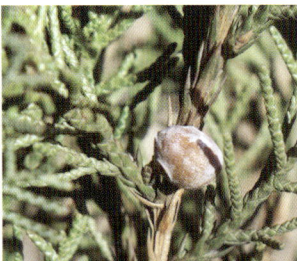

■■ 효능

한방에서 잎, 줄기 속, 잔가지, 열매를 회엽(檜葉)이라 한다. 풍을 몰아내고, 피를 잘 돌게 하며, 열을 내리고, 한기를 흩어주며, 위를 편안하게 하고, 소변을 잘 나오게 하며, 독을 풀어주는 효능이 있다. 『동의보감』에는 "향나무는 향이 좋고, 습기를 막아주며, 벌레를 물리치고, 심신을 안정시키는 데 탁월한 효과가 있다"고 하였다. 찬바람을 쏘여 감기에 걸렸을 때, 폐결핵, 고혈압, 위경련, 피부병에 약으로 처방한다.

민간에서는 위경련, 구토와 설사, 소변 보기 힘들 때, 열감기, 고혈압, 폐결핵, 무릎이 쑤시고 아파서 굽히기 힘들 때, 종기가 나서 아플 때, 비듬, 두드러기, 습진이나 무좀, 상처가 덧났을 때, 변비, 가슴이 두근거리고 어지러울 때 사용한다.

🔊 주의사항
- 눈향나무를 대신 사용하기도 한다.
- 약한 독성이 있는 약재이므로 소량만 사용한다.

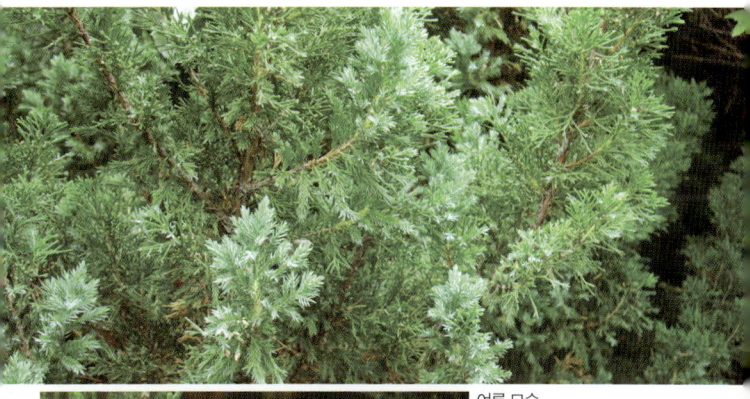

여름 모습

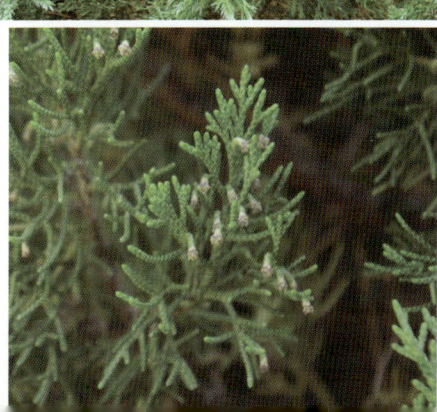

꽃

063 약
금식나무 *Aucuba japonica* for. variegata (Dombrain) Rehder

- 층층나무과 늘푸른 작은키나무
- 분포지: 중부지방 이남의 낮은 산, 아래쪽 바닷가 반그늘진 촉촉한 땅
- 개화기: 3~4월
- 결실기: 10~12월
- 채취기: 여름~가을(뿌리), 가을~겨울(열매), 수시로(잎)

- 별　　명: 금반(金斑)식나무, 얼룩식나무, 넓적나무, 산대추, 청목(靑木)
- 생약명: 쇄금동영산호(灑金東瀛珊瑚), 천각판(天脚板), 천각판과(天脚板果)
- 유　　래: 식나무 종류 중 잎에 금색 반점이 있다 하여 금식나무라 한다.

■ ■ **생태**

높이 3m. 줄기가 곧게 자라며 탄성이 있다. 줄기껍질은 밝은 갈색이며, 햇줄기는 푸르면서 윤기가 난다. 가지는 밑동에서부터 무성하게 뻗어 나오며, 가지가 벌어진 곳에 마디가 있다. 햇가지는 푸르다. 잎은 갸름한 타원형으로 어긋나는데, 잎자루에 길고 얕은 홈이 있으며, 잎 끝은 뾰족하다. 잎은 두툼하고, 앞뒷면이 매끄러우며 노란 반점이 많다. 혼동하기 쉬운 유사종 식나무는 잎에 노란 반점이 없다. 잎 가장자리에는 부드럽고 얕은 물결 모양의 톱니가 있고 그 끝에 작은 치아 모양의 돌기가 있다. 꽃은 3~4월에 검은빛이 도는 자주색의 암꽃과 수꽃이 각각 다른 나무에 핀다. 수꽃은 꽃대가 길며 가지를 치고 또 쳐서 그 끝에 작은 꽃들이 모여 달리며, 꽃술이 4개이다. 암꽃은 꽃대가 매우 짧게 뭉쳐서 나오며, 꽃술이 1개이다. 열매는 10~12월에 작은 대추 모양으로 여무는데, 다 익으면 붉은 색이 되고 겨울에도 그대로 붙어 있다. *유사종_ 참식나무, 식나무

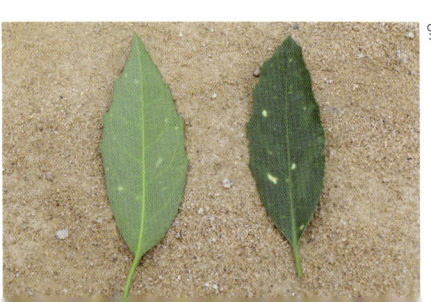

잎 앞뒤

전체 모습
꽃봉오리 | 수꽃

■■효능

한방에서 뿌리를 쇄금동영산호(灑金東瀛珊瑚), 잎을 천각판(天脚板), 열매를 천각판과(天脚板果)라 한다. 풍과 습한 것을 몰아내고, 피를 잘 돌게 하며, 어혈을 없애는 효능이 있다. 동상이나 화상, 치질, 피부에 상처가 났을 때 약으로 처방한다.

민간에서는 뱀에 물렸을 때, 화상, 치질, 종기에 고름이 잡혔을 때, 옴이 올랐을 때, 상처가 부었을 때, 동상, 타박상을 입어 아플 때 사용한다.

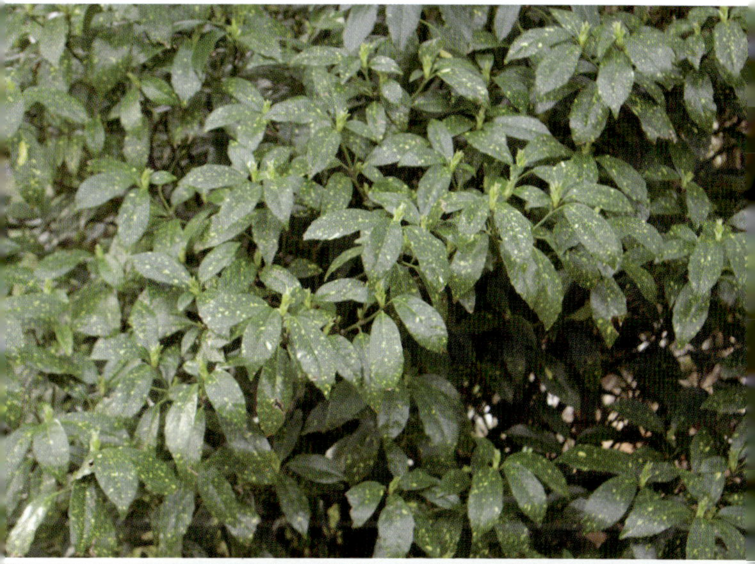

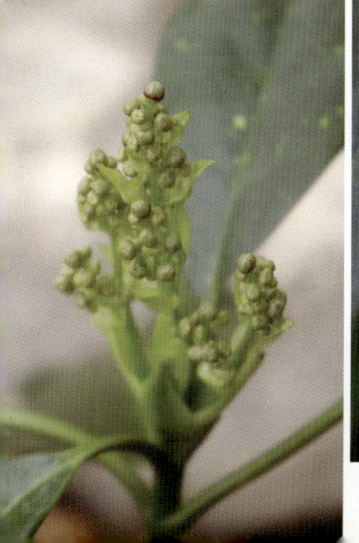
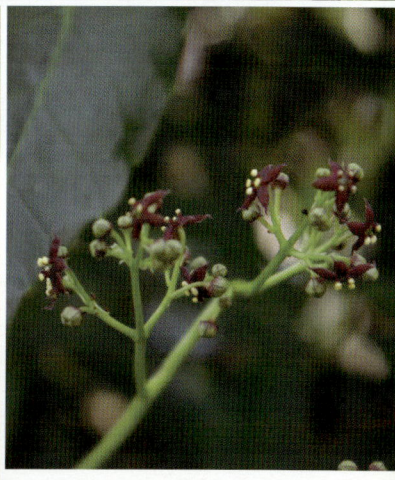

064 층층나무 *Cornus controversa* Hemsl. ex Prain

- 층층나무과 잎지는 큰키나무
- 분포지 : 산골짜기나 계곡의 반그늘진 숲속
- 개화기 : 5~6월 결실기 : 9월
- 채취기 : 초봄(수액), 봄과 가을(잔가지), 가을(열매), 수시로(뿌리껍질·줄기껍질)

- 별 명 : 계단(階段)나무, 물깨금나무, 꺼끄럼나무, 말채나무, 양자목(凉子木)
- 생약명 : 등대수(燈臺樹)
- 유 래 : 가지가 줄기를 빙 둘러 나와 옆으로 퍼져 자라서 층층(層層) 계단처럼 보이는 나무라 하여 층층나무라 부른다.

■ ■ 생태

높이 20m. 줄기가 곧게 자란다. 줄기껍질은 약간 붉은 회색빛이 도는 갈색이며, 세로로 깊게 갈라진다. 가지는 줄기를 빙 둘러 층층이 나와 옆으로 넓게 뻗어 나간다. 잔가지는 겨울에 붉은 자줏빛을 띠며, 가지에 난 긴 타원형의 겨울눈도 붉은 자줏빛이다. 봄에 가지를 꺾으면 약간 붉은빛이 돌고 단맛이 나는 수액이 나온다. 잎은 넓은 타원형으로 어긋나는데, 잎자루가 길거나 짧고 붉은빛을 띤다. 잎 끝은 둥글면서도 긴 꼬리가 있다. 잎 앞뒷면에는 사선으로 잎맥이 깊으며 잔털이 조금 있다. 잎 가장자리는 밋밋하다. 꽃은 5~6월에 하얗게 피는데, 긴 꽃대가 올라와 층층이 가지를 치고 또 쳐서 그 끝에 아주 작은 꽃들이 뭉쳐 달린다. 꽃잎은 4장으로 길쭉한 타원형이며, 긴 꽃술 4개가 꽃잎과 어긋나게 사방으로 펼쳐진다. 열매는 9월에 아주 작은 공모양으로 여문다. 열매가 다 익으면 검은색이 된다.

*유사종_ 산딸나무, 말채나무, 곰의말채

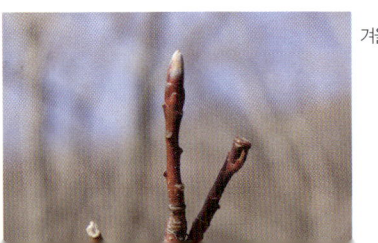

겨울눈

새순 | 꽃
잎 달린 모습 | 풋열매
열매 | 잎 앞뒤

■■ 효능

한방에서 수액, 잔가지, 열매, 뿌리껍질, 줄기껍질을 등대수(燈臺樹)라 한다. 풍을 몰아내고, 경락을 활성화시키며, 몸을 튼튼하게 하고, 기침을 가라앉히며, 통증을 없애고, 염증을 가라앉히며, 소변을 잘 나오게 하는 효능이 있다. 심한 기침, 풍기, 심한 신경통, 종기가 나서 아플 때, 술독을 풀 때 약으로 처방한다.

민간에서는 신경통, 관절염, 풍기, 간이 안 좋을 때, 술독을 풀 때, 위가 안 좋을 때, 소화불량, 기력이 떨어졌을 때, 허리가 아플 때, 감기 몸살, 소변 보기 힘들 때, 심한 기침에 사용한다.

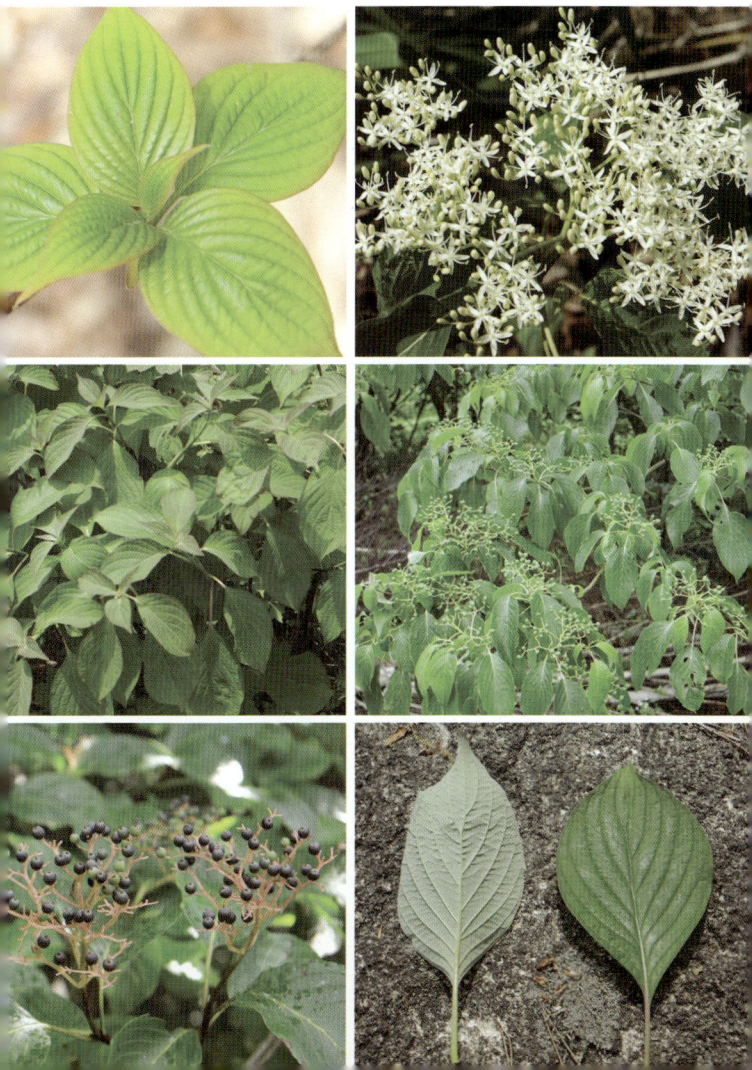

065 약 독
주엽나무 *Gleditsia japonica* Miq.

- 콩과 잎지는 큰키나무
- 분포지 : 산기슭이나 골짜기, 냇가, 하천 둑방
- 개화기 : 6월
- 결실기 : 10월
- 채취기 : 가을(열매껍질·씨앗), 수시로(가시)

- 별　명 : 쥐엽나무, 주염나무, 쥐엄나무, 아조(牙皀), 조각(皀角), 저아조(猪牙皀), 저아조협(猪牙皀莢), 조각침(皀角針), 대조각(大皀角), 장조각(長皀角), 장조협(長皀莢), 대조협(大皀莢), 조각협(皀角莢), 계루자(鷄累子), 서자(栖子), 조침(皀針)
- 생약명 : 조협(皀莢), 조협자(皀莢子), 조각자(皀角子)
- 유　래 : 중국에서는 검은[皀] 콩꼬투리[莢]가 달리는 나무라 하여 조협이라 하는데, 이 말이 변하여 주엽나무가 되었다.

■ ■ 생태

높이 20m. 줄기가 굵고 곧게 올라온다. 줄기껍질은 어두운 회색빛이 도는 갈색이고 평평하며, 가시가 돋았다 떨어진 자리에 반점 같은 돌기가 무수히 있다. 수령 30년 이내의 젊은 나무의 줄기에는 길고 날카로운 가시가 돋는데, 가시는 삼각형으로 끝이 무디고 잔가시 몇 개가 가지처럼 벌어진다. 어린 가시는 푸른빛이 점차 붉어지다가 회색이 된다. 혼동하기 쉬운 유사종 조각자나무는 줄기에 난 가시가 납작하다. 가지는 굵고 길게 사방으로 굽어져 자란다. 잎은 작은 타원형으로 나는데, 어긋나게 난 긴 잎자루에 크기가 들쑥날쑥한 12~18장의 잎들이 어긋나거나 마주 달린다. 잎 가장자리는 밋밋하다. 꽃은 6월에 노란빛이 도는 녹색으로 피는데, 길고 굵은 꽃대가 아래로 처져 작은 꽃들이 사방에 모여 달린다. 꽃잎은 5장이며, 꽃잎보다 긴 꽃술이 사방으로 뻗어 나온다. 열매는 10월에 크고 납작하면서 비틀린 콩꼬투리 모양으로 여무는데, 그 안에 납작한 타원형 씨앗이 들어 있다. 혼동하기 쉬운 유사종 조각자나무의 열매는 콩꼬투리가 펴져 있다. 열매가 다 익으면 검은빛이 도는 붉은 자주색이 되며, 껍질이 갈라지면서 검은빛이 도는 갈색 씨앗이 튀어나와 가까운 곳에 번식한다. *유사종_ 조각자나무, 민주엽나무

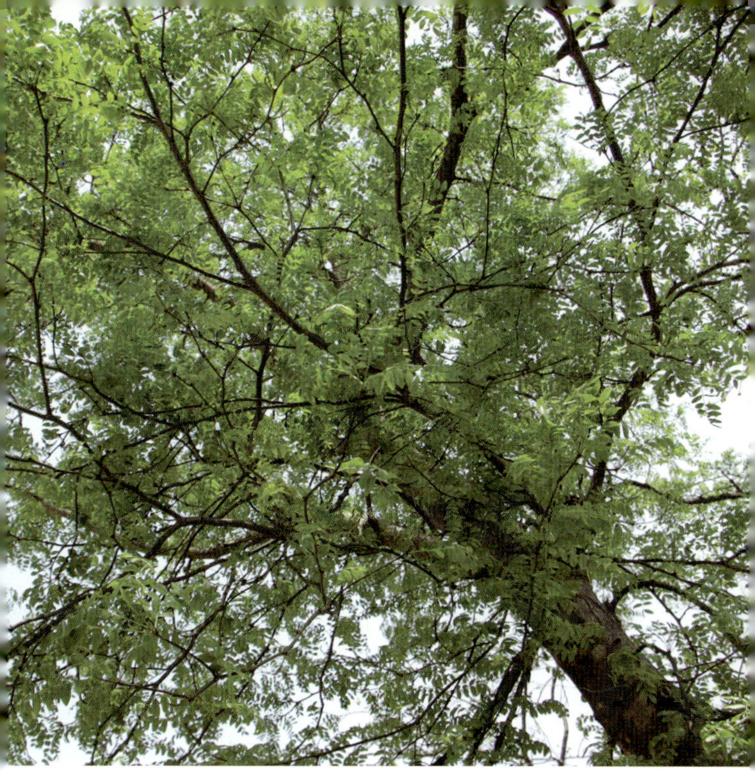

전체 모습

새순 돋은 모습

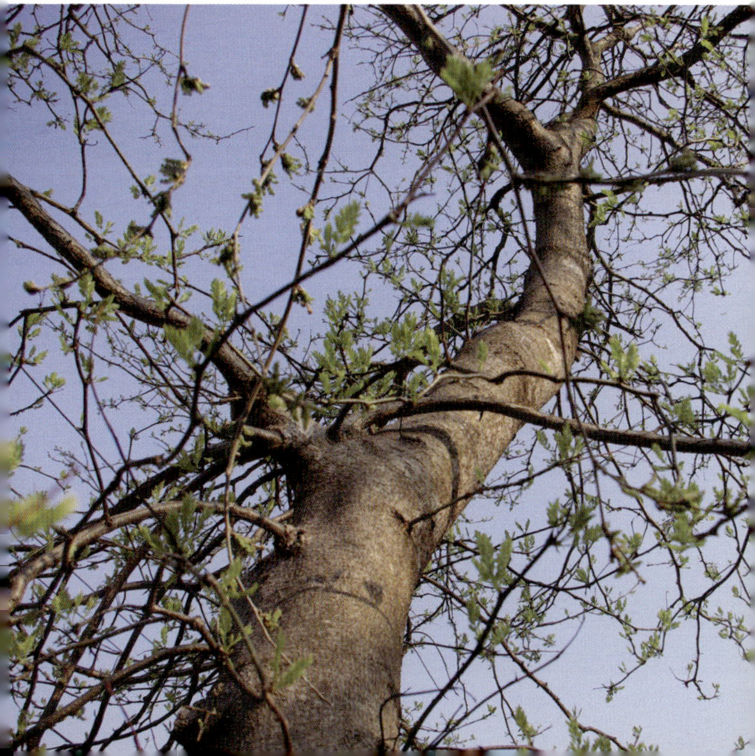

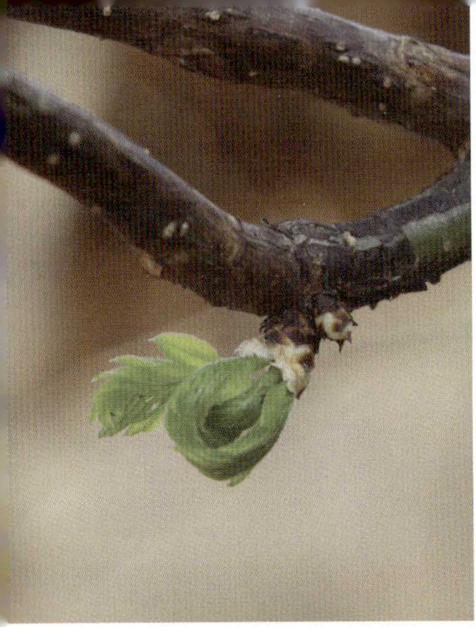

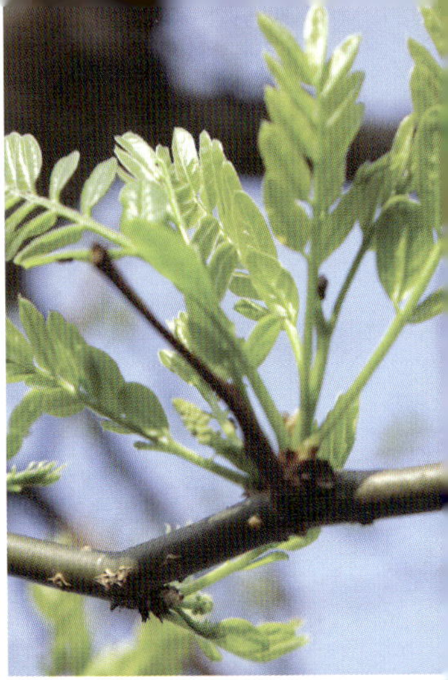

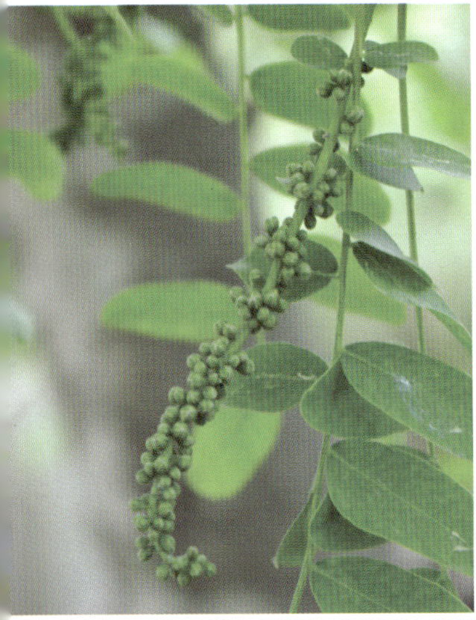

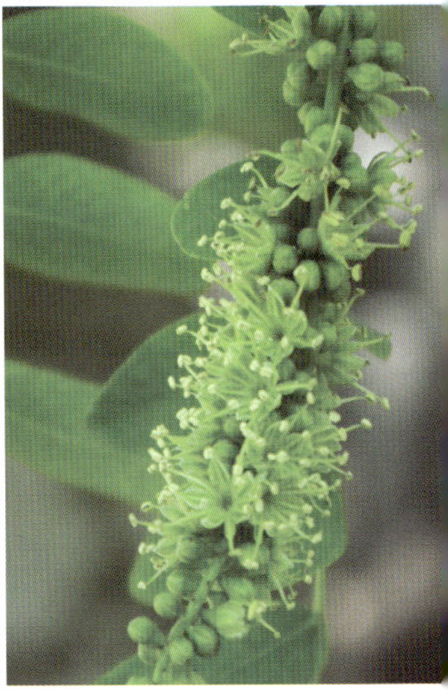

새순
꽃봉오리 | 꽃
잎

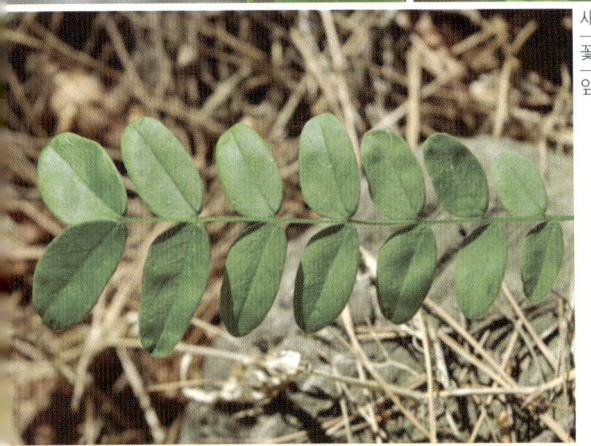

▪▪▪ 효능

한방에서 열매껍질을 조협(皂莢), 씨앗을 조협자(皂莢子), 가시를 조각자(皂角子)라 한다. 풍과 습을 몰아내고, 독을 풀며, 장을 윤택하게 하고, 염증을 가라앉히며, 균을 죽이는 효능이 있다. 『동의보감』에서는 "주엽나무 가시는 부스럼을 터뜨리고 약 기운이 스며들게 하여 모든 악창을 낫게 하고 문둥병에도 좋은 약이 되며, 열매는 뼈마디를 잘 쓰게 하고 두통을 낫게 하며 가래를 삭히고 기침을 멈추게 한다"고 하였다. 중풍으로 반신마비가 되거나 입을 못 벌릴 때, 천식, 폐결핵, 기관지염이나 폐렴, 가래가 안 나올 때, 심한 기침, 장염으로 대변에 피가 섞여 나올 때, 종기가 곪았을 때, 변비, 배가 아프고 설사할 때 약으로 처방한다.

민간에서는 중풍으로 입이 굳어졌을 때, 심한 변비, 종기가 났을 때, 피부가 곪았을 때 사용한다.

🔊 주의사항
- 독성이 있는 약재이므로 많이 먹으면 구토와 설사를 하고, 팔다리가 마비되며, 심하면 사망할 수 있으므로 정량만 사용한다.
- 임산부, 몸이 허약한 사람은 사용하지 않는다.

젊은 나무에 난 햇가시 | 가시

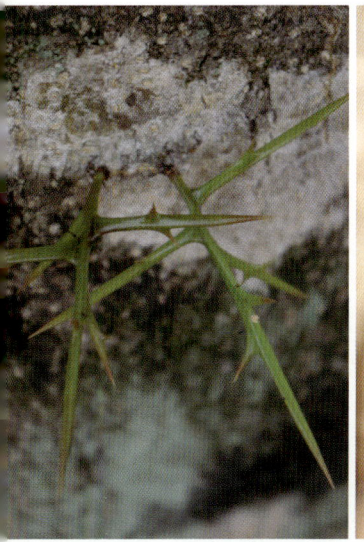
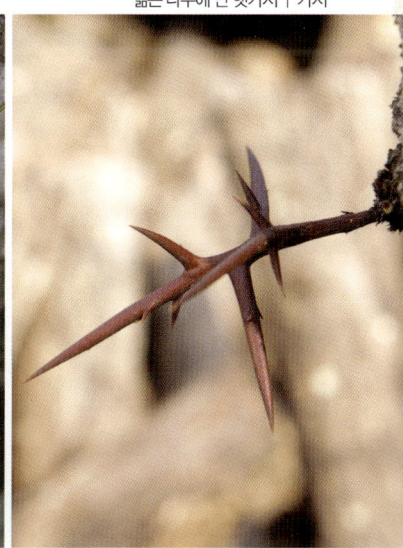

066 삼지닥나무 *Edzeworthia papyrifera* S. et Z.

- 팥꽃나무과 잎지는 작은키나무
- 분포지 : 남부지방 겨울에도 얼지 않는 반양지
- 개화기 : 3~4월 결실기 : 7월
- 채취기 : 봄(잔가지·잎), 가을(열매·뿌리껍질)

- 별 명 : 삼아(三椏)나무, 황서향(黃瑞香)나무, 매듭삼지(三枝)나무
- 생약명 : 몽화(夢花), 몽화근(夢花根), 구피마(構皮麻), 저엽(楮葉), 구수자(構樹子), 저실자(楮實子)
- 유 래 : 닥나무란 가지를 꺾을 때 딱 소리가 난다 하여 붙여진 이름인데, 과명은 다르지만 뽕나무과의 닥나무처럼 한지 원료로 사용하고, 가지가 3갈래인 나무라 하여 삼지닥나무라 부른다.

■ ■ 생태

높이 1~2m. 줄기가 곧게 자란다. 줄기껍질은 붉고도 노란빛이 도는 갈색이고, 밋밋하면서도 하얀 반점이 있다. 가지는 줄기에 비해 매우 굵으며, 3갈래로 계속해서 갈라져 나와 위쪽으로 비스듬히 뻗는다. 꽃은 3~4월에 잎보다 먼저 피는데, 가지 끝에 긴 통모양의 작은 꽃들이 둥글게 모여 달린다. 꽃잎 끝은 4장으로 갈라지는데, 꽃 바깥쪽은 하얗고 안쪽은 노랗다. 잎은 갸름한 타원형으로 어긋나는데, 잎자루가 매우 짧고, 잎 끝이 갸름하면서도 뭉툭하다. 잎 앞면은 반투명한 막으로 덮여 있으며, 잎 가장자리는 밋밋하다. 열매는 9월에 검고 작은 타원형으로 여문다. *유사종_ 닥나무, 애기닥나무

3개로 갈라진 나뭇가지 | 꽃

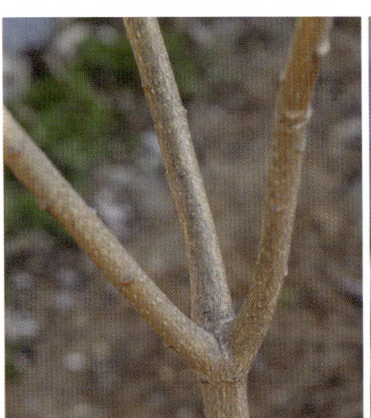
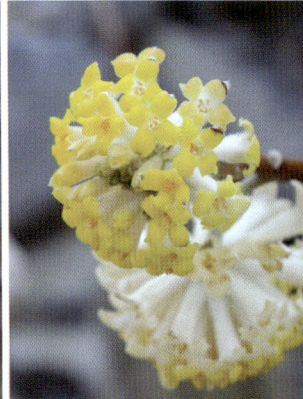

■■■ 효능

한방에서 꽃을 몽화(夢花), 뿌리를 몽화근(夢花根) 또는 구피마(構皮麻), 잔가지와 잎을 저엽(楮葉), 열매를 구수자(構樹子) 또는 저실자(楮實子)라 한다. 습과 풍을 몰아내고, 피를 잘 돌게 하며, 뼈와 근육을 튼튼하게 하고, 양기를 북돋우며, 허리와 무릎을 따뜻하게 하고, 얼굴빛이 좋아지며, 피부를 보호하고, 눈이 밝아지며, 소변을 잘 나오게 하는 효능이 있다. 류머티스, 타박상, 몸이 차고 붓기가 있을 때, 림프선 염증에 약으로 처방한다.

민간에서는 신경통, 허리와 무릎이 시릴 때, 얼굴이 부었을 때, 림프선이 붓고 아플 때, 타박상, 중풍으로 팔다리 마비, 당뇨, 몽정, 조루, 소변이 뿌옇게 나올 때, 아토피, 피부 가려움증, 종기, 눈병, 양기가 떨어졌을 때, 피부가 검거나 얼굴빛이 좋지 않을 때, 눈이 시리거나 침침할 때, 녹색색맹에 사용한다.

🔊 주의사항

- 닥나무, 애기닥나무를 대신 사용하기도 한다.
- 차가운 성질을 지닌 약재이므로 배가 차고 소화가 안 되는 사람은 먹지 않는다.

꽃핀 모습 | 잎 달린 모습

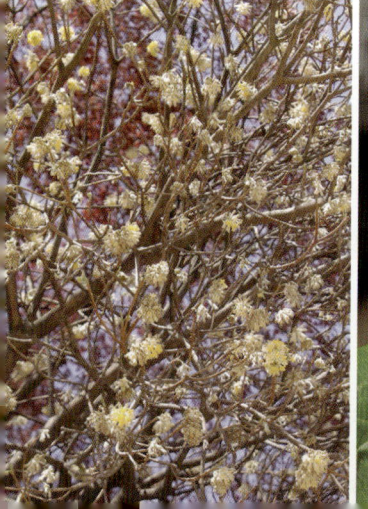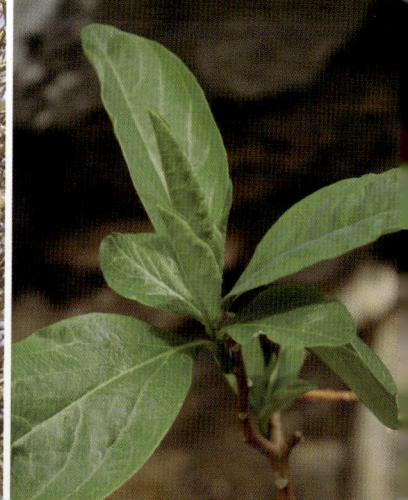

067 [약][약한독] 서향나무 *Daphne odora* Thunb.

- 팥꽃나무과 늘푸른 작은키나무
- 분포지 : 중부지방 이남이나 남쪽 바닷가의 약간 그늘지고 촉촉한 곳
- 개화기 : 3~4월 / 결실기 : 5~6월
- 채취기 : 봄(꽃), 수시로(잎·뿌리)

- 별   명 : 서향, 천리향(千里香), 침정화(沈丁花), 침향(沈香), 수향(睡香), 화적(花賊), 중머리
- 생약명 : 서향근(瑞香根), 서향엽(瑞香葉), 서향화(瑞香花)
- 유   래 : 옛날 중국의 여승이 꿈속에서 향기를 쫓아가다가 극락세계 문 앞에서 이 나무를 보고는 상서로운[瑞] 향(香)이 나는 나무라 하여 서향나무라 불렀다 한다. 꿈속[睡]에서 향기[香]를 맡았다 하여 수향, 향기가 천리(千里)를 간다 하여 천리향, 다른 꽃향기를 뒤덮을 만큼 향기가 강한 꽃들[花]의 적(賊)이라 하여 화적이라고도 부른다.

■ ■ ■ 생태

높이 1~2m. 줄기가 곧으면서도 약간 비스듬히 자란다. 줄기껍질은 매끄러우면서도 윤기가 나며 붉은 자줏빛이 도는 갈색이다. 가지는 밑동에서부터 사방으로 갈라져 나오며, 햇가지는 약간 검푸른 빛이 난다. 잎은 아주 길쭉한 타원형으로 약간 어긋나는데, 잎자루가 없고, 잎 끝이 뾰족하다. 잎을 만져보면 두툼하면서도 질기며, 잎 앞면이 매끄럽게 윤이 난다. 잎맥은 희미한 편이며, 잎 앞면은 짙푸르고 뒷면은 조금 하얗다. 잎 가장자리는 밋밋하다. 꽃은 3~4월에 암수딴그루로 피는데, 지난해 새로 난 묵은 가지에 작은 꽃들이 둥글게 모여 달리며, 향기가 매우 강하다. 꽃은 희고도 붉은 연보라빛으로 피는데, 안쪽은 흰빛이 강하고 뒤쪽은 색깔이 짙다. 꽃잎은 없고, 꽃잎처럼 보이는 것은 꽃받침으로 4장으로 갈라져 있다.

*유사종_ 백서향

■■ 효능

한방에서 뿌리를 서향근(瑞香根), 잎을 서향엽(瑞香葉), 꽃을 서향화(瑞香花)라 한다. 열을 내리고, 염증과 통증을 가라앉히며, 소변을 잘 나오게 하고, 심장을 튼튼하게 하는 효능이 있다. 급성인후염, 심한 가래, 기침, 아이가 백일해에 걸렸을 때, 심한 피부병, 타박상, 통풍에 약으로 처방한다.

민간에서는 갑자기 목이 붓고 아플 때, 심한 가래, 목감기, 심한 피부병, 타박상, 통풍, 상처에서 피가 날 때, 종기가 곪았을 때, 우울증에 사용한다.

🔊 주의사항

- 약한 독성이 있는 약재이므로 정량만 사용한다.
- 열매에 독이 있어 먹으면 입안이 마비되고 구토를 하거나 피설사를 하므로 먹지 않는다.
- 향나무라는 이름이 붙어 있지만 향나무는 측백나무과에 속하는 나무로 서향나무와는 식물학적 분류가 다르다.

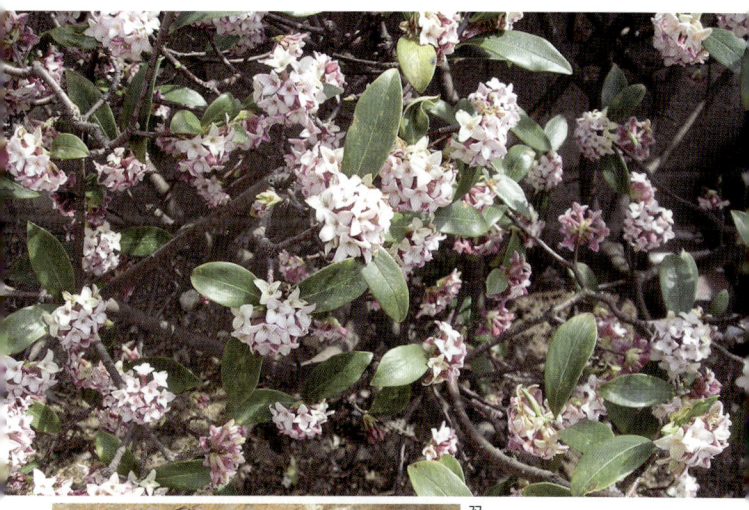

꽃

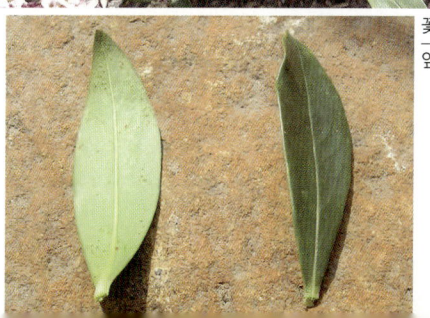

잎 앞뒤

068 약 식

담쟁이덩굴 *Parthenocissus tricuspidata* (Siebold & Zucc.) Planch.

- 포도과 잎지는 덩굴나무
- 분포지 : 산 중턱이나 들판에 돌이 많은 곳의 나무줄기, 바위 위, 오래된 담벼락, 돌담 위
- 개화기 : 6~7월 ■ 결실기 : 9~10월
- 채취기 : 봄(새순), 여름(뿌리·줄기·잎)

- 별 명 : 담쟁이, 담장이덩굴, 담쟁이넝쿨, 담장넝쿨, 돌담장이, 골그락, 상춘등(常春藤), 지금상춘등(地錦常春藤), 장춘등(長春藤), 삼엽가(三葉茄), 석벽등(石璧藤), 석벽려(石薜藜), 용린벽려(龍鱗薜藜), 벽려(薜藜), 낙석(絡石), 나만(蘿蔓), 원의(垣衣), 일광자(日光子), 산포도(山蒲萄), 홍포도등(紅葡萄藤)
- 생약명 : 지금(地錦)
- 유 래 : 담장을 뒤덮으며 자라는 덩굴이라 하여 담장이덩굴이라 하다가 담쟁이덩굴이 되었다. 가을에 붉은 단풍이 들어 땅[地]을 뒤덮는 비단[錦]과 같다 하여 지금이라고도 부른다.

■ ■ 생태

길이 10m. 뿌리가 덩굴처럼 길게 뻗어 나가고 잔뿌리가 많다. 뿌리껍질은 검붉은 빛이 도는 갈색이다. 줄기 끝에 덩굴손이 있어 이웃한 나무·바위·담장 위를 기어가듯이 길게 뻗으며, 줄기 중간에 나온 잔뿌리가 달라붙어 잘 떨어지지 않는다. 줄기껍질은 붉은빛이 도는 갈색이며 불규칙하게 갈라진다. 번식력이 좋아 줄기나 가지를 잘라 심으면 곧 뿌리를 내리며, 줄기를 잘라 입에 대보면 단맛이 난다. 가지는 여러 갈래로 갈라져 나온다. 잎은 넓은 모양으로 어긋나는데, 잎자루가 매우 길고 푸르며, 잎 끝이 3갈래로 뾰족하게 갈라진다. 잎 앞면은 윤기가 있으며, 뒷면은 조금 하얗고 잎맥에 잔털이 있다. 잎 가장자리에는 큰 톱니가 불규칙하게 있다. 혼동하기 쉬운 유사종 미국담쟁이덩굴은 잎이 5장씩 마주 붙는다. 꽃은 6~7월에 노란빛이 도는 녹색으로 피는데, 잎이 난 자리에 꽃대가 올라와 가지를 치고 또 쳐서 그 끝에 작은 꽃들이 달린다. 꽃잎은 5장으로

좁은 타원형으로 꼬투리가 갈라져 펼쳐진 모양이며, 그 안에 노란 덩어리 모양의 암술과 길쭉한 수술이 펼쳐져 있다. 열매는 9~10월에 작은 공모양으로 여문다. 열매가 어릴 때는 푸르면서 하얀 가루에 덮여 있으며, 다 익으면 검푸르게 되고 조금 쪼글쪼글해진다.

*유사종_ 미국담쟁이덩굴

바위 위에 붙은 모습

단풍과 열매

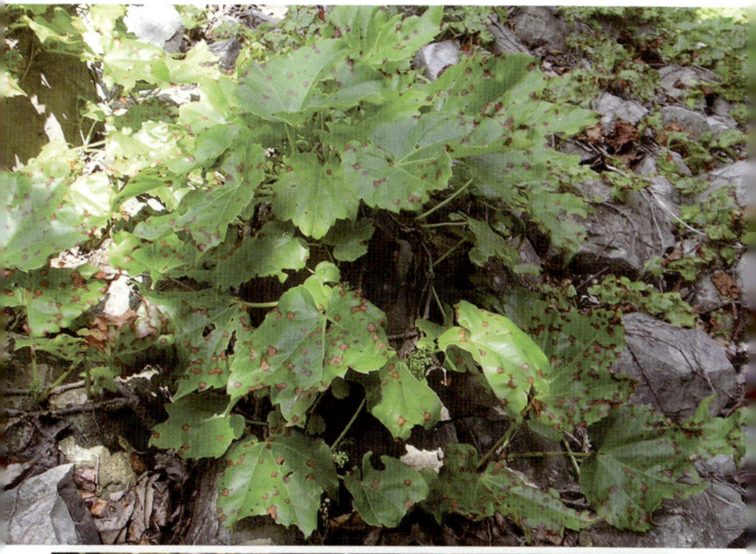

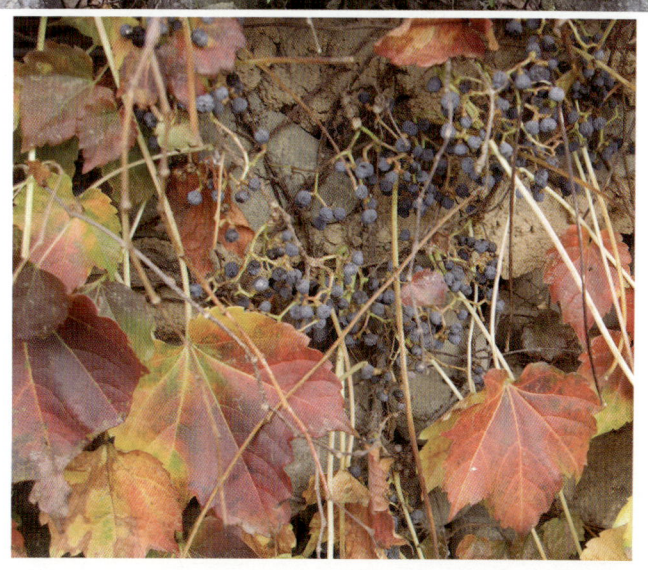

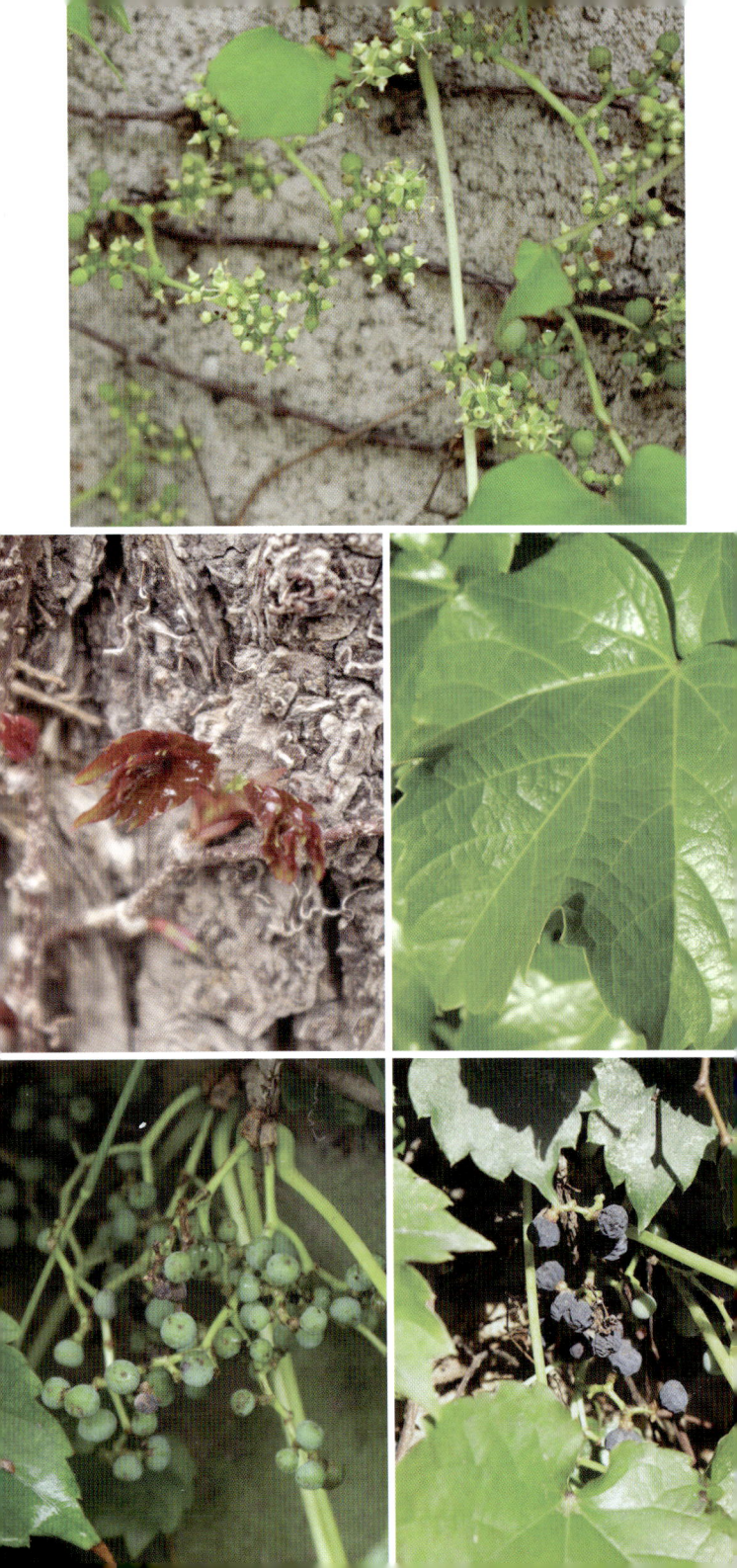

■■ 효능

한방에서 뿌리와 줄기, 새순을 지금(地錦)이라 한다. 피를 잘 돌게 하고, 피를 멎게 하며, 기를 잘 돌게 하고, 풍과 어혈을 몰아내며, 통증을 가라앉히고, 양기를 북돋우는 효능이 있다. 『동의보감』에서는 "작은 종기가 잘 삭혀지지 않는 데, 목 안과 혀가 부은 데, 쇠붙이에 다친 데 쓰며, 뱀독으로 가슴이 답답한 것과 외상, 입안이 마르고 혀가 타는 것을 낫게 한다"고 하였다. 산후에 어혈로 배가 아플 때, 관절염, 심한 근육통, 당뇨, 심한 기침과 가래, 중풍으로 반신불수가 되었을 때, 골절상으로 부었을 때 약으로 처방한다. 잎에는 시아니딘, 플라보노이드, 안토시아닌, 헤데라코사이드 C, 탄닌을 함유한다.

민간에서는 산후에 배가 아플 때, 관절이 붓고 아플 때, 심한 근육통, 당뇨, 심한 기침과 가래, 중풍으로 몸에 마비가 왔을 때, 골절상으로 아플 때, 편두통, 종기, 해열제, 치통, 신경통, 산후에 몸이 좋지 않을 때, 몸이 허약할 때 사용한다.

> 🔊 **주의사항**
> • 나무를 감고 자란 것을 벽려(薜荔), 바위 위에 자란 것을 낙석(絡石)이라 하는데, 『동의보감』에는 나무에 뻗은 것은 약으로 사용하지 않는다고 하였다.

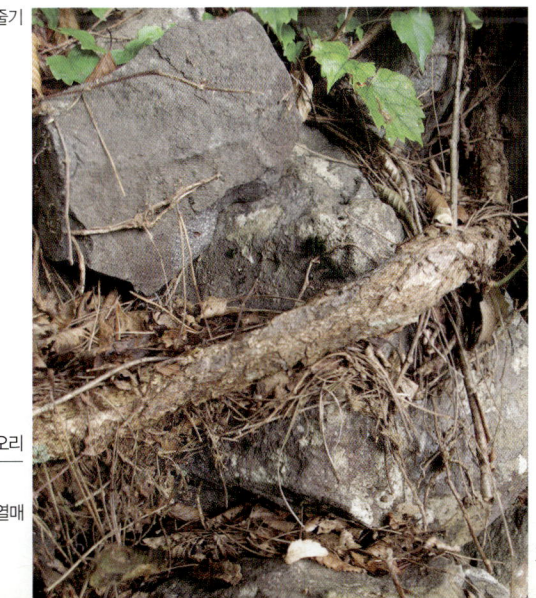

줄기

꽃과 꽃봉오리
🌺 새순 | 잎
풋열매 | 열매

069 포도나무 *Vitis vinifera* L.

- 포도과 잎지는 덩굴나무
- 분포지 : 경사지고 물이 잘 빠지며 건조한 자갈밭
- 개화기 : 5~6월   결실기 : 8~10월
- 채취기 : 봄~여름(줄기·잎), 여름~가을(열매), 수시로(뿌리)

- 별   명 : 포도덩굴, 초룡주(草龍珠)
- 생약명 : 포도(葡萄), 포도근(葡萄根), 포도경엽(葡萄莖葉)
- 유   래 : 포도는 서아시아에서 전래된 식물로 고대 이란에서 부다우(Budaw)라 부르기 시작했으며, 중국에서 그 음을 따서 머루 포(葡), 머루 도(萄)를 합하여 포도가 되었다.

▪▪ 생태

길이 3m. 뿌리가 옆으로 뻗어 나간다. 줄기는 길게 뻗으며, 줄기껍질은 붉은 자주색을 띤다. 가지는 여러 갈래로 갈라져 나온다. 줄기나 가지 끝에 덩굴손이 있어 이웃 나무를 감아 올라가며 자라므로 재배할 때는 받침대를 설치하여 방향을 잡아주어야 한다. 잎은 둥근 모양으로 마주나는데, 잎자루가 길고, 잎 끝이 3~5갈래로 갈라진다. 잎 뒷면은 하얗고, 잎 가장자리에 불규칙한 톱니가 있다. 꽃은 5~6월에 녹색으로 피는데, 긴 꽃대가 짧은 가지를 치고 그 끝에 아주 작은 꽃들이 뭉쳐 달린다. 꽃잎은 5장이며, 긴 꽃술들이 길게 뻗어 나온다. 열매는 8~10월에 구슬 모양으로 여무는데, 다 익으면 자줏빛이 도는 검은색이 된다. *유사종_ 왕머루, 머루

겨울눈 | 새순

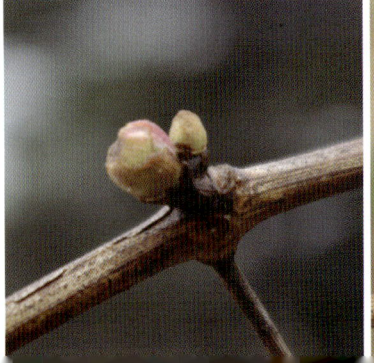
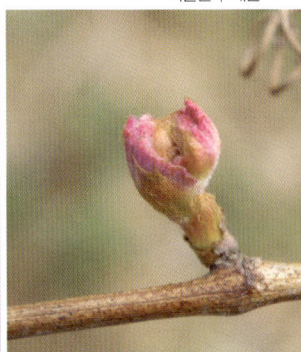

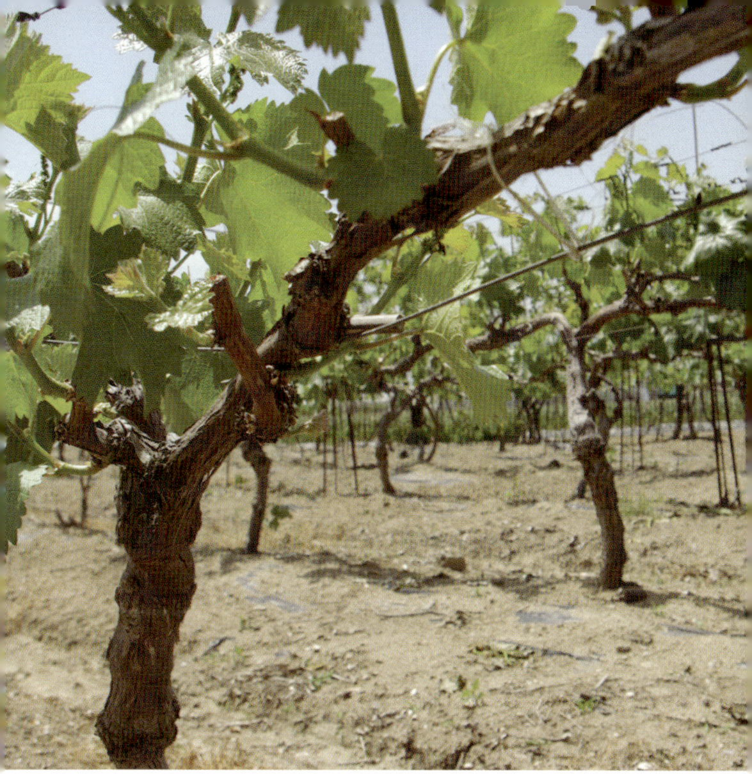

봄 모습
겨울 모습

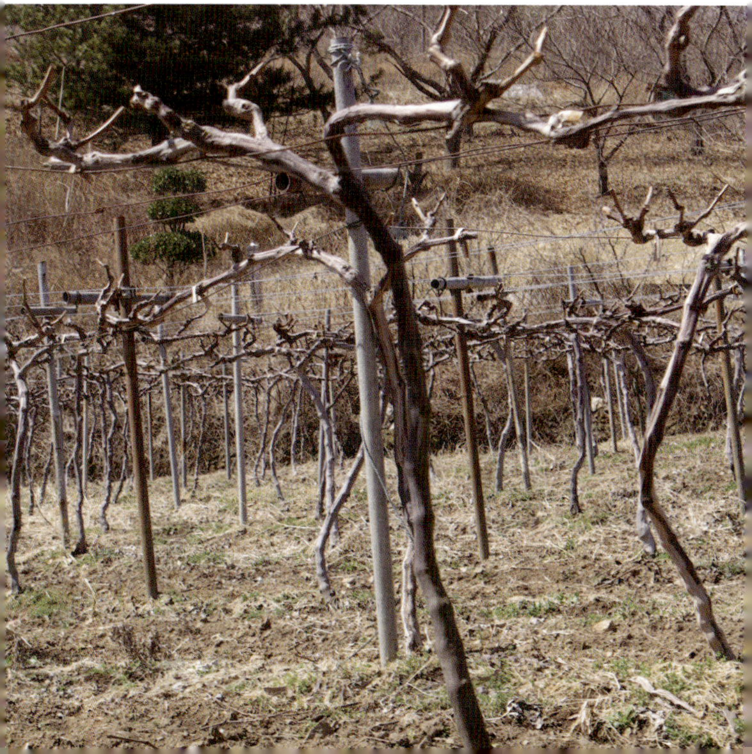

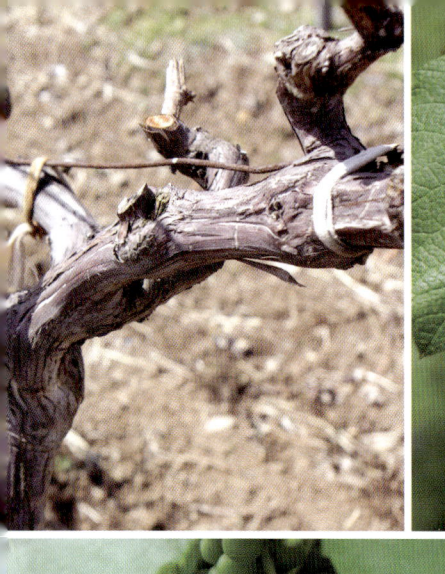
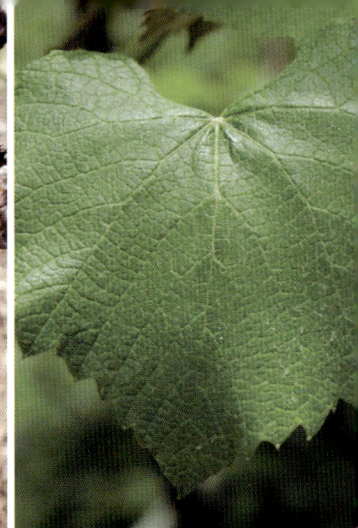

가지 | 잎
풋열매
열매

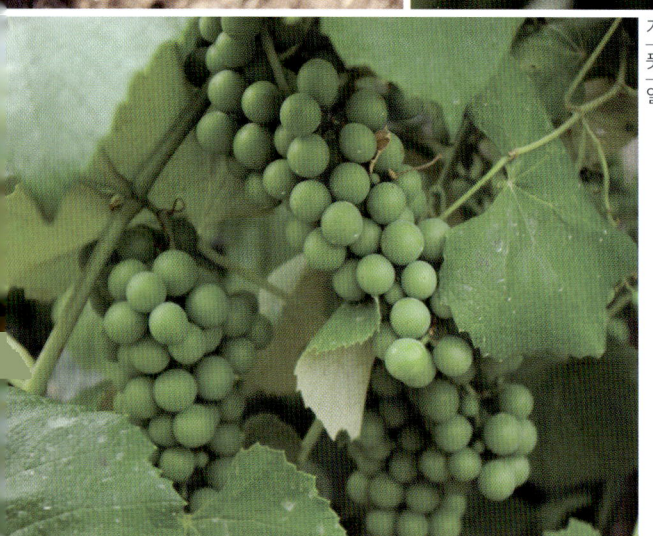
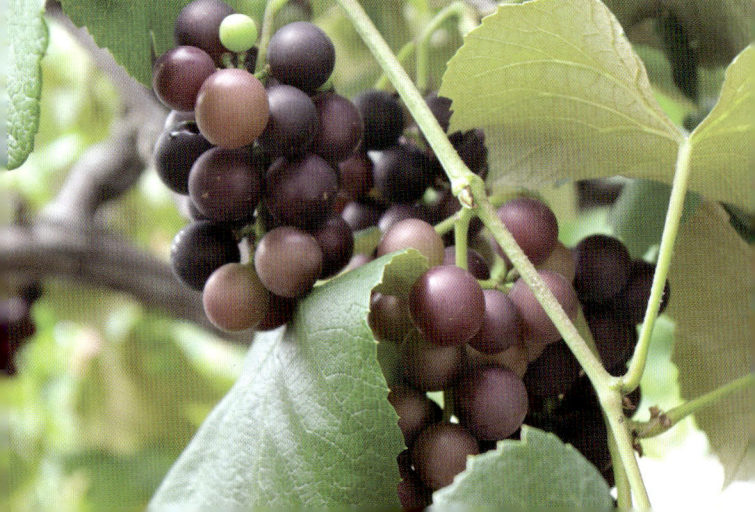

■■ 효능

한방에서 열매를 포도(葡萄), 뿌리를 포도근(葡萄根), 줄기와 잎을 포도경엽(葡萄莖葉)이라 한다. 기력을 북돋우고, 피를 잘 돌게 하며, 심장을 튼튼하게 하고, 소화를 잘 되게 하며, 독을 풀고, 통증과 염증을 가라앉히는 효능이 있다. 『동의보감』에서는 "포도는 습한 기운으로 관절이 쑤시고 마비되는 것, 소변이 잘 나가지 않는 것을 낫게 하고, 기운을 돋우어 의지를 강하게 하며, 사람을 살찌고 건강하게 해준다"고 하였다. 고혈압, 동맥경화증으로 심장이 안 좋을 때, 고지혈증, 간에 독이 쌓였을 때, 기침, 뼈가 약하거나 부러졌을 때, 기력이 없을 때, 양기를 북돋울 때, 기억력 감퇴, 소화가 안 되고 변을 보기 힘들 때, 신장이 안 좋아 몸이 부었을 때 약으로 처방한다. 비타민 A, 비타민 B1, 비타민 B2, 비타민 C, 비타민 D, 칼슘, 마그네슘, 인, 철, 나트륨, 포도당, 과당, 전화당, 포도주산, 포도주산칼슘, 레몬산칼슘, 펙틴, 탄닌, 펜토잔, 안토시아닌, 플라보노이드, 리놀산, 스테아린, 팔미틴을 함유한다.

민간에서는 신장이 안 좋아 몸이 부었을 때, 소변 보기 힘들 때, 눈 충혈, 관절염, 입덧이 심하여 자주 토할 때, 심한 딸꾹질, 몸이 허하여 식은땀이 나고 잔기침을 할 때, 기력이 없을 때, 소화가 안 되고 변을 보기 힘들 때, 뼈가 부러져 아프거나 염증이 생겼을 때, 피로가 심하고 입맛이 없을 때, 심장이 약할 때, 담석증, 생리불순, 감기, 몸이 허약하여 감기에 잘 걸릴 때, 뼈마디가 쑤시고 아플 때, 양기를 북돋울 때, 고혈압, 동맥경화증으로 심장이 안 좋을 때, 빈혈, 고지혈증, 신경쇠약, 신장염, 기관지가 안 좋을 때, 통풍, 심한 건망증, 흰머리가 많을 때, 거친 피부, 얼굴에 기미나 검버섯이 생겼을 때, 간에 독이 쌓였을 때, 기침, 기억력 감퇴일 때 사용한다.

🔊 주의사항

- 열매를 너무 많이 먹으면 속에 열이 나고, 설사를 하거나, 혈당이 높아질 수 있으므로 적당량만 먹는다.

070 약 약한독
참오동나무 *Paulownia tomentosa* (Thunb.) Steud.

- 현삼과 잎지는 큰키나무
- 분포지 : 중부지방 이남 산속 계곡가나 자갈밭, 마을 근처
- 개화기 : 5~6월　결실기 : 10월
- 채취기 : 봄~여름(잎·꽃), 가을(열매), 수시로(뿌리·줄기껍질)

- 별　　명 : 참오동, 머귀나무, 백동나무, 조선오동나무
- 생약명 : 자화포동(紫花泡桐)
- 유　　래 : 오동나무란 잎이 벽오동[梧]과 비슷하고 키도 장대[桐]한 나무라 하여 오동나무라 부른다. 잎이 머귀(머위의 옛말)처럼 생겼다 하여 머귀나무라고도 부른다.

■ ■ 생태

높이 15m. 뿌리가 굵고 사방으로 길게 뻗어 나간다. 줄기는 곧고 길쭉하게 올라오며, 생장속도가 매우 빠르다. 줄기껍질은 회색빛이 도는 짙은 갈색이고, 얕고 불규칙하게 세로로 갈라지며, 손으로 눌렀을 때 단단하지 않고 무른 편이다. 이와는 달리 오동나무는 줄기색이 거무스름하다. 가지는 줄기에 비해 매우 굵게 나오며 사방으로 뻗어 나간다. 가지껍질에는 밝고 작은 반점 돌기가 많다. 햇가지는 푸른빛을 띠며 잔털이 있다. 잎은 둥글고도 끝이 뾰족하게 마주나는데, 크기가 매우 크며, 잎자루가 길다. 잎 뒷면에는 허연 잔털이 있다. 이와는 달리 오동나무는 잎 뒷면에 갈색 털이 있다. 잎 가장자리는 3~5갈래로 얕고 불규칙하게 갈라지기도 한다. 꽃은 5~6월에 연한 자주색으로 피는데, 긴 꽃대가 나와 가지를 치고, 또 쳐서 그 끝에 여러 송이가 모여 달린다. 꽃은 종모양으로 끝이 5장으로 갈라진다. 꽃잎 안쪽에는 짙은 자주색 점선이 몇 줄씩 있으며, 꽃잎 바깥은 잔털이 있다. 이와는 달리 오동나무 꽃은 점선이 없으며, 꽃잎 안과 밖 모두에 잔털이 있다. 열매는 10월에 끝이 뾰족한 타원형으로 여무는데, 세로로 얕은 홈이 있다. 다 익으면 갈색이 되며, 껍질이 갈라지면서 씨앗이 튀어나와 번식한다.

*유사종_ 참오동, 개오동, 충무오동

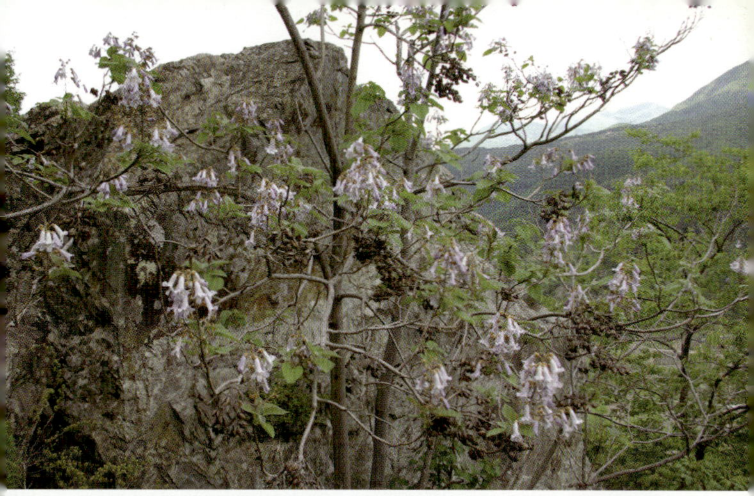

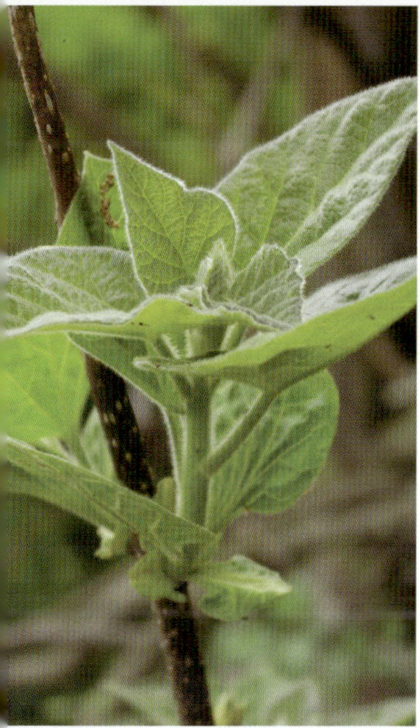

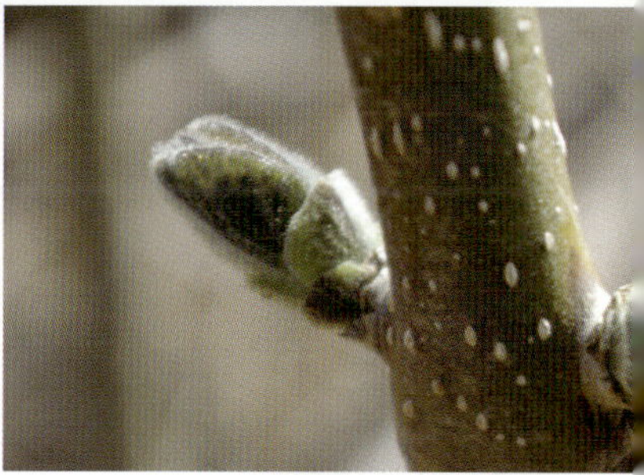

꽃핀 모습
―――――
        잎눈의 새순
새순   꽃
――― ―――
풋열매 열매

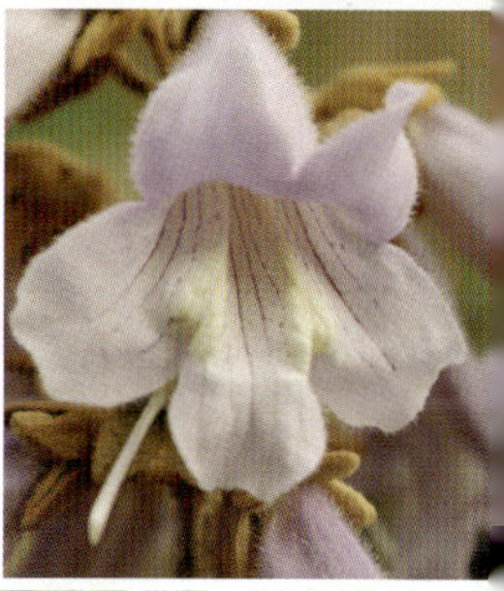

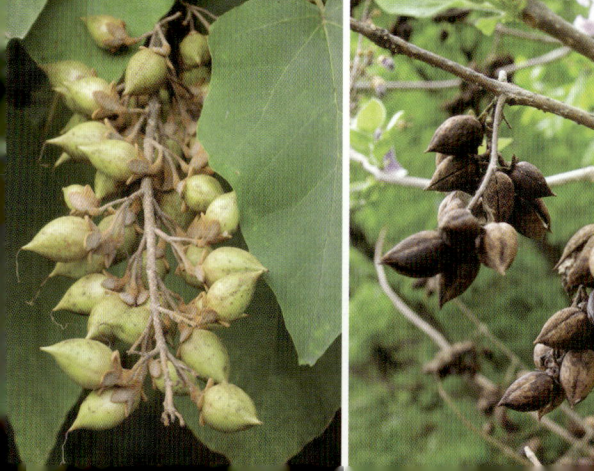

■■ 효능

뿌리, 줄기껍질, 잎, 꽃, 열매를 자화포동(紫花泡桐)이라 한다. 열을 내리고, 풍과 습을 내보내며, 염증을 가라앉히고, 피를 멎게 하며, 균을 죽이는 효능이 있다. 폐렴이나 기관지염, 장염으로 인한 설사, 결막염, 이하선염, 치질, 임질, 피부염증, 종기가 심하게 났을 때, 잇몸에 고름이 잡혔을 때, 타박상, 발이 부었을 때 약으로 처방한다.

민간에서는 치질, 요도에서 고름이 나올 때, 잇몸이 붓고 아플 때, 타박상, 발이 부었을 때, 종기가 크게 났을 때, 피부염, 베인 상처에서 피가 날 때, 땀띠, 폐렴, 갑자기 편도선이나 귀밑샘이 붓고 아플 때, 눈에 염증, 급성 장염으로 설사, 옴이 올랐을 때, 물에 데었을 때, 동상, 피부가 헐었을 때, 생인손을 앓을 때 사용한다.

주의사항
- 열매에는 약한 독성이 있으므로 열매나 열매기름은 먹지 않는다.

가지와 잎

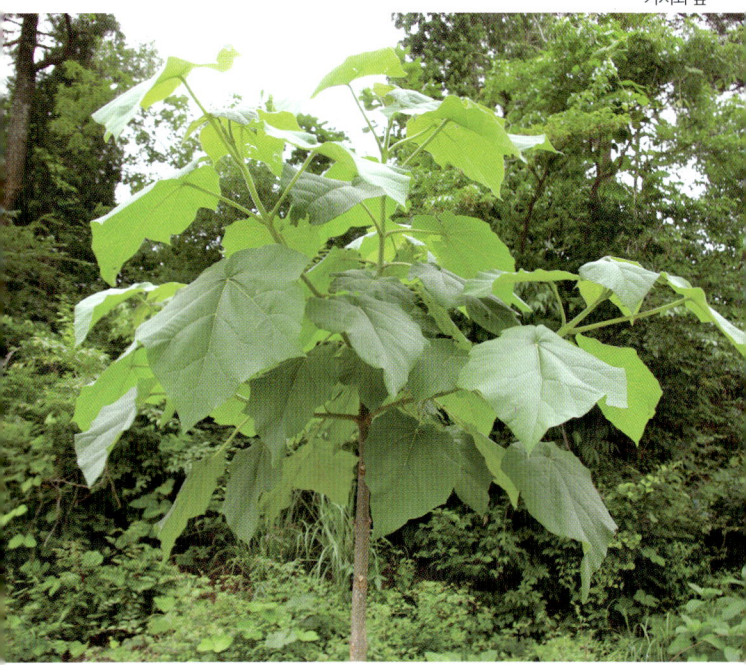

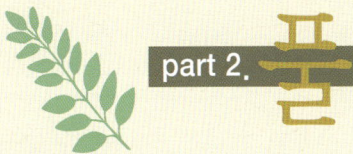

part 2. 풀

가지 | 고추 | 애기석위 | 골풀 | 도깨비바늘 | 도꼬마리 | 맑은대쑥 | 사철쑥 | 섬쑥부쟁이 | 솜나물 | 한련초 | 해바라기 | 갈퀴덩굴 | 들깨풀 | 수정난풀 | 닭의장풀 | 사마귀풀 | 깨풀 | 애기땅빈대 | 말똥비름 | 며느리밑씻개 | 며느리배꼽 | 댑싸리 | 좀명아주 | 사상자 | 노루귀 | 투구꽃 | 마늘 | 무릇 | 알로에베라 | 알로에 사포나리아 | 띠 | 애기부들 | 노랑꽃창포 | 큰고랭이 | 삼 | 석류풀 | 벼룩나물 | 별꽃 | 선인장 | 수련 | 순채 | 갓 | 대청 | 말냉이 | 싸리냉이 | 재쑥 | 닥풀 | 목화 | 어저귀 | 좁쌀풀 | 구슬붕이 | 큰구슬붕이 | 물질경이 | 양지꽃 | 고깔제비꽃 | 둥근털제비꽃 | 흰털제비꽃 | 왜제비꽃 | 단풍제비꽃 | 콩제비꽃 | 흰제비꽃 | 쥐꼬리망초 | 꽃마리 | 만삼 | 여우콩 | 여우팥 | 차풀 | 택사 | 흑삼릉

071 가지 *Solanum melongena* L.

- 가지과 한해살이풀
- 분포지 : 햇빛이 잘 들고 기름진 밭
- 개화기 : 6~9월
- 결실기 : 7~10월
- 채취기 : 봄~여름(잎), 여름~가을(뿌리·꽃·꽃받침·열매)

- 별   명 : 까지, 과채(瓜菜), 왜과(倭瓜), 조채자
- 생약명 : 가근(茄根), 가엽(茄葉), 가화(茄花), 가체(茄蔕), 가자(茄子)
- 유   래 : 한자로 가자(茄子)라 하는데 이 말이 변하여 가지가 되었다.

■ ■ 생태

높이 60~90㎝. 줄기는 딱딱하고, 회색빛이 도는 잔털 또는 가시털이 있으며, 어릴 때는 잔털이 무성하다. 줄기껍질은 검은 빛이 도는 자주색이다. 가지는 여러 갈래로 갈라져 나온다. 잎은 타원형으로 어긋나는데, 잎자루가 굵고 길며 검은 자줏빛이다. 잎 끝은 갸름하거나 뭉툭하다. 잎 앞뒷면에는 검은 자줏빛을 띤 잎맥이 선명하며, 잎 뒷면에 가시털이 있다. 잎 가장자리는 밋밋하면서도 둥글고 큰 물결 모양의 톱니가 불규칙하다. 꽃은 6~9월에 연한 자주색으로 피는데, 줄기 위쪽에 굵고도 긴 검은 자줏빛의 굵은 꽃대가 여러 개 올라와 꽃이 달린다. 꽃받침은 종모양으로 5갈래로 뾰족하게 갈라지며 검은 자줏빛이다. 꽃잎은 얕은 종지 모양으로 7~8장으로 끝이 뾰족하게 갈라진다. 꽃술은 노랗고 길쭉하게 붙어 있다. 열매는 7~10월에 큰 타원형이나 공 또는 길쭉한 방망이 모양으로 여문다. 열매가 다 익으면 검붉은 빛이 도는 자주색이 되며 윤기가 난다.

꽃 | 잎앞뒤

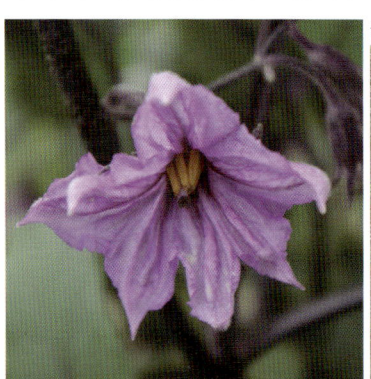
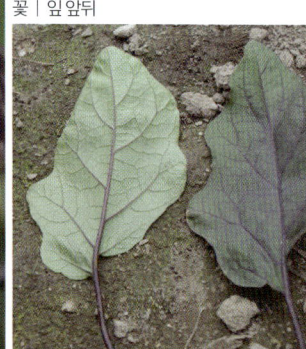

■■효능

한방에서 뿌리를 가근(茄根), 잎을 가엽(茄葉), 꽃을 가화(茄花), 꽃받침을 가체(茄蒂), 열매를 가자(茄子)라 한다. 열을 내리고, 더위를 없애며, 피를 잘 돌게 하고, 피를 멎게 하며, 혈관이 튼튼해지고, 소변을 잘 나오게 하며, 염증이 가라앉고, 통증을 없애며, 균을 죽이고, 썩는 것을 막는 효능이 있다. 장 출혈, 맹장염, 이질 설사, 버섯이나 생선을 잘못 먹어 탈이 났을 때, 소변이 붉게 나올 때, 천식, 오래된 기침과 가래, 피부염, 습진, 파상풍, 동상, 더위를 먹었을 때 약으로 처방한다. 비타민 P, 단백질, 니코틴산, 티아민, 리보플라빈, 리보누클레인산, 솔라닌, 폴리페놀, 당질을 함유한다.

민간에서는 이질 설사를 오래 할 때, 동상, 소변에 피가 섞여 나올 때, 피설사, 습진, 피부가 헐었을 때, 유방 염증, 버섯이나 생선을 잘못 먹어 탈이 났을 때, 산후에 아랫배가 아플 때, 소변을 보기 힘들 때, 파상풍, 위암, 상처에서 피가 날 때, 혈변, 딸꾹질이 멎지 않을 때, 심한 기침과 가래, 천식, 더위를 먹어 열꽃이 피었을 때, 간질 발작, 고혈압, 고지혈증, 사마귀, 심한 치통, 종기에 사용한다.

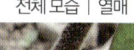
전체모습 | 열매

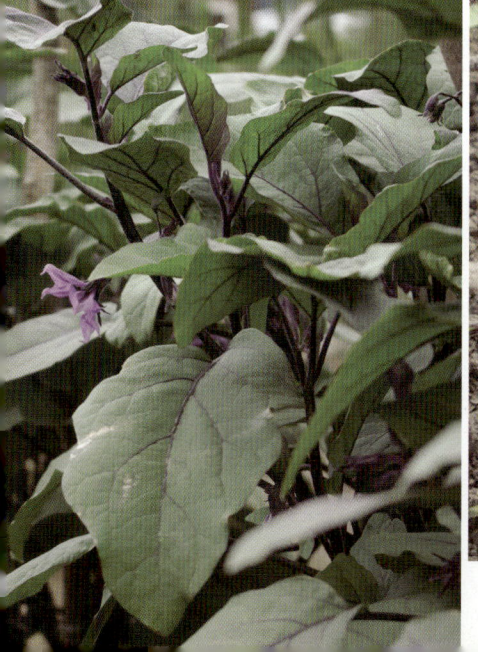
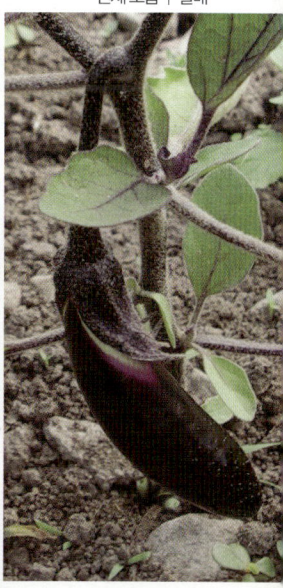

고추 *Capsicum annum* L.

- 가지과 한해살이풀
- 분포지 : 기름지고 물이 잘 빠지는 건조한 땅
- 개화기 : 7~8월
- 결실기 : 8~10월
- 채취기 : 가을(열매)

- 별 명 : 긴고추, 남고추, 꼬치, 고초(苦草·苦椒), 남초(南椒), 남만초(南蠻椒), 만초(蠻椒), 당초(唐椒), 당추, 당신(唐辛), 신초(辛椒), 왜초(倭椒), 왜개자(倭芥子), 날초(辣椒), 날가(辣茄)
- 생약명 : 번초(蕃椒), 번초경(蕃椒莖), 번초근(蕃椒根), 날자(辣子)
- 유 래 : 맛이 괴로울[苦] 만큼 맵고 산초[椒]처럼 톡 쏘는 맛이 있다 하여 고초라 하다가 변하여 고추가 되었다.

생태

높이 30~60㎝. 줄기가 딱딱하고 곧게 자라며, 세로로 긴 홈이 파여 있다. 줄기껍질은 갈색빛이 도는 푸른색이며, 잔털이 조금 있다. 가지는 밑동에서부터 무성하게 갈라져 나온다. 잎은 넓거나 갸름한 타원형으로 어긋나는데, 잎자루가 길고 위쪽에 날개가 조금 있다. 잎 끝이 꼬리처럼 길며, 잎 가장자리는 밋밋하다. 꽃은 7~8월에 하얗게 피는데, 잎이 달린 자리에 조금 짧고 반쯤 구부러진 꽃대가 나와 꽃이 달린다. 꽃잎은 얕은 종지 모양으로 5갈래로 뾰족하게 갈라지며, 꽃술은 검은빛이 도는 초록이다. 열매는 7~10월에 끝이 뾰족하고 굽어진 작은 방망이 모양으로 여문다. 열매가 다 익으면 붉어진다.

새순 | 풋열매

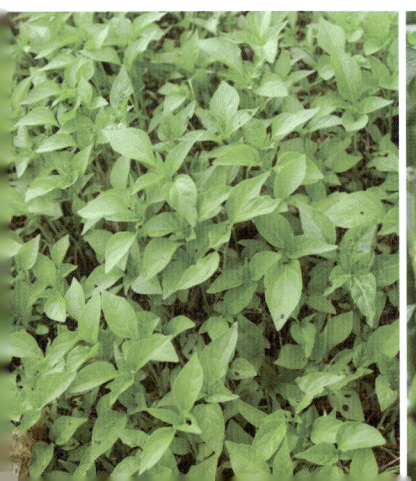
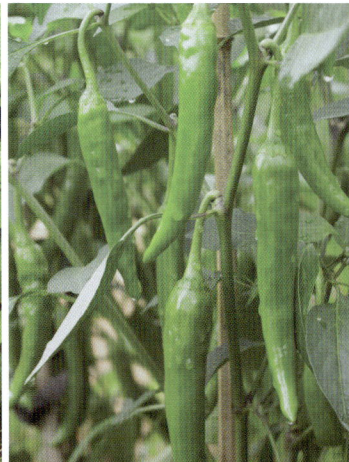

■■ 효능

한방에서 열매를 번초(蕃椒), 줄기를 번초경(蕃椒莖), 뿌리를 번초근(蕃椒根), 씨앗을 날자(辣子)라 한다. 몸을 따뜻하게 하고, 습하고 찬 기운을 흩어주며, 피를 잘 돌게 하고, 피를 멎게 하며, 어혈을 흩어주고, 위를 튼튼하게 하며, 소화가 잘 되고, 입맛을 돋우며, 땀을 잘 나오게 하고, 통증과 부기를 가라앉히며, 신경을 흥분시키고, 균을 죽이는 효능이 있다. 배가 차고 자주 체할 때, 입맛이 없고 소화가 안 될 때, 신경통, 담이 결릴 때, 늑막염, 손발이 저리고 혈액순환이 안 될 때, 동상, 뱀에 물렸을 때, 타박상, 습진, 자궁 출혈에 약으로 처방한다. 비타민 A, 비타민 B2, 비타민 C, 단백질, 지방, 카로틴, 캡사이신, 콜산신, 주석산, 사과산, 구연산, 리놀산, 팔미틴산, 올레인산, 루틴을 함유한다.

민간에서는 자궁 출혈, 생리 불순, 류머티즘, 배가 차고 자주 체할 때, 입맛이 없고 소화가 안 될 때, 늑막염, 설사를 자주 할 때, 풍기가 있을 때, 강장제, 동상, 타박상, 습진, 종기가 가려울 때, 뱀에 물렸을 때, 신경통, 담이 결릴 때, 몸이 찰 때, 손발이 저리고 혈액순환이 안 될 때, 거친 피부에 사용한다.

🔊 주의사항

- 자극성이 있는 약재이므로 갑상선항진증, 급성 신장염, 습진, 위궤양, 십이지장궤양이 있는 사람은 먹지 않으며, 외용약으로 쓸 때는 피부에 자극이 느껴지지 않도록 짧은 시간 안에 사용한다.
- 몸을 열나게 하는 약재이므로 열이 많은 소양인은 소량만 사용한다.
- 열매의 경우 햇빛에 말린 것은 밝은 색을 띠고 윤이 나며, 씨앗이 선명한 노란색으로 얇게 쪼그라져 있다. 꼭지는 노랗고, 햇빛이 닿지 않은 쪽은 연한 녹색을 띤다. 불에 말린 것은 검붉은 색이고, 꼭지가 짙은 색으로 변색되어 있다.
- 매운 열매는 꼭지 아래쪽 과육이 오목하게 파여 있다.

잎앞뒤 | 꽃

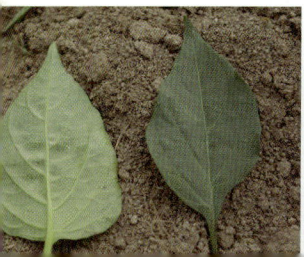
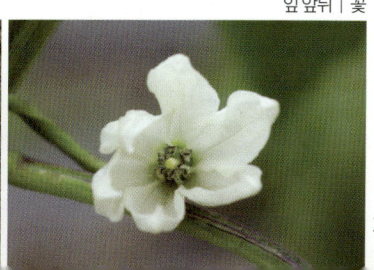

애기석위

Pyrrosia petiolosa (H.Christ & Baroni) Ching

- 고란초과 늘푸른 여러해살이풀 ■ 분포지 : 남부지방 산꼭대기나 반그늘진 벼랑에서 자라는 늙은 나무나 이끼 덮인 바위 위
- 채취기 : 봄~여름(잎·뿌리)

- 별 명 : 석위초(石葦草), 석란(石蘭), 석피(石皮), 석사(石䒷), 금성초(金星草), 비도검, 기생초
- 생약명 : 석위(石葦), 석위근(石葦根)
- 유 래 : 석위란 한자로 돌[石] 위에 나고 잎자루가 갈대[葦]처럼 딱딱한 풀이라는 뜻으로, 석위 종류 중에서도 잎이 애기처럼 작은 석위라 하여 애기석위라 부른다.

■ ■ 생태

높이 5~15㎝. 뿌리가 가늘고 옆으로 매우 길게 뻗으면서 새순이 나온다. 뿌리껍질은 붉은빛이 도는 갈색이다. 줄기는 없고 뿌리에서 작은 타원형의 잎이 나는데, 뿌리줄기에는 잎들이 여러 개 뭉쳐서 나기도 한다. 잎자루는 잎에 비해 매우 길고, 딱딱하며, 깊은 홈이 있다. 혼동하기 쉬운 유사종 석위는 잎이 크고 길며, 잎자루가 조금 짧으면서 홈이 없다. 잎은 가죽처럼 질긴 편이며, 잎 앞면은 밋밋하고, 뒷면은 갈색털로 빽빽이 뒤덮여 있다. 잎 가장자리는 밋밋하거나 얕은 물결 모양이다. 양치식물로서 꽃 없이 포자로 번식하는데, 영양을 만들어내는 영양엽은 잎자루가 짧고, 번식을 하는 포자엽은 잎자루가 매우 길다. 포자엽 뒷면에는 갈색털 속에 포자낭이 달려 있어 다 익으면 가까운 곳에 떨어져 번식한다. *유사종_ 석위, 세뿔석위

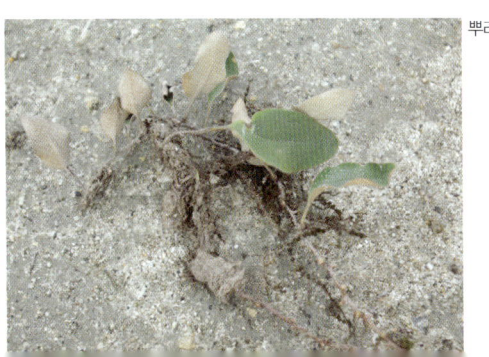

뿌리

■■ 효능

한방에서 잎을 석위(石韋), 뿌리를 석위근(石韋根)이라 한다. 소변을 잘 나오게 하고, 피를 멎게 하며, 폐의 열을 내리고, 염증을 없애며, 균을 죽이는 효능이 있다. 임질, 요도나 신장의 결석, 오래된 기관지염, 자궁 출혈, 피를 토하거나 코피가 날 때 약으로 처방한다.

민간에서는 임질, 베인 상처에서 피가 날 때, 소변을 보기 힘들거나 통증이 있을 때, 혈뇨, 요도나 신장의 결석, 신장염, 심한 기침과 가래, 폐에 열이 있어 기침이 잦을 때, 여성이 하혈할 때, 생리량이 많을 때, 임산부가 소변을 보기 힘들 때, 피를 토하거나 코피가 날 때, 이질 설사, 종기가 나서 아플 때, 피부병에 사용한다.

> 🔊 **주의사항**
> - 석위, 세뿔석위를 대신 사용하기도 한다.
> - 소변을 잘 나오게 하는 약재이므로 몸에 진액이 부족한 사람은 먹지 않는다.
> - 열을 내리는 약재이므로 몸에 열이 나지 않는 사람은 먹지 않는다.
> - 당귀, 부들 꽃가루, 함박꽃 뿌리와 궁합이 맞는 약재이므로 섞어서 사용하는 것이 좋다.

전체 모습

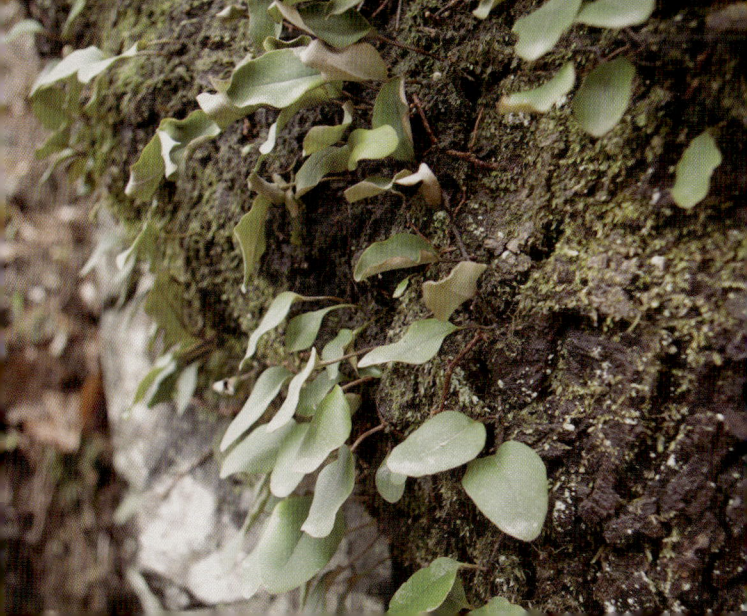

074 약

골풀 _Juncus effusus_ var. decipiens Buchenau

- 골풀과 여러해살이풀
- 분포지 : 산골짜기의 도랑가, 들판의 얕은 물가, 연못가, 습지, 묵은 논 찬 물이 나오는 곳
- 개화기 : 5~6월   결실기 : 9~10월
- 채취기 : 여름~가을(줄기·줄기속), 가을(뿌리)

- 별   명 : 골, 골풀속산, 수염골풀, 골속, 꼴속, 질솔, 등초(燈草), 등심(燈心), 철등심(鐵燈心), 수등심(水燈心), 수총(水蔥), 석용추(石龍芻), 벽옥초(碧玉草), 야석초(野席草), 용수초(龍鬚草), 호수초(虎須草), 적수(赤須), 인(藺), 인초(藺草)
- 생약명 : 등심초(燈心草), 등심초근(燈心草根)
- 유   래 : 골짜기에 나는 풀이라 하여 골풀이라 한다. 줄기 속으로 등잔[燈]의 심지[心]를 만드는 풀[草]이라 하여 등심초, 들[野]에 자라고 돗자리[席]를 만드는 풀[草]이라 하여 야석초라고도 부른다.

■■ 생태

높이 50~100㎝. 뿌리는 굵고 옆으로 뻗으면서 줄기와 구불구불한 수염뿌리를 낸다. 뿌리껍질은 노란빛이 도는 밝은 갈색이며, 짧은 마디가 있다. 줄기는 가늘면서도 매우 길게 뭉쳐 나오고, 질기면서 탄력이 있다. 잎은 없으며, 잎 대신 줄기 밑동에 붉은빛이 도는 갈색 잎집이 짧게 붙어 있다. 꽃은 5~6월에 노란빛이 도는 연녹색으로 피는데, 줄기 끝에 꽃대가 올라와 어긋나게 짧은 꽃가지를 치고 그 끝에 아주 작은 꽃들이 달린다. 꽃잎은 없으며 꽃술이 꽃덮이에 싸여 있다. 열매는 9~10월에 작고 세모진 벼이삭 모양으로 여문다. 열매가 다 익으면 갈색이 되고, 열매껍질이 벌어져 아주 작은 씨앗이 나와서 가까운 곳에 흘러가 번식한다.

*유사종_ 갯골풀, 구름골풀, 길골풀, 날개골풀, 비녀골풀, 눈비녀골풀, 물골풀, 백두실골풀, 별날개골풀, 설령골풀, 애기골풀, 참골풀, 참비녀골풀, 청비녀골풀, 푸른갯골풀

꽃핀 모습, 꽃(소)

■■ 효능

한방에서 줄기와 줄기속을 등심초(燈心草), 뿌리를 등심초근(燈心草根)이라 한다. 마음을 안정시키고, 몸속 화기와 열을 내려주며, 소변을 잘 나오게 하고, 부기를 가라앉히며, 피를 멎게 하고, 기를 잘 통하게 하는 효능이 있다. 심신불안, 가슴이 두근거리고 잠을 못 잘 때, 아이가 밤마다 보채면서 발작적으로 울 때, 편도선염, 소변을 보기 힘들 때, 소변색이 붉을 때, 신장염으로 몸이 부었을 때, 황달에 약으로 처방한다.

민간에서는 신장 결석, 가슴이 두근거리고 잠을 못 잘 때, 심신불안, 아이가 밤마다 보채면서 발작적으로 울 때, 방광염으로 소변을 보기 힘들 때, 소변이 붉을 때, 신장염으로 몸이 부었을 때, 단백뇨, 황달, 폐에 열이 있어 기침할 때, 편도선이 부었을 때, 갓난아이 배꼽에 염증이 생겼을 때 사용한다.

🔊 주의사항
- 몸을 차게 하는 약재이므로 몸이 차갑고 허약한 사람은 먹지 않는다.
- 줄기속의 경우 국산은 굵고 노란빛이 돌며, 중국산은 가늘고 길며 흰빛이 많이 돌고 노끈처럼 묶여서 시중에 나온다.

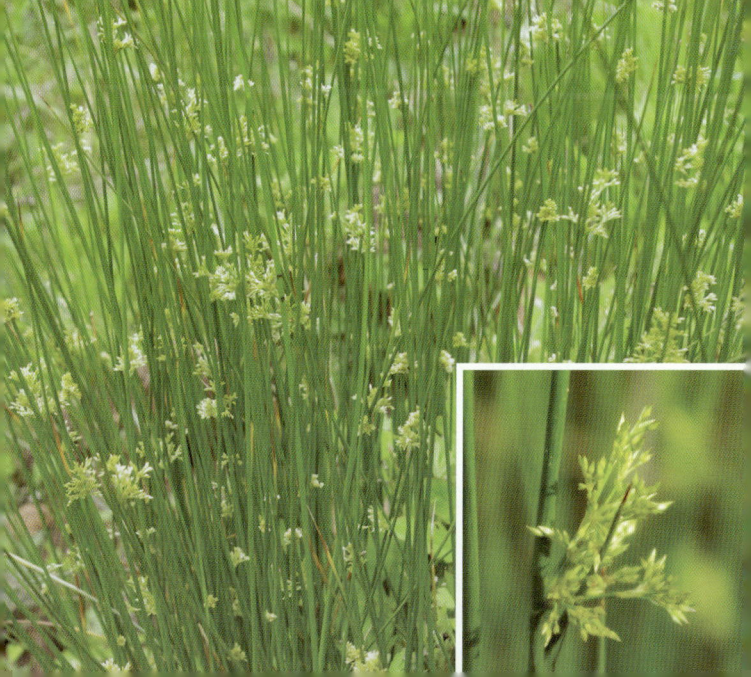

075 약 식
도깨비바늘 *Bidens bipinnata* L.

- 국화과 한해살이풀
- 분포지 : 산기슭이나 들판의 촉촉한 풀밭, 길가, 빈터, 황무지
- 개화기 : 8~10월
- 결실기 : 11월
- 채취기 : 가을(줄기·잎)

- 별 명 : 좀도깨비바늘, 좀독개비바눌, 도깨비풀, 까치바늘, 도둑놈까시, 노깨비바늘, 귀사리, 가막닥사리, 털가막살이 까막사리, 닥사리, 바늘닥사리, 참귀사리, 빈디, 개찰밥, 찐더풀, 찐디기 까시나무, 새품, 맹장초(盲腸草), 귀차초(鬼叉草), 귀침채(鬼針茮)
- 생약명 : 귀침초(鬼針草)
- 유 래 : 열매가 바늘 같고 도깨비나 가질 법하게 흉하게 생겼다 하여 도깨비바늘이라 부른다.

■ ■ 생태

높이 25~85㎝. 뿌리가 길고 비스듬히 뻗어 나가며 잔뿌리가 많다. 뿌리껍질은 갈색이다. 줄기는 밑동이 굵고 곧으며, 윗동은 가늘고 비스듬히 굽어진다. 줄기 단면은 네모지고 전체에 잔털이 아주 조금 있다. 가지는 길게 벌어져 나온다. 잎은 타원형으로 긴 잎자루에 작은 잎들이 깃털처럼 달리며, 윗동에 나는 잎과 밑동에 나는 잎의 크기와 개수가 다르다. 밑동에 나는 잎은 긴 잎자루에 큰 잎 5장이 깃털 모양으로 달린다. 윗동에 나는 잎은 조금 짧은 잎자루에 작은 잎 3장이 달리며, 잎자루 아래쪽에 달린 잎은 V자로 깊게 갈라지기도 한다. 잎자루 앞면에는 깊은 홈이 있고, 잎 끝은 뾰족하며, 잎 앞뒷면에 잔털이 있다. 잎 가장자리에는 조금 날카로운 톱니가 있다. 꽃은 8~10월에 노랗게 피는데, 줄기나 가지 끝에 긴 꽃대가 올라와 아주 작은 꽃이 달린다. 열매는 11월에 끝이 3갈래로 갈라진 사각형의 바늘 모양으로 여문다. 열매가 어릴 때는 푸르고 꽃받침 안에 세로로 뭉쳐 있다가 다 익으면 검은빛이 도는 자주색 공모양으로 펼쳐진다. 열매는 겨울에도 붙어 있다가 씨앗 끝에 붙어 있는 갈고리털이 동물의 털에 붙어서 멀리 번식한다.

*유사종_ 울산도깨비바늘, 털도깨비바늘

■■ 효능

한방에서 줄기와 잎을 귀침초(鬼針草)라 한다. 열을 내리고, 어혈을 흩어주며, 염증과 부기를 가라앉히고, 독을 풀어주며, 균을 죽이는 효능이 있다. 설사, 간염, 급성 신장염, 목 염증, 독사나 독벌레에 물렸을 때 약으로 처방한다. 알칼로이드, 탄닌, 사포닌을 함유한다.

민간에서는 배가 아프고 설사할 때, 위염, 간이 안 좋을 때, 갑자기 맹장이나 신장이 아플 때, 목이 붓고 아플 때, 관절이 쑤시고 아플 때, 디스크(추간판탈출증), 독사나 독충에 물렸을 때, 타박상에 사용한다.

🔊 주의사항
• 몸속에 뭉친 것을 몰아내는 성질의 약재이므로 임산부는 먹지 않는다.

꽃 — 풋열매 — 열매 | 새순 꽃핀 모습

076 약 독
도꼬마리 *Xanthium strumarium* L.

- 국화과 한해살이풀
- 분포지 : 산과 들이 맞닿은 곳의 양지바른 풀밭, 냇가, 도랑가, 길가, 묵은 밭
- 개화기 : 8~9월 결실기 : 10월 채취기 : 가을(열매)

- 별 명 : 되꼬리, 권이(卷耳), 사이(葈耳), 저이(猪耳), 창이(蒼耳), 상사(常思), 시일(施一), 야가(野茄), 양부래(羊負來), 이당초(耳璫草), 지규(地葵), 호시(胡葸), 갈기래
- 생약명 : 창이자(蒼耳子), 창이실(蒼耳實), 시이실(施耳實), 호침자(胡寢子)
- 유 래 : 고마리란 마디풀과의 가시 달린 습지식물로, 거머리가 많은 곳에 살고 줄기에 가시가 있어 거머리처럼 잘 달라붙는다 하여 붙여진 이름인데, 식물명·모양·서식지가 다르지만 이 풀의 열매도 고마리처럼 잘 달라붙고 멧돼지(옛이름 돗) 털에 붙어 옮겨 다닌다 하여 돗고마리 하다가 도꼬마리가 되었다.

생태

높이 1m. 뿌리는 굵고 옆으로 길게 뻗으며, 잔뿌리가 많고, 번식력이 강하다. 뿌리껍질은 갈색이다. 줄기는 곧고 굵게 자란다. 줄기껍질은 푸르며 검은 자줏빛 반점과 거친 잔털이 있다. 가지는 여러 개로 갈라져 나온다. 잎은 넓은 삼각형으로 어긋나는데, 잎자루가 매우 길고 붉은 자줏빛을 띠며, 잎과 잎자루에 거친 털이 있다. 잎 끝은 뾰족하며, 잎 가장자리에 불규칙한 톱니가 있다. 꽃은 8~9월에 피는데, 굵은 꽃대가 올라와 사방으로 짧은 가지를 치고 그 끝에 아주 작은 꽃들이 뭉쳐 달린다. 수꽃은 꽃대 위쪽에 둥근 공모양으로 피며, 꽃봉오리는 자줏빛이고, 꽃은 초록빛이 도는 노란색이다. 암꽃은 꽃대 아래쪽에 녹색으로 피며, 갈고리털 모양이다. 암꽃과 수꽃 모두 꽃잎 하나하나가 꽃 한 송이다. 열매는 10월에 길쭉한 타원형으로 여무는데, 열매가 다 익으면 갈색이 되고 그 안에 납작한 씨앗 2개가 들어 있다. 열매 겉껍질에는 갈고리 모양의 가시가 있어 동물털에 붙어 멀리 번식하며, 새순이 돋으면 열매를 이고 나온다. *유사종_ 가시도꼬마리, 바늘도꼬마리, 큰도꼬마리

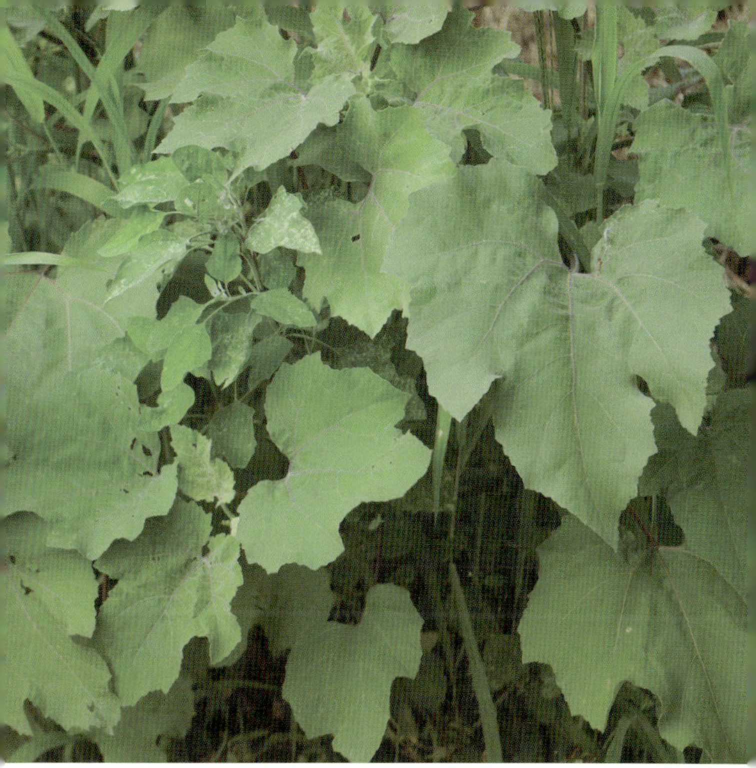

전체 모습

새순 | 줄기

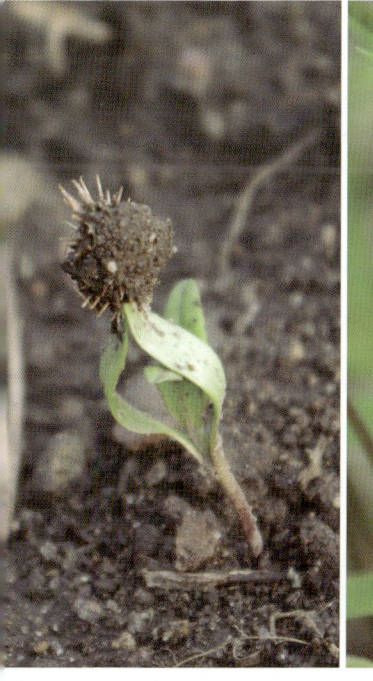

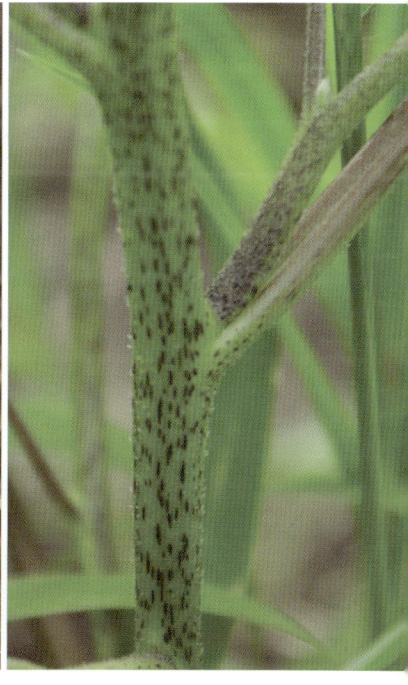

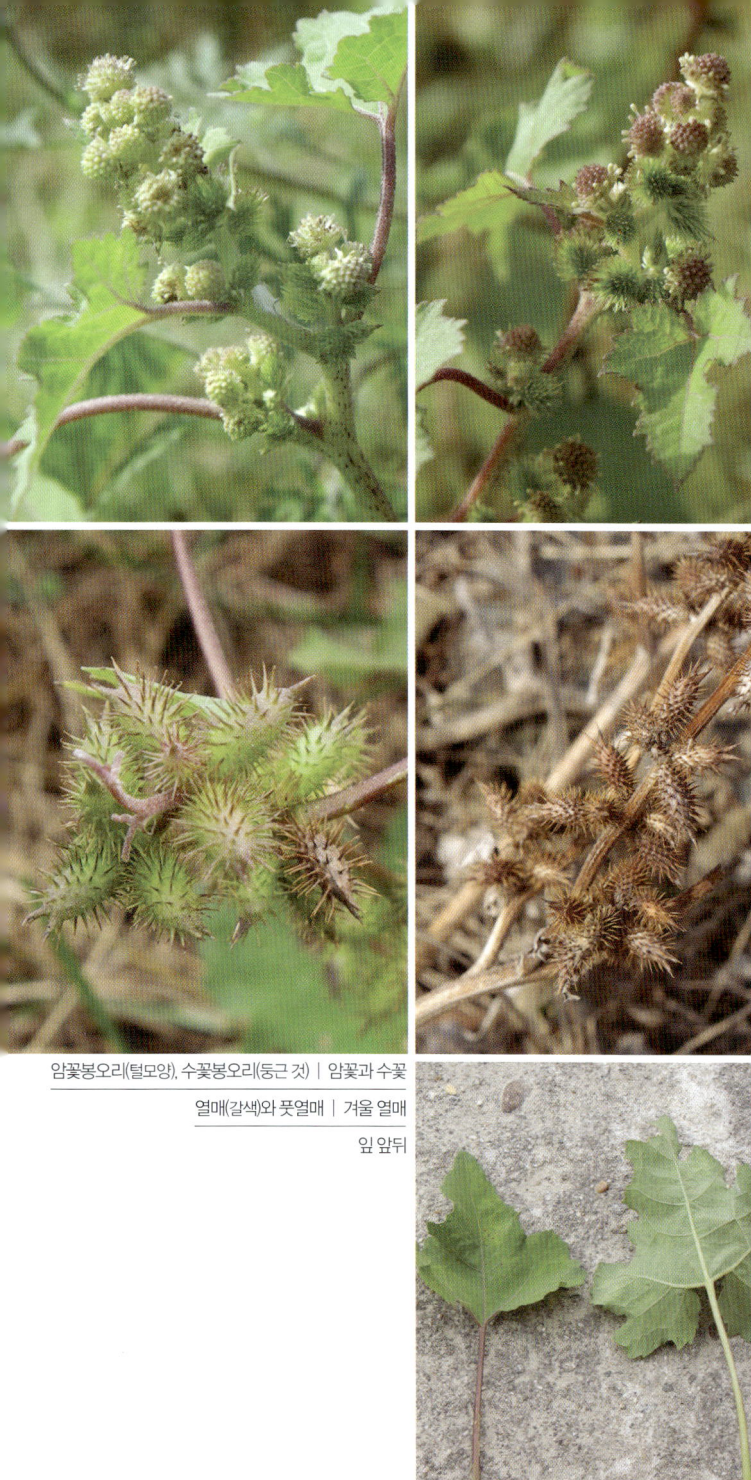

암꽃봉오리(털모양), 수꽃봉오리(둥근 것) | 암꽃과 수꽃

열매(갈색)와 풋열매 | 겨울 열매

잎 앞뒤

■■ 효능

한방에서 열매를 창이자(蒼耳子), 창이실(蒼耳實), 시이실(施耳實), 호침자(胡寢子)라 한다. 풍과 습을 몰아내고, 통증을 없애며, 혈당을 내리고, 기침을 가라앉히며, 눈과 귀가 밝아지고, 염증을 가라앉히며, 균을 죽이는 효능이 있다. 찬바람을 쏘여 감기에 걸렸을 때, 머리가 아프고 열이 날 때, 심한 기침, 축농증이나 비염, 혈당이나 혈압이 높을 때, 백혈구 수치가 높을 때, 심한 피부병, 이질 설사, 갑상선 종양에 약으로 처방한다.

민간에서는 감기에 걸려 한기가 들고 머리가 아플 때, 고혈압, 고열, 심한 기침, 코가 막히고 염증이 있을 때, 혈당이나 혈압이 높을 때, 백혈구 수치가 높을 때, 심한 피부병, 두드러기, 이질 설사, 갑상선이 안 좋을 때, 위경련, 간질 경련, 관절이 쑤시고 아플 때, 심한 신경통이나 근육통, 치통, 어혈, 버짐, 아토피, 심한 가려움증, 피부가 곪거나 진물이 날 때, 뱀에 물렸을 때, 이하선염, 액취증, 술을 끊을 때 사용한다.

🔊 주의사항

- 새순과 열매는 독성이 있는 약재이므로 많이 먹으면 머리가 아프고, 간에 무리가 오거나 경련이 일어나며, 심하면 혼수상태에 빠질 수 있으므로 정량만 사용한다.
- 돼지고기와 쌀뜨물과는 맞지 않는 약재이므로 함께 먹지 않는다.
- 빈혈인 사람, 빈혈 때문에 머리가 아픈 사람은 먹지 않는다.

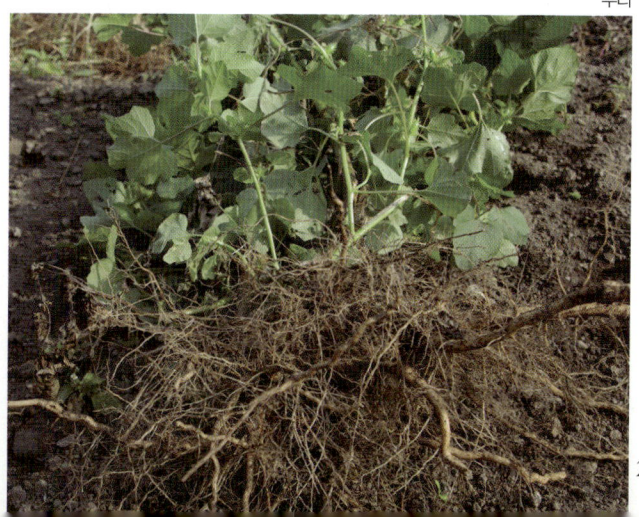

뿌리

077 약 식
맑은대쑥 *Artemisia keiskeana* Miq.

- 국화과 여러해살이풀
- 분포지 : 산과 들의 양지바르거나 반그늘진 장소
- 개화기 : 7~9월
- 결실기 : 10월
- 채취기 : 여름(줄기·잎), 가을(열매)

- 별 명 : 말근대쑥, 개제비쑥, 개쑥, 국화잎쑥, 취호(臭蒿), 암려초(菴藶草)
- 생약명 : 암려(菴藶), 암려자(菴藶子)
- 유 래 : 쑥 종류 중에서도 어린잎 색깔이 맑고 줄기[대]가 있는 쑥이라 하여 맑은대쑥이라 부른다.

생태

높이 30~70㎝. 뿌리가 가늘고 길게 뻗으며, 잔뿌리가 무성하다. 뿌리껍질은 갈색이다. 줄기는 가늘고 길게 올라오며 세로로 긴 골이 있다. 줄기껍질은 푸르거나 붉은 자줏빛이며 갈색 잔털이 있다. 잎은 자루가 짧은 주걱 모양으로 어긋나는데, 뿌리에 나는 잎은 넓고 잔털이 많으며, 줄기에 나는 잎은 갸름하다. 잎 가장자리는 여러 갈래로 갈라지고 완만한 톱니가 있다. 꽃은 7~9월에 초록빛이 도는 연노란색으로, 긴 꽃대에 사방으로 아주 작은 꽃들이 달린다. 열매는 10월에 타원형으로 여문다.

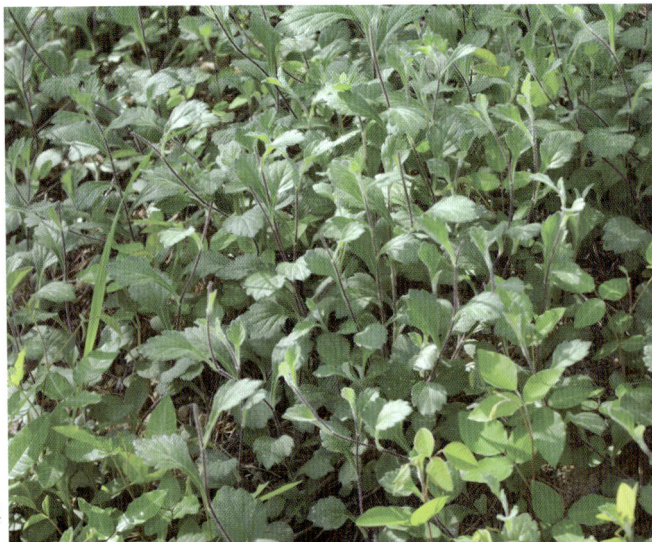

군락

■ ■ 효능

한방에서 줄기와 잎을 암려(菴藜), 열매를 암려자(菴藜子)라 한다. 습한 것을 몰아내고, 어혈을 흩어주며, 통증을 가라앉히는 효능이 있다. 관절통, 중풍으로 팔다리가 마비되었을 때, 출산 후 어혈이 쌓여 아랫배가 아플 때, 생리불순, 소화불량, 타박상에 약으로 처방한다. 비타민 A, 비타민 B, 비타민 C, 철분, 칼슘, 칼륨, 인, 정유를 함유한다.

민간에서는 관절이 쑤시고 아플 때, 중풍으로 팔다리가 마비되었을 때, 출산 후 어혈이 쌓여 아랫배가 아플 때, 소화불량, 생리불순, 발기부전, 타박상, 뱀에 물렸을 때 사용한다.

새순 | 전체 모습

꽃봉오리 | 잎

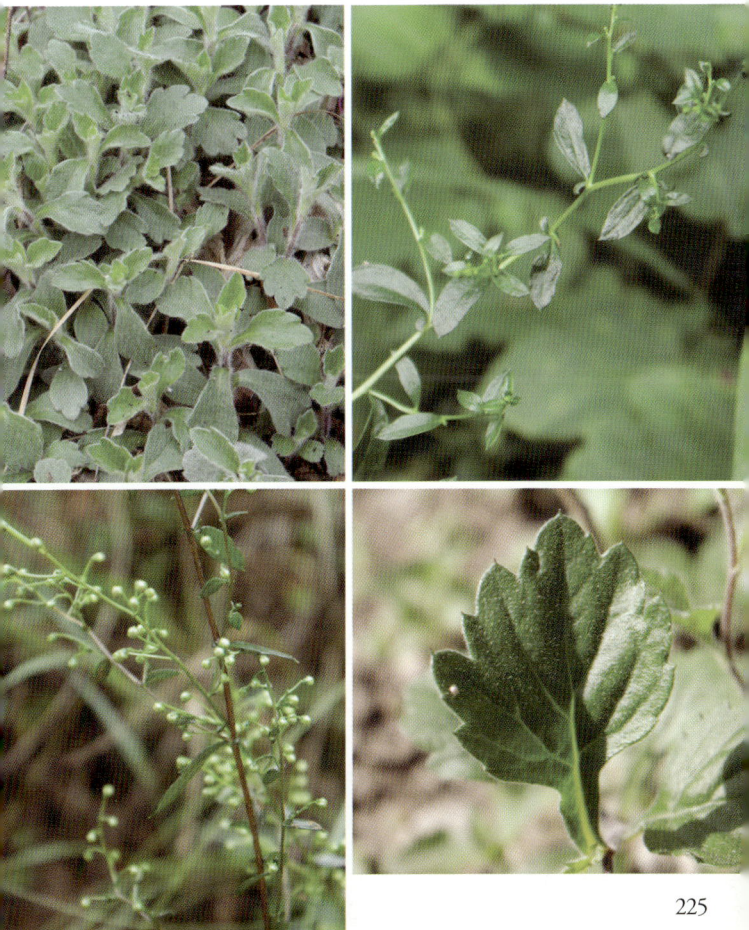

078 약 약한독
사철쑥 *Artemisia capillaris* Thunb.

- 국화과 여러해살이풀
- 분포지 : 들판이나 길가의 양지바른 빈터, 냇가·강가·해안가의 모래밭
- 개화기 : 8~9월 결실기 : 9~10월
- 채취기 : 늦봄~초여름(줄기·잎)

- 별 명 : 인진(茵蔯), 개쑥, 애탕쑥, 애땅쑥, 댕강쑥, 생당쑥, 부덕쑥, 사철 산쑥
- 생약명 : 인진호(茵陳蒿), 면인진(綿茵蔯), 마선(馬先)
- 유 래 : 사철 푸른 쑥이라 하여 사철쑥이라 부른다. 이 쑥을 인진 또는 인진호라고도 하는데, 우리나라에서는 더위지기를, 중국에서는 사철쑥을 인진으로 사용한다.

■■ 생태

높이 60㎝. 뿌리는 가늘고 길게 뻗으며, 잔뿌리가 길고 무성하게 나오며, 번식력이 강하다. 뿌리껍질은 아주 밝은 갈색이다. 줄기는 굵고 곧게 자라며 단단하고, 겨울에도 붙어 있다. 줄기 껍질은 세로로 조금 갈라지며, 봄에는 푸르거나 조금 붉은빛이 돌며, 겨울에는 죽어서 나무색이 된다. 가지는 많이 갈라져 나온다. 잎은 뿌리와 줄기 밑동, 줄기 윗동에 나는 잎모양이 다르다. 뿌리와 줄기 밑동에 나는 잎은 잎자루가 길면서 오목하고, 잎 끝이 작은 타원형으로 깃털처럼 갈라져 갸름하거나 뾰족하다. 잎자루와 잎에 하얀 솜털이 많다. 줄기 윗동에 나는 잎은 점점 바늘처럼 가늘어지고 솜털도 적어진다. 꽃가지와 꽃이 달리지 않는 가지에 달리는 잎도 모양이 다른데, 꽃가지에는 잎이 어긋나게 듬성듬성 달린다. 꽃이 달리지 않는 가지에는 잎이 뭉쳐서 수북이 난다. 혼동하기 쉬운 더위지기(인진쑥)는 잎이 조금 넓으며 잎 전체가 삼각형을 이루며 잘게 갈라진다. 꽃은 8~9월에 노랗게 피는데, 가지에 작은 꽃대가 올라와 아주 작은 꽃들이 층층이 모여 달린다. 열매는 9~10월에 깨알 모양으로 여문다.

*유사종_ 개똥쑥, 갯사철쑥, 비쑥, 인진쑥(더위지기), 큰사철쑥, 흰사철쑥

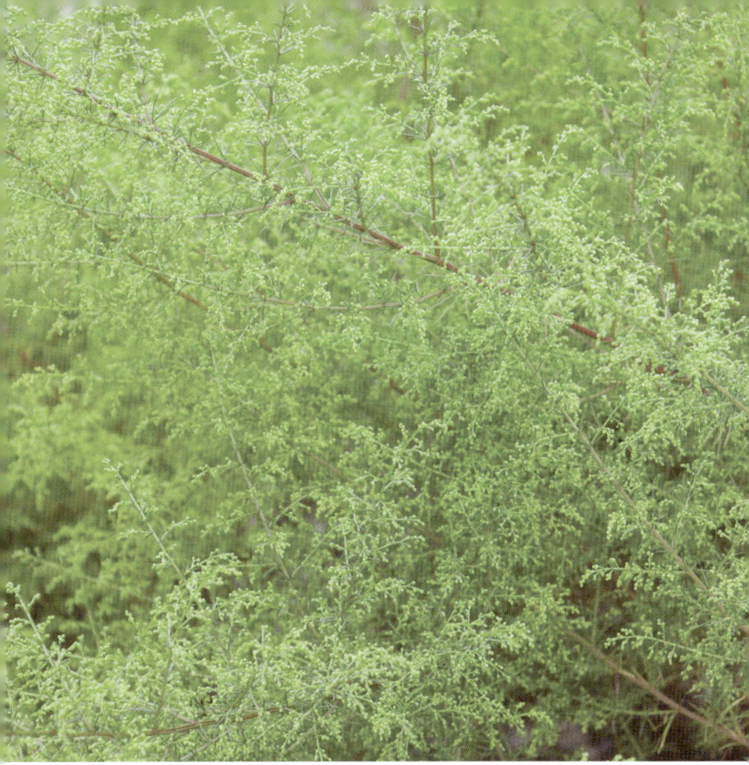

꽃핀 모습

잎 | 열매

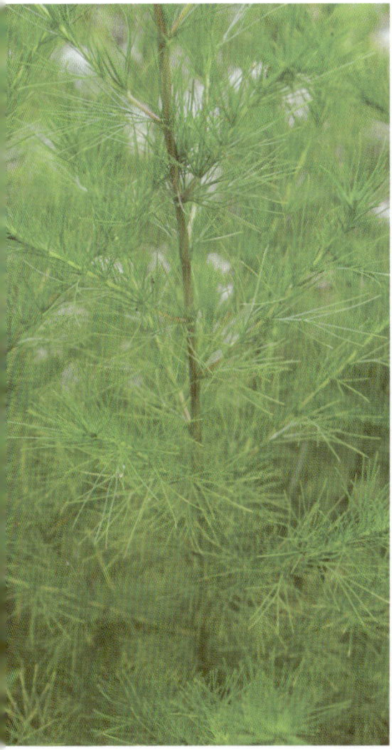

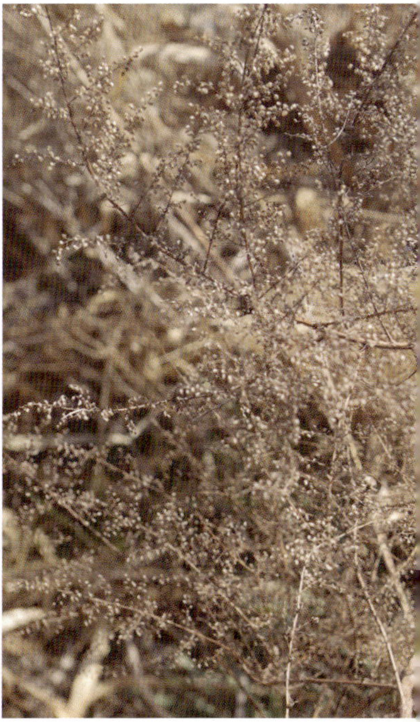

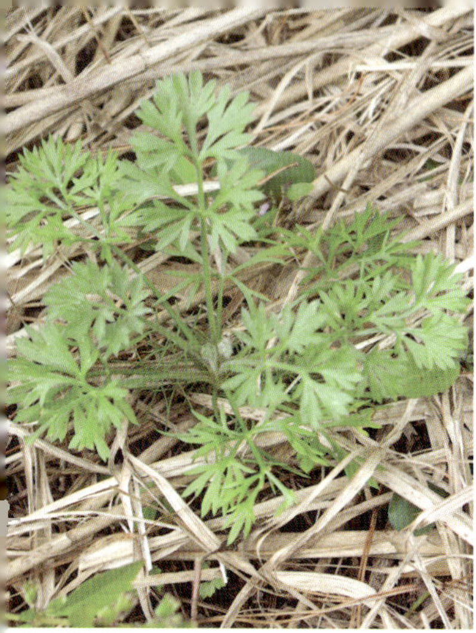

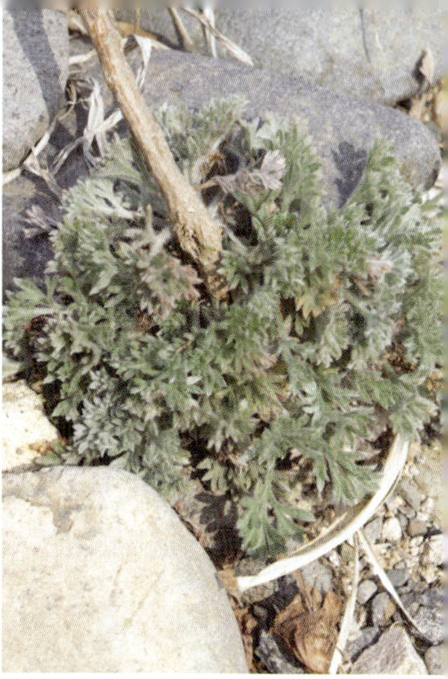

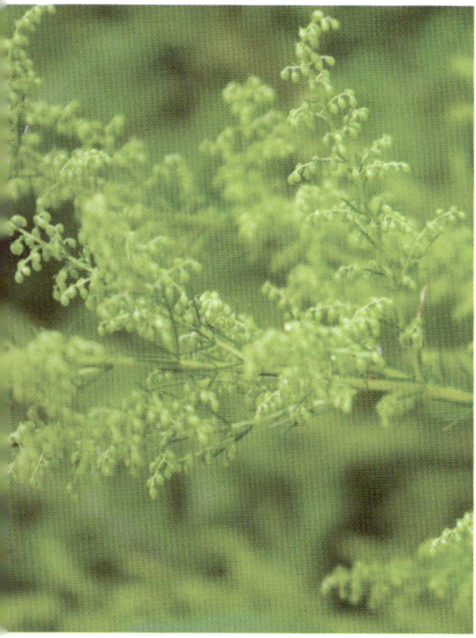

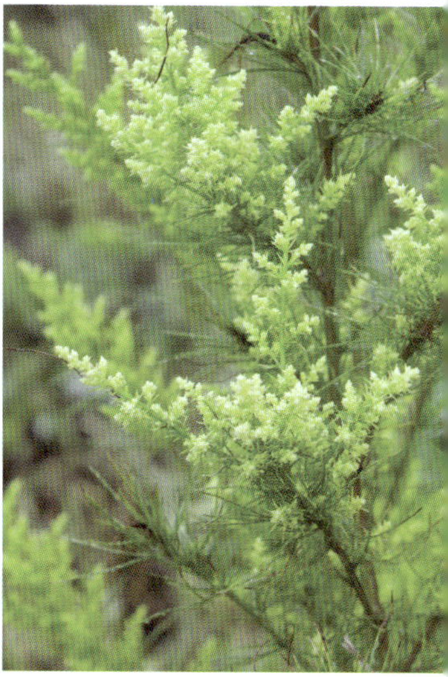

새순 | 묵은 대와 새순
꽃봉오리 | 꽃
전체 모습

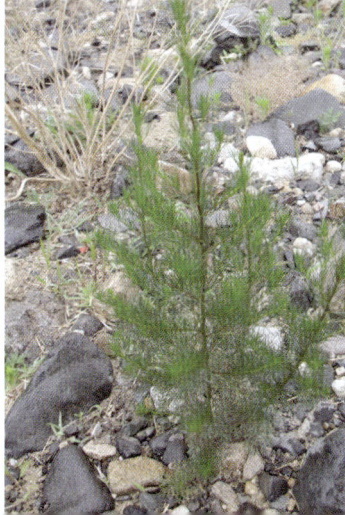

■■ 효능

한방에서 줄기와 잎을 인진호(茵陳蒿), 면인진(綿茵陳), 마선(馬先)이라 한다. 비장·위·방광·담에 이롭고, 간에 쌓인 독을 풀어주며, 혈압과 열을 내리고, 몸속 습한 것을 몰아내며, 균을 죽이고, 소변을 잘 나오게 하는 효능이 있다. 간염으로 황달이 왔을 때, 위염, 소변 보기 힘들 때, 열병으로 경련할 때, 고혈압으로 머리가 아플 때 약으로 처방한다.

민간에서는 위가 안 좋아 소화가 안 될 때, 체하여 배가 심하게 아플 때, 간이 안 좋을 때, 열이 나고 얼굴이 누렇게 떴을 때, 신장이 안 좋아 소변 보기 힘들 때, 소변색이 붉거나 양이 적을 때, 변비, 더위 먹었을 때, 고혈압으로 머리가 아플 때, 유행성 감기, 장이 안 좋을 때, 천식, 주근깨가 심할 때, 신경통, 아토피, 부스럼, 입안이 헐었을 때 사용한다.

🔊 주의사항

- 인진쑥(더위지기), 개똥쑥, 비쑥을 대신 사용하기도 한다.
- 약간 독성이 있는 약재이므로 간경화 등으로 간 해독 능력이 떨어진 경우에는 전문가의 처방을 받아야 한다.
- 몸속에 습한 기운과 열이 있어 생긴 황달이 아닌 경우에는 먹지 않는다.
- 힘줄을 오그라뜨리는 성질이 있으므로 쑥뜸으로 사용하지 않는다.

겨울 잎

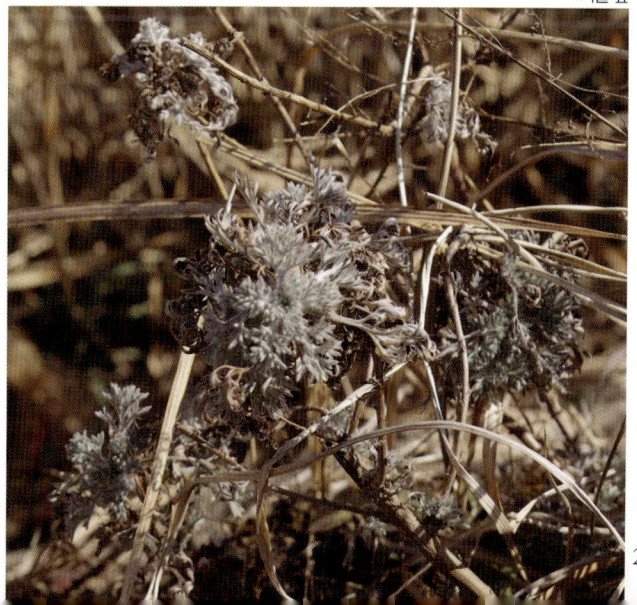

079 약 식
섬쑥부쟁이 *Aster glehni* F.Schmidt

- 국화과 여러해살이풀
- 분포지 : 울릉도나 남부지방 바닷가 근처의 산, 인가 근처, 밭둑
- 개화기 : 8~10월
- 결실기 : 10~11월
- 채취기 : 여름~가을(전체)

- 별 명 : 섬쑥부장이, 부지깽이나물, 구메리나물, 북녘쑥부쟁이, 털부지깽이나물, 울릉도나물
- 생약명 : 산백국(山白菊)
- 유 래 : 쑥부쟁이란 말린 쑥처럼 부싯깃으로 쓰는 풀이라 하여 쑥부시쟁이라 하다가 쑥부쟁이가 되었는데, 쑥부쟁이 종류 중에서도 섬에서 난다 하여 섬쑥부쟁이라 부른다. 울릉도 특산물로 나물로 먹는다 하여 울릉도나물이라고도 한다. 겨자과의 부지깽이나물이 따로 있으나 이 풀을 부지깽이나물이라고도 한다.

■ ■ ■ 생태

높이 1m. 뿌리가 길고 무성하게 뭉쳐서 나오며, 약간 옆으로 뻗으면서 자란다. 뿌리껍질은 어두운 갈색이다. 줄기는 곧게 무더기로 올라오며, 갈색빛이 도는 잔털이 있다. 잎은 타원형으로 어긋나는데, 뿌리에 나는 잎은 잎자루가 길고, 줄기에 나는 잎은 잎자루가 짧다. 잎 끝은 꼬리처럼 뾰족하고, 잎 앞뒷면에 잔털이 있다. 잎 가장자리에는 톱날처럼 깊고 날카로운 톱니가 있다. 혼동하기 쉬운 유사종 쑥부쟁이는 잎이 매우 갸름하며 잎 끝에 깊게 갈라진 톱니가 있다. 꽃은 8~10월에 하얗게 피는데, 짧은 꽃대가 올라와 몇 개의 가지로 갈라지고 그 끝에 작은 꽃들이 달린다. 꽃잎처럼 보이는 것은 씨를 못 맺는 가짜 꽃 한 송이고, 꽃술처럼 보이는 것은 씨를 맺는 꽃 한 송이다. 혼동하기 쉬운 유사종 쑥부쟁이는 연보라색 꽃이 7월부터 피며, 꽃잎이 훨씬 길고 갸름하며 촘촘히 달린다. 열매는 10~11월에 아주 작은 달걀 모양으로 여문다. 열매가 다 익으면 갈색이 되며, 짧은 솜털이 달린 씨앗들이 바람에 날려 번식한다.

*유사종_ 쑥부쟁이

새순 | 꽃과 꽃봉오리(상), 잎 | 뿌리(하)

▪▪ 효능

한방에서 뿌리째 캔 줄기를 산백국(山白菊)이라 한다. 몸을 보하고, 풍을 몰아내며, 열을 내리고, 독을 풀어주며, 소변을 잘 나오게 하고, 염증을 가라앉히며, 균을 죽이는 효능이 있다. 열감기, 기관지염, 편도선이 부었을 때, 벌에 쏘이거나 뱀에 물렸을 때 약으로 처방한다. 사포닌, 탄수화물, 탄닌, 단백질, 아미노산, 플라보노이드를 함유한다.

민간에서는 열감기, 심한 기침과 가래, 노인이 기침을 자주 할 때, 천식, 편도선이 붓고 아플 때, 코피, 젖멍울, 벌에 쏘이거나 뱀에 물렸을 때, 종기에 사용한다.

🔊 주의사항
- 쑥부쟁이를 대신 사용하기도 한다.

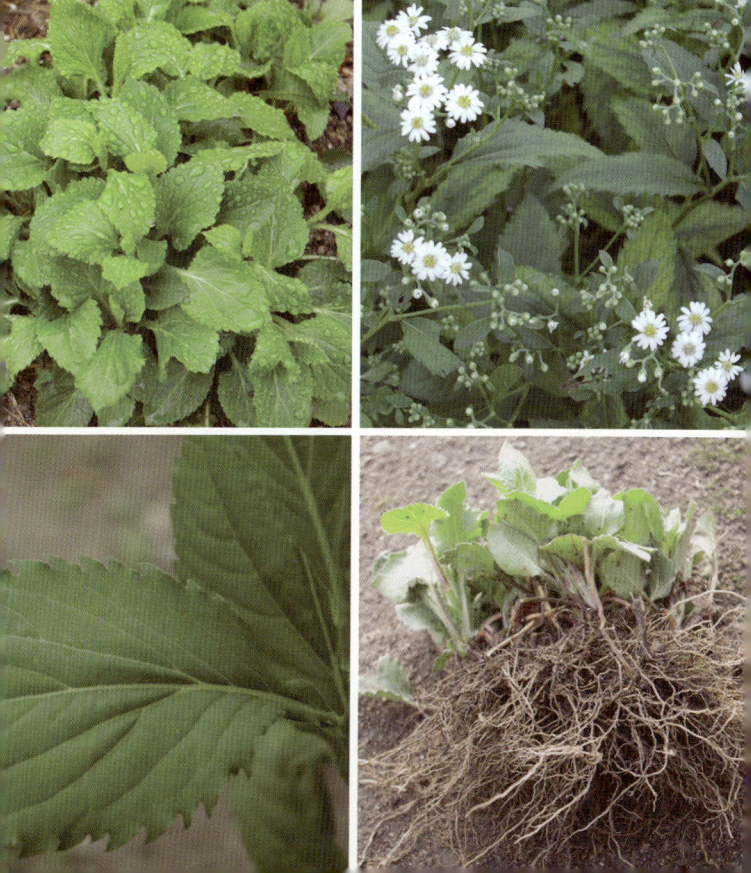

080 솜나물 *Leibnitzia anandria* (L.) Turcz.

- 국화과 여러해살이풀
- 분포지 : 산기슭이나 들판의 양지바르고 건조한 숲속
- 개화기 : 5~9월   결실기 : 9월   채취기 : 여름~가을(줄기·잎)

- 별   명 : 까치취, 떡취, 부싯깃나물, 부싯갓나물
- 생약명 : 대정초(大丁草)
- 유   래 : 꽃대와 잎에 하얀 솜털이 가득한 나물이라 하여 솜나물이라 부른다. 옛날에는 봄에 솜털 달린 이 풀을 말려서 부싯깃으로 썼다 하여 부싯깃나물이라고도 한다.

■ ■ 생태

높이 10~60㎝. 뿌리가 가늘고 길게 사방으로 뭉쳐서 나오며, 잔뿌리가 있다. 뿌리껍질은 밝은 갈색이다. 줄기는 곧게 올라오며, 붉은 자줏빛이다. 이른 봄에는 줄기가 10~20㎝ 정도 자라고 하얀 솜털이 많으며, 여름과 가을에는 30~60㎝로 더 길어지고 솜털이 없어진다. 잎은 타원형으로 뿌리에 뭉쳐서 나는데, 잎자루가 조금 길고, 잎 끝이 무디고 뾰족하다. 이른 봄에 나는 잎은 크기가 작고 하얀 솜털로 뒤덮여 있으며, 따뜻한 봄이 되면 솜털이 없어지고 잎이 커진다. 여름과 가을에 나는 잎은 가장자리가 깃털 모양으로 물결치듯 갈라진다. 꽃은 봄과 가을에 조금 다른 모양으로 피는데, 줄기 끝에 작은 꽃이 1송이씩 달린다. 봄꽃은 흰꽃이 활짝 피는데, 꽃잎은 길쭉하고, 꽃잎 뒤쪽이 붉은 자주색이며, 열매를 맺지 못한다. 가을꽃은 꽃봉오리만 맺히고, 꽃봉오리 안쪽에 갈색을 띤 깃털 모양의 열매가 맺힌다. 열매는 9월에 깃털이 뭉쳐진 둥근 공모양으로 여문다. 열매가 다 익으면 씨앗에 달린 깃털이 활짝 벌어져 바람에 날려 멀리 번식한다. ※유사종_ 바위솜나물, 웅기솜나물

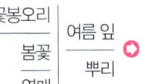
꽃봉오리 / 봄꽃 / 열매 / 여름 잎 / 뿌리

■■ 효능

한방에서 줄기와 잎을 대정초(大丁草)라 한다. 풍과 습을 몰아내고, 열을 내리며, 기침을 가라앉히고, 독을 없애며, 마비를 풀어주는 효능이 있다. 천식, 폐에 열이 있어 기침할 때, 간에 열이 있어 황달이 올 때, 류머티즘으로 마비가 올 때, 부스럼이 심하게 났을 때 약으로 처방한다. 알칼로이드, 카페인산, 플라보노이드, 탄닌, 사포닌, 정유, 당류를 함유한다.

민간에서는 천식, 심한 기침, 간이 안 좋아 얼굴이 누렇게 떴을 때, 열이 나고 머리가 아플 때, 심한 부스럼, 류머티즘으로 마비가 왔을 때 사용한다.

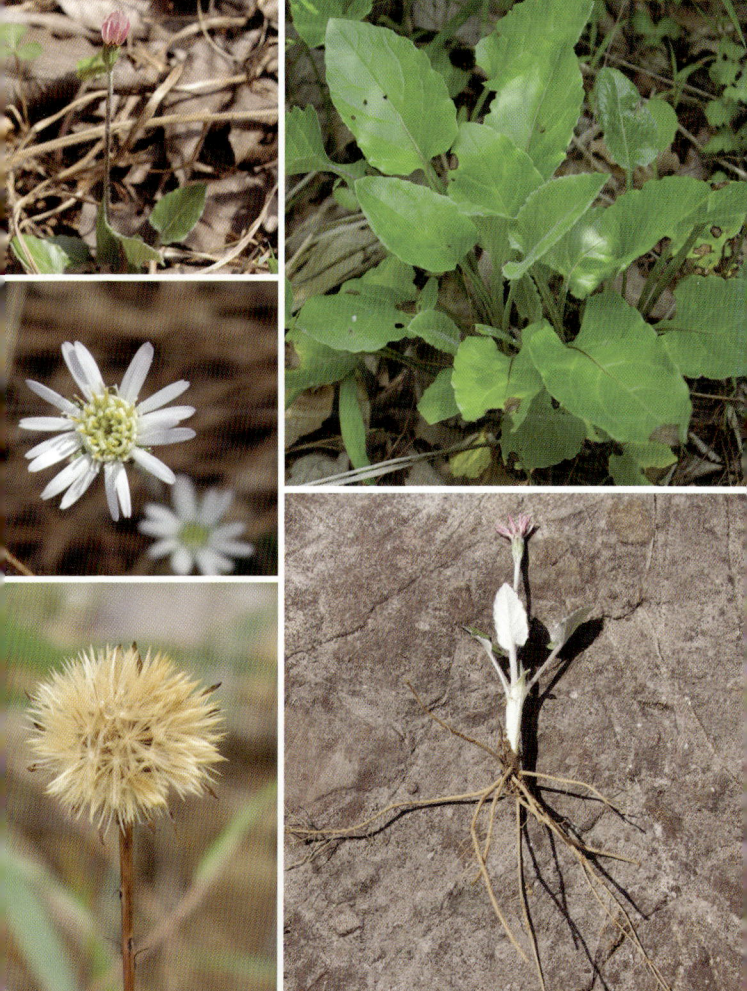

081 약 식
한련초 *Eclipta prostrata* (L.) L.

- 국화과 한해살이풀 ■ 분포지 : 중부지방 이남 야산이나 들판의 양지 바른 얕은 물가, 논둑, 밭둑, 길가
- 개화기 : 8~9월   결실기 : 9~10월   채취기 : 가을(줄기·잎)

- 별 명 : 하년초, 할년초, 한련(旱蓮)풀, 금릉초(金陵草), 묵두초(墨頭草), 묵연초(墨煙草), 묵채(墨菜), 수봉선초(水鳳仙草), 연자초(蓮子草), 예장(鱧腸), 예장초(鱧腸草), 야초(野椒), 조심초(鳥心草), 저이초(猪珥草)
- 생약명 : 묵한련(墨旱蓮)
- 유 래 : 검은[旱] 물이 나오고 연꽃[蓮]처럼 물에 사는 풀[草]이라 하여 한련초라 부른다.

■■ 생태

높이 10~60㎝. 줄기가 비스듬히 나오고 자라면서 곧아지며 연한 편이다. 줄기껍질은 붉은빛이 도는 녹색이고, 거친 잔털이 있으며, 자르면 검은 물이 나온다. 가지는 잎이 난 자리에서 굵게 갈라져 나온다. 잎은 좁고 길쭉한 타원형으로 마주나는데, 잎자루가 없고, 잎 끝이 뾰족하다. 잎 앞뒷면에는 거친 잔털이 있으며, 잎 가장자리에는 작고 날카로운 톱니가 드문드문 있다. 꽃은 8~9월에 하얗게 피는데, 줄기나 가지 끝에 긴 꽃대가 올라와 꽃이 달린다. 한 송이처럼 보이는 꽃은 수많은 꽃들이 뭉쳐진 것이다. 꽃잎처럼 보이는 것이 혀꽃이고, 꽃술처럼 보이는 것은 대롱꽃이다. 열매는 9~10월에 여무는데, 혀꽃에는 세모지게, 대롱꽃에는 네모지게 맺힌다. 열매가 다 익으면 검게 변한다.

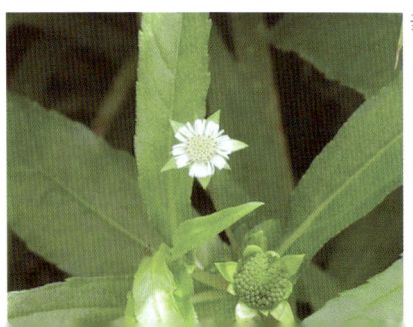

꽃과 풋열매

군락
꽃과 풋열매(녹색)

■■ 효능

한방에서 줄기와 잎을 묵한련(墨旱蓮)이라 한다. 피가 맑아지고, 피를 멎게 하며, 신장·뼈·근육이 튼튼해지고, 정기와 음기를 보하며, 몸이 가벼워지며, 독을 풀어주는 효능이 있다. 『동의보감』에는 "한련초는 피똥, 침이나 뜸을 놓다가 상처난 곳, 피가 멎지 않는 것을 낫게 하고, 머리카락을 나게 하며, 모든 피부병을 낫게 한다"고 하였다. 각혈, 기침에 피가 섞여 나올 때, 코피, 소변이 탁하거나 붉을 때, 혈변, 피설사, 칼에 베여 피가 날 때, 흰머리가 날 때, 심한 종기, 눈이 충혈되고 아플 때 약으로 처방한다. 비타민 A, 사포닌, 탄닌, 에크립틴, 웨델로락톤, 데메시웨델로락톤, 니코틴을 함유한다.

민간에서는 각혈, 기침에 피가 섞여 나올 때, 소변이 탁하거나 붉을 때, 혈변, 피설사, 눈이 충혈되고 아플 때, 자궁냉증이거나 자궁염증, 생리불순, 남성의 양기 부족, 흰머리가 날 때, 머리카락이 많이 빠질 때, 잇몸이 안 좋을 때, 칼에 베여 피가 날 때, 코피, 종기가 곪아서 아플 때 사용한다.

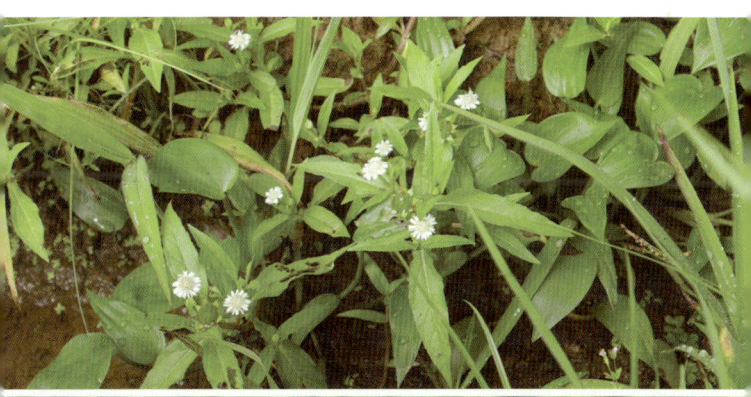

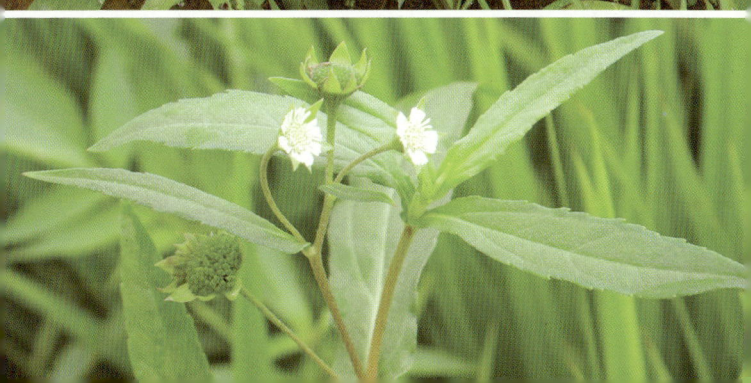

082 약 식
해바라기 *Helianthus annuus* L.

- 국화과 한해살이풀 ■ 분포지 : 들판의 양지바르고 촉촉한 땅이나 밭둑
- 개화기 : 8~9월 결실기 : 10월
- 채취기 : 봄~가을(잎·줄기), 여름~초가을(꽃·꽃받침), 가을(씨앗·씨앗 껍질)

- **별 명** : 해바래기, 향일규(向日葵), 규화(葵花), 향일화(向日花), 행일화(行日花), 조일화(朝日花), 산자연, 강낭꾀
- **생약명** : 향일규근(向日葵根), 향일규경수(向日葵莖隨), 향일규엽(向日葵葉), 향일규화(向日葵花), 향일규화탁(向日葵花托), 향일규자(向日葵子), 향일규각(向日葵殼), 향일규과각(向日葵果殼)
- **유 래** : 꽃봉오리가 필 무렵 줄기와 잎에서 광합성을 많이 하기 위해 햇빛쪽을 향하는 성질이 있어 해를 바라본다 하여 해바라기라 부른다.

생태

높이 2m. 줄기는 굵고 곧게 자라며 거칠고 흰 털이 많다. 잎은 커다란 타원형으로 어긋나는데, 잎자루가 매우 길고 굵으며 거친 잔털이 있다. 잎 끝은 뾰족하며, 잎 뒷면의 잎맥에 거친 잔털이 있다. 잎 가장자리에는 불규칙한 굵은 톱니가 있다. 꽃은 8~9월에 노랗게 피는데, 줄기 끝에 구부러진 꽃대가 올라와 아주 커다란 꽃 1송이가 옆을 향해 달린다. 꽃이 1송이처럼 보이는 것은 수많은 꽃들이 뭉쳐진 것으로, 꽃잎처럼 보이는 것은 열매를 맺지 못하는 혀꽃이고, 꽃술처럼 보이는 것은 열매를 맺는 대롱꽃이다. 열매는 10월에 작고 납작한 타원형으로 여문다. 열매가 다 익으면 검게 변하며, 검은빛이 도는 줄무늬가 조금 있다.

*유사종_ 애기해바라기

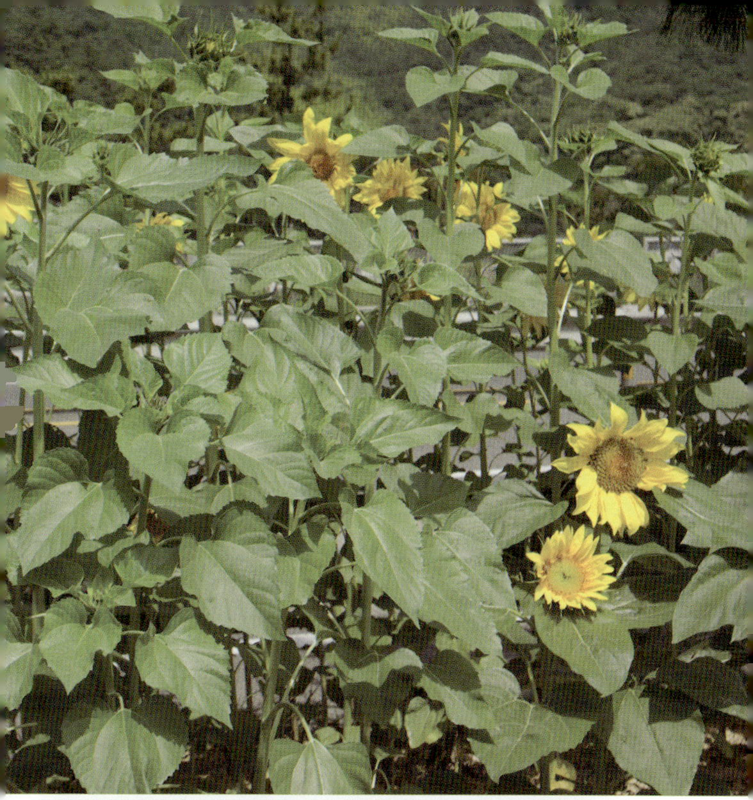

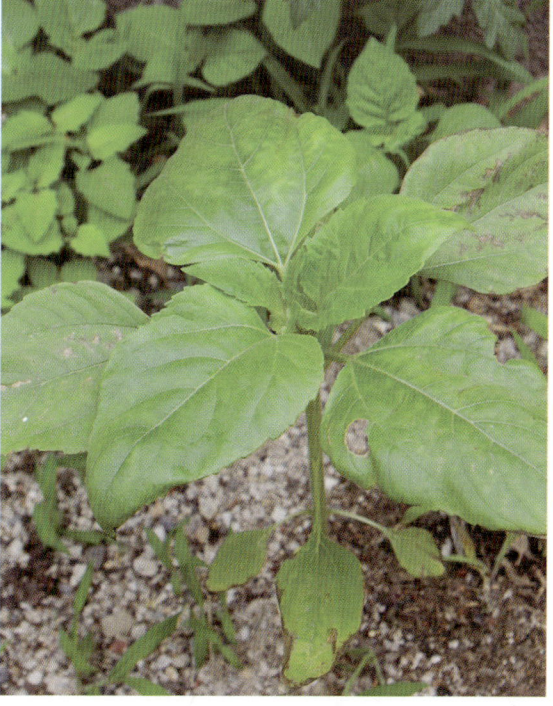

전체 모습
새순

■■ 효능

한방에서 뿌리를 향일규근(向日葵根), 줄기를 향일규경수(向日葵莖隨), 잎을 향일규엽(向日葵葉), 꽃을 향일규화(向日葵花), 꽃받침을 향일규화탁(向日葵花托), 씨앗을 향일규자(向日葵子), 씨앗껍질을 향일규각(向日葵殼) 또는 향일규과각(向日葵果殼)이라 한다. 피와 기를 잘 돌게 하고, 몸에 양분을 주며, 습과 풍을 몰아내고, 혈압과 열을 내리며, 피가 멎고, 고름을 배출시키며, 기침을 가라앉히고, 장을 촉촉하게 하며, 소변을 잘 나오게 하고, 정액을 보충해주며, 독을 풀어주는 효능이 있다. 위가 아프고 소화가 안 될 때, 피설사, 변비, 당뇨, 결석으로 소변을 보기 힘들 때, 소변이 탁할 때, 이질 설사, 종기에 고름이 잡혔을 때, 풍으로 어지럽고 눈앞이 침침할 때, 고혈압, 동맥경화, 간이 안 좋을 때, 여드름이나 종기, 관절염, 신경 예민, 산모가 난산일 때, 치통, 생리통이 심할 때 약으로 처방한다. 비타민 B, 요오드, 단백질, 칼륨, 칼슘, 철분, 엽산, 지방유, 레시틴, 인지질,

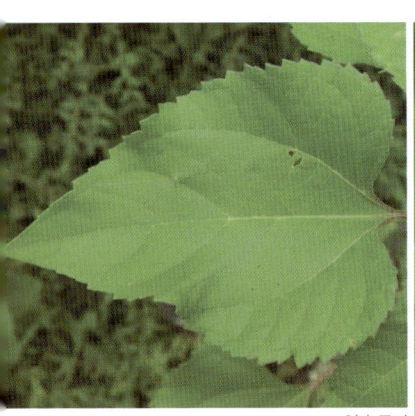

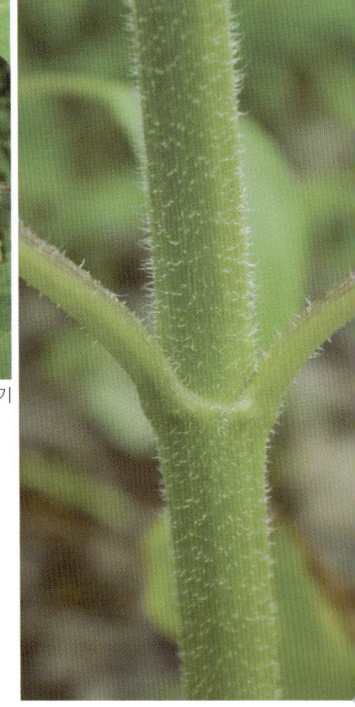

잎 | 줄기

리놀레산, 올레산, 베타시토스테롤, 섬유질을 함유한다.

민간에서는 위가 아프거나 소화가 안 될 때, 가슴이나 옆구리가 아플 때, 타박상을 입어 아플 때, 부스럼에서 진물이 날 때, 변비, 당뇨, 요로 결석, 소변을 보기 힘들거나 뿌옇게 나올 때, 심한 기침, 천식, 식중독, 몸이 냉할 때, 아토피, 위가 안 좋을 때, 열이 날 때, 관절이 쑤시고 아플 때, 중풍으로 어지럽고 눈앞이 침침할 때, 여드름, 산모가 난산일 때, 고혈압으로 머리가 아플 때, 치통, 심한 생리통, 산후 훗배앓이, 고혈압, 동맥경화, 간이 안 좋을 때, 신경 예민, 종기에 고름이 잡혔을 때, 이질 설사, 입맛이 없을 때, 방광염이나 신장염, 담석증, 거친 피부, 이명이 심할 때 사용한다.

🔊 주의사항
- 씨앗에는 기름이 많으므로 하루에 한 수저 이상 먹지 않는다.
- 씨앗에 몸속 습한 것을 내보내는 성질이 있으므로 임산부는 먹지 않는다.

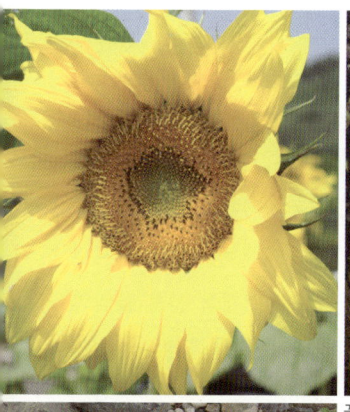
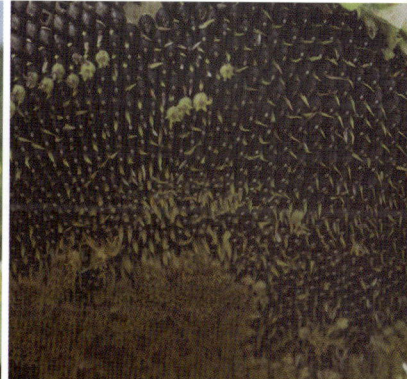

꽃 | 열매

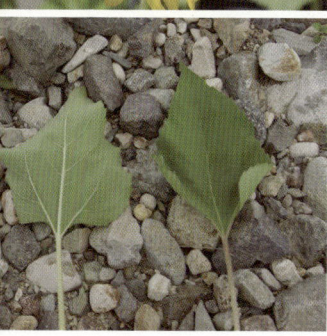

잎앞뒤

083 약 식

갈퀴덩굴 *Galium spurium* var. echinospermon (Wallr.) Hayek

- 꼭두서니과 덩굴성 두해살이풀
- 분포지 : 산기슭이나 들판의 양지바른 풀밭이나 길가, 밭, 빈터, 황무지
- 개화기 : 5~6월
- 결실기 : 8~10월
- 채취기 : 여름~가을(전체)

- 별   명 : 민갈퀴, 수레갈퀴, 가시랑쿠, 납납등(拉拉藤), 거자초(鋸子草), 소거등(小鋸藤), 소비양등(小飛揚藤), 소천초(小茜草), 세천초(細茜草), 저앙앙(猪狭狭), 혈견수(血見愁), 홍사선(紅絲線)
- 생약명 : 팔선초(八仙草)
- 유   래 : 잎이 달린 모양이 갈퀴처럼 생긴 덩굴이라 하여 갈퀴덩굴이라 부른다. 돼지와 상극이라 돼지[猪]에게 먹이면 괴로워하고[狭] 또 괴로워한다[狭] 하여 저앙앙이라고도 한다.

▪▪ 생태

높이 60~90㎝. 뿌리가 짧고 수염처럼 뭉쳐서 나오며 번식력이 강하다. 뿌리껍질은 노란빛이 도는 밝은 갈색이다. 줄기는 가늘고 길게 나오고 네모지며, 잎이 난 자리마다 마디가 있다. 줄기껍질은 푸르며 짧은 가시털이 있어 땅 위나 바위, 이웃한 식물에 잘 붙어서 자라고 곧추 서기도 한다. 잎은 작고 길쭉한 타원형으로 줄기를 빙 둘러서 잎자루 없는 잎들이 6~8장씩 붙는다. 잎 끝은 가시처럼 뾰족하며, 잎 가장자리와 뒷면에 작은 가시털이 있다. 꽃은 5~6월에 초록빛이 도는 밝은 노란색으로 피는데, 잎이 달린 자리에 짧은 꽃대가 2~3개씩 뭉쳐 올라와 아주 작은 꽃이 달린다. 꽃잎은 4장으로 끝이 뾰족한 타원형이다. 열매는 8~10월에 2개씩 맞붙은 공모양으로 여물며, 껍질에 갈고리 모양의 딱딱한 털로 뒤덮여 있다. 열매가 다 익으면 붉은 빛이 되며, 갈고리 모양의 딱딱한 털이 동물털에 붙어서 멀리 번식한다.

*유사종_ 구주갈퀴덩굴, 네잎갈퀴덩굴, 민둥갈퀴덩굴

전체 모습 | 새순
꽃 | 뿌리

■■ 효능

한방에서 뿌리째 캔 줄기를 팔선초(八仙草)라 한다. 몸속 습한 기운을 몰아내고, 열을 내리며, 어혈을 흩어주고, 염증과 부기를 가라앉히며, 독을 풀어주고, 소화를 잘 되게 하는 효능이 있다. 소변이 뿌옇거나 붉을 때, 장염, 몸에 종양이 있을 때, 멍이 들어 아플 때, 폐렴, 자궁 염증, 귓속 염증, 이하선염, 고혈압에 약으로 처방한다. 비타민 C, 레몬산, 플라보노이드, 탄닌, 아스테롤로시드, 알리오진을 함유한다.

민간에서는 소변이 뿌옇거나 붉을 때, 장염으로 설사할 때, 몸에 종양이 있을 때, 폐렴, 자궁 염증, 자궁경부암, 목에 멍울이 있을 때, 고혈압, 맹장이 아플 때, 심한 생리통, 잇몸에서 피가 날 때, 찬바람을 쐬어 감기에 걸렸을 때, 폐경, 신경통, 소화 불량, 멍이 들어 아플 때, 림프선이 부었을 때, 뱀에 물렸을 때, 유방 염증, 귓속 염증에 사용한다.

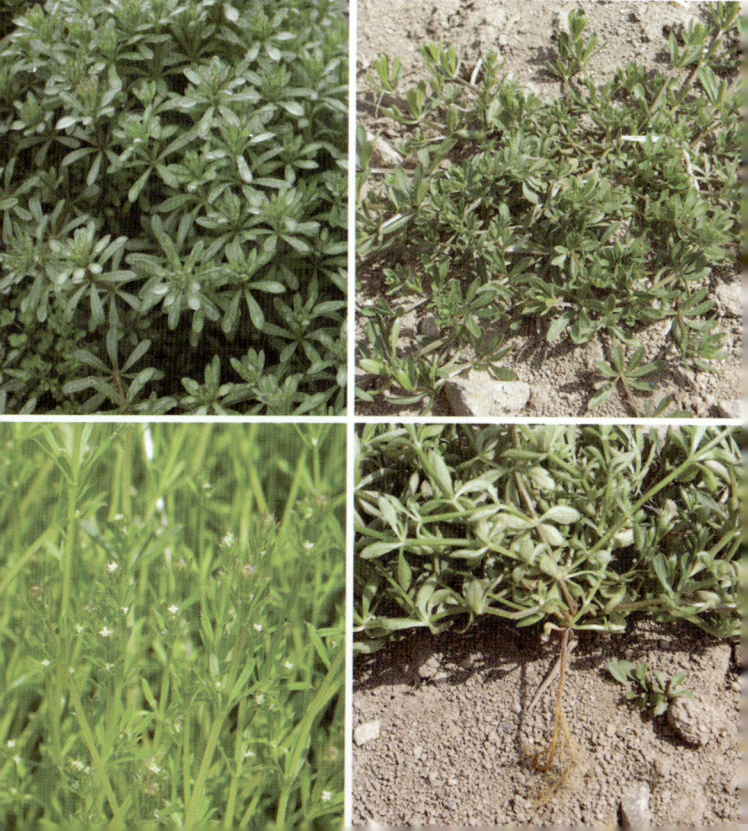

084 약 식
들깨풀 *Mosla punctulata* (J.F.Gmelin) Nakai

- 꿀풀과 한해살이풀
- 분포지 : 산기슭이나 들판의 양지바른 언덕, 논가, 개울가, 길섶
- 개화기 : 8~9월 결실기 : 9월 채취기 : 여름(전체)

- 별   명 : 들깨, 개향유(香油), 귀향유(鬼香油), 임자(荏子), 형개(荊芥), 야형개(野荊芥), 향유초(香油草)
- 생약명 : 석제녕(石薺寧)
- 유   래 : 꽃과 잎에서 들깨 냄새가 나는 풀이라 하여 들깨풀이라 부른다.

■ ■ ■ 생태

높이 20~60㎝. 뿌리가 가늘고 짧게 뭉쳐서 나오며 잔뿌리가 있다. 뿌리껍질은 갈색이다. 줄기는 곧게 올라오고 네모지며, 윗동에 잔털이 있다. 줄기 밑동은 갈색빛이 돌고, 윗동은 푸르며, 잎과 가지가 난 자리에 마디가 있다. 혼동하기 쉬운 유사종 쥐깨풀은 줄기에 털이 없다. 가지는 밑동에서 여러 갈래로 갈라져 나오며, 줄기처럼 네모지고 잔털이 있다. 잎은 둥글거나 갸름한 타원형으로 마주나는데, 밑동에 나는 잎은 잎자루가 조금 길고, 윗동에 나는 잎은 잎자루가 매우 짧다. 잎 끝이 뾰족하며, 잎 앞면에는 잔털이 있고 잎 뒷면에는 잎맥에 털이 있다. 잎 가장자리에는 뾰족한 톱니가 있다. 혼동하기 쉬운 유사종 쥐깨풀은 잎자루가 길고 잎이 좁으며, 유사종 산들깨는 잎에 붉은 자주색이 돈다. 꽃은 8~9월에 연보라색으로 피는데, 줄기와 가지 끝에 긴 꽃대가 올라와 사방으로 층층이 작은 꽃들이 엉성하게 모여 달린다. 열매는 9월에 둥근 타원형으로 여물며, 꽃받침이 붙어 있다. 열매가 다 익으면 갈색이 되며 4개의 아주 작은 씨앗이 나온다.

*유사종_ 쥐깨풀, 산들깨

잎 앞뒤 | 꽃
풋열매

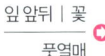

■■ 효능

한방에서 뿌리째 캔 줄기를 석제녕(石薺薴)이라 한다. 더위를 없애고, 몸속 습과 풍을 몰아내며, 부기와 염증을 가라앉히고, 독을 풀어주며, 균을 죽이는 효능이 있다. 기침 감기, 오래된 기관지염, 풍진, 종기가 크게 났을 때, 땀띠, 더위를 먹었을 때 약으로 처방한다. 알칼로이드, 사포닌, 탄닌, 티몰, 카르바크롤을 함유한다.

민간에서는 기침 감기, 오래된 기관지염, 풍진, 더위를 먹어 체했을 때, 몸이 부었을 때, 두통, 구충약, 신경통, 류머티즘, 땀띠나 두드러기, 습진, 종기가 크게 났을 때 사용한다.

주의사항
- 쥐깨풀을 대신 사용하기도 한다.
- 많이 먹으면 머리가 아프고 어지러우며, 이명이나 혼수상태까지 올 수 있으므로 정량만 사용한다.

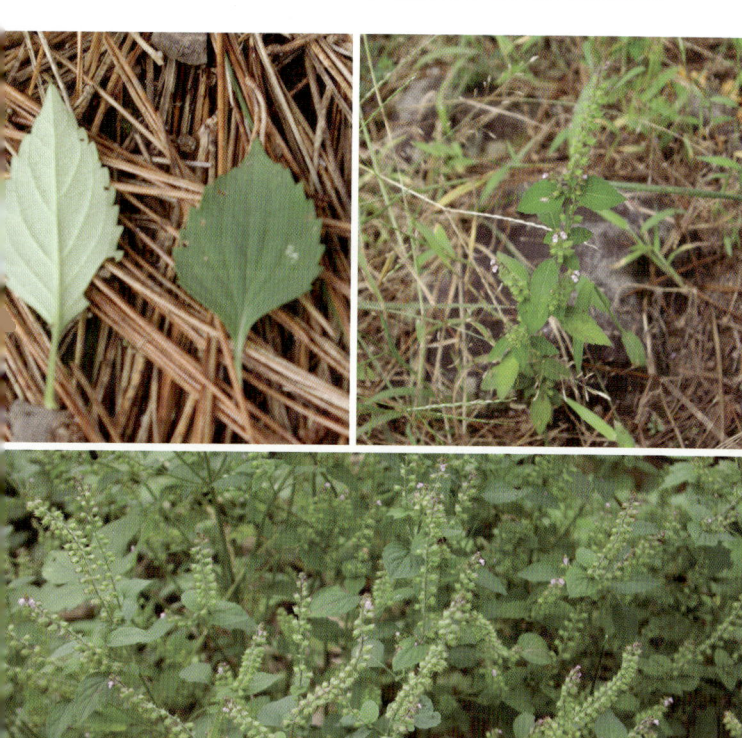

085 약 식
수정난풀 *Monotropastrum uniflora*. L.

- 노루발과 여러해살이풀
- 분포지 : 깊은 산 숲속 축축하고 낙엽 쌓인 큰 나무 그늘 밑
- 개화기 : 5~8월 결실기 : 8~9월 채취기 : 봄~여름(줄기·꽃)

- 별 명 : 수정란풀, 수란초(水蘭草), 수정초(水晶草), 석장초, 열당(列當), 더부살이
- 생약명 : 몽란화(夢蘭花)
- 유 래 : 수정(水晶)처럼 몸이 하얗고, 난초[蘭]처럼 그늘에 자라는 풀이라 하여 수정란풀이라 부른다.

■■ 생태

높이 10~20㎝. 뿌리가 가늘고 짧게 나오며 서로 뒤엉켜 있다. 뿌리껍질은 갈색이다. 식물 전체에 엽록소가 없어 광합성으로 영양분을 얻지 못하며, 뿌리껍질에 뒤덮여 있는 갈색균들이 낙엽이나 벌레의 사체 및 배설물을 분해할 때 생기는 양분을 흡수하며 살아간다. 겉모양은 버섯과 비슷하나 뿌리가 땅에 남아 여러해살이를 하며 꽃을 피우고 열매를 맺는 풀에 속한다. 줄기는 굵고 곧게 올라오며, 한 뿌리에서 여러 개가 뭉쳐 나온다. 줄기껍질은 반투명한 하얀색이다. 가지는 치지 않는다. 잎은 줄기에서 작은 비늘 모양으로 어긋나는데, 잎자루 없이 줄기에 붙어 있으며, 반투명한 하얀색이다. 잎 가장자리에는 불규칙한 톱니가 드문드문 있다. 꽃은 5~8월에 반투명한 하얀색으로 피는데, 줄기 끝에 작은 꽃이 땅을 향해 1송이씩 달린다. 꽃잎은 길쭉한 타원형으로 3~5장이고, 종모양으로 오므라져 있으며, 꽃잎 안쪽에 잔털이 있다. 암술은 통통한 통모양으로 짙은 청색이며, 수술은 작고 노랗다. 열매는 8~9월에 넓은 타원형으로 여문다.

*유사종_ 나도수정란풀, 구상난풀

■■ 효능

한방에서 줄기와 꽃을 몽란화(夢蘭花)라 한다. 소변을 잘 나오게 하고, 경련을 가라앉히며, 정기를 보하는 효능이 있다. 몸이 허약할 때, 기침 발작, 몸이 허하여 기침이 날 때, 신장염, 풍기가 있을 때 약으로 처방한다. 알부틴, 모노트로피토시드, 모노트로페인, 안드로메도톡신을 함유한다.

민간에서는 몸이 허약해졌을 때, 기침 발작, 몸이 허하여 기침이 날 때, 오래된 기침, 신장이 안 좋아 소변을 보기 힘들 때, 풍기에 사용한다.

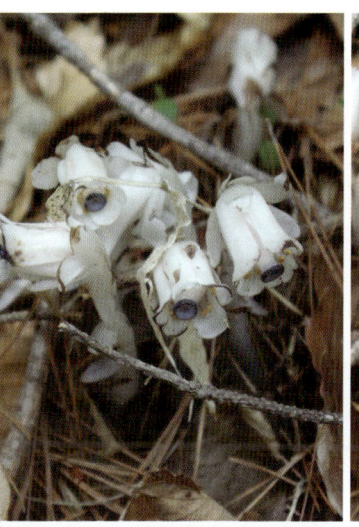
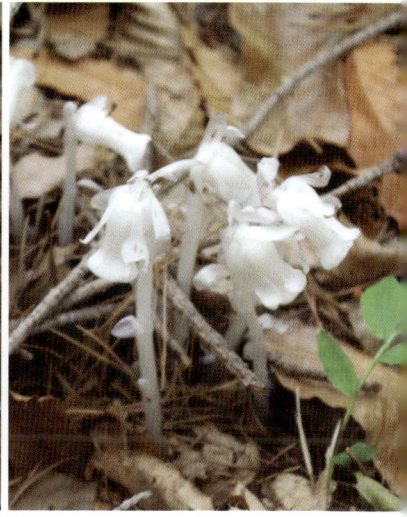

꽃
—
뿌리

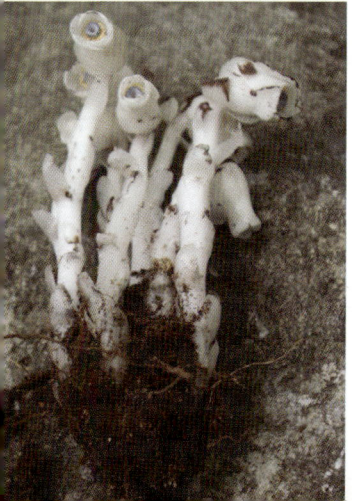

086 약 식
닭의장풀 *Commelina communis* L.

- 닭의장풀과 한해살이풀
- 분포지 : 들판의 반그늘지고 촉촉한 풀밭이나 길가, 담장 밑, 집 근처의 빈터, 텃밭, 밭둑, 논바닥

🌸 개화기 : 7~8월 🌱 결실기 : 10월 ✏ 채취기 : 여름(줄기·잎)

- 별　명 : 달기장풀, 닭개비, 달개비, 달래개비, 달기씨깨비, 닭의씨까비, 닭의씻개비, 닭의밑씻개, 닭기상사리, 닭의꼬꼬, 계거초(鷄距草), 계관채(鷄冠菜), 계장초(鷄腸草), 관람청(管藍靑), 기사일두(氣死日頭), 능각산(菱角傘), 남화채(藍花菜), 남화초, 노초(露草), 번루(蘩蔞, 蘩縷), 벽죽초(碧竹草), 벽선화(碧蟬花), 복채(福菜), 삼각채(三角菜), 쇄불사(晒不死), 수부초(水浮草), 압각초(鴨脚草), 압식초(鴨食草), 압자채(鴨子菜), 대압척초(大鴨跖草), 야척초(野跖草), 죽엽채(竹葉菜), 죽엽활혈단(竹葉活血丹)
- 생약명 : 압척초(鴨跖草, 鴨蹠草)
- 유　래 : 닭을 달기라고도 하는데 닭장(달기장) 근처에 많이 피는 풀이라 하여 달기장풀이라 하다가 닭의장풀이 되었다. 꽃잎은 남색 염료로도 사용한다.

■■ 생태

높이 15~50㎝. 뿌리는 길고 무성하게 뻗어나가고 잔뿌리가 많으며, 줄기마디에서 새뿌리가 나오기도 한다. 뿌리껍질은 아주 밝은 갈색이다. 줄기는 땅 위로 기어가다가 위쪽으로 곧게 올라가며, 붉은 자줏빛을 띤 굵은 마디가 많아 각이 지기도 한다. 가지는 마디마다 올라와 무성하게 자란다. 잎은 길쭉한 타원형으로 마주나는데, 잎자루가 없고 줄기나 가지에 감싸듯이 난다. 잎 끝은 댓잎처럼 날렵하고 뾰족하며, 잎 뒷면에는 잔털이 조금 있기도 한다. 잎 가장자리는 밋밋하다. 꽃은 7~8월에 선명한 푸른색으로 피는데, 잎이 달린 자리에 긴 꽃대가 올라와 가지를 치고 그 끝에 작은 꽃들이 달린다. 꽃받침은 심장모양으로 반으로 포개진 잎처럼 생겼으며, 겉면에 길고 흰 잔털이 있다. 꽃잎은 모두 3장으로 모양과 색이 다르다. 위쪽 꽃잎 2장은 크고 푸른색이며 둥글면서도 끝이 갸름하다. 아래쪽 꽃잎 1

장은 작고 투명한 흰색이다. 열매는 10월에 타원형으로 여문다. 열매가 다 익으면 붉은빛이 도는 갈색이 되며, 열매껍질이 3장으로 갈라져 검은 보라색 씨앗이 나와 가까운 곳에 떨어져 번식한다.

*유사종_ 덩굴닭의장풀, 좀닭의장풀, 흰꽃좀닭의장풀

군락
＝
꽃핀 모습

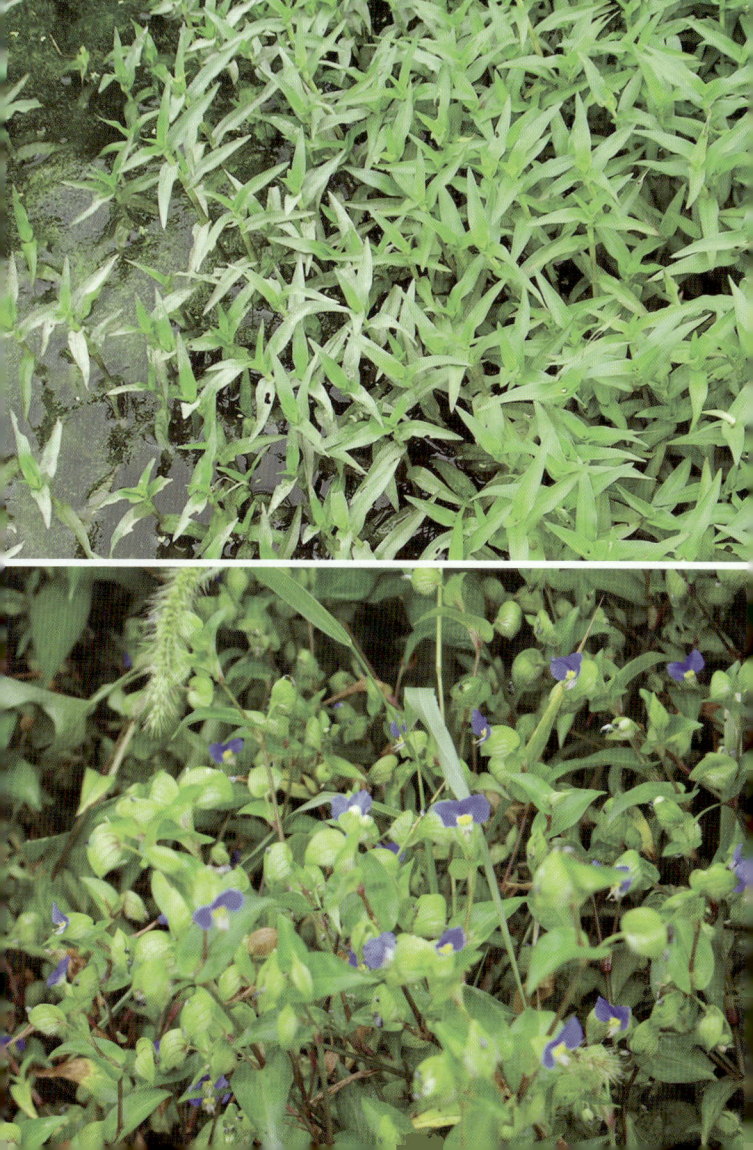

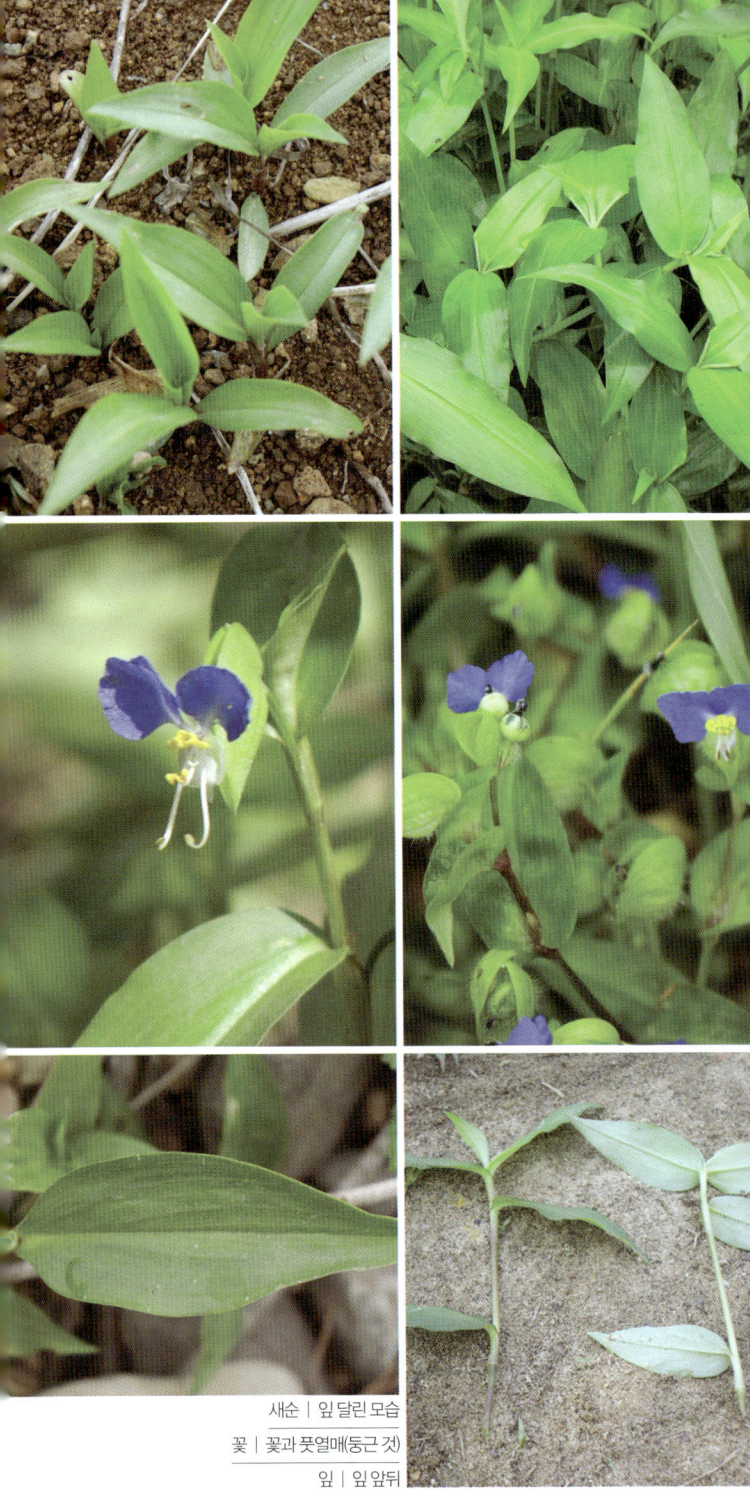

새순 | 잎 달린 모습
꽃 | 꽃과 풋열매(둥근 것)
잎 | 잎 앞뒤

■■ 효능

한방에서 줄기와 잎을 압척초(鴨跖草, 鴨蹠草)라 한다. 열을 내리고, 피가 멎으며, 어혈을 흩어주고, 심장이 튼튼해지며, 소변을 잘 나오게 하는 효능이 있다. 열병으로 설사가 나거나 목이 부었을 때, 당뇨, 신장염이나 요도염, 소변이 붉고 양이 적을 때, 혈변, 각혈, 심장이 안 좋을 때, 감기, 간염으로 황달이 왔을 때, 두드러기나 종기, 타박상에 약으로 처방한다. 플라보노이드, 사포닌, 아스코르브산, 녹말, 안토시아닌, 델피닌, 콤멜리닌을 함유한다.

민간에서는 열병으로 설사가 나거나 목이 부었을 때, 당뇨, 몸이 붓고 소변 보기 힘들 때, 소변이 붉고 양이 적을 때, 혈변, 각혈, 감기, 간이 안 좋아 얼굴이 누렇게 떴을 때, 살이 쪘을 때, 심장이 안 좋을 때, 두드러기나 종기, 타박상, 베인 상처에 피가 날 때, 벌레나 뱀에 물렸을 때, 신경통에 사용한다.

🔊 주의사항
- 좀닭의장풀이나 자주달개비(양달개비)를 대신 사용하기도 한다.
- 꽃이 필 무렵에 채취하는 것이 가장 좋다.

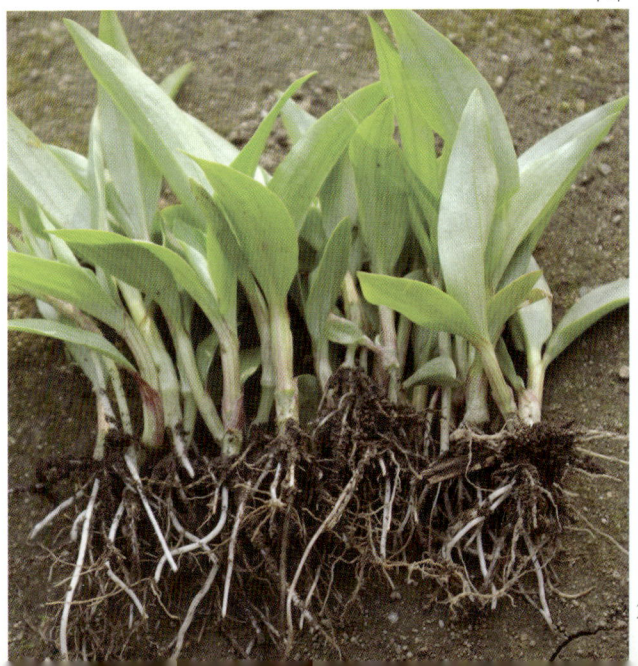

뿌리

087 약
사마귀풀 *Aneilema keisak* Hassk.

- 닭의장풀과 한해살이풀
- 분포지 : 들판의 양지바른 연못, 냇가, 도랑가, 논바닥이나 수로, 늪지
- 개화기 : 8~9월 결실기 : 9~10월
- 채취기 : 여름~가을(뿌리·줄기)

- 별　명 : 사마귀약풀, 애기닭개비, 애기달개비, 애기닭의밑씻개
- 생약명 : 수죽엽(水竹葉)
- 유　래 : 사마귀가 났을 때 이 풀을 짓이겨 바르면 낫는다 하여 사마귀풀이라 부른다. 물[水]에서 자라고 잎이 대나무잎[竹葉]을 닮았다 하여 수죽엽이라고도 한다.

■ ■ 생태

높이 10~30㎝. 뿌리는 줄기마디에서 통통하고 길게 나오며 잔뿌리가 있다. 뿌리껍질은 하얗다. 줄기는 밑동이 옆으로 뻗으면서 뿌리를 내고, 윗동은 비스듬히 서며 마디가 있다. 줄기껍질은 붉은빛이 도는 자주색이고, 세로로 길게 잔털이 있으며, 마디는 희다. 가지는 마디에서 갈라져 나온다. 잎은 길쭉한 삼각형으로 마주나는데, 잎자루 없이 줄기나 가지에 감싸듯이 있으며, 그곳에 잔털이 있다. 잎 끝은 뾰족하면서도 윤기가 난다. 잎 앞면은 밋밋하고, 잎 뒷면 가운데는 세로로 길고 뾰족한 잎맥이 있다. 잎 가장자리는 밋밋하다. 꽃은 흰빛이 도는 붉은 보라색으로 피는데, 잎이 달린 자리에 아주 짧은 꽃대가 올라와 꽃이 1송이씩 달린다. 꽃받침은 길쭉한 삼각형으로 3장이며, 꽃잎과 어긋나게 달린다. 꽃잎은 3장으로 타원형이며, 꽃잎 가운데가 세로로 볼록하다. 열매는 9~10월에 작은 타원형으로 여문다.

꽃

■■ 효능

한방에서 뿌리째 캔 줄기를 수죽엽(水竹葉)이라 한다. 열을 내리고, 피를 맑게 하며, 소변을 잘 나오게 하고, 염증을 가라앉히는 효능이 있다. 폐에 열이 있어 기침이 심할 때, 기관지염, 간염, 고혈압, 종기가 나서 아플 때, 치질, 뱀에 물렸을 때 약으로 처방한다.

민간에서는 심한 기침과 가래, 천식, 목이 붓고 아플 때, 종기가 나서 아플 때, 치질, 소변을 보기 힘들 때, 설사, 뱀에 물렸을 때, 기력이 없을 때, 간이 안 좋을 때, 고혈압, 건선, 사마귀에 사용한다.

전체모습

뿌리

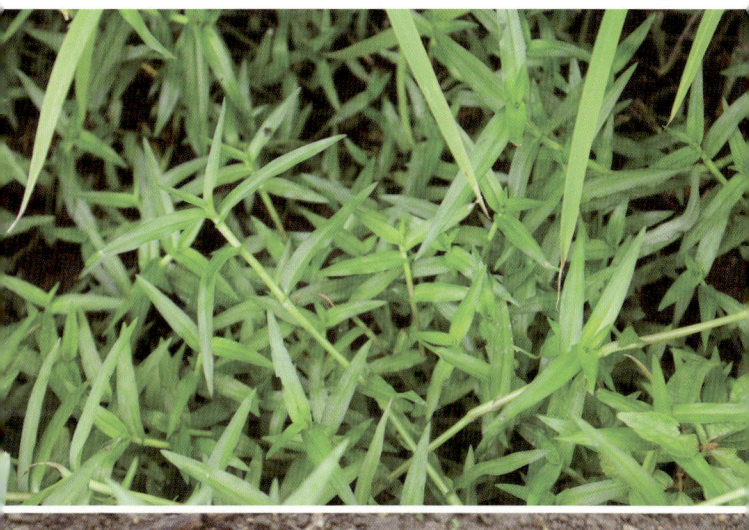

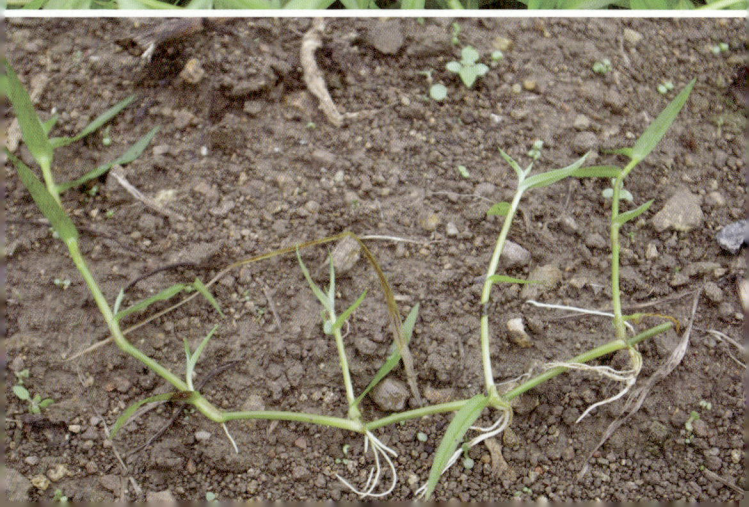

088 약식

깨풀 *Acalypha australis* L.

- 대극과 한해살이풀
- 분포지 : 들판의 양지바른 풀밭, 빈터, 논둑, 밭둑, 과수원들
- 개화기 : 7~8월 결실기 : 10월 채취기 : 여름(전체)

- 별 명 : 귀향유(鬼香油), 야마황(野麻黃), 육합초(六合草), 인현(人莧), 수이염초(水耳染草), 함주초(唅珠草), 야소자(野蘇子), 철현채(鐵莧菜)
- 생약명 : 철현(鐵莧)
- 유 래 : 잎이 들깨잎과 비슷하고 깨처럼 고소한 향이 나는 풀이라 하여 깨풀이라 부른다.

■■ 생태

높이 30~50㎝. 줄기가 곧게 자라며 짧은 잔털이 있다. 줄기껍질은 붉은 갈색빛이 도는 녹색이다. 가지는 위쪽으로 갈라져 나온다. 잎은 타원형이나 길쭉한 타원형으로, 줄기에 어긋나고 줄기 끝에 여러 장이 뭉쳐 달린다. 잎자루가 길거나 짧으며 잔털이 있다. 잎 끝은 뾰족하고, 잎 앞면에 깻잎 같은 잎맥이 있다. 잎 가장자리에는 둥근 톱니가 있다. 꽃은 7~8월에 암꽃과 수꽃이 함께 붉은빛이 도는 갈색으로 핀다. 수꽃은 잎이 난 자리에서 조금 길쭉한 꽃대가 올라와 아주 작은 꽃들이 이삭 모양으로 뭉쳐서 핀다. 암꽃은 수꽃 바로 밑에 달리는데, 오목한 잎모양의 포 안에 작은 꽃이 핀다. 열매는 10월에 작은 공 여러 개가 뭉친 모양으로 여물며, 열매껍질에 잔털이 있다.

잎 달린 모습 | 새순

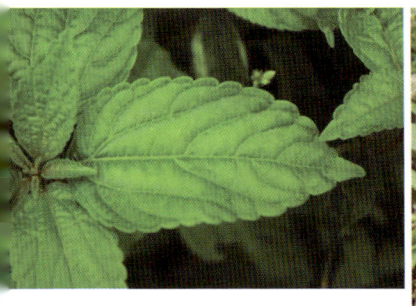
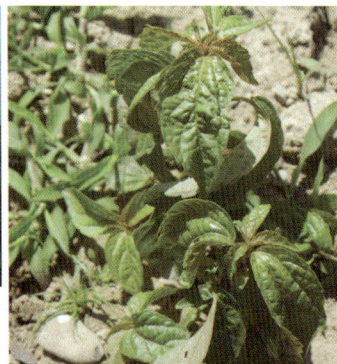

■■ 효능

한방에서 뿌리째 캔 줄기를 철현(鐵莧)이라 한다. 열을 내리고, 몸속 물을 잘 돌게 하며, 피를 멎게 하고, 균을 죽이는 효능이 있다. 열감기, 기침에 피가 섞여 나올 때, 소변을 보기 힘들 때, 설사, 비장이 약하여 몸이 부었을 때, 혈변, 코피, 피부염, 자궁 출혈, 베인 상처에서 피가 날 때 약으로 처방한다. 플라보노이드, 알칼로이드를 함유한다.

민간에서는 열감기, 기침에 피가 섞여 나올 때, 소변이 나오지 않을 때, 설사, 장이 안 좋을 때, 몸이 부었을 때, 혈변, 코피, 피부염, 자궁 출혈, 피부가 헐었을 때, 아토피, 베인 상처에 피가 날 때 사용한다.

전체 모습 | 수꽃과 풋열매 / 꽃핀 모습

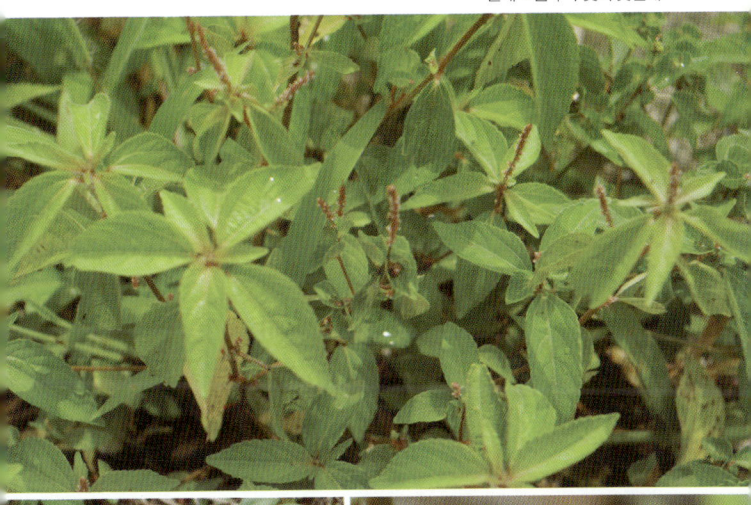

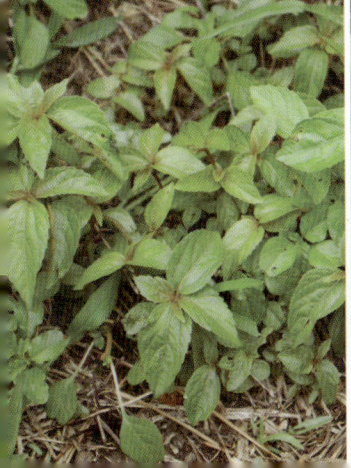

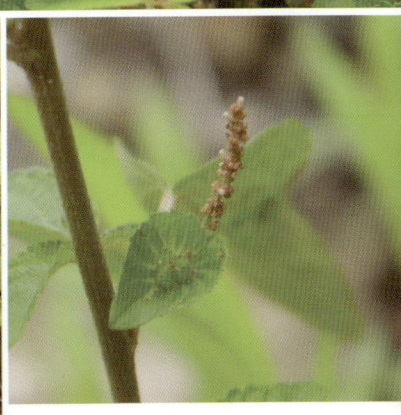

애기땅빈대 *Euphorbia supina* Raf.

- 대극과 한해살이풀
- 분포지: 들판의 양지바른 풀밭이나 자갈밭, 논둑이나 밭둑, 길옆, 빈터, 과수원

🌸 개화기: 6~8월　🍒 결실기: 7~9월　🌿 채취기: 여름(줄기·잎)

- 별　명: 애기점박이풀, 좀땅빈대, 비단풀, 지금초(地錦草), 지면(地綿)
- 생약명: 반지금(斑地錦)
- 유　래: 땅빈대란 줄기가 땅 위에 빈대처럼 붙어 있다 하여 붙여진 이름인데, 땅빈대 종류 중에서도 잎이 애기처럼 작다 하여 애기땅빈대라 부른다.

생태

길이 10~20㎝. 뿌리는 짧고 잔뿌리가 조금 있다. 뿌리껍질은 밝은 갈색이다. 줄기는 뿌리에서 사방으로 퍼져 나와 땅 위를 기듯이 자란다. 줄기껍질은 붉은빛이 도는 녹색이며, 하얀 잔털이 빽빽하다. 가지는 밑동에서 무성하게 갈라져 나온다. 줄기나 가지를 잘라보면 하얀 유액이 나온다. 잎은 아주 작고 갸름한 타원형으로 마주나는데, 잎자루가 짧고, 잎 끝이 둥글면서도 아주 짧은 꼬리가 있다. 잎 앞면은 푸르고 중앙에 붉은빛이 도는 갈색 반점이 있으며, 잎 뒷면은 조금 하얗다. 잎 위쪽 가장자리에는 아주 얕은 톱니가 있다. 혼동하기 쉬운 유사종 땅빈대는 잎 앞면에 붉은 반점이 없다. 꽃은 6~8월에 노란빛이 도는 붉은색으로 피는데, 잎이 달린 자리에 종지 모양의 아주 작은 꽃들이 몇 개씩 뭉쳐 달린다. 열매는 7~9월에 아주 작고 세모진 타원형으로 여물며, 열매껍질에 잔털이 있다. 열매가 다 익으면 짙은 보라색이 된다.

*유사종_ 땅빈대, 큰땅빈대

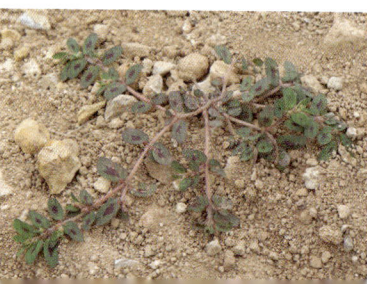

전체 모습

■■ 효능

한방에서 줄기와 잎을 반지금(斑地錦)이라 한다. 피를 멎게 하고, 몸속 습한 것을 몰아내며, 열을 내리고, 독을 풀어주며, 젖을 잘 나오게 하며, 균을 죽이는 효능이 있다. 몸이 습하고 열이 있어 황달이 왔을 때, 아이 얼굴이 누렇게 떴을 때, 아이가 백일해에 걸렸을 때, 설사나 대변에 피가 섞여 나올 때, 기침에 피가 섞여 나올 때, 산모의 젖이 부족할 때, 베인 상처에 피가 날 때 약으로 처방한다.

민간에서는 몸이 습하고 열이 있어 황달이 왔을 때, 아이 얼굴이 누렇게 떴을 때, 아이가 백일해에 걸렸을 때, 설사나 대변에 피가 섞여 나올 때, 이질 설사, 장염, 기침에 피가 섞여 나올 때, 목이 붓고 아플 때, 산모의 젖이 부족할 때, 자궁 출혈, 간질 발작, 베인 상처에서 피가 날 때, 개나 뱀에 물렸을 때, 부스럼에 사용한다.

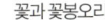

꽃과 꽃봉오리

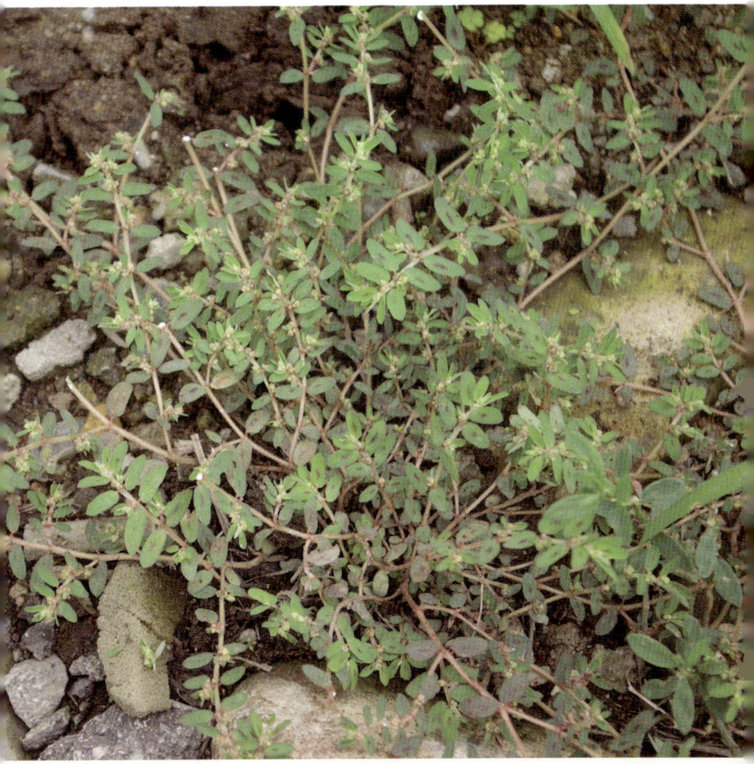

말똥비름 *Sedum bulbiferum* Makino

- 돌나물과 두해살이풀
- 분포지 : 산기슭이나 산 아래의 습한 곳, 들판의 습한 풀밭, 논과 밭
- 개화기 : 6~8월
- 결실기 : 없음(주아로 번식)
- 채취기 : 봄~여름(줄기·잎)

- 별   명 : 알돌나물아재비, 싹눈돌나물, 알돌나물, 경천초(景天草)
- 생약명 : 소전초(小箭草)
- 유   래 : 잎이 쇠비름과 비슷하지만 꽃봉오리가 말똥처럼 생겼다 하여 말똥비름이라 부른다.

■ ■ 생태

높이 7~22cm. 줄기가 부드럽고 연하여 잘 부러지고, 밑동은 땅으로 뻗으면서 마디마다 뿌리를 내리며, 윗동은 비스듬히 선다. 줄기 밑동은 붉은 자주색이며, 윗동은 푸르다. 잎은 작은 주걱 모양으로 어긋나게 돌려나며, 잎 끝이 갸름하거나 밋밋하다. 줄기 밑동에 나는 잎은 잎자루가 있지만 매우 짧고, 윗동에 나는 잎은 잎자루가 없다. 잎 가장자리는 밋밋하다. 잎 앞면 아래쪽에는 아주 작은 보리알 모양의 주아(살눈)가 있으며, 이것이 자라서 줄기를 내고 뿌리를 내리며 번식한다. 혼동하기 쉬운 유사종 돌나물은 주아가 없으며, 잎이 두껍고 3장씩 뭉쳐 달린다. 꽃은 6~8월에 노랗게 피는데, 가지 끝에 꽃대가 올라와 짧은 가지를 치고 또 쳐서 그 끝에 꽃들이 달린다. 꽃받침은 5장으로 길쭉한 타원형이며 크기가 불규칙하다. 꽃잎은 5장으로 끝이 날카롭고 좁은 타원형이며, 꽃잎보다 조금 짧은 꽃술이 꽃잎 사이로 펼쳐진다. 열매는 맺지 못한다. *유사종_ 돌나물

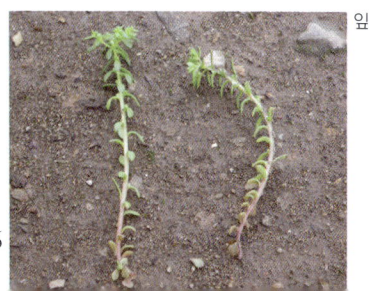

잎앞뒤

새순 | 전체 모습
잎과 살눈 |
꽃과 꽃봉오리 | 겨울 모습

■■ 효능

한방에서 줄기와 잎을 소전초(小箭草)라 한다. 한기를 흩어주고, 풍과 습을 몰아내며, 몸속 기운을 이롭게 하고, 통증을 가라앉히며, 소화를 잘 되게 하는 효능이 있다. 소화가 안 되고 배가 아플 때, 뼈마디가 쑤시고 아플 때, 류머티즘으로 마비가 왔을 때, 몸에 발진이 돋았을 때 약으로 처방한다.

민간에서는 소화가 안 되고 배가 아플 때, 뼈마디가 쑤시고 아플 때, 말라리아, 류머티즘으로 인한 마비, 몸에 발진이 돋았을 때, 종기에 사용한다.

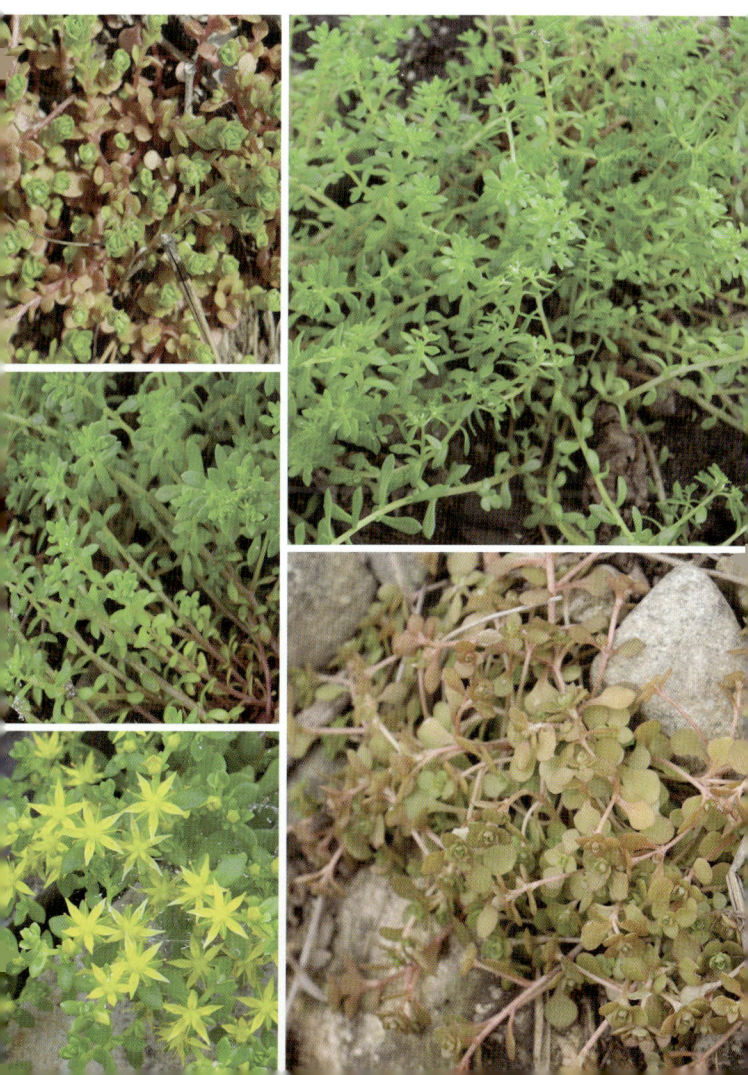

091 며느리밑씻개

Persicaria senticosa (Meisn.) H.Gross ex Nakai var. senticosa

- 마디풀과 덩굴성 한해살이풀
- 분포지 : 산과 들판의 촉촉한 풀밭, 논둑과 밭둑, 과수원, 길가
- 개화기 : 7~8월 결실기 : 8~9월 채취기 : 여름(줄기·잎)

- 별   명 : 가시덩굴여뀌, 사광이아재비, 자료(刺蓼)
- 생약명 : 낭인(廊茵)
- 유   래 : 옛날 못된 시어머니가 잎이 깔끄러워 미운 며느리 밑 닦을 때 나 쓰라고 했다는 풀이라 하여 며느리밑씻개라 부른다.

■ ■ ■ 생태

길이 1~2m. 뿌리는 통통하고 길게 나오며 잔뿌리가 무성하다. 뿌리껍질은 흰빛이 도는 아주 밝은 갈색이다. 줄기는 길게 뻗어 나오며, 밑동은 굵고 힘이 있고, 위쪽은 가늘고 비스듬하게 자란다. 줄기껍질은 조금 네모지고, 붉은빛이 돌며, 갈고리 모양의 잔가시가 있어 다른 식물이나 나무 등걸에 달라붙어 자란다. 가지는 무성하고 길게 갈라져 나온다. 잎은 Y자 모양에 가까운 길쭉한 삼각형으로 어긋나는데, 잎자루가 매우 길고 붉으며 갈고리 모양의 잔가시가 있다. 잎 앞면은 밋밋하며, 잎 가장자리와 잎 뒷면의 잎맥에 잔가시가 있다. 혼동하기 쉬운 유사종 며느리배꼽은 잎이 정삼각형에 가까우며, 잎자루가 잎 뒷면의 하단에 붙어 있다. 꽃은 7~8월에 붉은빛이 도는 연보라색으로 피는데, 줄기와 가지 끝이나 잎이 달린 자리에 아주 작은 꽃들이 뭉쳐 달린다. 꽃잎은 없고 꽃잎처럼 보이는 것이 꽃받침으로, 끝이 5장으로 갈라지며 그 안에 꽃술이 들어 있다. 열매는 8~9월에 약간 세모져서 끝이 뾰족한 작은 공모양으로 여문다. 열매가 다 익으면 붉은빛이 도는 갈색으로 변하며, 열매껍질이 벌어져 검고 둥근 씨앗이 나와 가까이에 떨어져 번식한다.

*유사종_ 며느리배꼽

전체 모습
꽃 | 줄기

▪▪효능

한방에서 줄기와 잎을 낭인(廊茵)이라 한다. 피를 잘 돌게 하고, 어혈을 흩어주며, 염증을 가라앉히고, 독을 풀어주는 효능이 있다. 부스럼이 낫지 않을 때, 습진, 아토피, 치질에 약으로 처방한다.

민간에서는 고기 먹고 체했을 때, 종기, 습진, 아토피, 치질, 타박상, 신경통에 사용한다.

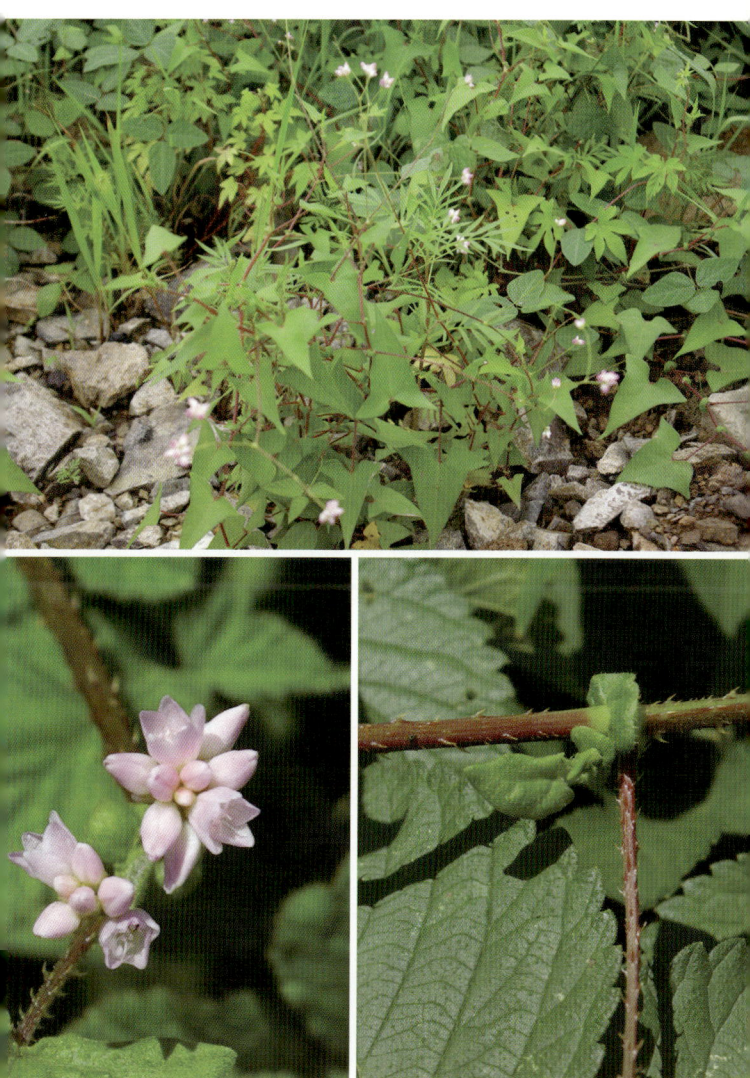

092 약 식
며느리배꼽 *Persicaria perfoliata* (L.) H.Gross

- 마디풀과 덩굴성 한해살이풀
- 분포지 : 산기슭이나 들판의 풀밭, 밭둑, 습한 논둑
- 개화기 : 7~9월   결실기 : 10월
- 채취기 : 여름(줄기·잎), 가을(뿌리)

- 별 명 : 사광이풀, 참가시덩굴여뀌, 자리두(刺梨頭), 자산장(刺酸漿), 용선초(龍仙草), 호설초(虎舌草)
- 생약명 : 강판귀(扛板歸), 강판귀근(扛板歸根)
- 유 래 : 며느리밑씻개와 비슷하지만 잎자루가 잎 중간에 있어 배꼽처럼 움푹 파여 있다 하여 며느리배꼽이라 부른다.

■ ■ ■ 생태

길이 1~2m. 뿌리는 가늘고 길게 뻗으며 잔뿌리가 있다. 뿌리 껍질은 붉은빛이 도는 갈색이다. 줄기는 가늘고 길게 뻗으며, 밑동은 위쪽으로 서고 위쪽은 힘없이 굽어지며, 갈고리 모양의 잔가시가 있어 다른 식물이나 나무 등걸에 달라붙어 자란다. 줄기껍질은 붉은빛이 돌며 위쪽은 푸르다. 잎은 삼각형으로 어긋난다. 잎자루는 매우 길고 잎 하단 중간에 붙어 있어 잎 앞면이 움푹 패여 있으며, 잔가시가 있고, 붉거나 푸른빛이 돈다. 잎 앞뒷면에는 잎맥이 얇아 비교적 밋밋하며, 잎 뒷면은 조금 희고 잎맥에 잔가시가 드문드문 있다. 잎 가장자리는 밋밋하면서도 얕은 물결처럼 굽어져 있다. 혼동하기 쉬운 유사종 며느리밑씻개는 잎자루가 잎 끝에 붙어 있으며, 잎 양끝이 매우 날렵하고 뾰족하다. 꽃은 7~9월에 흰빛이 도는 녹색으로 피는데, 둥근 잎처럼 생긴 꽃턱잎 위에 작은 꽃대가 올라와 아주 작은 꽃들이 모여 달린다. 꽃잎과 꽃받침은 따로 없고 끝이 뾰족한 타원형의 꽃덮이만 5장 있으며, 그 안에 꽃술이 있다. 유사종 며느리밑씻개는 꽃색이 연보라색이며 둥근 꽃턱잎이 없다. 열매는 10월에 위쪽에 골이 파인 아주 작은 공모양으로 여문다. 열매는 처음에 연녹색이다가 밝은 청색으로 변하고, 다 익으면

보랏빛이 도는 짙은 청색이 되는데, 그 안에 검은 씨앗이 들어 있다. 유사종 며느리밑씻개는 열매가 검은색으로 여문다.

*유사종_ 며느리밑씻개

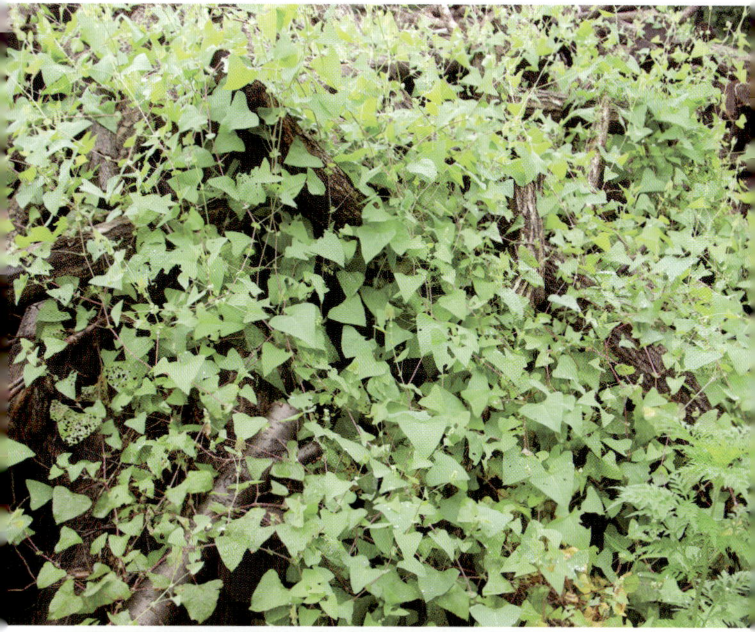

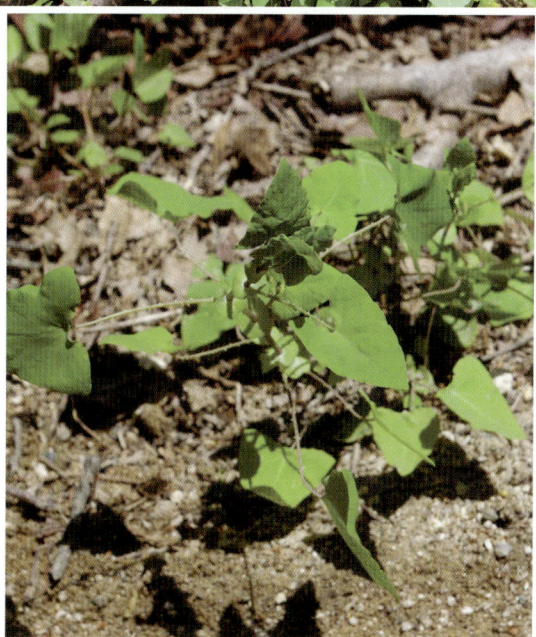

전체 모습

새순

■■효능

한방에서 줄기와 잎을 강판귀(扛板歸), 뿌리를 강판귀근(扛板歸根)이라 한다. 몸속의 물을 이롭게 하고, 열을 내리며, 피를 잘 돌게 하고, 피를 멎게 하며, 독을 풀어주고, 염증을 삭히는 효능이 있다. 신장염으로 몸이 붓고 소변 보기 힘들 때, 산모가 몸이 부었을 때, 간염으로 황달이 왔을 때, 장염으로 설사할 때, 아기가 백일해에 걸렸을 때, 편도선염이나 림프선염, 피부 발진, 습진, 옴이 올랐을 때, 버짐, 치질, 눈병이나 종기가 났을 때 약으로 처방한다. 플라보노이드, 카르본산, 탄닌, 자당, 환원당, 전분, 인디칸, 에모딘, 크리소파놀을 함유한다.

민간에서는 몸이 붓고 소변 보기 힘들 때, 간이 안 좋아 황달이 왔을 때, 장이 안 좋아 설사를 자주 할 때, 치질, 아기가 백일해에 걸렸을 때, 림프선이 붓고 아플 때, 식도암, 소화가 안 되고 가슴이 답답할 때, 타박상을 입어 아플 때, 산모의 몸이 부었을 때, 말라리아, 습진, 피부가 벌겋게 달아오르고 열이 날 때, 종기, 옴이 올라 가려울 때, 눈병, 여드름이 심할 때, 입안이 헐었을 때, 베인 상처에서 피가 날 때, 뱀에 물렸을 때 사용한다.

📢 주의사항
- 피를 세게 돌게 하는 약재이므로 몸이 허약한 사람은 먹지 않는다.

꽃 | 풋열매 | 열매

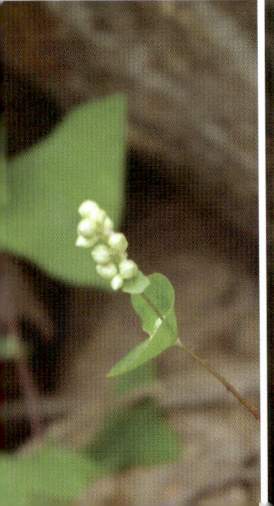 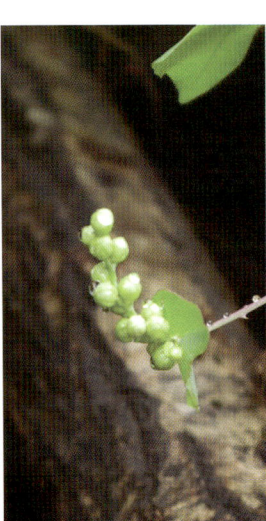 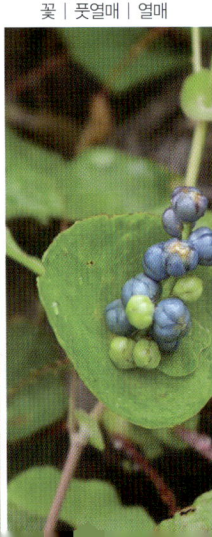

댑싸리 *Kochia scoparia* (L.) Schrad. var. scoparia

- 명아주과 한해살이풀
- 분포지 : 들판이나 기름진 밭둑, 마을 근처, 울타리
- 개화기 : 7~8월   결실기 : 10월
- 채취기 : 봄(어린순), 여름(잎), 늦가을(씨앗)

- 별   명 : 대싸리, 비싸리, 낙추(落萩), 죽추(竹箒), 익명(益明), 지규(地葵), 지맥(地麥), 화구화(火球花), 백지초(白地草), 압설초(鴨舌草)
- 생약명 : 지부묘(地膚苗), 지부엽(地膚葉), 지부자(地膚子), 천두자(穿頭子)
- 유   래 : 잎이 대나무잎 같은 싸리라 하여 대싸리라 하다가 댑싸리가 되었다.

■ ■ 생태

높이 1m. 줄기는 가늘고 꼿꼿하게 자라며 단단한 편인데, 세로로 얕은 홈이 여러 개 있다. 줄기껍질은 푸르다가 가을 무렵 붉은빛이 도는 자주색이 된다. 가지는 무성하게 벌어져서 나오고, 위쪽 가지에는 잔털이 있으며, 어릴 때는 전체가 둥근 모양이 된다. 잎은 가늘고 길쭉한 모양으로 어긋나며, 잎 끝이 뾰족하다. 잎 앞뒷면은 색깔이 연하고 세로 잎맥 3개가 두드러지며 잔털이 있다. 잎 가장자리는 밋밋하다. 잎은 가을에 붉은빛이 도는 자주색으로 단풍이 든다. 꽃은 7~8월에 연녹색으로 피는데, 잎이 달린 자리에 꽃대 없는 아주 작은 꽃들이 뭉쳐서 달린다. 열매는 10월에 작고 납작한 타원형으로 여문다.

*유사종_ 갯댑싸리

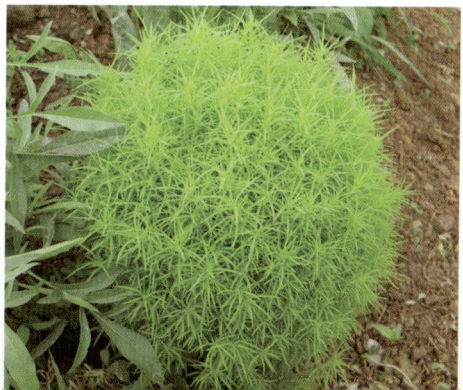

어린 모습

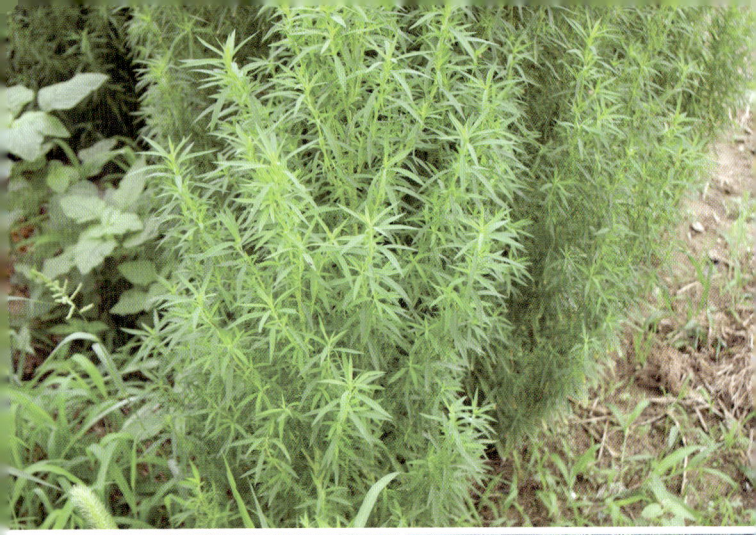

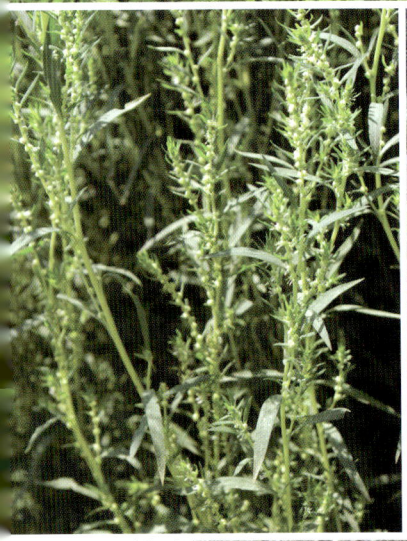
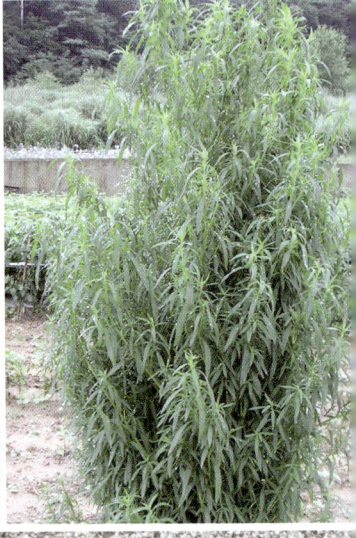

전체 모습
꽃 | 꽃핀 모습
잎 앞뒤

■■ 효능

한방에서 어린 순을 지부묘(地膚苗), 잎을 지부엽(地膚葉), 씨앗을 지부자(地膚子) 또는 천두자(穿頭子)라 한다. 몸속 습한 기운을 내보내고, 풍을 몰아내며, 열을 내리고, 독을 풀어주며, 균을 죽이고, 가려움을 가라앉히는 효능이 있다. 방광에 열이 있어 소변 보기 힘들 때, 고환 염증, 임질, 열이 나고 몸이 부었을 때, 피부 가려움증, 습진에 약으로 처방한다. 사포닌, 탄닌, 플라보노이드, 쿠마린, 알칼로이드, 베타시토스테롤, 스티그마스테롤, 캄페스테롤을 함유한다.

민간에서는 열이 나고 오한이 들 때, 열병으로 소변을 잘 못 볼 때, 이질 설사, 야맹증, 눈 충혈, 피부 가려움증, 습진, 눈이 깔깔하고 아플 때, 방광염으로 소변을 자주 볼 때, 고환이 붓고 아플 때, 종기가 덧나 붓고 열이 날 때, 변비, 가슴이 아플 때, 빈혈, 옆구리가 결릴 때, 간이 안 좋을 때, 음식을 잘못 먹고 두드러기가 났을 때, 사마귀, 소양증으로 피부가 가려울 때 사용한다.

🔊 주의사항

- 몸속 습한 것을 내보내고 소변을 잘 나오게 하는 약재이므로 소변양이 많은 사람, 임산부, 음기가 약하고 몸이 습하지 않은 사람은 먹지 않는다.

열매 달린 모습

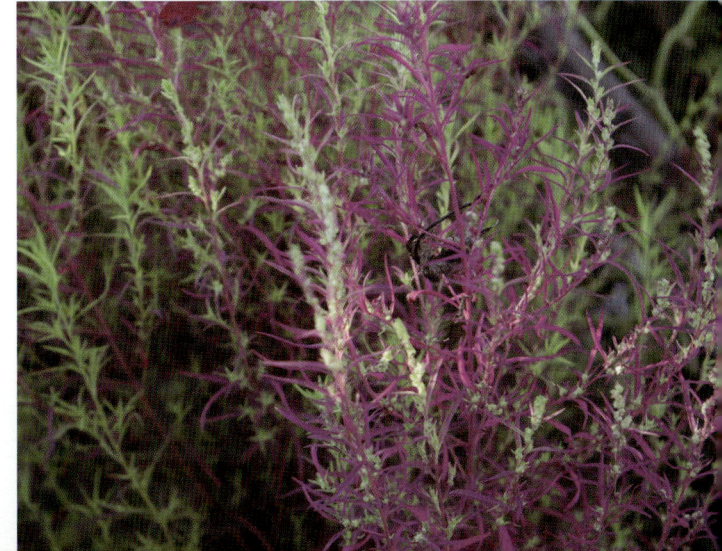

094 좀명아주 *Chenopodium ficifolium* Smith

약 | 식 | 약한독

- 명아주과 한해살이풀 ■ 분포지 : 야산이나 양지바른 들판
- 개화기 : 7월   결실기 : 9월   채취기 : 봄(전체)

- 별   명 : 좀는쟁이, 좀능쟁이, 청는쟁이, 청능쟁이
- 생약명 : 여(藜)
- 유   래 : 줄기와 잎이 작은[좀] 명아주라 하여 좀명아주라 부른다.

■ ■ 생태

높이 30~60㎝. 뿌리는 짧으며 잔뿌리가 조금 있다. 뿌리껍질은 흰빛이 도는 밝은 갈색이다. 줄기는 곧게 올라오고, 세로로 얕은 골이 여러 개 있다. 줄기 밑동은 하얗고, 윗동은 푸르며 흰 가루로 덮여 있다. 잎은 길쭉한 삼각형에 가까운 타원형으로 어긋나는데 잎자루가 길다. 잎 끝은 뭉툭하며, 잎 아래 양쪽은 넓거나 좁게 갈라진다. 잎 가장자리에는 깊은 물결 모양의 큰 톱니가 있다. 혼동하기 쉬운 유사종 명아주는 잎이 넓은 삼각형이며, 어린잎에 붉은 가루가 있다. 꽃은 7월에 노란빛이 도는 녹색으로 피는데, 줄기 끝과 잎이 달린 자리에 꽃대가 올라와 층층이 아주 작은 꽃들이 뭉쳐 달린다. 꽃잎은 없으며, 아주 작은 종지 모양의 꽃받침 안에서 작은 꽃술이 나온다. 열매는 9월에 검은색으로 여문다. *유사종_ 명아주, 가는잎명아주, 바늘명아주, 얇은명아주, 취명아주, 흰명아주

잎 | 잎앞뒤

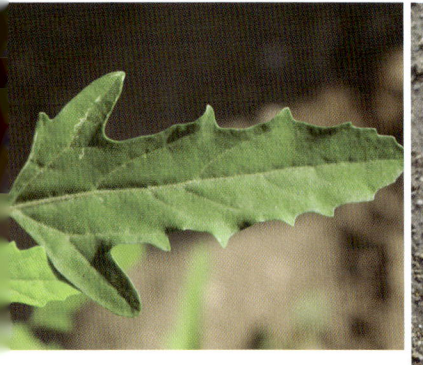
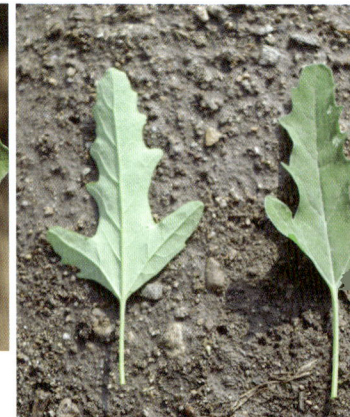

■■ 효능

한방에서는 뿌리째 캔 줄기를 여(藜)라 한다. 열을 내리고, 몸 속 기와 혈을 잘 돌게 하며, 균을 죽이는 효능이 있다. 설사, 위를 튼튼히 할 때, 기력 보충, 습진, 두드러기, 벌레에 물렸을 때 약으로 처방한다. 비타민 A, 비타민 B, 비타민 C, 아미노산, 지방산을 함유한다.

민간에서는 장염으로 설사할 때, 위나 간이 좋지 않을 때, 기력이 떨어졌을 때, 풍기, 천식, 습진, 두드러기, 벌레에 물렸을 때, 관절이 쑤시고 아플 때, 잇몸에서 피고름이 날 때, 사마귀에 사용한다.

🔊 주의사항
- 약간 독성이 있으므로 많이 먹으면 피부가 짓무를 수 있으므로 정량만 사용한다.

꽃과 꽃봉오리 | 뿌리
전체 모습

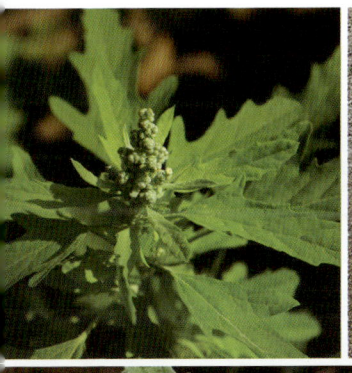
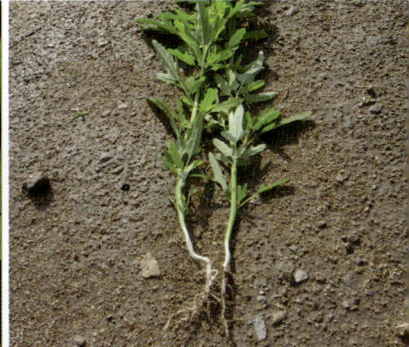
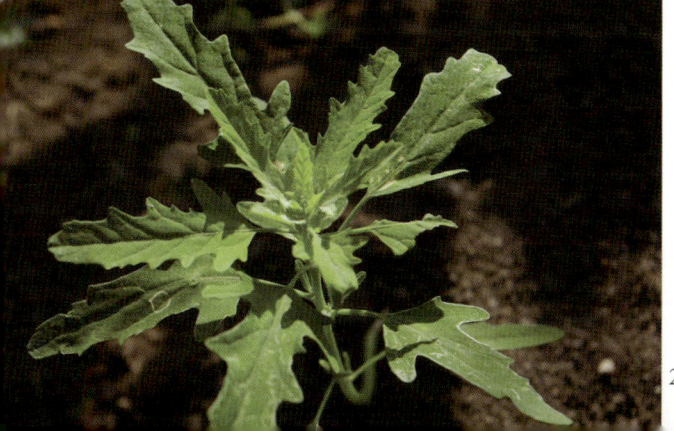

095 약 식
사상자 *Torilis japonica* (Houtt.) DC.

- 미나리과 두해살이풀
- 분포지: 산과 들이 만나는 가장자리의 그늘지고 축축한 풀밭, 계곡가나 개천가
- 개화기: 6~8월
- 결실기: 9~10월
- 채취기: 가을(열매)

- 별   명: 사상(蛇床), 사상실(蛇床實), 사상인(蛇床仁), 사미(蛇米), 사속(蛇粟), 사익(思益), 사주(蛇珠), 승독(蠅毒), 조극(棗棘), 파자초(破子草), 훼상(卉床), 돌회향, 뱀도랏, 뱀도라지
- 생약명: 사상자(蛇床子)
- 유   래: 뱀[蛇]이나 살모사가 이 풀 아래를 평상[床] 삼아 누워 있기를 좋아하고 가을에는 씨앗[子]을 먹는다 하여 사상자라 부른다.

■ ■ 생태

높이 30~70㎝. 뿌리는 굵고 곧게 뻗어 나가며, 곁뿌리가 조금 있다. 뿌리껍질은 아주 밝은 갈색이다. 줄기는 가늘고 곧게 올라오며, 세로로 얕은 골이 여러 개 있다. 줄기껍질은 푸르며, 식물 전체에 껄끄러운 잔털이 많다. 가지는 위쪽으로 갈라져 나온다. 잎은 잔 깃털 모양으로 나는데, 잎자루가 조금 어긋나와 잘게 갈라진 잎들이 직삼각형 모양으로 깃털처럼 달린다. 잎 끝은 뾰족하고, 잎 앞뒷면에는 껄끄럽고 흰 잔털이 있다. 잎 가장자리에는 깊고 끝이 뾰족한 톱니가 있다. 꽃은 6~8월에 하얗게 피는데, 가지 끝에 긴 꽃대가 올라와 위쪽에 우산살처럼 가지를 치고, 또 쳐서 그 끝에 아주 작은 꽃들이 달린다. 꽃잎은 5장으로 심장 모양이며, 연보랏빛 꽃술이 몇 개 있다. 열매는 9~10월에 아주 작은 타원형의 꽃모양으로 뭉쳐서 여문다. 열매가 다 익으면 갈색이 되며, 열매껍질에 달린 껄끄러운 털이 동물털에 붙어서 멀리 이동하여 번식한다.

*유사종_ 개사상자, 갯사상자, 긴사상자, 벌사상자, 뱀도랏

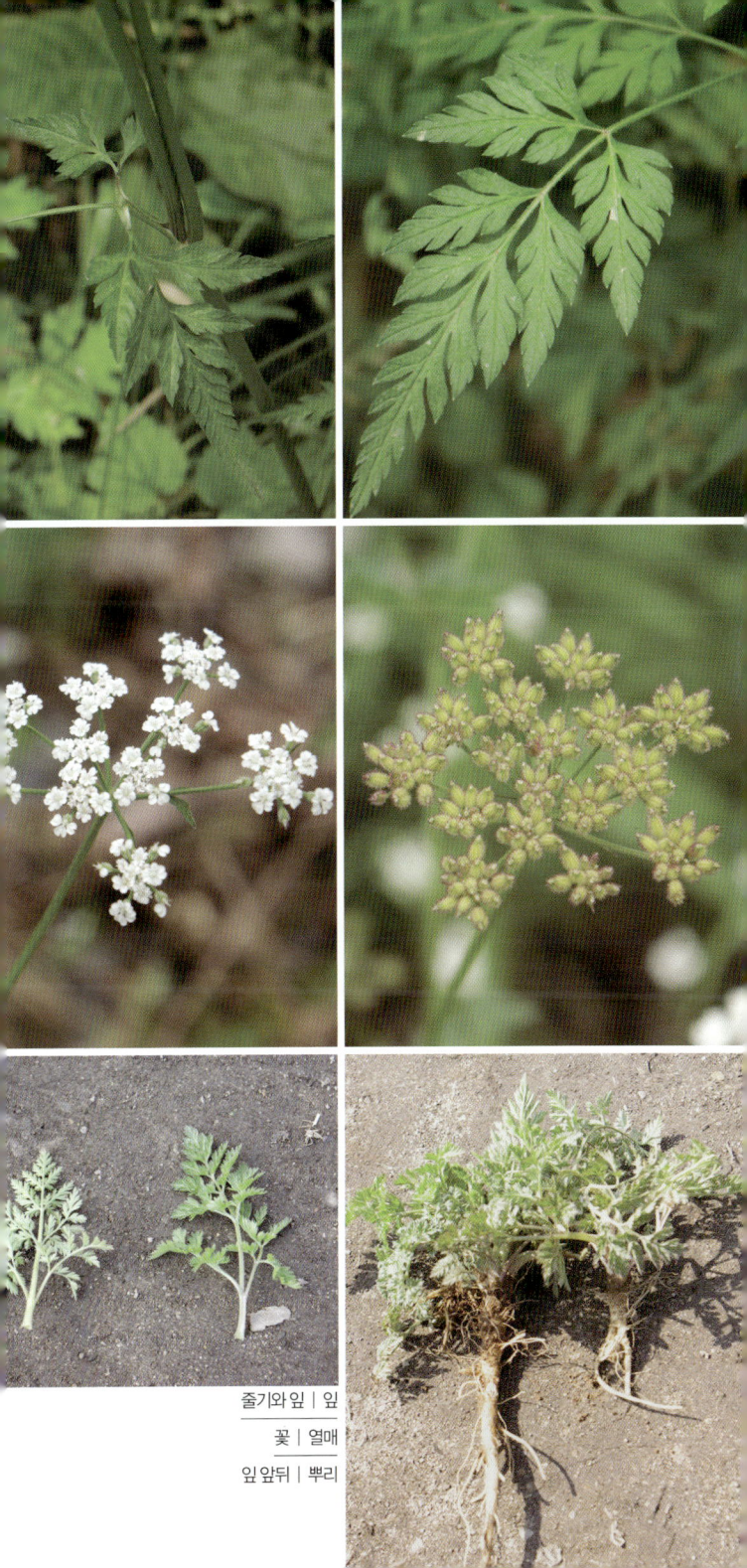

줄기와잎 | 잎
꽃 | 열매
잎앞뒤 | 뿌리

■■ 효능

한방에서 열매를 사상자(蛇床子)라 한다. 신장을 따뜻하게 하여 양기를 북돋우고, 습한 것을 몰아내며, 한기를 흩어서 풍을 없애고, 기운을 아래로 내려주며, 염증을 가라앉히고, 균을 죽이며, 가려움증을 없애주는 효능이 있다. 허리가 아플 때, 남자의 성기능이 떨어졌을 때, 고환이 축축할 때, 자궁이 허하고 찰 때, 치통이 있을 때 약으로 처방한다. 플라보노이드, 사포닌, 탄닌, 정유, 쿠마린, 알파 카디넨, 토릴렌을 함유한다.

민간에서는 소화가 안 될 때, 관절이 쑤시고 아플 때, 소변보기 힘들 때, 신장이 안 좋아 허리가 아플 때, 자궁이 허하고 찰 때, 늘 아랫배가 아프고 설사를 자주 할 때, 치통, 남자의 성기능이 떨어졌을 때, 노화 방지, 피로가 심할 때, 자양강장제, 아토피나 습진, 피부가 가렵고 염증이 있을 때, 고환이 축축할 때, 질염, 치질로 항문이 빠졌을 때 사용한다.

🔊 주의사항

- 개사상자는 사용하지 않는다.
- 모란, 패모, 파두와는 맞지 않는 약재이므로 함께 먹지 않는다.
- 장이 습하고 열이 있는 사람, 정액이 적고 몸이 허하여 열이 나는 사람은 먹지 않는다.
- 피부를 마르게 하는 약재이므로 피부가 몹시 건조한 사람은 오래 먹지 않는다.
- 국산은 열매 색깔이 밝고 푸르스름하며 뾰족한 돌기가 많으나, 중국산은 색깔이 짙고 어둡다.

새순

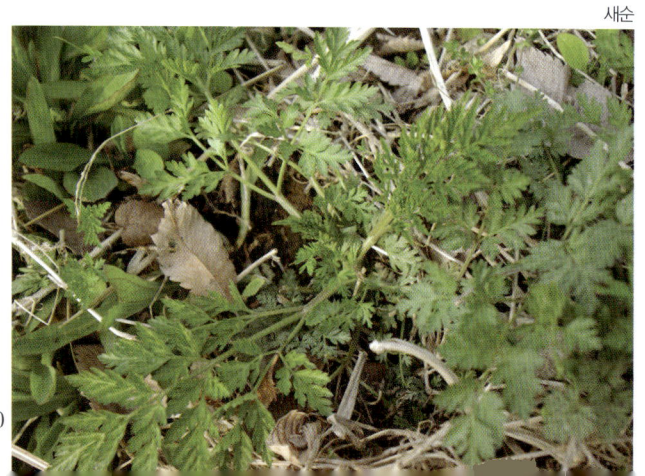

노루귀 *Hepatica asiatica* Nakai

- 미나리아재비과 여러해살이풀
- 분포지: 깊은 산 그늘지고 축축한 나무 밑이나 개울가
- 개화기: 3~4월 결실기: 5~6월 채취기: 여름(전체)

- 별 명: 뾰족노루귀, 저가치나물, 삼각초(三角草), 파설초(破雪草), 설할초(雪割草)
- 생약명: 장이세신(獐耳細辛)
- 유 래: 잎이 날 때 돌돌 말려 있고 털 달린 모습이 쫑긋한 아기 노루귀 같다 하여 노루귀라 부른다.

■ ■ 생태

높이 10~20㎝. 뿌리는 가늘고 긴 뿌리가 수북하게 뭉쳐서 나오고, 높이에 비해 길게 자라며, 잔뿌리가 있다. 뿌리껍질은 어두운 갈색이다. 줄기는 없으며, 뿌리에서 곧바로 꽃대와 잎자루가 차례로 올라온다. 꽃은 잎보다 먼저 피는데, 색깔은 흰색이나 연보라색 또는 진분홍색이다. 꽃대는 여러 개가 뭉쳐서 올라오며 꽃대 1개에 1송이씩 달린다. 꽃대는 붉은빛이며, 길고 흰 솜털이 많다. 꽃잎은 없고, 꽃잎처럼 보이는 것이 꽃받침으로 6~9장이다. 꽃술은 꽃받침 위쪽에 사방으로 펼쳐진다. 잎은 둥근 삼각형으로 나는데, 꽃이 진 뒤 뿌리에서 솜털 달린 잎자루가 뭉쳐 올라와 1장씩 달린다. 잎은 3장을 이어 붙인 모양이며, 잎 끝이 조금 갸름하면서도 밋밋하다. 잎 앞면은 짙푸른 바탕에 밝고 불규칙한 얼룩이 있으며, 잎 뒷면에는 길고 흰 솜털이 촘촘하다. 열매는 5~6월에 여무는데, 아주 작은 쌀알들이 둥글게 뭉쳐서 잎에 싸인 모양이다. 열매를 싸고 있는 솜털 달린 둥근 잎은 꽃받침이 아니라 비늘잎이다.

*유사종_ 새끼노루귀, 섬노루귀, 큰노루귀

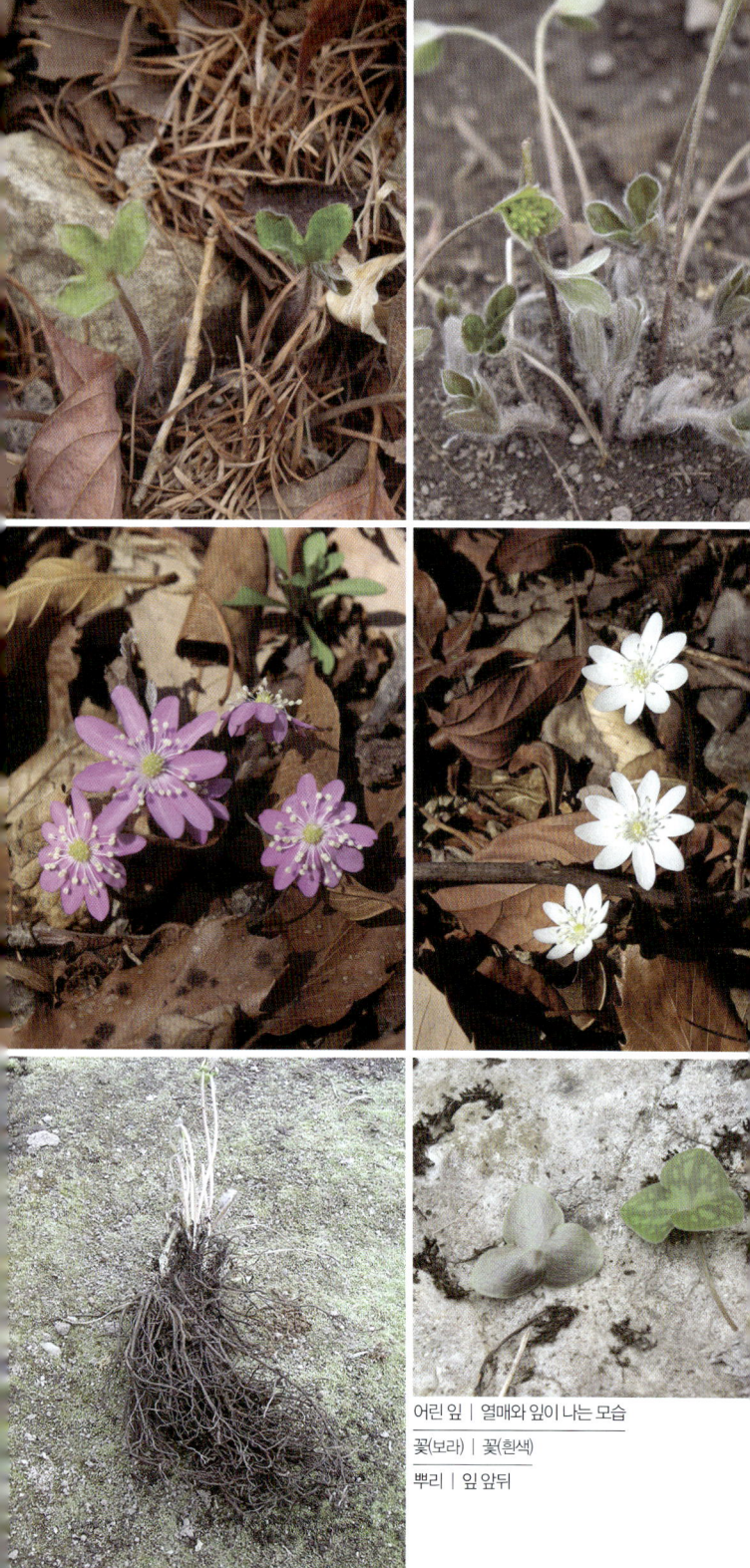

어린 잎 | 열매와 잎이 나는 모습
꽃(보라) | 꽃(흰색)
뿌리 | 잎 앞뒤

■■ 효능

한방에서 뿌리째 캔 잎을 장이세신(獐耳細辛)이라 한다. 통증을 없애고, 염증을 가라앉히며, 열과 혈압을 내리고, 붓기를 가라앉히며, 풍과 습을 몰아내고, 흥분을 가라앉히며, 기침을 멎게 하고, 자궁을 수축시키며, 썩는 것을 막아주는 효능이 있다. 심한 기침, 혈압이 높아 머리가 아플 때, 장염이나 관절염, 폐결핵으로 피를 토할 때, 열병, 간질, 종기가 났을 때 약으로 처방한다.

민간에서는 심한 기침, 혈압이 높아 머리가 아플 때, 위나 장이 안 좋을 때, 관절이 붓고 아플 때, 뼈가 시리고 아플 때, 폐결핵으로 피를 토할 때, 고열, 간질 발작, 자궁이 안 좋을 때, 임질, 종기가 나서 곪았을 때, 피부 발진, 아토피, 벌레독, 심한 치통에 사용한다.

> ◀)) **주의사항**
> - 큰노루귀를 대신 사용하기도 한다.
> - 독성이 있는 약재이므로 정량만 사용한다.

전체 모습

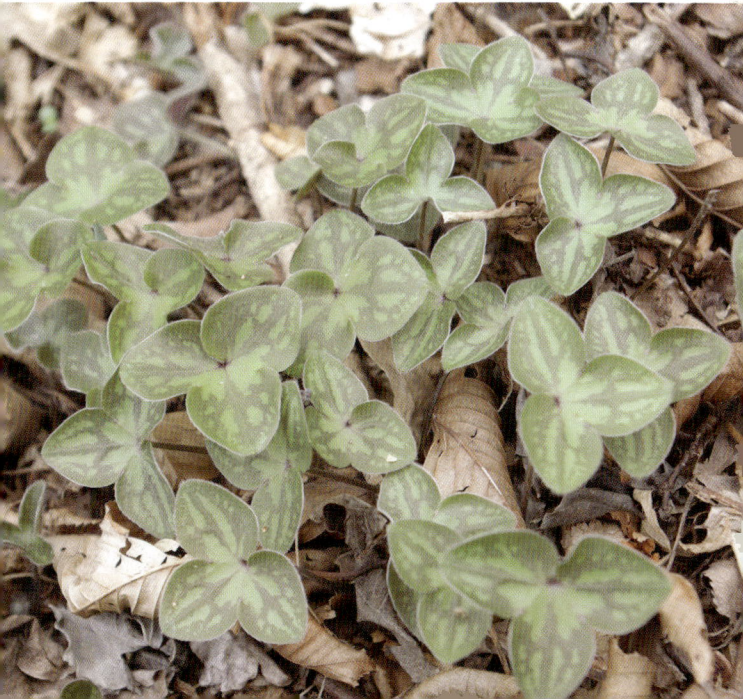

097 투구꽃 *Aconitum jaluense* Kom. subsp. *jaluense*

- 미나리아재비과 여러해살이풀
- 분포지 : 깊은 산 낮은 골짜기 물기 많은 곳, 낮은 숲, 산비탈
- 개화기 : 9월   결실기 : 10월   채취기 : 가을(뿌리)

- 별   명 : 선투구꽃, 개싹눈바꽃, 진돌쩌귀, 싹눈바꽃, 세잎돌쩌귀, 그늘돌쩌귀, 토부자(土附子), 간급근(莨笈蓳), 경자(耿子), 금아(金雅), 독공(毒公), 독백초(獨白草), 사망(射罔), 오두(烏頭), 죽절오두(竹節烏頭), 초오두(草烏頭), 오훼(烏喙), 원앙국(鴛鴦菊), 해독(奚毒)
- 생약명 : 초오(草烏)
- 유   래 : 투구처럼 생긴 꽃이 핀다 하여 투구꽃이라 부른다.

■ ■ 생태

높이 1m. 뿌리는 굵고 뭉툭하며, 뿌리 끝에 가늘고 긴 수염뿌리가 있다. 뿌리껍질은 밝은 갈색이다. 줄기는 곧게 올라오는데, 밑동이 희면서도 붉은빛을 띤다. 잎은 갈라진 손바닥 모양으로, 밑동에 나는 잎과 윗동에 나는 잎 모양이 서로 다르다. 밑동에 나는 잎은 길쭉하면서 5갈래로 깊게 갈라지고, 윗동에 나는 잎은 작고 뭉툭하면서 3갈래로 얕게 갈라진다. 잎 뒷면은 조금 하얗고 잎맥이 두드러지며, 잎 끝에는 둥근 톱니가 불규칙하게 있다. 꽃은 9월에 보라색으로 피는데, 꽃대가 여러 개 나란히 올라와 1송이씩 같은 방향으로 핀다. 꽃 맨 위쪽에 투구 모양으로 덮여 있는 것과 양쪽에 귀덮개처럼 내려온 것은 꽃잎이 아니라 꽃받침인데, 진짜 꽃잎은 그 안쪽에 들어 있다. 열매는 10월에 V자로 갈라진 뿔모양으로 여문다. *유사종_ 각시투구꽃, 노랑투구꽃, 두메투구꽃, 선투구꽃, 세뿔투구꽃, 한라투구꽃

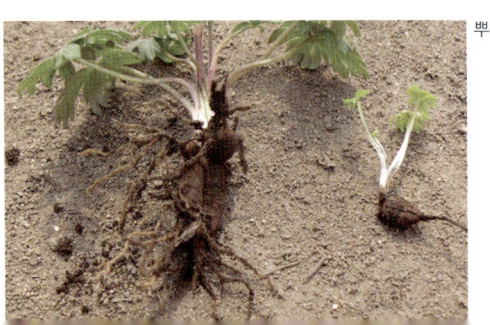

뿌리

■■ 효능

한방에서 뿌리를 초오(草烏)라 한다. 풍과 습과 찬기운을 몰아내고, 몸을 따뜻이 하며, 통증을 가라앉히는 효능이 있다. 중풍으로 손발이 마비되거나 의식을 잃었을 때, 관절염, 파상풍, 배가 차고 아플 때 약으로 처방한다.

민간에서는 중풍으로 인한 마비, 팔다리가 쑤시고 아플 때, 관절염에 사용한다.

> ### 🔊 주의사항
> - 옛날 독화살이나 사약 재료로 썼을 만큼 독성이 있는 약재로 부자와 같은 중독증상이 일어나므로 소량만 사용한다.
> - 독성에 중독되어 코피, 각혈, 경련, 현기증, 마비증상이 나타날 경우에는 물을 많이 마시고 토한 뒤, 감초와 생강을 1 : 8로 달여 먹거나 녹두즙을 마신다.
> - 몸이 허약한 사람, 열이 나는 사람, 임산부는 사용하지 않는다.

밑동에 나는 잎 | 꽃과 윗동에 나는 잎(상), 열매 | 꽃(하)

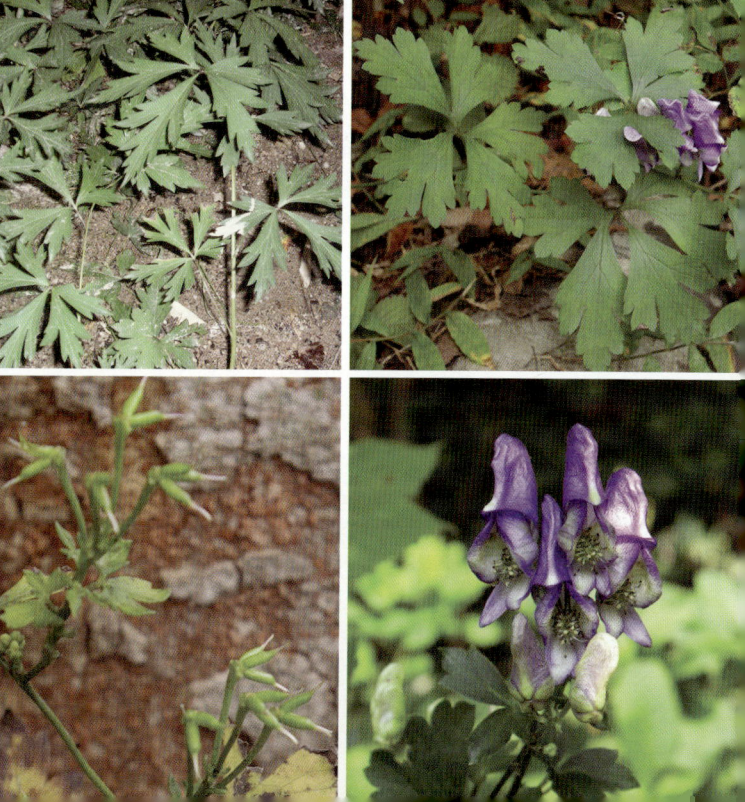

098 마늘 *Allium scorodorpasum* var. *viviparum* Regel

- 백합과 여러해살이풀
- 분포지 : 배수가 잘 되면서 건조하지 않은 기름진 밭
- 개화기 : 7~8월 결실기 : 9월 채취기 : 여름~가을(뿌리줄기)

- 별 명 : 마눌, 달랑괴, 산(蒜), 가산(家蒜), 소산(小蒜), 독산(獨蒜), 독두산(獨頭蒜), 호(葫), 호산(胡蒜),
- 생약명 : 대산(大蒜)
- 유 래 : 맛이 맹렬하게[猛] 맵다[辣]는 뜻으로 맹랄이라 하다가 마날이 되었고 이 말이 다시 변하여 마늘이 되었다.

■■ 생태

높이 60㎝. 뿌리는 수염처럼 뭉쳐서 나오며, 가을에 뿌리줄기가 납작하고 둥근 알모양으로 커진다. 뿌리껍질은 흰빛이 도는 밝은 갈색이며, 뿌리줄기는 붉은 갈색의 얇은 껍질로 덮여 있다가 점점 흰빛이 도는 밝은 갈색이 된다. 줄기는 굵고 곧게 나오며, 줄기껍질은 흰빛이 도는 연녹색이다. 잎은 가늘고 길쭉한 모양으로 어긋나는데, 줄기에 겹겹이 감싸듯이 있으며, 잎 끝이 뾰족하다. 잎 앞면은 오목하고, 잎 뒷면 가운데에는 세로로 잎맥이 튀어나와 있다. 잎 앞뒷면은 흰빛이 도는 녹색이다. 잎 가장자리는 밋밋하다. 꽃은 7~8월에 연보라색으로 피는데, 줄기에서 길고 속이 빈 꽃대가 올라와 그 끝에 아주 작은 꽃들이 둥근 공처럼 모여 핀다. 농가에서는 뿌리를 굵어지게 하기 위해 꽃이 피기 전 어린 꽃대를 따주기 때문에 꽃과 열매를 보기 힘들다. 열매는 9월에 아주 작은 마늘 모양으로 여문다.

*유사종_ 조선마늘

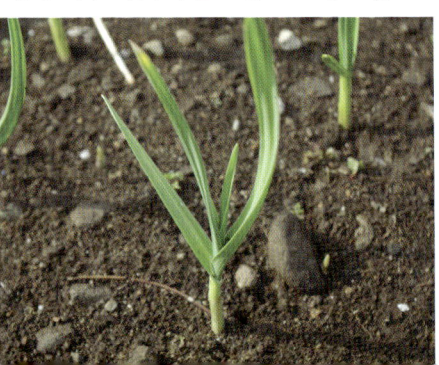

새순

■■효능

한방에서 뿌리줄기를 대산(大蒜)이라 한다. 몸을 따뜻하게 하고, 막힌 기운을 풀며, 피가 맑아지고, 피를 잘 돌게 하며, 비장과 위장을 따뜻하게 하고, 소화를 잘 되게 하며, 심장을 튼튼하게 하고, 독을 풀며, 염증을 가라앉히고, 균을 죽이며, 양기와 정기를 북돋우고, 소변을 잘 나오게 하며, 부기를 가라앉히고, 경련을 진정시키는 효능이 있다. 『동의보감』에서는 "마늘은 찬 기운을 깨트리고 풍을 없애며, 비장을 건강하게 하고, 위장을 따뜻하게 하며, 곽란, 봄에 오는 전염병과 학질, 독이 있는 음식을 먹고 탈이 난 것, 뱀이나 벌레에 물린 것을 치료한다"고 하였다. 토사곽란, 위가 차고 아플 때, 몸이 부었을 때, 설사, 말라리아, 아이가 백일해에 걸렸을 때, 치질, 후두염, 더위를 먹었을 때, 축농증, 동맥경화증, 땀을 낼 때 약으로 처방한다. 비타민 B1, 비타민 C, 알리신, 사포닌, 아스코르빈산, 정유, 수지, 다당류를 함유한다.

민간에서는 배가 아플 때, 당뇨, 이질 설사, 몸이 부었을 때, 고지혈증이나 동맥경화증, 고혈압이거나 저혈압, 폐결핵이나 장결핵, 폐렴, 뇌졸중이나 뇌염, 간염, 배에 복수가 찼을 때, 맹장이 아플 때, 백내장, 손발이 차고 혈액순환이 안 될 때, 치질이나 변비, 비염, 목이 붓고 아플 때, 신경통, 근육이 쑤시고 아플 때, 류머티즘으로 아플 때, 기관지가 안 좋을 때, 오래된 기침과 가래, 식은땀이 나고 정기가 떨어졌을 때, 몸이 허약할 때, 기침 감기, 간경변, 암, 음식을 잘못 먹어 토하고 설사할 때, 더위 먹었을 때, 회충이 있을 때, 기력이 없고 피로가 심할 때, 피부가 거칠어졌을 때, 생선이나 게를 먹고 탈이 났을 때, 딸꾹질이 멎지 않을 때, 상처가 붓고 아플 때, 동상, 얼굴에 버짐이 피었을 때, 코피, 중풍으로 말을 못할 때, 종기에 독이 올랐을 때, 상처 소독, 상처 감염, 벌레에 물렸을 때, 무좀, 뽀루지, 사마귀, 허리가 아플 때, 머리가 많이 빠질 때, 아이가 백일해에 걸렸을 때 사용한다.

🔊 주의사항

- 자극성이 강한 약재이므로 위벽이 헐었거나 약한 사람은 생으로 먹지 않는다.
- 외용약으로 사용할 때 자극이 느껴지면 바로 씻어내야 하며, 피부가 갈라지거나 곪아 터진 사람은 사용하지 않는다.
- 뜨거운 성질을 지닌 약재로서 단기간에 많이 먹으면 간이 상할 수 있으며, 몸에 열이 많은 사람, 소양인, 눈·혀·목·입안에 염증이 있는 사람은 먹지 않는다.
- 백출, 창출, 목단피(모란뿌리), 사향, 지황과는 맞지 않는 약재이므로 함께 먹지 않는다.
- 국산은 뿌리줄기에 잔뿌리가 붙어 있고, 깐 것은 통통하면서도 꼭지가 하얗다. 중국산은 뿌리줄기에 잔뿌리가 없고, 깐 것은 홀쭉하면서도 꼭지가 까맣다.

밭

줄기 | 열매

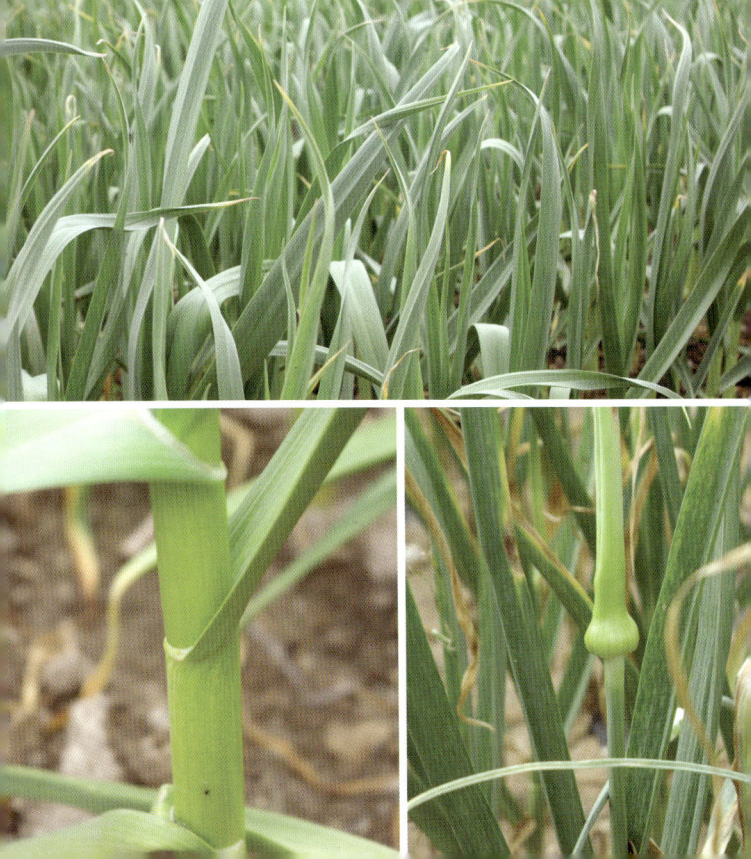

무릇 *Scilla scilloides* (Lindl.) Druce

- 백합과 여러해살이풀
- 분포지 : 산기슭이나 들판의 반그늘진 풀밭, 무덤가, 밭둑
- 개화기 : 7~9월 결실기 : 10월 채취기 : 초여름(줄기·뿌리줄기)

- 별 명 : 물구, 물구지, 물굿, 물굿잎, 야자고(野茨菰), 전도초근(剪刀草根), 지란(地蘭), 지조(地棗), 천산(天蒜), 흥거(興渠)
- 생약명 : 면조아(綿棗兒)
- 유 래 : 뿌리에서 나온 물이 살갗에 닿으면 옻(옻의 옛말)이 오르듯 아리고 물집이 생긴다 하여 물옻이라 하다가 물웃이 되었고 이 말이 다시 변하여 무릇이 되었다.

■■ 생태

높이 20~50㎝. 뿌리는 둥근 알모양의 뿌리줄기와 통통하고 짧게 뭉쳐서 나오는 잔뿌리로 이루어져 있다. 뿌리줄기의 껍질은 붉은빛이 도는 갈색이며, 잔뿌리는 하얗다. 줄기는 곧게 올라오며, 세로로 깊은 능선이 여러 개 있다. 줄기껍질은 녹색이다. 잎은 길쭉한 모양으로 밑동에서 뭉쳐서 올라오는데, 2장씩 포기지듯 마주나고, 잎 끝이 뾰족하다. 잎 밑동은 하얗고, 위쪽은 붉은빛이 도는 진녹색이다. 잎 앞면은 오목하고, 뒷면에는 세로 잎맥이 여러 개 두드러진다. 잎 가장자리는 밋밋하다. 잎은 봄에 나서 꽃이 피기 전에 지며, 가을에 또 한 번 잎이 나온다. 꽃은 잎이 진 뒤 밝은 보라색으로 피는데, 줄기 끝에 흰 꽃대가 올라와 짧은 가지를 층층이 치고 그 끝에 작은 꽃들이 달린다. 꽃잎은 길쭉한 타원형으로 6장씩 갈라지며, 길쭉한 꽃술이 꽃잎 방향으로 펼쳐진다. 열매는 10월에 작고 길쭉한 타원형으로 여무는데, 위쪽에 뾰족한 돌기가 있고, 세로로 난 긴 홈 3줄에 잔털이 있다. 열매가 다 익으면 갈색이 된다.

*유사종_ 흰무릇

■■ 효능

한방에서 뿌리줄기와 줄기를 면조아(綿棗兒)라 한다. 피를 잘 돌게 하고, 피가 맑아지며, 독을 풀고, 통증을 없애며, 부은 것과 염증을 가라앉히는 효능이 있다. 혈액순환이 안 될 때, 관절염, 신경통, 유방 염증, 벌레에 물렸을 때 약으로 처방한다. 녹말, 점액질, 프룩토스, 부파디에놀리드를 함유한다.

민간에서는 혈액순환이 안 될 때, 관절염, 신경통, 심한 근육통, 타박상으로 아플 때, 벌레에 물렸을 때, 변비, 위가 안 좋을 때, 산후 어혈로 정신이 맑지 않거나 태가 나오지 않았을 때, 심한 가래, 소변 보기 힘을 때, 유방 염증, 머리에 부스럼, 심장이 약할 때 사용한다.

🔊 주의사항
- 뿌리줄기에 독성이 약간 있어 피부에 닿으면 물집이 생길 수 있다.
- 꽃이 피기 전에 채취하는 것이 좋다.

새순 | 꽃과 꽃봉오리
열매(갈색)와 풋열매 | 뿌리

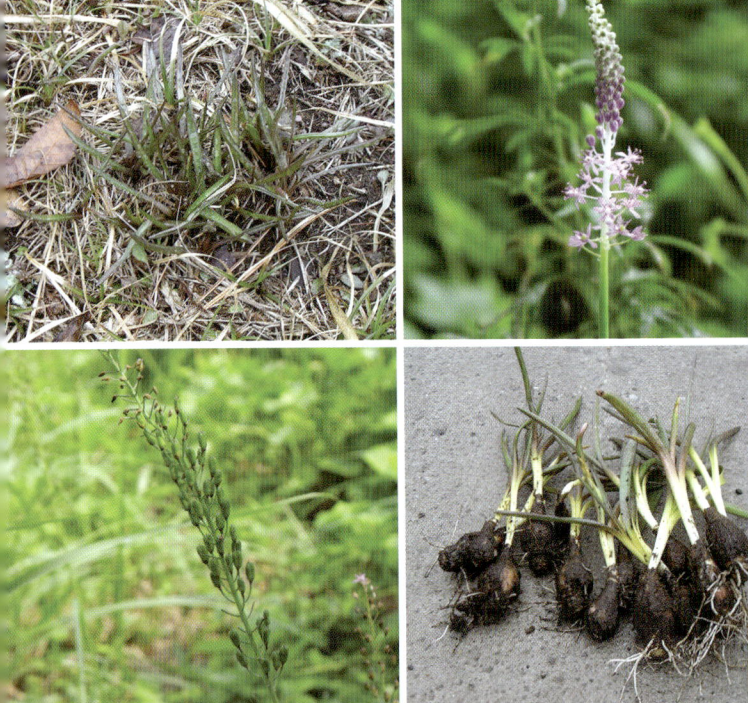

알로에 베라 *Aloe barbadensis*

- 백합과 늘푸른 여러해살이풀
- 분포지 : 남부지방 따뜻하고 약간 건조하며 물이 잘 빠지는 땅
- 개화기 : 11~3월 (온실에서는 수시로)
- 결실기 : 12~4월 (꽃핀 후 1개월 뒤)
- 채취기 : 수시로(잎)

- 별　　명 : 노회(奴會), 나무노회(蘆薈), 노희, 검산, 상담(象膽)
- 생약명 : 노회(蘆薈), 노회엽(蘆薈葉)
- 유　　래 : 알로에란 남아프리카에서 전해진 식물로 아라비아어로 '맛이 쓰다' 는 뜻인데, 알로에 종류 중에서도 생약으로 많이 사용하는 진실된[베라] 알로에라 하여 알로에 베라라고 부른다. 한자로는 알로에 종류를 노회(蘆薈)라 하는데, 알로에서 '알' 자를 빼고 비슷한 음을 붙여 생긴 말이다.

생태

높이 60㎝. 뿌리가 굵고 곧게 뻗으며 통통한 곁뿌리가 있다. 뿌리껍질은 갈색이다. 물을 많이 주면 뿌리가 썩기 쉬우므로 흙이 건조할 때 준다. 줄기는 매우 짧으며, 잎으로 완전히 뒤덮여 겉면이 잘 보이지 않는다. 혼동하기 쉬운 유사종 알로에 아보레센스는 줄기가 굵고 길게 나온다. 잎은 뿌리와 줄기에서 잎자루 없이 겹겹이 감싸듯이 나오는데, 크고 길쭉하면서도 통통하며, 흰빛이 도는 녹색이다. 잎 앞면은 오목하고, 뒷면은 둥글게 부풀어 있으며, 잎 끝이 뾰족하다. 잎 가장자리에는 크고 날카로운 허연 가시가 성글게 있다. 유사종 알로에 사포나리아는 잎 앞뒷면에 흰 얼룩이 있다. 꽃은 11~3월에 노란빛이 도는 붉은 색으로 피는데, 줄기에서 길고 곧은 꽃대가 올라와 작고 길쭉한 막대 모양의 꽃들이 사방으로 층층이 모여 핀다. 열매는 12~4월에 세모진 타원형으로 여문다. 열매가 다 익으면 붉은빛이 도는 갈색이 되며, 열매껍질이 3장으로 갈라져 씨앗이 나온다. 씨앗은 잘 발아하지 않으며, 줄기 밑동에서 새순이 번져 나와 번식한다. 건조한 곳에서 자라는 식물이므로 모종을 심기 전 그늘에서 1주일 이상 뿌리를 말려야 잘 산다.

＊유사종_ 알로에 사포나리아, 알로에 아보레센스

■■효능

한방에서 잎을 노회엽(蘆薈葉), 잎즙 졸인 것을 노회(蘆薈)라 한다. 열을 내리고, 몸을 강건하게 하며, 위가 튼튼해지고, 장을 잘 움직이게 하며, 독을 풀어주고, 염증을 가라앉히며, 균을 죽이고, 면역력을 높이며, 통증을 가라앉히고, 피부를 촉촉하게 하며, 소변을 잘 나오게 하는 효능이 있다. 열병으로 변비가 왔을 때, 혈압이 높고 가슴이 답답할 때, 중풍으로 어지럽고 머리가 아플 때, 숙취 해소, 아이가 간질 발작을 할 때, 상처나 화상, 소화불량, 피부병, 불면증, 치질, 변비, 비염에 약으로 처방한다. 알로에모딘, 알로에우르신, 알로에틴, 알로미틴, 안드라카논, 다당류, 스테로이드, 아미노산, 사포닌, 무기질을 함유한다.

민간에서는 열병으로 인한 변비, 혈압이 높고 가슴이 답답할 때, 중풍으로 어지럽고 머리가 아플 때, 눈 충혈, 비염, 천식, 아이가 간질 발작을 할 때, 치질, 직장암이나 백혈병, 암환자가 신열이 있을 때, 기생충을 없앨 때, 장염으로 설사, 위나 장이 안 좋을 때, 소화불량, 입맛이 없을 때, 술독을 풀 때, 간염, 변비, 혈액순환이 안 될 때, 당뇨, 심한 기침과 가래, 불면증, 강장제, 오래된 두드러기, 심한 멀미, 아이가 백일해에 걸렸을 때, 폐결핵, 동상이나 화상, 아토피, 버짐, 여드름이나 땀띠, 피부가 검을 때, 기미, 딸기코, 손발이 텄을 때, 무좀, 림프선이 부었을 때, 벌에 쏘였을 때, 신경통, 류머티즘으로 아플 때, 근육이 아플 때, 치통, 상처 염증, 피부가 거칠어졌을 때, 피로가 심할 때 사용한다.

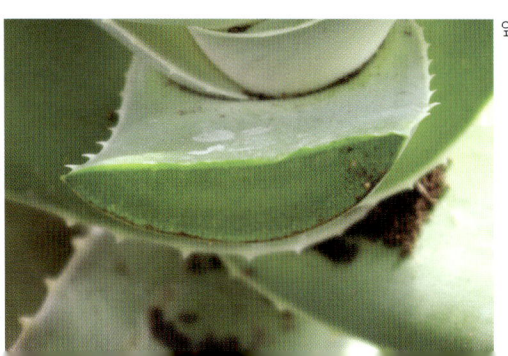

잎단면

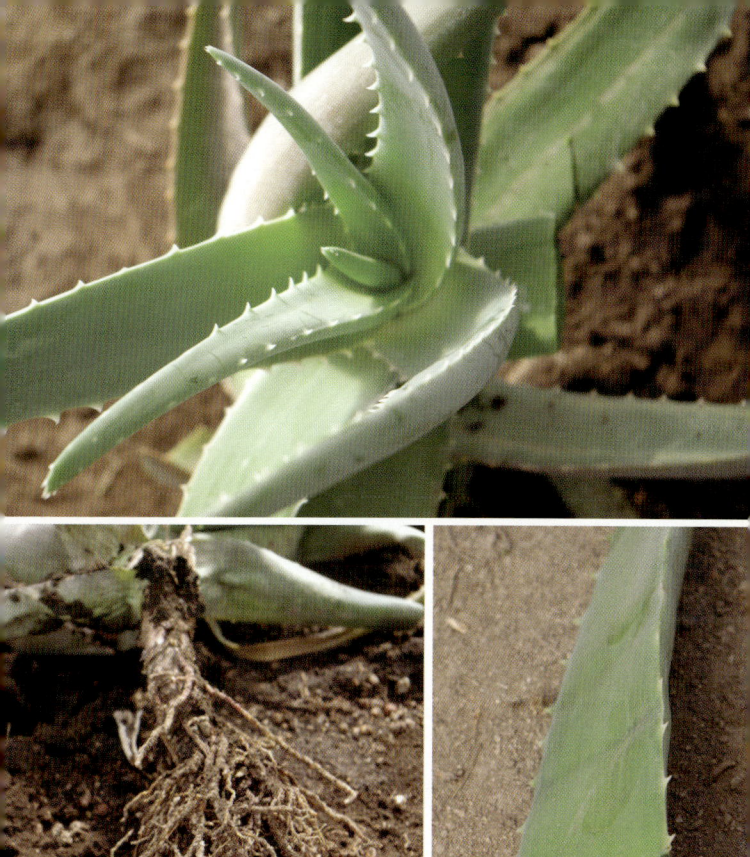

전체 모습
뿌리 | 잎 채취

🔊 주의사항

- 몸을 차게 하고 설사를 일으키는 약재이므로 허약한 노인, 임산부, 생리 중 여성, 장이 차서 설사하는 사람은 먹지 않는다.
- 한꺼번에 많이 먹으면 배가 아프고 골반이 충혈되며 신장에 무리가 올 수 있으므로 정량만 먹는다.
- 약으로 쓸 때는 4년 이상 된 것을 사용하며, 너무 어린잎이나 무른 것은 약효가 없다.
- 약용하는 알로에는 줄기가 없는 알로에 베라, 얼룩무늬가 있는 알로에 사포나리아, 줄기가 있는 알로에 아보레센스 등 3종류이며, 다른 것은 독성이 있어 복통을 일으킬 수 있으므로 먹지 않는다. 알로에 아보레센스는 껍질에 약효가 있으므로 벗기지 않고 사용한다.

101 알로에 사포나리아 *Saponaria officinalis* L.

- 백합과 늘푸른 여러해살이풀
- 분포지 : 남부지방 따뜻하고 약간 건조하며 물이 잘 빠지는 땅
- 개화기 : 5~7월 (온실에서는 수시로)
- 결실기 : 6~8월 (꽃핀 후 1개월 뒤)
- 채취기 : 수시로(잎)

- 별　　명 : 서양인삼, 노회(奴會), 나무노회(蘆薈), 노희, 상담(象膽)
- 생약명 : 노회(蘆薈), 노회엽(蘆薈葉)
- 유　　래 : 알로에 종류 중에서도 뿌리에서 인삼의 사포닌 냄새가 난다 하여 알로에 사포나리아라 부른다.

▪ ▪ 생태

높이 50㎝. 뿌리는 굵고 곧게 뻗으며 통통한 곁뿌리가 있다. 뿌리껍질은 갈색이다. 줄기는 매우 짧으며, 잎으로 완전히 뒤덮여 겉면이 잘 보이지 않는다. 잎은 뿌리와 줄기에서 잎자루 없이 겹겹이 감싸듯이 나온다. 잎 모양은 크고 길쭉하면서도 통통하며, 알로에 베라보다 폭이 좁다. 잎 색깔은 알로에 베라보다 진하며 허옇고 길쭉한 얼룩이 촘촘히 있다. 잎 앞면은 오목하고, 뒷면은 둥글게 부풀어 있으며, 잎 끝이 뾰족하다. 잎 가장자리에는 끝부분이 갈색빛이 도는 날카로운 가시가 촘촘히 있다. 꽃은 5~7월에 노란빛이 도는 붉은 색으로 피는데, 줄기에서 길고 곧은 꽃대가 올라와 가지를 치고 그 끝에 작고 길쭉한 막대모양의 꽃들이 성글게 달린다. 열매는 6~8월에 세모진 타원형으로 여문다. 열매가 다 익으면 붉은빛이 도는 갈색이 되며, 열매껍질이 3장으로 갈라져 씨앗이 나온다. 씨앗은 잘 발아하지 않으며 줄기 밑동에서 새순이 나와 번식한다.

＊유사종_ 알로에 베라, 알로에 아보레센스

새순 | 잎
꽃과 꽃봉오리 | 밭

■■ 효능

한방에서 잎을 노회엽(蘆薈葉), 잎즙을 졸인 것을 노회(蘆薈)라 하며, 약효와 약용 방법, 민간 요법은 알로에 베라와 같다.

🔊 주의사항

- 알로에 베라와는 달리 사포닌을 함유한다.
- 알로에 베라와는 달리 2년 된 것도 약효가 있다.
- 알로에 베라보다 약성이 순하여 알레르기가 있는 사람도 외용약으로 사용할 수 있다.

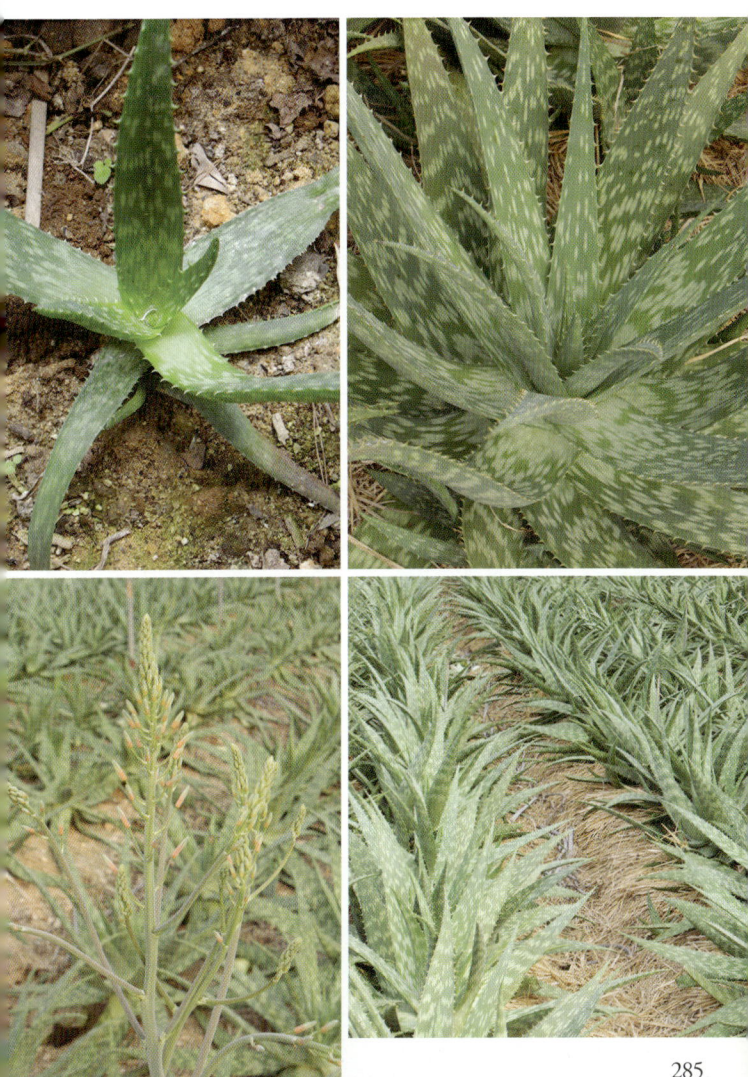

102 띠 *Imperata cylindrica* var. koenigii (Retz.) Pilg.

- 벼과 여러해살이풀
- 분포지: 산기슭이나 들판의 양지바른 풀밭, 냇가나 강가의 모래땅
- 개화기: 5월 결실기: 7월 채취기: 봄(어린꽃대·꽃), 여름(뿌리)

- 별 명: 띠풀, 삐비, 삐삐, 삐리, 삐러기, 뺌비기, 삥이, 삘기, 뺄기, 필기, 뽐, 비유기, 뒤촛, 모자(茅茨), 모초(茅草), 사모(絲茅), 백모관(白茅菅), 난근(蘭根), 여근(茹根), 겸두(兼杜), 관화(菅花), 지관(地管), 만근초(萬根草), 모향(茅香), 치각유(置角有)
- 생약명: 모근(茅根), 백모근(白茅根), 백화모근(白花茅根), 모묘(茅苗), 모순(茅鍼), 모침(茅針), 백모침(白茅針), 모화(茅花)
- 유 래: 띠[끈]처럼 엮어서 도롱이나 지붕을 만든다 하여 띠라 부른다.

■■ 생태

높이 30~80㎝. 뿌리는 굵고 길게 옆으로 퍼지고, 마디가 있으며, 단단한 비늘조각으로 덮여 있다. 뿌리껍질은 희면서도 검붉은 자줏빛이 돈다. 줄기는 뿌리마디에서 곧게 올라오며 마디가 드문드문 있고 마디에 긴 털이 있다. 줄기 밑동은 허옇고 위쪽은 검붉은 자줏빛이다. 잎은 가늘고 긴 모양이다. 뿌리에서 나는 잎은 무더기로 올라오고, 줄기에서 나는 잎은 줄기를 감싸듯이 난다. 잎 끝이 뾰족하고, 잎 앞뒷면에 세로 잎맥이 있으며, 뒷면에는 가운데가 접힌 듯이 잎맥이 튀어나와 있다. 잎 가장자리는 밋밋하며, 약간 자줏빛이 돈다. 꽃은 5~6월에 자줏빛이 도는 흰색으로 피는데, 줄기 끝에 가늘고 긴 꽃대가 올라와 아주 작은 꽃들이 솜털처럼 모여 달린다. 열매는 7월에 갈색빛이 도는 흰색으로 여문다. 열매가 다 익으면 하얀 솜털이 달린 길쭉한 씨앗들이 바람에 날려서 멀리까지 번식한다.

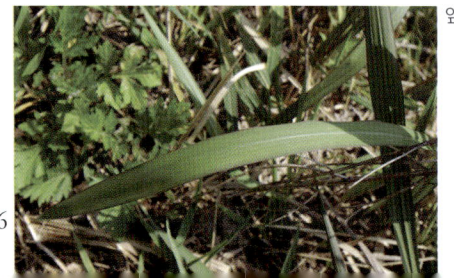

잎

꽃핀 모습
전체 모습
열매 | 줄기 채취

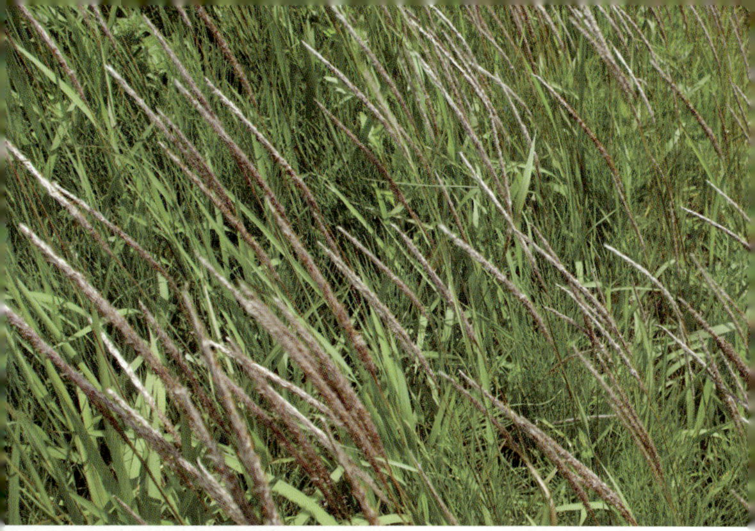

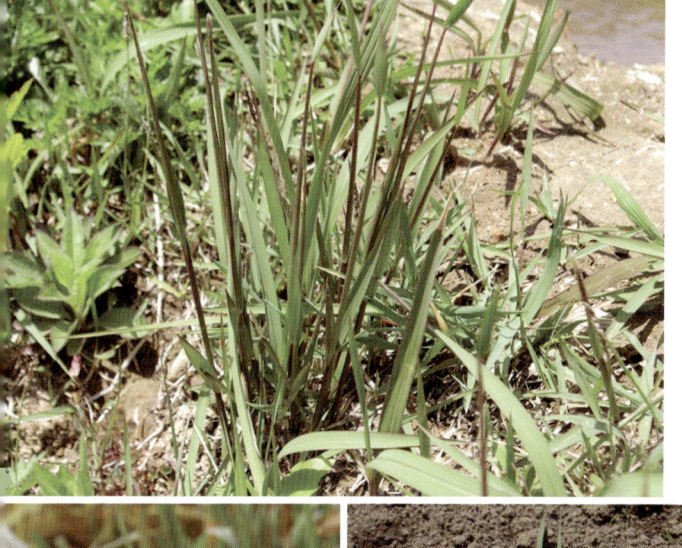
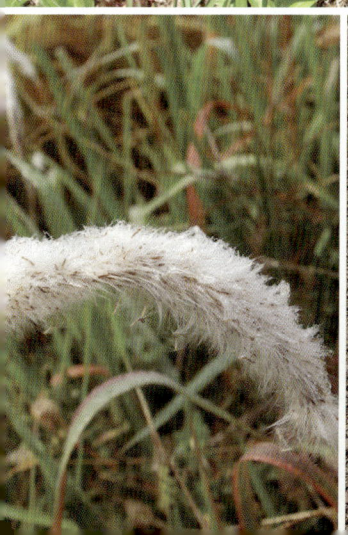
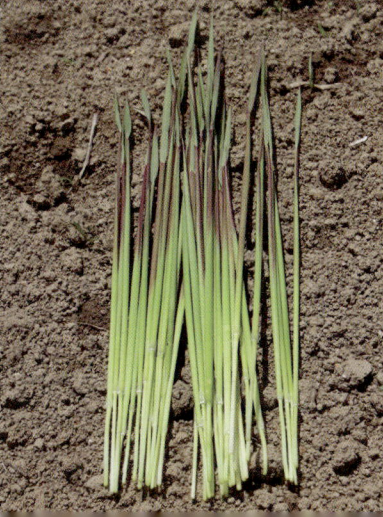

■■ 효능

한방에서 뿌리를 모근(茅根)·백모근(白茅根)·백화모근(白花茅根), 어린 꽃대를 모묘(茅苗)·모순(茅鍼)·모침(茅針)·백모침(白茅針), 꽃을 모화(茅花)라 한다. 열을 내리고, 소변을 잘 나오게 하며, 몸속 진액을 만들고, 폐를 맑게 하며, 어혈을 몰아내고, 피를 멎게 하며, 균을 죽이고, 염증을 가라앉히는 효능이 있다. 각혈, 코피, 소변에 피가 섞여 나올 때, 간염으로 황달이 왔을 때, 열병으로 목이 마를 때, 천식, 위에 열이 있어 토할 때, 소변 보기 힘들 때, 몸이 부었을 때 약으로 처방한다. 비타민 B2, 포도당, 과당, 전분, 칼륨, 사과산, 레몬산, 초산, 탄닌, 플라보노이드, 쿠마린, 알란토인, 글루코스, 스테아린산, 팔미틴산, 스테로이드를 함유한다.

민간에서는 각혈, 코피가 자주 날 때, 코피가 멎지 않을 때, 소변이 붉게 나올 때, 간염이 오래되었을 때, 열병으로 목이 마를 때, 열이 나면서 한기가 들 때, 천식, 기관지염, 위에 열이 있어 토할 때, 소변 보기 힘들 때, 몸이 부었을 때, 타박상을 입어 아플 때, 신장염, 신장이 안 좋아 혈압이 높아졌을 때, 입안이 헐었을 때, 옻이 올랐을 때, 술독으로 위나 장이 아플 때, 더위 먹었을 때, 딸꾹질이 멎지 않을 때, 생리불순, 자궁출혈, 상처에서 피가 날 때 사용한다.

> 📢 **주의사항**
> • 몸을 차게 하고 소변을 많이 나오게 하는 약재이므로 비위가 약하고 속이 찬 사람, 당뇨가 있는 사람은 먹지 않는다.

뿌리

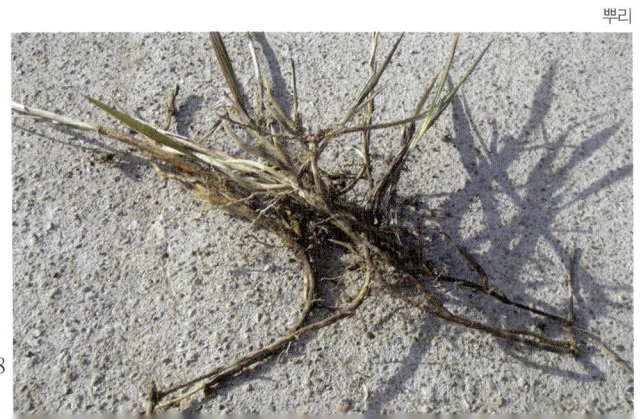

애기부들 *Typha angustifolia* L.

- 부들과 여러해살이풀 ■ 분포지 : 양지바른 강변이나 호숫가, 늪, 연못가
- 개화기 : 6~7월 결실기 : 10월
- 채취기 : 봄(새순·뿌리), 여름(뿌리·줄기·수꽃가루), 가을(열매이삭)

- 별   명 : 감포(甘蒲), 유포(唯蒲), 포채(蒲菜), 포초(蒲草), 포초황(蒲草黃), 포화(蒲花), 포리화분(蒲厘花紛), 소향포(小香蒲), 약(蒻), 갈포, 칠비
- 생약명 : 포약(蒲蒻), 향포(香蒲), 적재(赤滓), 포황(蒲黃), 포봉(蒲棒)
- 유   래 : 부들이란 잎과 꽃이 부들부들하다 하여 붙여진 이름인데, 부들 종류 중에서도 잎과 꽃이 애기처럼 작다 하여 애기부들이라 부른다.

생태

높이 1.5~2m. 뿌리는 수염처럼 무성하게 나와 옆으로 뻗는다. 뿌리껍질은 흰빛이 도는 밝은 갈색이다. 줄기는 곧게 올라오고 둥글면서도 매끄러우며, 밑동이 물에 잠겨 있다. 줄기껍질은 노란빛이 도는 녹색이다. 잎은 흰빛이 도는 녹색으로 길쭉한 모양인데, 잎 끝이 뾰족하고, 줄기 밑동을 감싸듯이 있다. 잎 두께는 두꺼운 편이다. 잎 앞뒷면은 평평하면서 잎맥이 잘 보이지 않으며, 잎 가장자리는 밋밋하다. 잎을 만져보면 부드러우면서도 질기다. 꽃은 6~7월에 피는데, 한 줄기 위쪽에 암꽃과 수꽃이 층층이 달린다. 암꽃은 아래쪽에 붉은빛이 도는 갈색으로 피는데, 아주 작은 암꽃들이 뭉쳐서 길쭉한 방망이 모양이며, 꽃봉오리일 때는 푸르다. 수꽃은 암꽃 위쪽에 하얗지만 거무스름한 얼룩진 갈색으로 피는데, 암꽃들과 조금 떨어진 위치에 있고, 아주 작은 수꽃들이 뭉쳐서 가늘고 긴 이삭모양이며, 노란 꽃가루를 날린다. 혼동하기 쉬운 유사종 부들은 암꽃이 더 크고 통통하게 뭉쳐 있으며, 암꽃 바로 위쪽에 수꽃이 붙어서 핀다. 열매는 10월에 암꽃 모양 그대로 여문다. 열매는 잎이 진 겨울까지 그대로 붙어 있다가 하얀 솜털에 뒤덮이며,

솜털 달린 씨앗들이 가까운 물가에 날아가 번식한다.
*유사종_ 부들, 넓은잎부들, 좀부들, 참부들

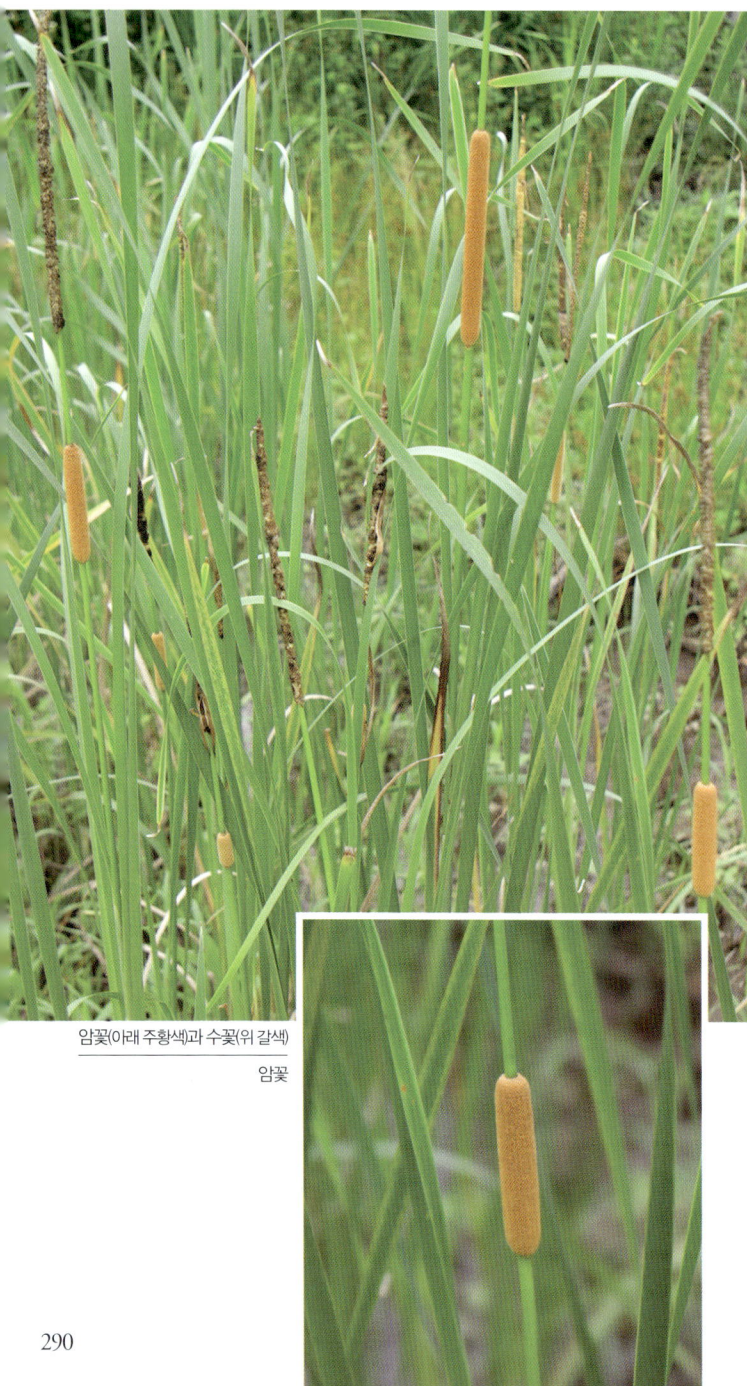

암꽃(아래 주황색)과 수꽃(위 갈색)
암꽃

■■ 효능

한방에서 새순과 뿌리를 포약(蒲蒻), 뿌리째 캔 줄기를 향포(香蒲), 꽃받침을 적재(赤滓), 수꽃가루를 포황(蒲黃), 열매이삭을 포봉(蒲棒)이라 한다. 열과 혈압을 내리고, 피가 맑아지며, 피를 잘 돌게 하고, 피를 멎게 하며, 어혈을 삭히고, 소변을 잘 나오게 하며, 이와 귀가 튼튼해지고, 염증이 가라앉고, 균을 죽이며, 경련을 가라앉히는 효능이 있다. 『동의보감』에서는 "심장과 비장이 열이 아주 많아 혀 밑에 작은 혀 같은 종기가 나고 목이 부었을 때 부들 꽃가루를 개어서 바르거나 먹으면 좋다"고 하였다. 소변 보기 힘들 때, 유방 염증, 산후에 배가 아플 때, 임산부의 몸이 허약해졌을 때, 당뇨, 입안이 헐었을 때, 몸이 부었을 때, 타박상을 입어 아플 때, 귀에서 피가 날 때, 각혈, 생리혈에 불순물이 섞여 나올 때, 상처에서 피가 날 때 약으로 처방한다. 비타민 B1, 비타민 B2, 비타민 C, 칼슘, 이소르함네틴, 정유, 지방유를 함유한다.

민간에서는 소변 보기 힘들 때, 유방 염증, 산후에 몸이 허약해졌을 때, 당뇨, 몸이 부었을 때, 곪아 터진 종기가 낫지 않을 때, 화상, 피설사, 각혈, 코피, 자궁출혈, 생리량이 많을 때, 산후 출혈, 혈변이나 혈뇨, 귓속에서 진물이나 피가 나올 때, 폐결핵, 생리가 늦어지고 아랫배가 아플 때, 심한 생리통, 산후 복통, 타박상으로 아플 때, 종기독, 혈액순환이 안 될 때, 협심증, 고지혈증, 결장염, 고혈압, 상처에서 피가 날 때, 입 안이 헐었을 때, 잇몸이 안 좋을 때, 치질에 사용한다.

◀)) 주의사항
- 수꽃가루는 꽃이 활짝 피었을 때 채취하여 털어서 쓴다.
- 수꽃가루의 경우 어혈에는 생것으로, 출혈에는 검게 볶아서 사용한다.
- 자궁을 수축시키는 약재이므로 유산 위험이 있는 임산부는 먹지 않는다.

노랑꽃창포 *Iris pseudoacorus* L.

약 / 약한독

- 붓꽃과 여러해살이풀
- 분포지 : 들판의 양지바른 물가나 연못가
- 개화기 : 5~6월
- 결실기 : 7월
- 채취기 : 봄~여름(잎·꽃대)

- 별 명 : 노란꽃창포, 화창포(花菖蒲), 들꽃창포
- 생약명 : 옥선화(玉蟬花)
- 유 래 : 과명은 다르지만 잎 모양이 창포와 비슷하고 노란 꽃이 핀다 하여 노란꽃창포라 부른다.

■ ■ 생태

높이 60~100㎝. 뿌리는 조금 통통하면서도 짧으며 수염처럼 뭉쳐서 나온다. 뿌리껍질은 노란빛이 도는 갈색이다. 혼동하기 쉬운 창포는 뿌리가 매우 길고 무성하게 뒤엉켜 자란다. 잎은 가늘고 길쭉한 모양으로 뿌리에 뭉쳐서 나는데, 잎 끝이 뾰족하고, 잎 앞뒷면에 세로 잎맥이 있다. 잎 앞면은 평평한 편이며, 뒷면에는 세로로 길게 잎맥이 튀어나와 있다. 혼동하기 쉬운 창포는 앞 앞뒷면에 잎맥이 튀어나와 있다. 꽃은 5~6월에 노랗게 피는데, 뿌리에서 매우 긴 꽃대가 올라와 위쪽에 가지를 조금 치고 끝에 꽃이 달린다. 꽃잎은 6장으로 꽃받침과 구분이 없으며, 바깥 꽃잎 3장은 크고 둥근 타원형으로 짙은 갈색무늬가 있으며, 안쪽 꽃잎 3장은 작고 길쭉한 타원형이다. 혼동하기 쉬운 창포는 꽃이 꼬리모양의 이삭처럼 생겼으며, 꽃창포는 꽃이 붉은빛이 도는 자주색이다. 열매는 7월에 통통하고 골이 진 꽈리고추 모양으로 여문다. 열매가 다 익으면 자줏빛이 도는 짙은 갈색이 되며, 겉껍질이 3장으로 갈라져 가래떡 모양의 붉은 씨앗이 나와 가까운 곳에 떨어져 번식한다. *유사종_ 꽃창포

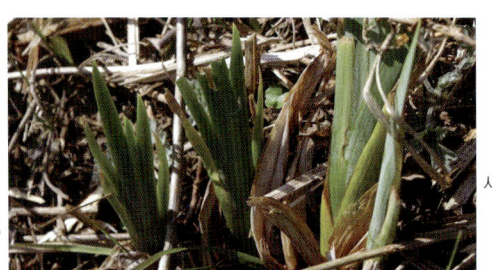

새순

■■ 효능

한방에서 잎과 꽃대를 옥선화(玉蟬花)라 한다. 열을 내리고, 피가 멎으며, 소화가 잘 되게 하고, 몸속 습한 것을 내보내며, 독을 풀고, 통증을 가라앉히는 효능이 있다. 소화가 안 되고 배가 아플 때, 배에 가스가 찼을 때, 몸이 부었을 때, 코피, 각혈, 상처가 곪았을 때, 타박상에 약으로 처방한다.

민간에서는 늘 소화가 안 되고 배가 아플 때, 배에 가스가 찼을 때, 몸이 부었을 때, 코피, 각혈, 상처가 곪았을 때, 타박상, 폐렴, 기관지가 안 좋을 때, 술독을 풀 때, 간이 안 좋아 황달이 왔을 때, 열이 높을 때, 간질, 부스럼, 아토피, 베인 상처에서 피가 날 때 사용한다.

주의사항
- 꽃창포를 대신 사용하기도 한다.
- 꽃대에 약간 독이 있어 피부에 닿으면 물집이 생길 수 있으므로 주의한다.

전체 모습(상), 꽃봉오리 | 꽃(하)

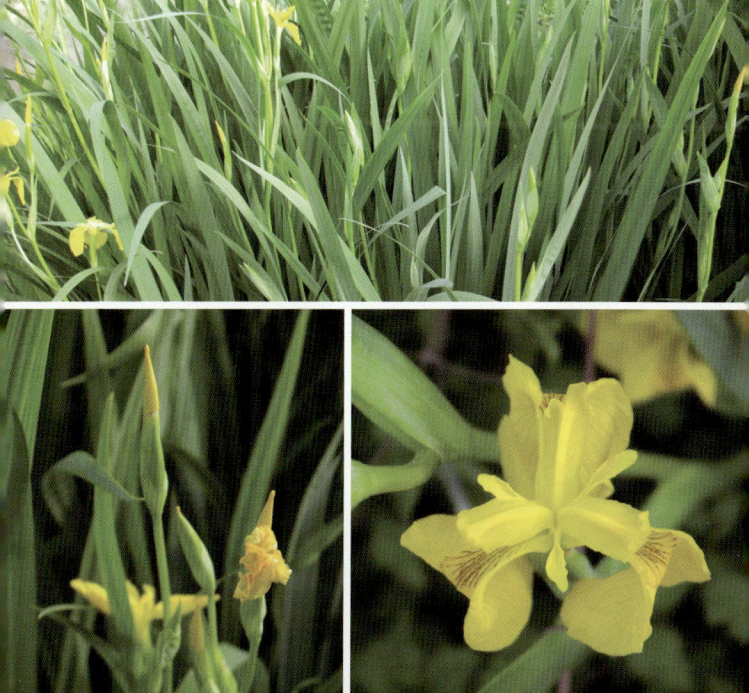

큰고랭이 *Scirpus lacustris* var. creber (Fern.) T.Koyama

- 사초과 여러해살이풀   ■ 분포지 : 들판의 얕은 연못이나 도랑가
- 개화기 : 7~10월   결실기 : 8~11월   채취기 : 여름~가을(줄기)

- 별　　명 : 고랭이, 물고랭이, 큰골, 돗자리골
- 생약명 : 수총(水蔥)
- 유　　래 : 고랭이란 고랑(도랑의 옛말)에 사는 풀이라는 뜻의 고랑이가 변한 이름인데, 고랭이 종류 중에서도 키가 크다 하여 큰고랭이라 부른다.

■■ 생태

높이 80~200㎝. 뿌리는 굵고 옆으로 뻗으며 뿌리마디가 있다. 잔뿌리는 무성하게 뒤엉켜서 나오며, 뿌리껍질은 갈색이다. 줄기는 뿌리마디에서 1개씩 길면서도 곧게 올라오는데, 단면이 둥글고 매끄러우며 두께가 굵은 편이다. 줄기껍질은 녹색이며, 묵은 줄기는 회색빛이 도는 밝은 갈색이다. 잎은 없으며, 줄기 밑동에 퇴화한 잎집이 껍질처럼 줄기를 비스듬히 감싼다. 꽃은 7~10월에 붉은빛이 도는 갈색으로 피는데, 줄기 위쪽에 꽃대가 올라와 가지 몇 개를 치고 그 끝에 이삭 모양의 꽃이 달린다. 열매는 8~11월에 아주 작은 타원형으로 여문다. 열매가 다 익으면 노란빛이 도는 갈색이 되며, 가까운 곳으로 흘러가 번식한다. *유사종_ 너도고랭이, 물고랭이, 방울고랭이, 세모고랭이, 솔방울고랭이, 송이고랭이, 좀송이고랭이, 수원고랭이, 올챙이고랭이, 층층고랭이, 황새고랭이

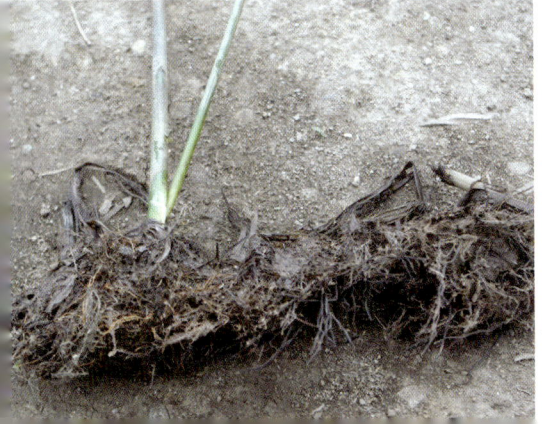

뿌리

■■ 효능

한방에서 줄기를 수총(水蔥)이라 한다. 몸속 습한 것을 몰아내고, 소변을 잘 나오게 하며, 부기를 가라앉히는 효능이 있다. 몸이 부었을 때, 소변 보기 힘들 때 약으로 처방한다.

민간에서는 신장이 안 좋아 몸이 자주 부을 때, 부기가 빠지지 않을 때, 소변 보기 힘들 때 사용한다.

전체모습
꽃봉오리 | 꽃
줄기 | 줄기속

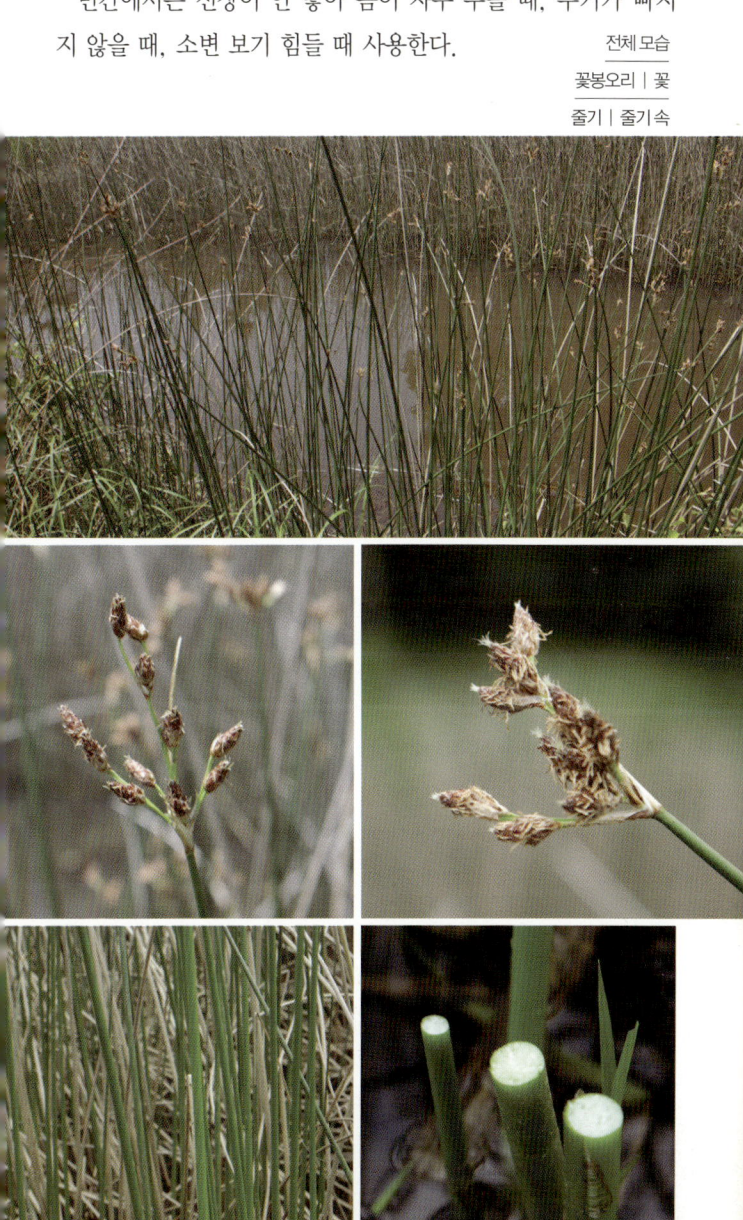

106 약 독

삼 *Cannabis sativa* L.

- 삼과 한해살이풀 ■ 분포지 : 양지바르고 습기 많은 밭
- 개화기 : 7~8월 결실기 : 10월
- 채취기 : 봄~여름(잎), 여름(암꽃봉오리·암꽃·줄기), 봄~가을(뿌리), 가을~겨울(열매)

- 별　　명 : 마(麻), 대마(大麻), 산우(山芋), 화마(火麻), 황마(黃麻)
- 생약명 : 마근(麻根), 마엽(麻葉), 마분(麻蕡), 마화(麻花), 마인(麻仁), 대마인(大麻仁), 화마인(火麻仁), 마자(麻子), 대마자(大麻子)
- 유　　래 : 식물의 섬유를 가늘게 벗겨내 꼬아서 실을 만드는 것을 삼는다고 하는데, 이 풀의 줄기로 실을 삼아 삼베를 짠다 하여 삼이라 부른다. 대마(大麻)를 짜는 풀[草]이라 하여 대마초라고도 부른다.

■ ■ ■ 생태

높이 2~3m. 뿌리는 곧고 땅속 깊숙이 뻗고, 곁뿌리가 적으며, 번식력이 강하다. 줄기는 굵고 곧게 올라오고 네모지며 세로로 깊은 골이 있다. 줄기껍질에는 잔털이 있으며, 줄기를 꺾어보면 속이 텅 비어 있고, 안쪽에서 매우 긴 섬유가 세로로 벗겨져 나온다. 잎은 아주 길쭉한 타원형으로, 굵고 잔털이 많은 잎자루가 밑동에 마주나고 윗동에는 어긋나와 잎 7장이 부채꼴로 빙 둘러 달린다. 잎 앞뒷면에는 빗살 모양으로 깊은 주름이 촘촘하고, 잎 뒷면에는 허연 잔털이 많다. 잎 가장자리에는 잎 끝을 향한 둥근 파도 모양의 큰 톱니가 있다. 꽃은 7~8월에 노란빛이 도는 녹색의 암꽃과 수꽃이 다른 포기에 따로 핀다. 암꽃은 줄기 윗동에 피는데 꽃대가 거의 없고 아주 작은 꽃들이 뭉쳐 달린다. 암꽃의 꽃잎은 없으며, 긴 암술이 2갈래로 갈라져 나온다. 수꽃은 가지의 잎이 난 자리에 피는데, 긴 꽃대가 올라와 층층이 가지를 치고 그 끝에 작은 꽃들이 달린다. 수꽃의 꽃잎은 없으며 5장으로 갈라진 벼이삭 모양의 꽃받침 안쪽에 작은 수술들이 달려 있다. 수꽃은 노란 꽃가루가 바람에 많이 날려가 암꽃에 수정된다. 열매는 10월에 납작한 타원형으로 여문

다. 열매가 다 익으면 회색이 도는 흰색이 되며, 열매껍질은 딱딱하다. 열매 속에는 줄무늬가 2개 있고 윤이 나는 회갈색 씨앗이 들어 있다.

전체 모습

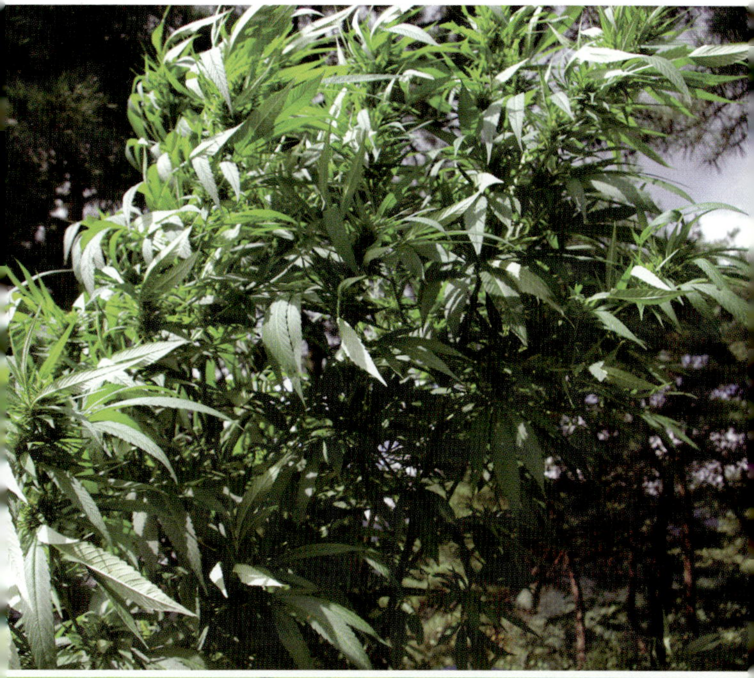

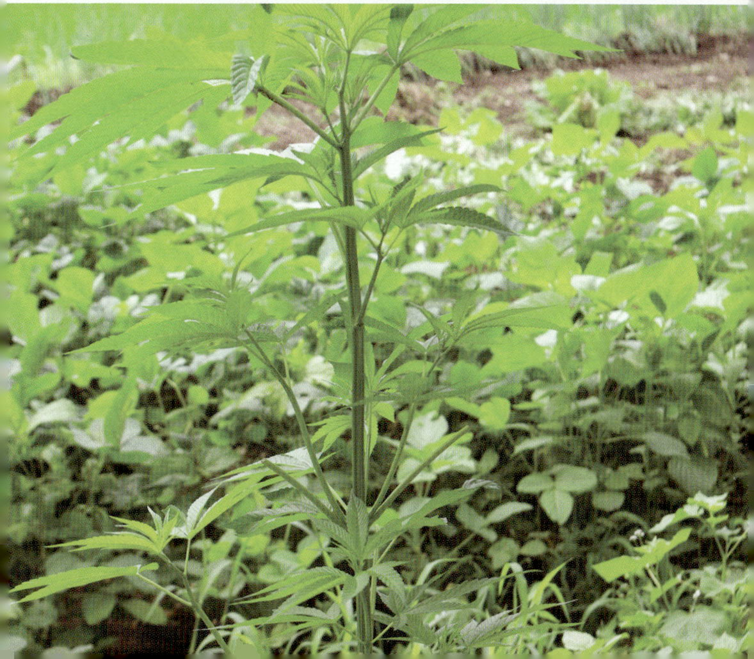

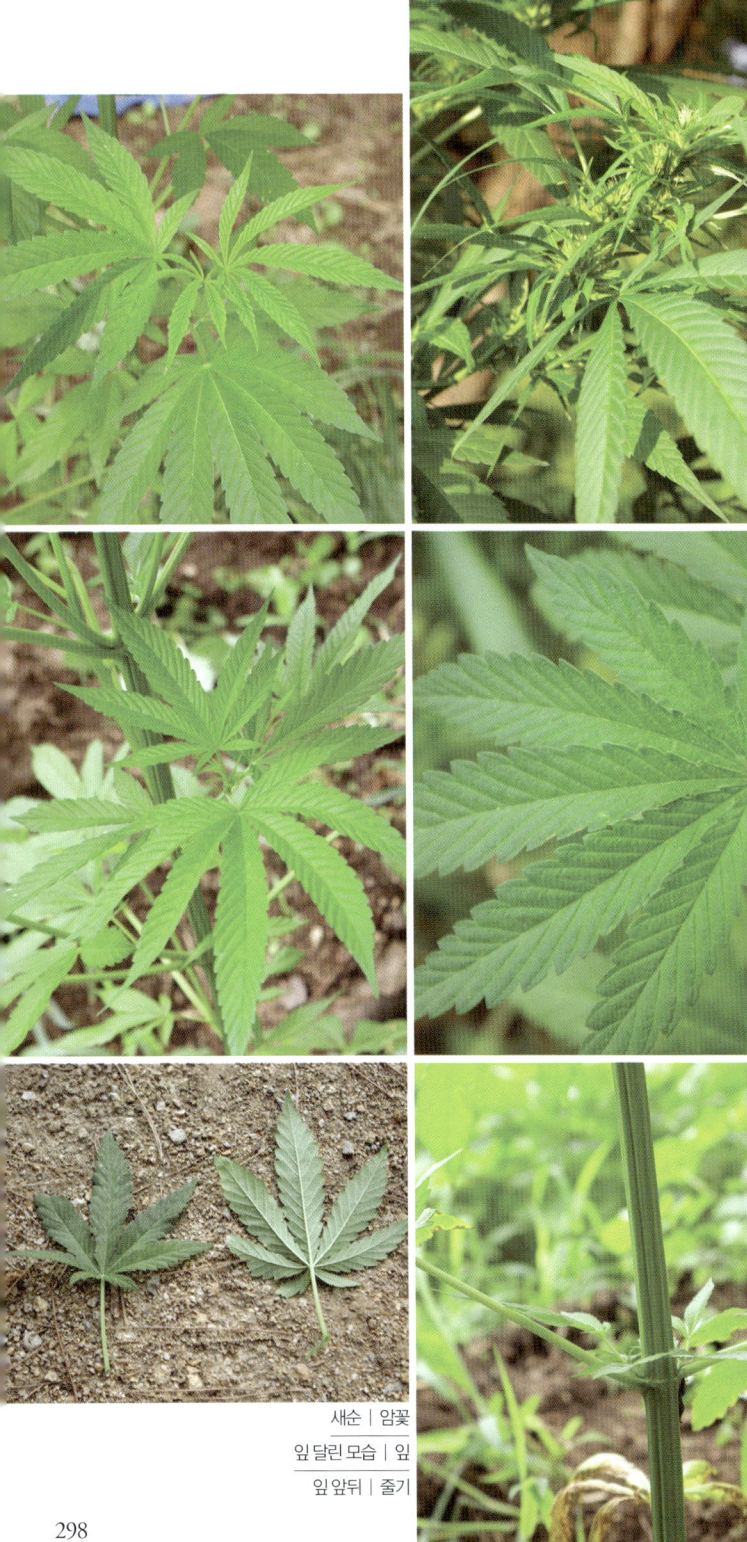

새순 | 암꽃
잎 달린 모습 | 잎
잎앞뒤 | 줄기

■■ 효능

한방에서 뿌리를 마근(麻根), 잎을 마엽(麻葉), 암꽃봉오리를 마분(麻蕡), 암꽃과 줄기를 마화(麻花), 씨앗을 마인(麻仁)·대마인(大麻仁)·화마인(火麻仁)·마자(麻子)·대마자(大麻子)라 한다. 음을 보하고, 몸속 마른 것을 촉촉하게 하며, 혈압을 내리고, 피가 잘 돌며, 피를 멎게 하고, 풍과 어혈을 몰아내며, 소변이 잘 나오며, 통증을 없애고, 균을 죽이는 효능이 있다. 노인의 변비가 낫지 않을 때, 말라리아, 임질에 걸려 열이 나고 소변을 못 볼 때, 여성이 하혈을 심하게 할 때, 산모의 난산, 영양부족으로 머리가 많이 빠질 때, 심한 빈혈, 동상이나 화상을 입어 아플 때 약으로 처방한다.

민간에서는 임질에 걸려 열이 나고 소변을 못 볼 때, 여성이 하혈을 심하게 할 때, 산모의 난산, 파상풍, 갓난아이의 배꼽에 염증이 생겼을 때, 말라리아, 심한 천식, 몸이 차고 물설사를 할 때, 동상이나 화상을 입어 아플 때, 관절염으로 마비가 왔을 때, 가려움이 극도로 심할 때, 노인의 변비가 낫지 않을 때, 심한 빈혈, 목이 붓고 아플 때, 생리가 몇 달간 멈췄을 때, 영양부족으로 머리가 많이 빠질 때 사용한다.

🔊 주의사항

- 1976년부터 마약으로 분류되어 정부의 허가 아래 섬유를 얻기 위한 재배만 가능하며, 극히 드물게 발견되는 자연산이라도 이동·소지·운반·보관이 불가능하므로 약초로서의 원리만 이해하고 실제로 사용하면 안 된다.
- 잎, 암꽃이삭에 테트라히드로카나비놀(THC) 등의 마취물질이 많이 들어 있어 환각과 운동신경 장애를 일으키므로 절대 사용하지 않는다.
- 씨앗은 독성이 약하나 정량 이상 사용하면 중독증상이 일어나므로 주의한다.
- 변을 무르게 하는 성질을 지닌 약재이므로 설사를 자주 하는 사람은 사용하지 않는다.

107 석류풀 *Mollugo pentaphylla* L.

- 석류풀과 한해살이풀
- 분포지 : 중부지방 이남 들판의 자갈밭이나 길가, 빈터
- 개화기 : 7~10월
- 결실기 : 9~11월
- 채취기 : 여름~가을(줄기·잎)

- 생약명 : 지마황(地麻黃)
- 유 래 : 잎 크기는 작지만 모양이 석류나무 잎과 비슷한 풀이라 하여 석류풀이라 부른다.

생태

높이 10~30㎝. 뿌리는 가늘고 구불구불하게 나오며 잔뿌리가 있다. 뿌리껍질은 아주 밝은 갈색이다. 줄기는 가늘고 길게 뭉쳐서 나오며 옆으로 퍼지거나 비스듬히 자란다. 줄기껍질은 모가 나고, 붉은빛이 돌며, 가지가 벌어진 자리가 조금 불룩하다. 가지는 윗동에서 무성하게 갈라져 나온다. 잎은 길쭉한 타원형으로 3~5장씩 뭉쳐서 나는데, 잎자루가 없고, 잎 끝이 갸름하거나 뭉툭하다. 잎 앞면은 조금 볼록하게 굽어지고 가운데에 홈이 있으며, 뒷면은 오목하다. 잎 가장자리는 밋밋하다. 혼동하기 쉬운 유사종 큰석류풀은 잎이 조금 크고 3~7장이 둥글게 뭉쳐서 난다. 꽃은 7~10월에 노란빛이 도는 녹색으로 피는데, 가지와 잎이 난 자리에 꽃대가 올라와 가지를 치고, 또 쳐서 그 끝에 아주 작은 꽃이 달린다. 열매는 8~11월에 3개의 홈이 파인 타원형으로 여문다. 열매가 다 익으면 붉은색이 되며, 열매껍질이 3장으로 갈라져 납작하고 짙은 갈색을 띤 콩팥 모양의 씨앗이 나와 가까운 곳에 떨어져 번식한다.

*유사종_ 큰석류풀

전체 모습
뿌리

■ ■ **효능**

한방에서 줄기와 잎을 지마황(地麻黃)이라 한다. 열을 내리고 독을 풀며, 염증을 가라앉히는 효능이 있다. 장염으로 설사할 때, 피부 발진, 급성 결막염에 약으로 처방한다.

민간에서는 장염으로 설사할 때, 급성 결막염, 피부가 붉게 부어올랐을 때, 여드름, 아토피에 사용한다.

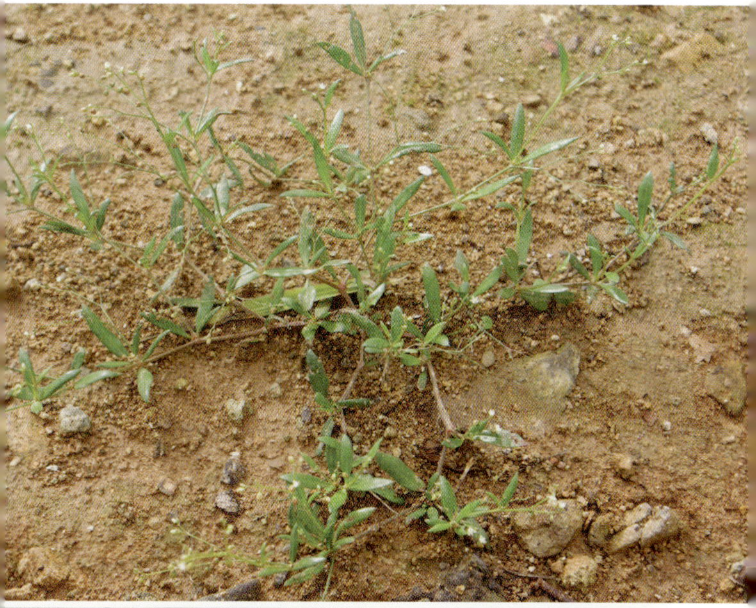

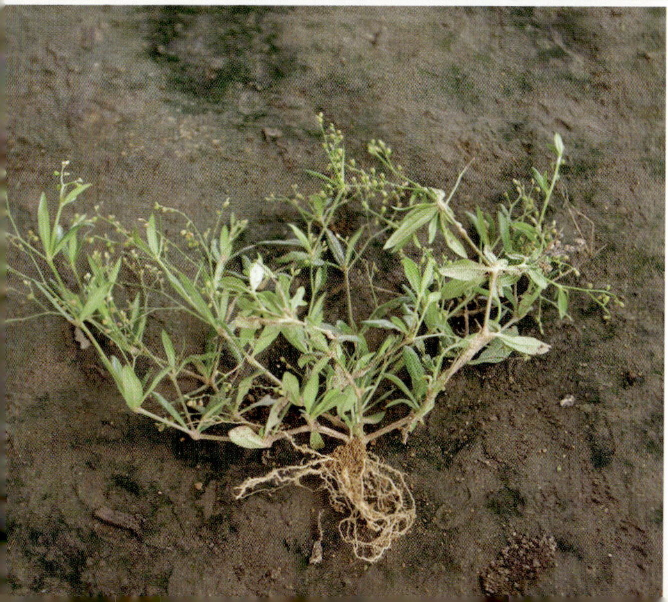

108 벼룩나물 *Stellaria alsine* var. undulata (Thunb.) Ohwi

- 석죽과 두해살이풀
- 분포지 : 들판의 양지바른 풀밭이나 논둑, 묵은밭, 길가 빈터
- 개화기 : 4~5월   결실기 : 6월   채취기 : 봄(뿌리·줄기)

- 별 명 : 벌금자리, 개미바늘, 들별꽃, 소무심채(小無心菜), 작설초(雀舌草)
- 생약명 : 천봉초(天蓬草)
- 유 래 : 잎과 꽃이 벼룩처럼 작은 나물이라 하여 벼룩나물이라 부른다.

■■ 생태

높이 15~25㎝. 뿌리는 가는 수염처럼 뭉쳐서 나오며 잔뿌리가 많다. 뿌리껍질은 아주 밝은 갈색이다. 줄기는 가늘고 길게 뭉쳐 나와 땅위를 기듯이 퍼진다. 줄기껍질은 밋밋하며 자줏빛이다. 가지는 여러 갈래로 갈라져 나와 둥근 포기를 이룬다. 가지껍질은 자줏빛이 도는 녹색이다. 혼동하기 쉬운 유사종 별꽃은 줄기에 1줄로 잔털이 있다. 잎은 길쭉한 타원형 또는 타원형으로 마주나는데, 잎자루가 없고, 잎 끝이 갸름하다. 잎 두께는 조금 통통하며, 회색빛이 도는 녹색이다. 잎 가장자리는 밋밋하다. 꽃은 4~5월에 하얗게 피는데, 긴 꽃대가 올라와 가지를 치고 또 쳐서 그 끝에 작은 꽃이 달린다. 꽃잎은 5장이나 길쭉한 타원형으로 V자처럼 깊게 갈라져서 마치 10장처럼 보이며, 암술이 노랗다. 혼동하기 쉬운 종류인 벼룩이자리는 꽃잎 5장에 갈라짐이 없으며 꽃술이 연보라색이다. 열매는 6월에 심장 모양으로 여물며, 꽃받침 속에 씨앗 여러 개가 들어 있다. 열매가 다 익으면 갈색이 된다. *유사종_ 별꽃, 쇠별꽃, 실별꽃, 왕별꽃

잎 앞뒤

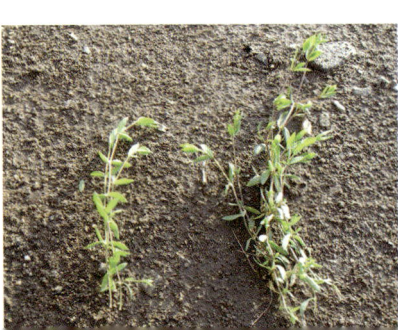

전체 모습
뿌리 | 꽃

■■ 효능

한방에서 뿌리째 캔 줄기를 천봉초(天蓬草)라 한다. 열을 내리고, 피를 잘 돌게 하며, 어혈을 흩어주고, 독을 풀며, 염증을 가라앉히는 효능이 있다. 찬바람을 쏘여 감기에 걸렸을 때, 폐렴, 찬 것을 먹어 설사할 때, 치질이 있어 고름이 나올 때, 타박상으로 멍들었을 때 약으로 처방한다. 비타민 C, 글루코사이드, 사포닌을 함유한다.

민간에서는 찬바람을 쏘여 감기에 걸렸을 때, 폐렴, 찬 것을 먹어 설사할 때, 풍치, 치질, 항문에서 고름이 나올 때, 타박상으로 멍들었을 때 사용한다.

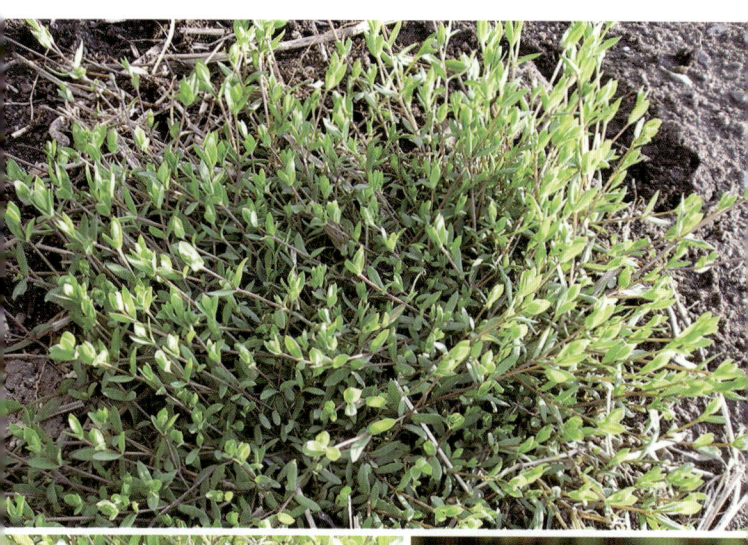

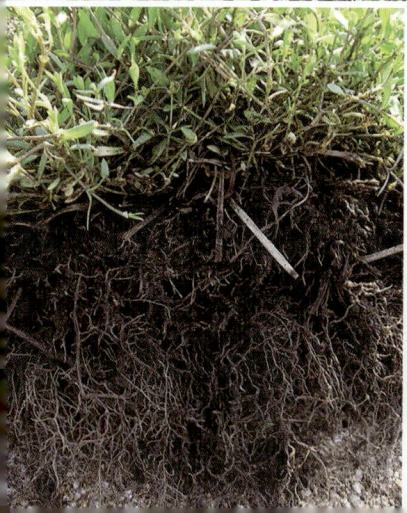

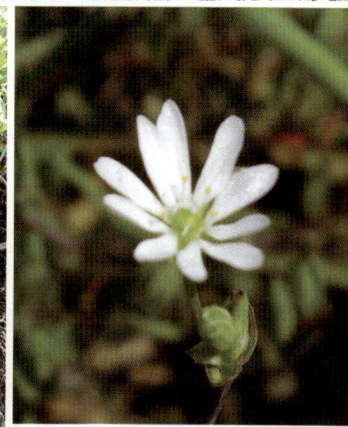

109 약 식
별꽃 *Stellaria media* (L.) Vill.

- 석죽과 두해살이풀   ■ 분포지 : 낮은 산이나 들판의 양지바르고 촉촉한 풀밭, 밭둑, 길가, 마을 근처
- 개화기 : 5~6월   결실기 : 7월   채취기 : 여름(뿌리·줄기)

- 별 명 : 구조채(狗蚤菜), 아장채(鵝腸菜), 아아장채(鵝兒腸菜), 오과룡(五瓜龍), 자초(滋草)
- 생약명 : 번루(繁蔞)
- 유 래 : 꽃이 별모양으로 난다 하여 별꽃이라 부른다.

■ ■ 생태

높이 20㎝. 뿌리는 가늘고 수염처럼 무성하게 나온다. 뿌리껍질은 흰빛이 도는 밝은 갈색이다. 줄기는 1뿌리에서 무더기로 올라와 땅위에 눕듯이 길게 뻗고 통통한 편이며, 잔털이 1줄로 길게 있다. 줄기껍질은 밝은 녹색이며, 붉은 자줏빛이 돌기도 한다. 가지는 줄기 밑동에서 여러 개로 갈라져 나온다. 잎은 작은 타원형으로 마주나는데, 줄기 밑동에 나는 잎은 넓고도 납작한 잎자루가 있고, 윗동에 나는 잎은 잎자루가 없다. 잎 끝은 무디게 뾰족하며, 잎 가장자리는 밋밋하거나 물결처럼 굽어져 있다. 혼동하기 쉬운 유사종 쇠별꽃은 잎이 훨씬 크다. 꽃은 5~6월에 하얗게 피는데, 잎이 달린 자리에 짧은 꽃대가 여러 개 올라와 아주 작은 꽃들이 달린다. 꽃받침은 5장으로 푸른빛을 띠며 조금 긴 털이 빽빽하다. 꽃잎은 5장이나 길쭉한 타원형으로 V자처럼 깊게 갈라져서 마치 10장처럼 보이며 노란 암술 3개가 있다. 열매는 7월에 아주 작은 타원형으로 여문다.

*유사종_ 실별꽃, 쇠별꽃, 왕별꽃

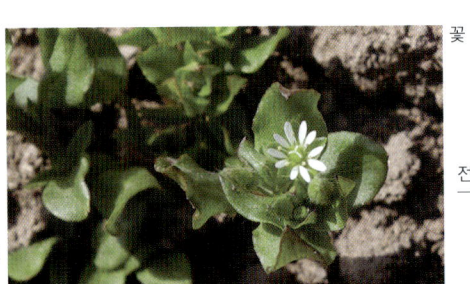

꽃

전체 모습 | 꽃핀 모습
잎 앞뒤 | 뿌리

■■효능

한방에서 뿌리째 캔 줄기를 번루(蘩蔞)라 한다. 피를 맑게 하고, 피가 잘 돌며, 어혈을 몰아내고, 젖을 잘 나오게 하며, 장이 튼튼해지며, 염증을 가라앉히는 효능이 있다. 산후에 어혈이 쌓여 배가 아플 때, 산모의 젖이 안 나올 때, 더위 먹었을 때, 종기독, 타박상, 상처가 부었을 때, 맹장염에 약으로 처방한다. 비타민 E, 단백질, 칼슘, 철, 카로틴, 사포닌, 정유, 플라보노이드, 아스코르브산을 함유한다.

민간에서는 산후에 어혈이 쌓여 배가 아플 때, 산모의 젖이 안 나올 때, 신장이 안 좋을 때, 소변량이 많거나 소변 보기 힘들 때, 흰머리가 많이 날 때, 빈혈, 저혈압, 장이 안 좋아 설사할 때, 더위 먹었을 때, 맹장염, 위가 안 좋아 소화가 안 될 때, 간염, 종기독, 타박상, 상처가 부었을 때, 피멍, 아토피, 태독, 주근깨, 이가 아프거나 잇몸이 부었을 때 사용한다.

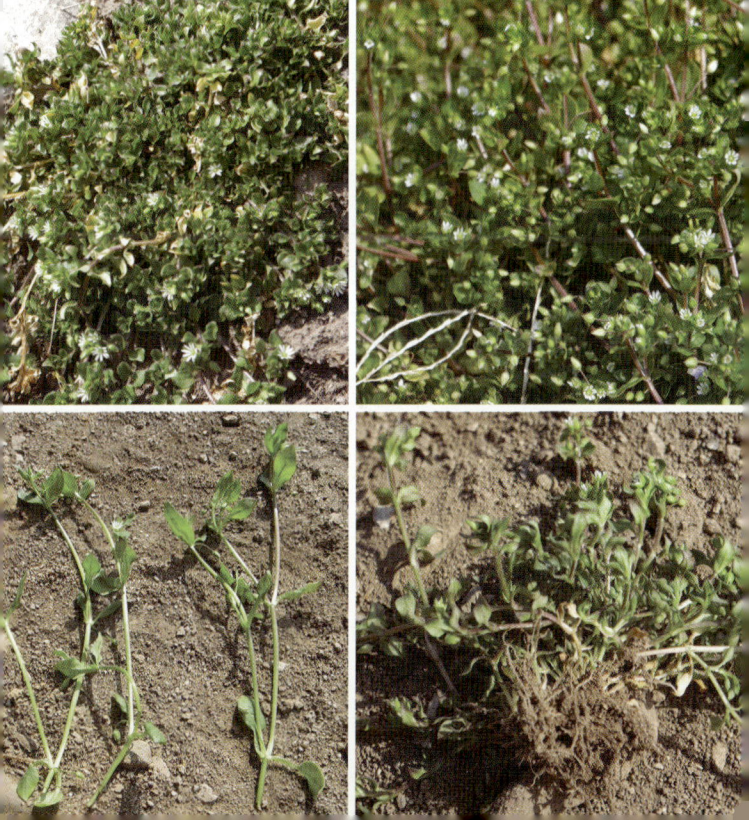

110 약 식
선인장 *Opuntia ficus-indica* Mill.

- 선인장과 여러해살이풀
- 분포지 : 남부지방 건조하고 모래 섞인 땅, 제주
- 개화기 : 4~6월 결실기 : 5~7월
- 채취기 : 봄~여름(꽃·열매), 수시로(줄기·뿌리)

- **별　명** : 부채선인장, 손바닥선인장, 신선장화(神仙掌花), 선파장(仙巴掌), 백년초(百年草), 천년초(千年草), 천세자(千歲子), 용설(龍舌), 패왕수(覇王樹)
- **생약명** : 선인장(仙人掌), 선장화(仙掌花), 선장자(仙掌子), 옥부용(玉芙蓉)
- **유　래** : 신선[仙人]이 먹는 손바닥[掌] 모양의 풀이라 하여 선인장이라 부른다. 백년(百年)이나 천년(千年)을 살게 해주는 풀이라 하여 백년초 또는 천년초라고도 부른다.

■■■ 생태

높이 2m. 뿌리는 가늘고 길게 자라며 잔뿌리가 있다. 뿌리껍질은 붉은빛이 도는 갈색이다. 줄기는 평평한 타원형으로 나오는데, 밑동은 짧고 납작한 막대모양이며 마디가 있다. 줄기껍질은 진녹색이다. 가지는 납작한 타원형으로 사방으로 갈라져 나온다. 줄기와 가지껍질은 두껍고 질기며 속살에 물이 많다. 잎은 수분 증발을 막기 위해 긴 가시모양으로 진화되었으며, 줄기와 가지 표면에 드문드문 나온다. 잎이 어릴 때는 푸른색이며 곧 갈색으로 말랐다가 떨어져버린다. 꽃은 4~6월에 맑은 노란색으로 피는데, 둥근 줄기마디 위쪽에 꽃받침 여러 개가 뭉쳐 올라와 커다란 꽃이 차례로 핀다. 꽃잎은 끝이 뾰족한 타원형으로 겹겹이 나오며, 암술은 연녹색, 수술은 연노란색이다. 열매는 9월에 짧고 굵은 통모양으로 여문다. 열매가 다 익으면 붉은 자주색이 된다.

전체 모습
가지와 어린 잎 | 줄기와 어린 잎
꽃과 꽃봉오리 | 꽃

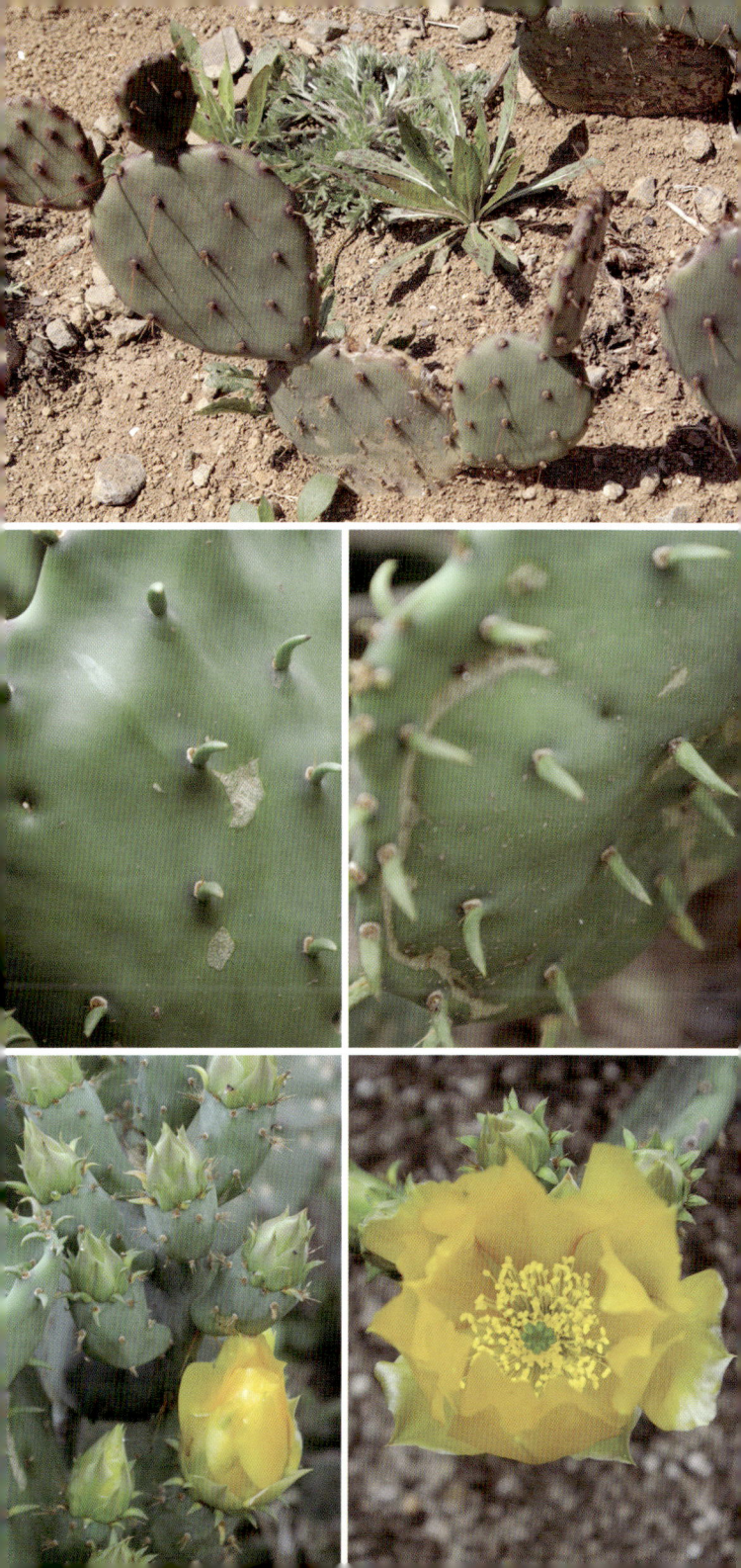

■■ 효능

한방에서 뿌리와 줄기를 선인장(仙人掌), 꽃을 선장화(仙掌花), 열매를 선장자(仙掌子), 줄기즙을 옥부용(玉芙蓉)이라 한다. 몸속 기와 피를 잘 돌게 하고, 열을 내리며, 비장을 보하고, 위를 튼튼하게 하며, 독을 풀고, 통증을 가라앉히며, 다리 힘을 좋게 하고, 흥분을 진정시키는 효능이 있다. 심장이나 위가 아플 때, 치질, 목이 붓고 아플 때, 폐렴, 기침, 화상, 상처가 덧났을 때, 귀 염증, 아이가 경련을 할 때 약으로 처방한다. 비타민 C, 칼슘, 식이섬유, 단백질, 베타카로틴, 페놀, 플라보노이드, 칼슘, 철분, 아미노산, 다당류, 사과산, 호박산을 함유한다.

민간에서는 심장이 아플 때, 위염, 위경련, 위궤양 출혈, 늑막염으로 배에 물이 고였을 때, 목이 붓고 아플 때, 천식, 혈변, 변비, 혈액순환이 안 될 때, 고혈압, 고지혈증, 몸이 부었을 때,

풋열매 | 열매

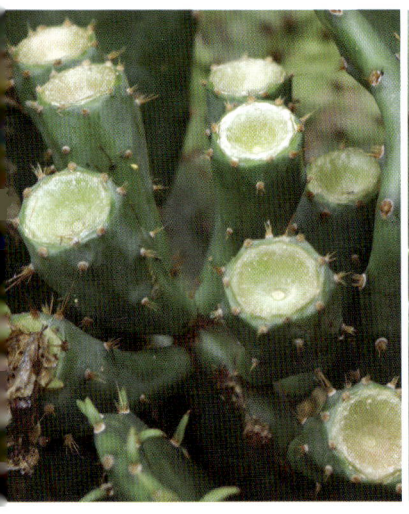 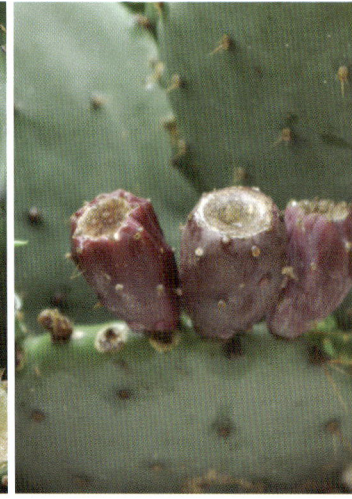

밤에 잠을 못 잘 때, 머리가 아플 때, 더위 먹었을 때, 류머티즘, 심한 가래, 감기, 노화 방지, 아이가 경기를 할 때, 아이가 백일해에 걸렸을 때, 장염이 오래되었을 때, 기침이 오래되었을 때, 기침을 하고 열이 날 때, 치질, 유방 염증, 덧난 상처, 종기가 곪았을 때, 화상이나 동상, 뱀에 물렸을 때, 중이염, 관절통, 옆구리가 결릴 때, 아이의 이하선염, 폐결핵으로 피를 토할 때, 가래에 피가 섞여 나올 때, 폐렴, 설사를 오래 할 때, 위장과 비장이 약할 때, 다리 힘이 없을 때, 아토피, 몸에 열이 많아 부스럼이 났을 때, 당뇨에 사용한다.

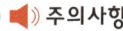 **주의사항**
- 선인장 중에는 껍질에 독성이 있는 종류도 있으므로 약용으로 알려진 것만 사용한다.

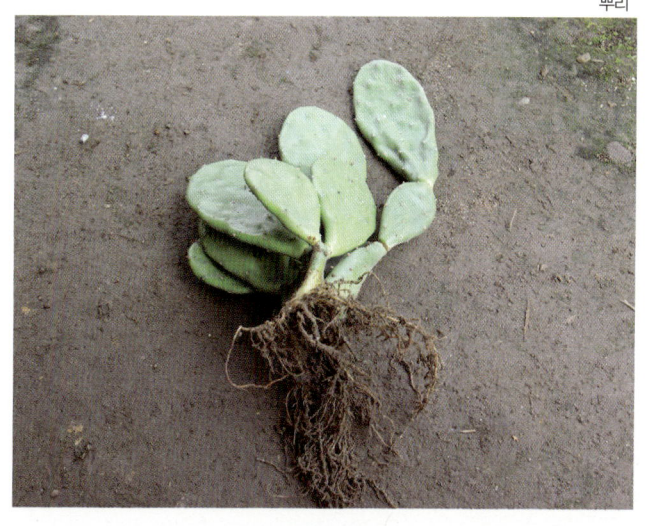

뿌리

111 약

수련 *Nymphaea tetragona* Georgi

- 수련과 여러해살이풀 ■ 분포지 : 양지바른 얕은 연못, 저수지, 늪지
- 개화기 : 6~8월   결실기 : 7~9월   채취기 : 여름(꽃)

- **별   명** : 수련채(睡蓮菜), 연봉초(蓮蓬草), 연봉화(蓮蓬花), 연봉꽃, 자벽화(茲碧花), 자오련(子午蓮), 미초(未草)
- **생약명** : 수련(睡蓮)
- **유   래** : 저녁에 꽃잎이 오므라들어 잠[睡]을 자는 연꽃[蓮]이라 하여 수련이라 부른다. 오시(子午, 낮 11~12시)에 피는 연꽃[蓮]이라 하여 자오련, 미시(未時, 오후 2~3시)에 꽃이 피는 풀[草]이라 하여 미초라고도 한다.

■■■ 생태

높이 1m. 뿌리는 가늘고 무성하게 나오며, 뿌리껍질이 하얗다. 줄기는 물 속에서 굵고 짧게 옆으로 뻗으며, 줄기껍질은 어두운 갈색이다. 잎은 물 속 줄기에서 뭉쳐서 나는데, 모양이 둥글고 한쪽이 둥근 말굽 모양으로 갈라진다. 잎자루는 붉고 길며, 잎이 물 위에 뜬다. 잎 앞면은 평평하고 윤기가 나며 질긴 편이다. 잎 뒷면은 붉은빛이 도는 갈색이다. 잎 가장자리는 밋밋하다. 혼동하기 쉬운 연꽃은 잎이 훨씬 크고 우묵하면서 사방이 갈라짐 없이 둥글며 물이 묻지 않는다. 꽃은 7~9월에 흰색이나 진홍색 또는 연노랑으로 피는데, 물 바로 아래쪽에 긴 꽃대가 올라와 꽃이 1송이씩 달린다. 꽃잎은 길쭉한 타원형으로 8~15장이 겹쳐 나며, 꽃술이 노랗다. 혼동하기 쉬운 연꽃은 물 위로 긴 꽃대가 올라오며, 꽃이 매우 크고 꽃잎이 두툼하다. 열매는 9월에 타원형으로 여물며 꽃받침에 싸여 있다. 열매가 다 익으면 껍질이 물 속에서 썩으면서 작은 씨앗들이 나와 가까운 곳에 흩어져 번식한다.

전체 모습
꽃

■■ 효능

한방에서 꽃을 수련(睡蓮)이라 한다. 더위를 식히고, 경련을 가라앉히며, 피를 멎게 하고, 몸을 강건하게 하는 효능이 있다. 아이가 밤에 경기를 할 때, 더위 먹었을 때, 술독을 풀 때, 천식이 있을 때 약으로 처방한다.

민간에서는 아이가 밤에 경기를 할 때, 더위 먹었을 때, 술독을 풀 때, 밤에 잠을 못 잘 때, 황달, 몸이 허약해졌을 때, 신장이 안 좋을 때, 상처가 덧나서 열이 나고 붉어졌을 때, 천식, 폐가 안 좋을 때 사용한다.

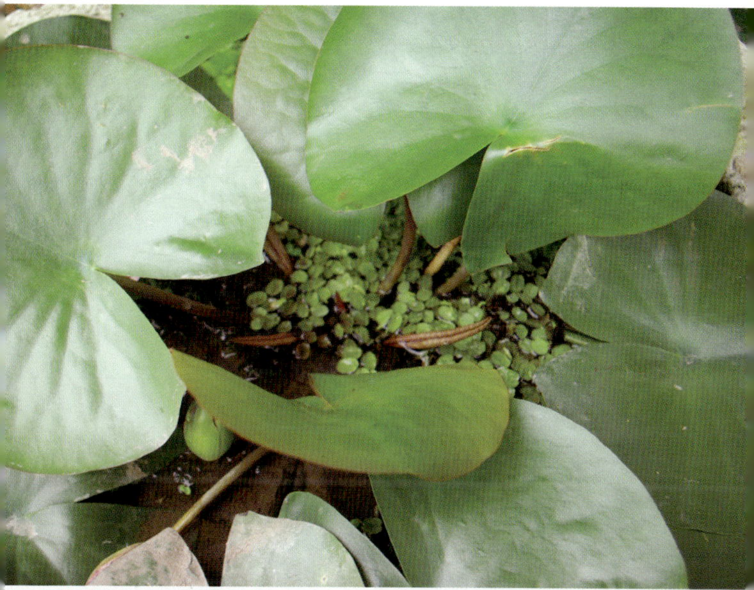

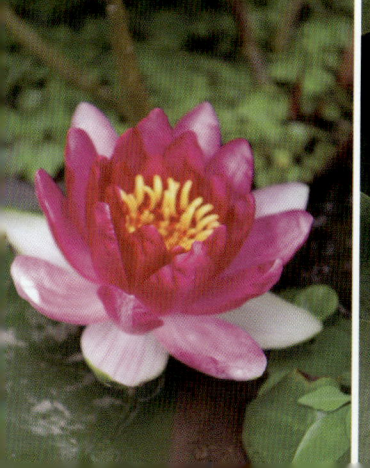
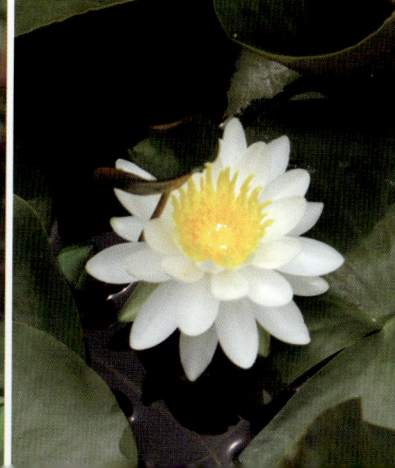

112 약 식
순채 *Brasenia schreberi* J.F.Gmelin

- 수련과 여러해살이풀
- 분포지 : 중부지방 이남의 서늘하면서도 청정한 산기슭의 늪이나 연못
- 개화기 : 5~9월 결실기 : 6~9월 채취기 : 봄~여름(줄기·잎)

- 별 명 : 순나물, 순(蓴), 수규(水葵), 수근(水芹), 수채(水菜), 노채(露菜), 노규(露葵), 부규(鳧葵), 사순(絲蓴), 결분초(缺盆草), 마제초(馬蹄草), 금대(錦帶), 병풍(屛風)
- 생약명 : 순채(蓴菜)
- 유 래 : 순(蓴)이란 둥근[專] 모양의 풀[++]이라는 글자가 합쳐진 말로 나물[菜]로 먹는다 하여 순채가 되었다.

■ ■ ■ 생태

길이 6~10㎝. 뿌리는 수염처럼 뭉쳐서 나오며, 뿌리껍질이 회색빛이 도는 흰색이다. 줄기는 물 속에서 굵고 길게 옆으로 뻗으며, 중간 중간에서 뿌리를 낸다. 줄기껍질은 붉은빛이 도는 밝은 갈색이다. 가지는 여러 갈래로 갈라져 위쪽으로 벌어져 나온다. 어린 줄기와 가지는 투명한 점액질이 덮여 있다. 잎은 타원형으로 어긋나와 물 위에 뜬다. 잎자루는 잎 뒷면 중앙에 나는데, 길이가 매우 길고 붉은빛이 도는 녹색이며, 자랄 때는 투명한 점액질로 덮여 있다. 잎 앞면은 밋밋하면서도 물이 묻지 않고, 뒷면은 붉은빛이 도는 자줏빛이다. 잎 가장자리는 밋밋하다. 꽃은 5~8월에 자주색으로 피는데, 잎이 달린 자리에 긴 꽃대가 올라와 물 위로 아주 작은 꽃이 1송이씩 달린다. 꽃받침과 꽃잎은 각기 3장으로 끝이 뾰족하고 길쭉한 타원형이며, 색과 모양이 비슷하여 꽃잎이 6장인 것처럼 보이기도 한다. 꽃술은 돌기 모양으로 안쪽에 모여 있으며 자주색이다. 열매는 6~9월에 물 속에서 작은 타원형으로 여문다.

전체 모습

군락

꽃 | 잎 앞뒤

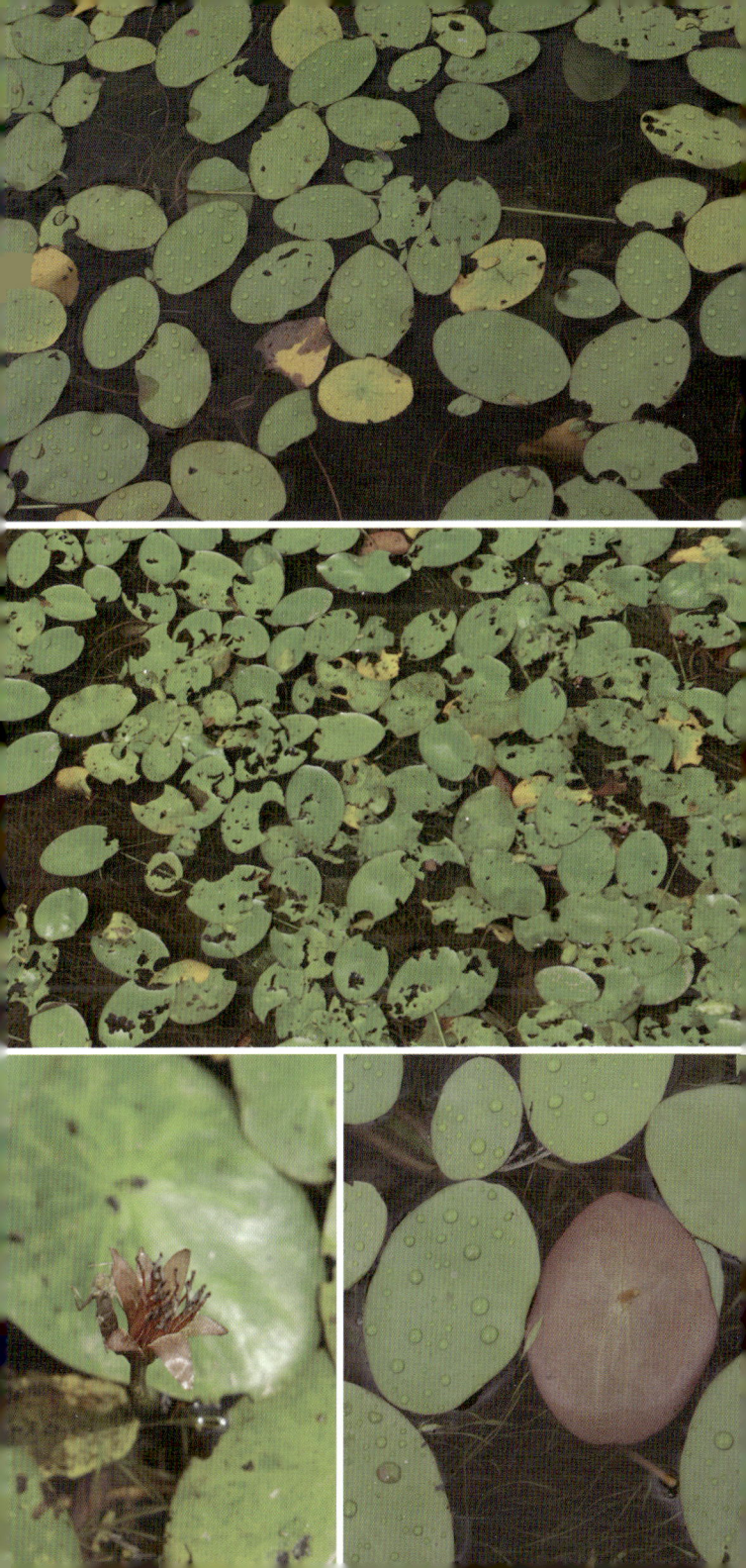

■■ 효능

한방에서 줄기와 잎을 순채(蓴菜)라 한다. 열을 내리고, 소변이 잘 나오며, 피가 맑아지고, 피를 멎게 하며, 몸을 보하고, 위와 장이 튼튼해지며, 염증을 가라앉히고, 독을 풀어주는 효능이 있다. 『동의보감』에서는 "순채는 숙취에 좋고, 핏속 불순물을 없애어 피를 맑게 하는 데 특효가 있다"고 하였다. 열이 나고 설사할 때, 고열로 마비가 왔을 때, 고열, 황달, 당뇨, 위궤양이나 종양, 소화불량, 종기나 부스럼, 술독을 풀 때, 몸이 부었을 때, 뱀에 물렸을 때 약으로 처방한다. 비타민 B_{12}(시아노코발라민), 알칼로이드, 식이섬유, 철분, 마그네슘을 함유한다.

민간에서는 열이 나고 설사할 때, 고열로 마비가 왔을 때, 고열, 황달, 당뇨, 위궤양이나 종양, 소화불량, 대변을 보기 힘들 때, 기관지가 안 좋을 때, 종기나 부스럼, 과음으로 속이 쓰리고 아플 때, 몸이 부었을 때, 심장이 안 좋을 때, 뱀에 물렸을 때 사용한다.

🔊 주의사항

- 줄기와 잎 달인 물을 뜨겁게 먹으면 몸속 기가 뭉치므로 차게 해서 마신다.
- 오래 먹으면 기력이 떨어지고, 이나 뼈를 상하게 하며, 머리가 빠질 수 있으므로 장복하지 않는다.
- 차가운 성질을 지닌 약재이므로 몸이 차가운 사람은 먹지 않는다.
- 가을에는 쓴맛이 강해지므로 나물로 먹지 않는다.

줄기 | 뿌리 채취

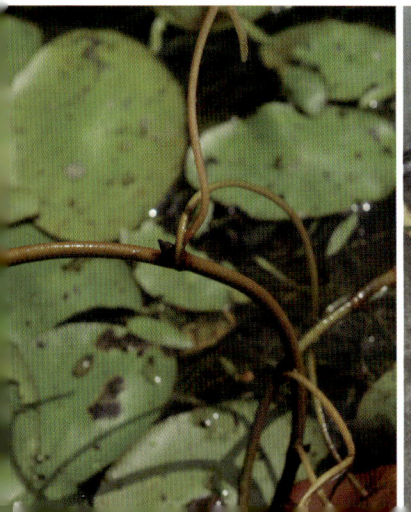
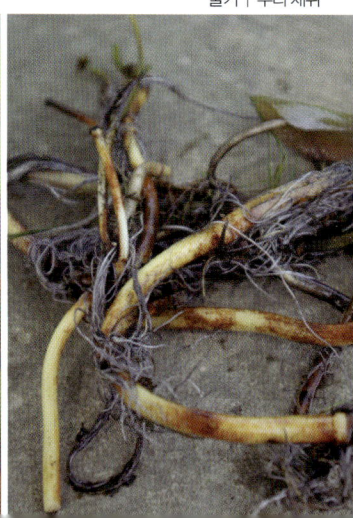

갓 *Brassica juncea* (L.) Czern. var. juncea

- 십자화과 두해살이풀
- 분포지 : 들판의 풀밭이나 논둑과 밭둑, 개울가
- 개화기 : 4~5월
- 결실기 : 5~8월
- 채취기 : 여름~가을(씨앗)

- **별   명** : 흰갓, 개(芥), 개채(芥菜), 대개(大芥), 백개(白芥), 추엽개(秋葉芥), 호개(胡芥), 황개(黃芥), 신채(辛菜), 상갓, 계자
- **생약명** : 개자(芥子), 초개자(炒芥子)
- **유   래** : 중앙아시아가 원산지로 중국을 통해 들어왔으며, 개(芥)가 변하여 갓이 되었다.

■ ■ ■ 생태

높이 1~1.5m. 뿌리는 통통하고 짧으며 잔뿌리가 조금 있다. 뿌리껍질은 흰빛이 도는 밝은 갈색이다. 줄기는 곧게 올라온다. 줄기껍질은 밋밋하며, 밑동은 흰빛이 도는 녹색이고 위쪽은 자줏빛을 띤다. 가지는 줄기 위쪽에서 벌어져 나온다. 잎은 긴 타원형으로, 잎 앞면에 자줏빛이 돌고, 잎 앞뒷면에 주름이 있다. 잎 가장자리에는 물결 모양의 톱니가 있다. 뿌리에 나는 잎은 잎자루가 길고 넓으며, 무더기로 올라와 사방으로 퍼진다. 줄기에 나는 잎은 잎자루가 짧거나 없고, 위로 갈수록 좁고 작아지며 어긋나게 달린다. 꽃은 4~5월에 노랗게 피는데, 잎이 달린 자리에 긴 꽃대가 올라와 위쪽에서 짧은 가지를 치고 그 끝에 꽃들이 모여 달린다. 꽃잎은 4장으로 끝이 조금 오목한 둥근 타원형이며, 꽃술이 노랗다. 열매는 5~8월에 가늘고 긴 꼬투리 모양으로 여물며, 하늘을 향해 비스듬히 선다. 열매가 다 익으면 갈색이 되며, 열매껍질이 갈라져 갈색을 띤 아주 작은 씨앗들이 나와 가까운 곳에 떨어져 번식한다.

*유사종_ 겨자, 적겨자

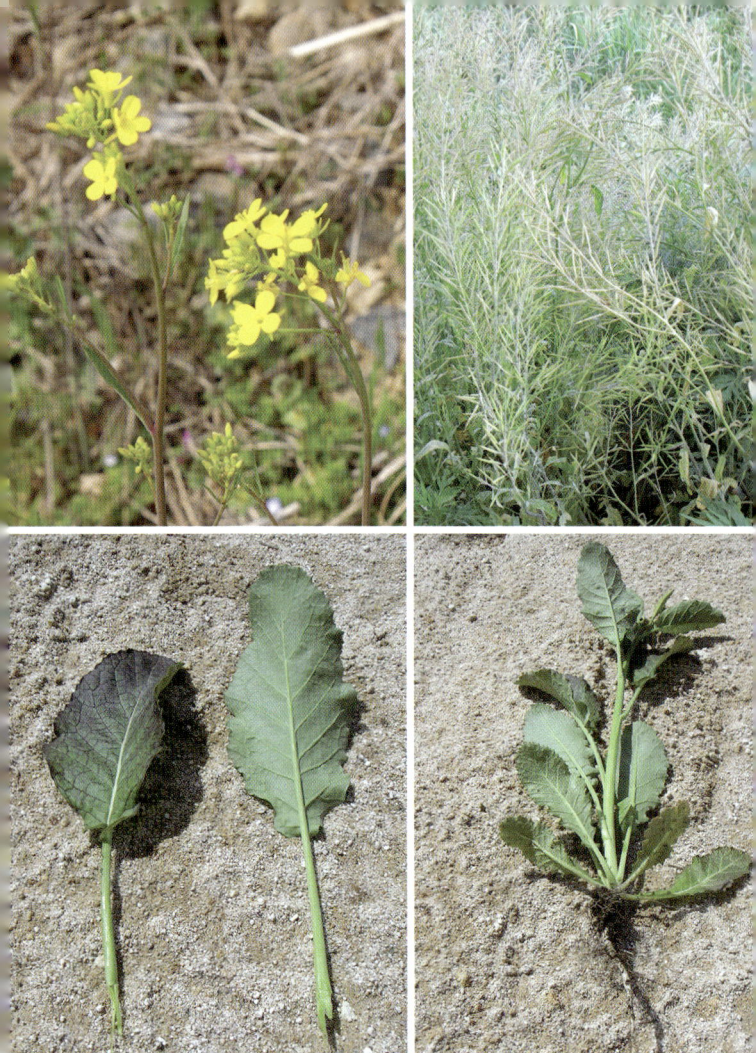

꽃과 꽃봉오리 | 열매
잎 앞뒤 | 뿌리
꽃과 풋열매(길쭉한 것

■■ 효능

한방에서 씨앗을 개자(芥子), 노랗게 볶은 씨앗을 초개자(炒芥子)라 한다. 몸을 따뜻하게 하고, 한기를 흩어주며, 몸의 기운을 이롭게 하고, 경락을 잘 돌게 하며, 염증을 가라앉히고, 마비된 것과 독을 풀어주며, 균을 죽이고, 통증을 가라앉히며, 눈을 밝게 하고, 입맛을 돋우는 효능이 있다. 『동의보감』에서는 "갓은 성질이 따뜻하고 약간 맵지만 독이 없으며, 몸속의 담을 없애어 기를 잘 돌게 하고, 찬 기운을 몰아내고 속을 따뜻하게 하여 콩팥의 사기를 없애며, 몸의 아홉 구멍을 통하게 한다"고 하였다. 배가 차고 먹은 것을 토할 때, 폐에 찬기운이 들어 기침할 때, 천식, 가슴 통증, 심한 관절통, 종기, 타박상을 입었을 때 약으로 처방한다. 비타민 A, 비타민 C, 단백질, 지방, 미로신, 시니그린, 지방을 함유한다.

민간에서는 폐에 찬기운이 들어 기침할 때, 천식, 가슴 통증, 고혈압, 빈혈, 몸이 부었을 때, 입맛이 없을 때, 목이 붓고 아플 때, 버섯에 중독되었을 때, 산후 어혈이 쌓여 아랫배가 아플 때, 배가 차고 먹은 것을 토할 때, 비위가 약하여 속이 미식거릴 때, 위경련, 생리불순, 심한 관절통, 류머티즘, 허리가 아플 때, 타박상, 발이 삐었을 때, 종기가 터지지 않고 독이 올랐을 때, 아이가 폐렴에 걸렸을 때, 아이가 기침할 때, 천식으로 숨이 찰 때, 간이 부었을 때, 뇌압이 높아졌을 때, 중풍으로 팔다리가 저릴 때, 옻이 올라 가려울 때, 잇몸 염증에 사용한다.

🔊 주의사항

- 겨자를 대신 사용하기도 한다.
- 자극성이 강한 약재이므로 치질이 있는 사람, 위나 장에 출혈이 있는 사람은 먹지 않으며 정량만 사용한다.
- 외용약으로 쓸 경우 자극이 느껴지면 바로 씻어내고, 피부에 상처가 난 사람은 사용하지 않는다.
- 몸을 뜨겁게 하는 약재이므로 열이 많은 사람, 음기가 허하여 열이 나는 사람, 폐가 약하여 기침이 나는 사람, 몸이 허약하거나 마른 사람, 눈병이 난 사람, 갑상선에 이상이 있는 사람은 먹지 않는다.

대청 *Isatis tinctoria* var. *yezoensis* Ohwi

- 십자화과 두해살이풀
- 분포지 : 중부지방 이북 바닷가 근처 양지바른 곳
- 개화기 : 5~6월
- 결실기 : 8월
- 채취기 : 봄~여름(전체)

- 별 명 : 개갓, 갯갓, 당청(唐靑), 당청화(唐靑華), 송람(宋藍), 숭람(菘藍), 요람(蓼藍), 판람(板藍), 파란잎
- 생약명 : 남전근(藍靛根), 전근(靛根), 전청근(靛靑根), 판람근(板藍根), 대청엽(大靑葉), 청대(靑黛)
- 유 래 : 뿌리에 나는 잎이 크고[大] 푸른색[靑] 염료로 사용된다 하여 대청이라 부른다.

■ ■ ■ 생태

높이 50~70㎝. 뿌리는 굵고 곧게 뻗어 나가며, 뿌리껍질이 밝은 갈색이다. 줄기는 곧게 자라며, 줄기껍질이 조금 허옇다. 가지는 위쪽으로 조금 벌어져 나온다. 잎은 뿌리와 줄기에 나는 모양이 다른데, 두께가 두툼하고 허연 편이다. 뿌리에 나는 잎은 크고 긴 타원형으로 사방에 뭉쳐 나오는데, 잎자루는 길고 날개가 있으며, 잎 가장자리는 밋밋하면서도 물결처럼 주름이 지기도 한다. 줄기에 나는 잎은 작고 길쭉한 모양으로 어긋나고, 잎자루가 없으며, 잎 가장자리가 밋밋하다. 꽃은 5~6월에 노랗게 피는데, 가지와 줄기 끝에 가늘게 쳐진 꽃대가 올라와 층층이 작은 꽃들이 뭉쳐 달린다. 꽃잎은 4장으로 타원형이며, 길고 짧은 꽃술이 달려 있다. 열매는 8월에 납작한 꼬투리 모양으로 주렁주렁 여문다. 열매가 다 익으면 검은빛이 도는 자주색이 되며 그 안에 검은 씨앗이 들어 있다.

새순 | 꽃봉오리

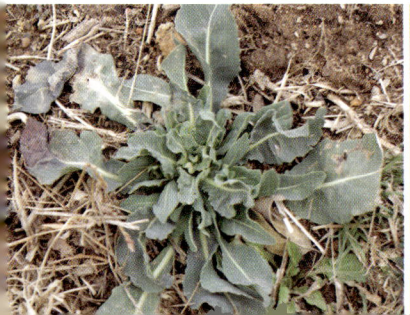
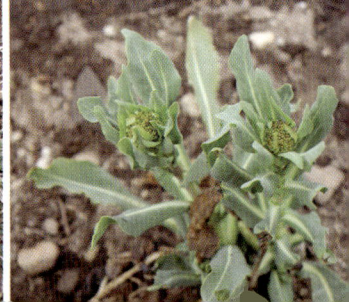

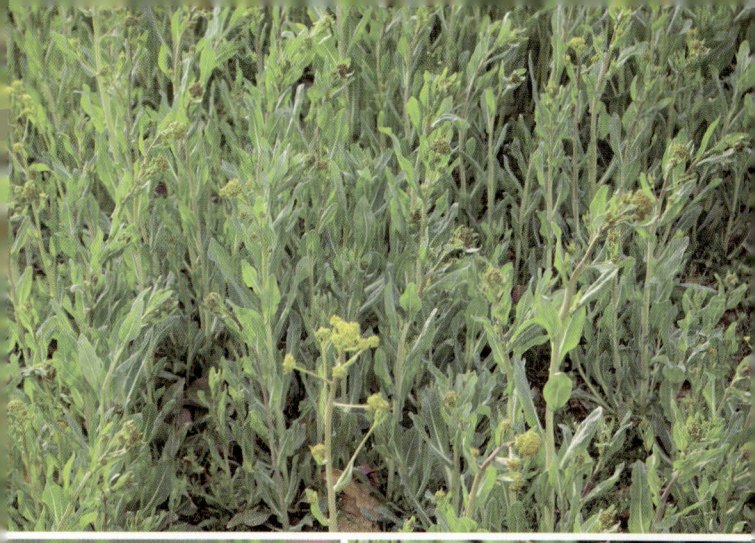

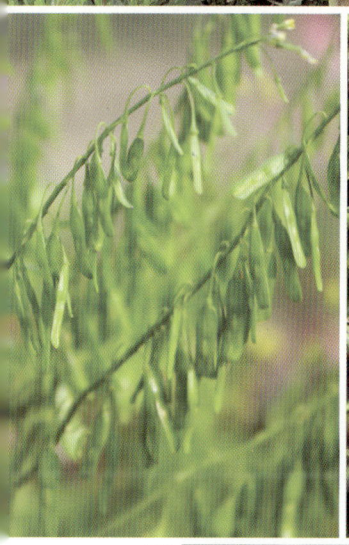

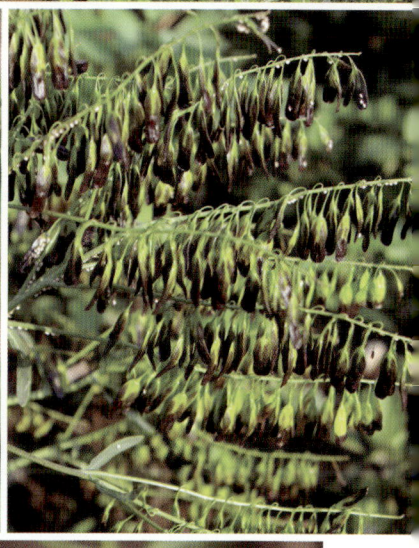

군락
―
풋열매 | 열매
―
꽃과 꽃봉오리

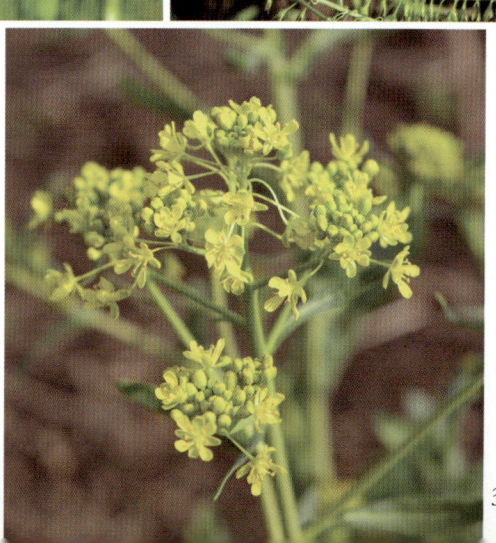

효능

한방에서 뿌리를 남전근(藍靛根)·전근(靛根)·전청근(靛靑根)·판람근(板藍根), 잎을 대청엽(大靑葉), 뿌리째 캔 줄기를 청대(靑黛)라 한다. 열을 내리고, 피를 서늘하게 하며, 염증을 가라앉히고, 균을 죽이며, 독을 풀어주는 효능이 있다. 목이 붓고 아플 때, 열병, 열병으로 인한 피부 발진, 고열로 정신을 잃거나 발작할 때, 뇌염, 눈이 충혈되고 열이 날 때, 간염, 위염, 아이가 볼거리를 하거나 홍역에 걸렸을 때, 코피나 각혈, 종기독, 광물성 약에 중독되었을 때 약으로 처방한다. 인디칸, 이사탄B, 인디고틴, 트립토판을 함유한다.

민간에서는 유행성 감기, 목이 붓고 아플 때, 간이 안 좋아 황달이 왔을 때, 위염, 열이 나고 설사할 때, 급성 폐렴, 아이가 볼거리를 하거나 홍역에 걸렸을 때, 코피나 각혈, 광물성 약에 중독되었을 때, 열병이 나서 가슴이 답답하고 입이 마를 때, 열병으로 인한 피부 발진, 고열로 정신을 잃거나 발작할 때, 뇌염, 눈이 충혈되고 열이 날 때, 입 안이 헐었을 때, 아토피가 오래되었을 때, 종기독에 사용한다.

주의사항

- 마디풀과의 쪽을 대신 사용하기도 한다.
- 몸을 매우 차게 하는 약재이므로 열병이 아닌 몸이 허약하여 열이 나는 사람, 위가 찬 사람은 먹지 않는다.

잎 앞뒤 | 뿌리

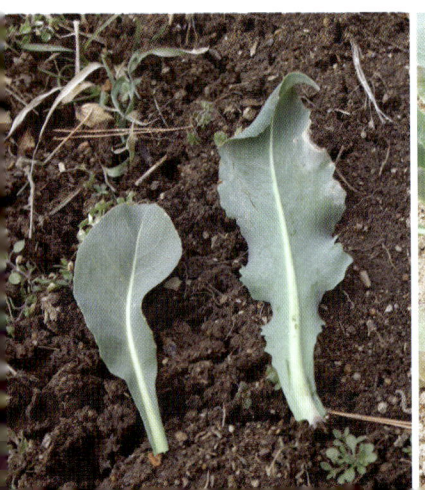
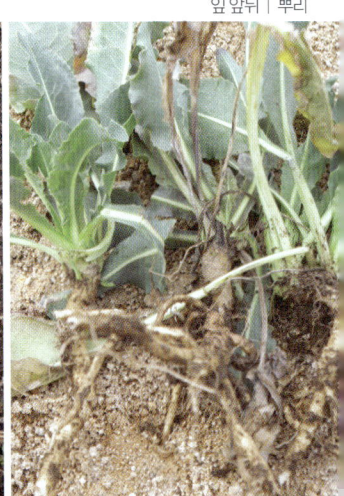

말냉이 *Thlaspi arvense* Linne

- 십자화과 두해살이풀
- 분포지 : 산 아래나 들판 비탈지고 양지바른 풀밭, 텃밭, 길가, 집 근처
- 개화기 : 4~5월   결실기 : 7~8월
- 채취기 : 봄~여름(줄기·잎), 여름(씨앗)

- 별   명 : 구제(狗薺), 노제(老薺), 대제(大薺), 대즙(大蕺), 마신(馬辛), 멸석(蔑菥), 석목(菥木), 고고채(苦苦菜), 퇴람채(退藍菜), 알람채
- 생약명 : 석명(菥蓂), 석명자(菥蓂子)
- 유   래 : 높이가 말처럼 크고 냉이와 비슷한 꽃과 열매가 달린다 하여 말냉이라 부른다.

생태

높이 20~60㎝. 뿌리는 통통하고 길게 뻗으며 잔뿌리가 있다. 뿌리껍질은 흰빛이 도는 밝은 갈색이다. 줄기는 통통하고 길게 무더기로 올라오며 털이 없어 매끄럽다. 가지는 위쪽으로 갈라져 나온다. 잎은 길쭉한 주걱 모양으로, 뿌리에 나는 잎과 줄기에 나는 잎 모양이 다르다. 뿌리에 나는 잎은 잎자루가 길고, 여러 개가 뭉쳐 나와 땅위로 누우며, 조금 넓적한 편이다. 줄기에 나는 잎은 잎자루가 없고 어긋나게 달리며 길쭉한 편이다. 잎 끝은 갸름하면서도 뭉툭하며, 잎 가장자리에는 아주 얕은 파도 모양의 톱니가 드문드문 있다. 꽃은 4~5월에 하얗게 피는데, 줄기 끝에 긴 꽃대가 사방으로 층층이 올라와 작은 꽃들이 뭉쳐 달린다. 열매는 7~8월에 끝이 오목하면서도 납작한 타원형으로 여문다.

*유사종_ 서양말냉이

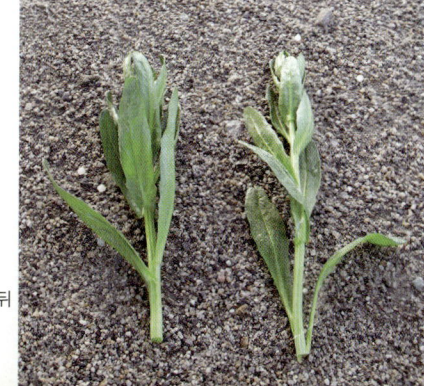

잎 앞뒤

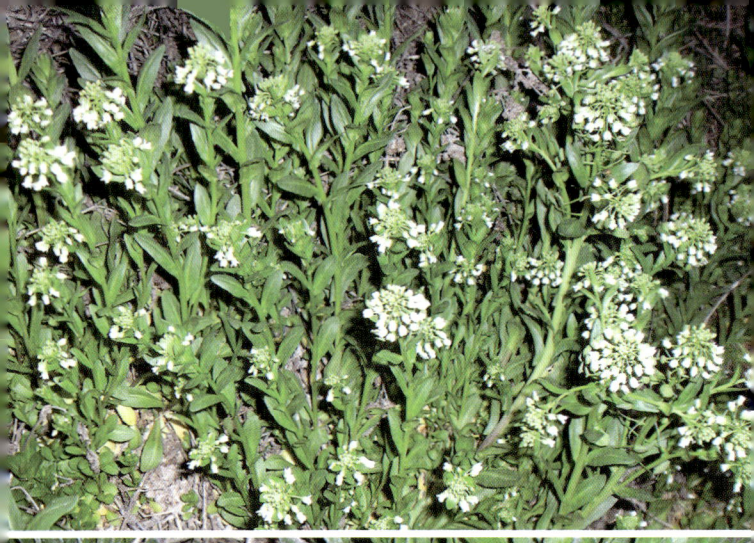
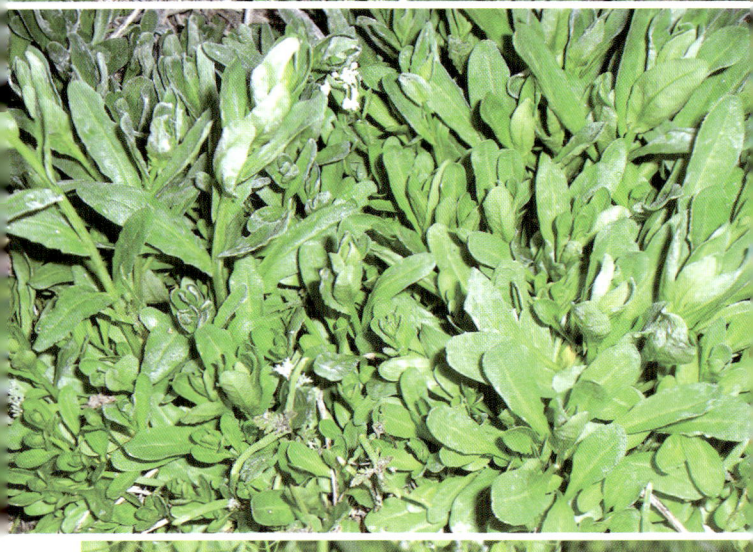
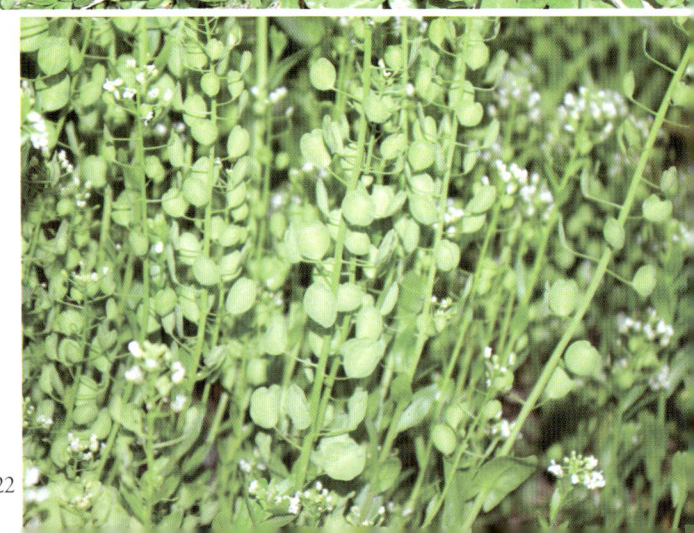

■■ 효능

한방에서 줄기와 잎을 석명(菥蓂), 씨앗을 석명자(菥蓂子)라 한다. 몸속 기운을 보하고, 오장을 튼튼히 하며, 간이 좋아지고, 열을 내리며, 독을 풀어주고, 땀과 소변을 잘 나오게 하며, 가래를 삭히고, 몸을 튼튼히 하며, 염증을 가라앉히고, 균을 죽이는 효능이 있다. 눈이 충혈되고 눈물이 나올 때, 폐 농양, 고열, 신장염, 맹장염, 산후에 배가 아플 때, 생리불순, 자궁내막증, 신경통, 배와 허리가 아플 때 약으로 처방한다. 비타민 C, 카르보하이드레이트, 프로테인, 지방, 시니그린을 함유한다.

민간에서는 산후에 배가 아플 때, 생리불순, 자궁내막증, 허리가 쑤시고 아플 때, 장이 아플 때, 풍기, 눈이 충혈되고 눈물이 나올 때, 폐 농양, 고열, 간이나 신장이 안 좋을 때, 맹장이 아플 때, 통풍에 사용한다.

🔊 주의사항
- 한꺼번에 많이 먹으면 백혈구가 감소하고, 어지러우며, 구역질이 날 수 있으므로 정량만 먹는다.

꽃핀 모습

순

꽃과 풋열매　　　　　　　　　　　　　　　　　　　　열매 | 뿌리

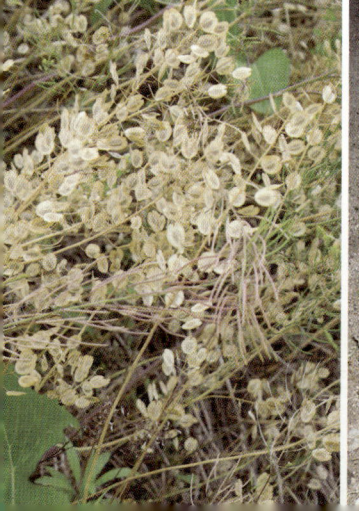
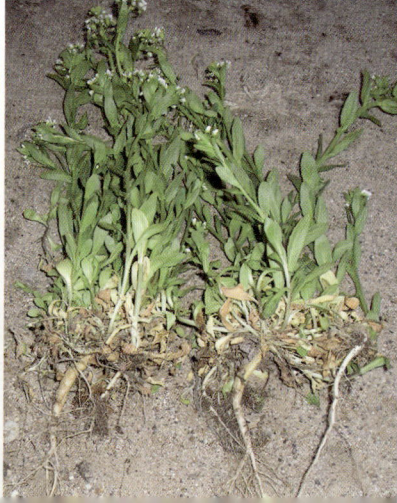

싸리냉이 *Cardamine impatiens* L.

- 십자화과 두해살이풀
- 분포지 : 산기슭 그늘지고 습한 곳이나 냇가
- 개화기 : 5~6월
- 결실기 : 6월
- 채취기 : 여름(씨앗)

- 별　　명 : 싹리냉이, 싸리황새냉이, 긴잎황새냉이
- 생약명 : 제(薺)
- 유　　래 : 줄기가 싸리처럼 가늘고 곧게 올라오는 냉이라 하여 싸리냉이라 부른다.

■■ 생태

높이 50㎝. 뿌리는 굵고 옆으로 뻗어 나가며, 뿌리껍질이 흰색에 가까운 밝은 갈색이다. 줄기는 가늘고 길게 올라오고, 모가 졌으며, 세로로 길게 홈이 있다. 혼동하기 쉬운 유사종 황새냉이는 높이가 낮고, 줄기가 붉은빛이며, 잔털이 있다. 가지는 여러 갈래로 갈라져 나온다. 잎은 여러 가지 모양으로 나는데, 가지처럼 긴 잎자루가 어긋나거나 뿌리에서 직접 나와 깃털 모양으로 작은 잎들이 달린다. 뿌리에서 나와 잎자루에 나는 잎은 어긋나게 달리며, 잎 모양이 둥글거나 조금 갈라져 있다. 줄기에서 나와 잎자루에 나는 잎은 마주나거나 약간 어긋나게 달리고, 잎이 조금 크고 갈라짐이 깊으며, 잎자루 아래쪽에 갈고리 모양의 잎조각 2개가 줄기를 감싸고 있다. 꽃은 5~6월에 하얗게 피는데, 조금 긴 꽃대가 올라와 그 끝이 여러 갈래로 갈라지고 그 끝에 작은 꽃들이 뭉쳐 달린다. 꽃잎은 4장으로 길쭉한 타원형이다. 열매는 6월에 가늘고 굽은 대바늘 모양으로 여물며 그 끝이 하늘을 향한다. 열매가 다 익으면 갈색이 되며 바람결에 마른 껍질이 톡 터져 아주 작은 씨앗이 튀어나와 가까운 곳에 떨어져서 번식한다.

＊유사종_ 논냉이, 황새냉이

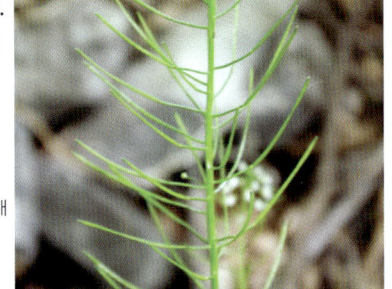

풋열매

■ ■ 효능

한방에선 씨앗을 제(薺)라 한다. 폐를 튼튼히 하고, 염증을 가라앉히며, 소변을 잘 나오게 하는 효능이 있다. 폐렴이나 천식, 몸이 부었을 때 약으로 처방한다. 비타민, 단백질, 칼슘, 철분을 함유한다.

민간에서는 폐렴이나 천식, 신장이 안 좋아 몸이 부었을 때, 소변 보기 힘들 때 사용한다.

새순(상), 잎 | 꽃(중), 뿌리 | 잎 앞뒤(하)

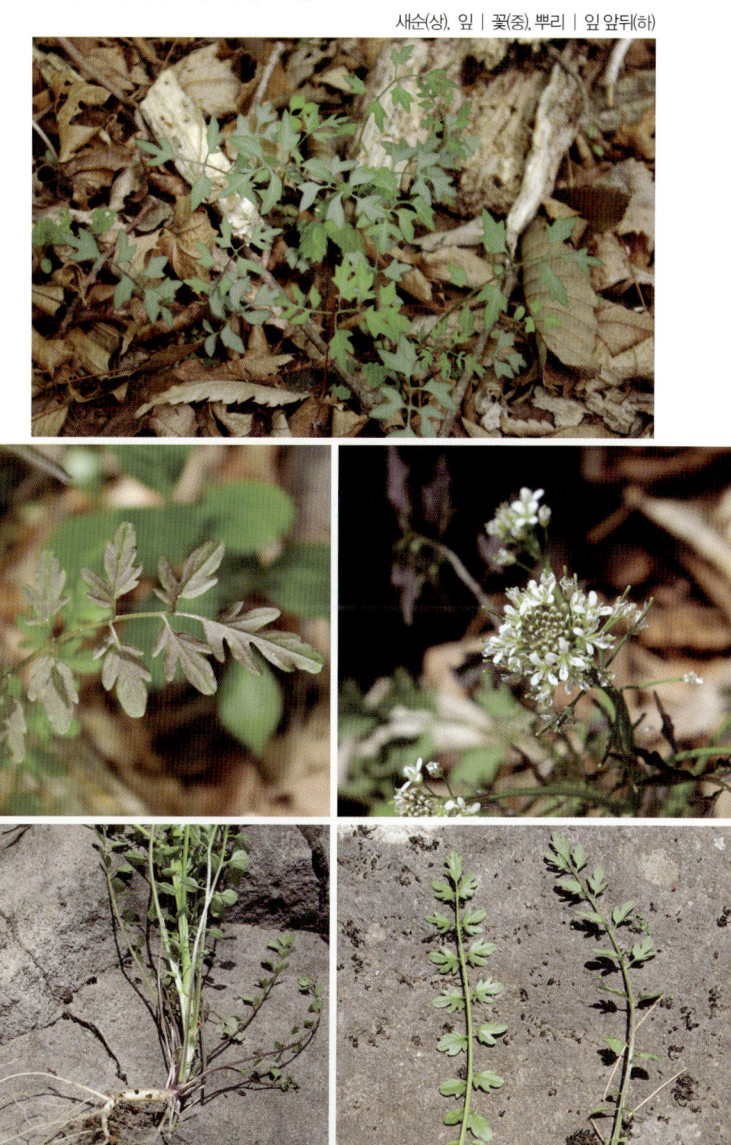

117 재쑥 *Descurainia sophia* (L.) Webb ex Prantl

- 십자화과 두해살이풀 ■ 분포지 : 야산이나 들판의 양지바른 풀밭, 빈터
- 개화기 : 4~6월 결실기 : 6월 채취기 : 여름(씨앗)

- 별   명 : 당근냉이, 남정력자(南葶藶子), 대실(大室), 대적(大適), 단호(簞蒿), 파랑호(播娘蒿)
- 생약명 : 정력자(葶藶子)
- 유   래 : 예부터 여름에 모깃불을 피울 때 많이 써서 재가 되는 쑥이라 하여 재쑥이라 부른다.

■ ■ 생태

높이 30~70㎝. 뿌리는 통통하고 곧게 뻗어 나가며 잔뿌리가 있다. 뿌리껍질은 흰빛이 도는 밝은 갈색이다. 줄기는 굵고 곧게 올라오며 부드럽고 흰 잔털이 많다. 가지는 밑동에서부터 여러 개로 갈라져 나온다. 잎은 깃털처럼 잘게 갈라진 모양으로 나는데, 줄기에서 긴 잎자루가 어긋나게 올라와 잘게 갈라진 잎들이 어긋나게 달린다. 잎이 갈라진 모양은 길쭉한 타원형이며, 잎 끝이 갸름하다. 잎 앞뒷면에는 부드러운 잔털이 있다. 꽃은 5~6월에 노랗게 피는데, 줄기 끝에 꽃대가 뭉쳐 올라와 길쭉한 종모양의 작은 꽃들이 달린다. 꽃받침과 꽃잎은 각기 4장이며, 꽃잎은 아주 길쭉한 타원형이다. 열매는 6월에 가늘고 긴 통모양으로 여무는데, 열매 끝이 하늘을 향해 서며 조금 굽어져 있다. 열매가 다 익으면 갈색이 되며, 갈라진 열매껍질에 갈색을 띤 아주 작은 씨앗들이 1줄로 붙어 있다가 가까운 곳에 떨어져 번식한다.

＊유사종_ 나도재쑥

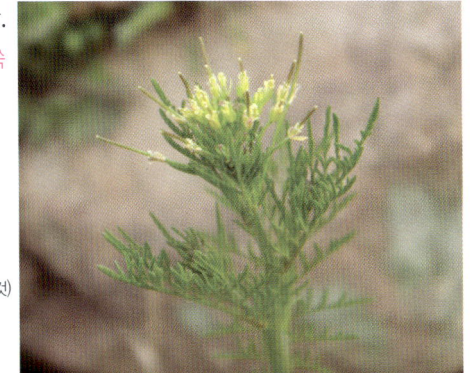

꽃과 풋열매(길쭉한 것)

■■효능

한방에서 씨앗을 정력자(葶藶子)라 한다. 폐에 뭉쳐 있는 기운을 아래로 내려주고, 습한 것을 몰아내며, 몸속 수분이 잘 돌게 하고, 기침과 가래를 멎게 하는 효능이 있다. 천식, 폐결핵, 가래가 끓어 가슴이 답답하고 숨이 찰 때, 심한 기침, 몸이 부었을 때, 심장이 약할 때, 소변 보기 힘들 때 약으로 처방한다. 비타민 A, 단백질, 칼슘, 철, 아스코르브산, 배당체, 시니그린을 함유한다.

민간에서는 천식, 폐결핵, 가래가 끓어 가슴이 답답하고 숨이 찰 때, 장이나 위에서 출렁이는 소리가 나고 기침이 나올 때, 생리불순, 몸속 기가 뭉쳐서 아플 때, 설사나 붉은 설사, 신장병, 심장이 약하여 숨이 가쁠 때, 몸이나 얼굴이 붓고 배가 불러올 때, 소변 보기 힘들 때, 당뇨, 살이 쪘을 때, 음식을 잘못 먹어 한기와 열이 반복될 때, 학질에 사용한다.

🔊 주의사항
- 십자화과의 꽃다지나 다닥냉이를 대신 사용하기도 한다.
- 기운을 아래로 내리는 약재이므로 찬바람을 쐬어 기침하는 사람, 음기가 부족하여 몸이 부었거나 종기가 난 사람은 먹지 않는다.

새순 / 꽃봉오리 | 전체 모습

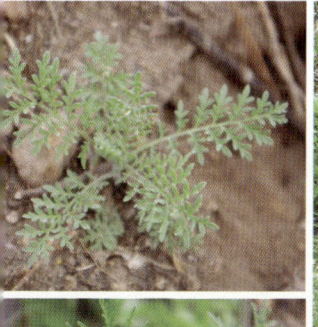

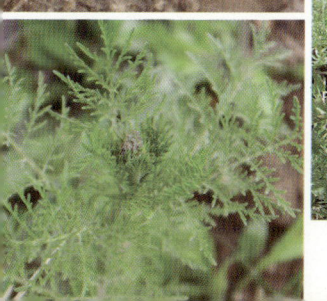

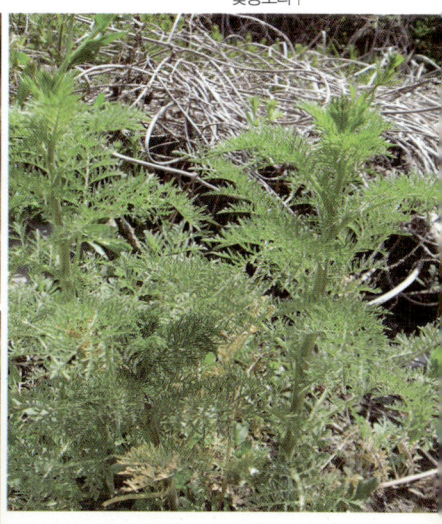

118 약
닥풀 *Hibiscus manihot* L.

- 아욱과 한해살이풀   ■ 분포지 : 양지바르고 기름진 밭
- 개화기 : 8~9월   결실기 : 10월
- 채취기 : 여름(뿌리·꽃), 가을(씨앗)

- 별   명 : 황촉규(黃蜀葵), 당촉규(唐蜀葵)
- 생약명 : 황촉규근(黃蜀葵根), 황촉규화(黃蜀葵花), 황촉규자(黃蜀葵子)
- 유   래 : 닥나무 껍질로 닥종이를 만들 때 점착력을 높이기 위해 점액이 많은 이 풀의 뿌리를 즙을 내어 넣는다 하여 닥풀이라 부른다.

생태

높이 1~1.5m. 뿌리는 굵고 곧게 자라며 가늘고 긴 잔뿌리가 길게 뭉쳐 나온다. 뿌리껍질은 밝은 갈색이다. 뿌리를 잘라보면 점액이 나온다. 줄기는 굵고 곧게 올라오고 잔털이 있다. 줄기 껍질은 푸르면서도 붉은 자줏빛이 돈다. 가지는 치지 않는다. 잎은 매우 큰 손바닥 모양으로 어긋나는데, 잎자루가 매우 길고 굵으며 자줏빛이 돈다. 잎은 5~9갈래로 좁고 길게 갈라지는데, 잎자루 바깥쪽 잎은 길게 갈라지고 잎 끝이 뾰족하며, 잎자루 양쪽 잎은 짧게 갈라지고 잎 끝이 뭉툭하다. 잎 뒷면은 조금 희고, 잎 가장자리에는 불규칙하면서도 거친 톱니가 크게 있다. 꽃은 8~9월에 아주 연노랗게 피는데, 줄기 끝에 꽃대가 층층이 어긋나게 올라와 아주 큰 꽃들이 달린다. 꽃잎은 5장으로 둥글고 한쪽 방향으로 포개져 있으며 세로로 잘게 주름이 있다. 꽃잎 안쪽은 색깔이 짙으며, 꽃술은 짙은 자주색을 띤다. 열매는 10월에 끝이 갸름한 타원형으로 여무는데, 열매껍질에 세로홈이 5줄씩 있고 희고 거친 잔털이 빽빽하다. 열매가 다 익으면 짙은 갈색이 되며, 껍질이 5장으로 갈라져 검고 둥근 씨앗들이 나와 가까운 곳에 떨어져 번식한다.

■■ 효능

한방에서 뿌리를 황촉규근(黃蜀葵根), 꽃을 황촉규화(黃蜀葵花), 씨앗을 황촉규자(黃蜀葵子)라 한다. 몸속 물을 잘 통하게 하고, 어혈을 흩어주며, 염증을 가라앉히고, 독을 풀어주며, 젖을 잘 나오게 하는 효능이 있다. 소변 보기 힘들 때, 산모의 젖이 적게 나올 때, 이하선염, 골절, 타박상, 종기가 났을 때 약으로 처방한다.

민간에서는 이하선염, 산모의 젖이 적게 나올 때, 종기가 나서 아플 때, 화상, 소변 보기 힘들 때, 산모가 난산일 때, 신장결석, 아토피, 부스럼이 나서 고름과 진물이 잡힐 때, 뼈가 부러져 부었을 때, 타박상을 입어 아플 때 사용한다.

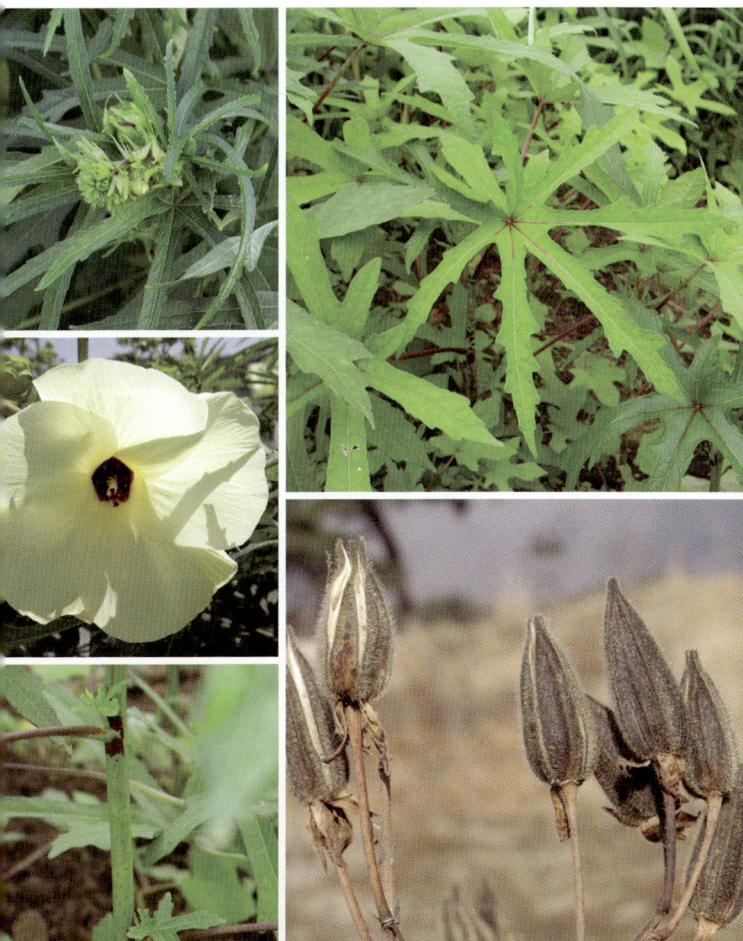

119 약 독
목화 *Gossypium indicum* Lam.

- 아욱과 한해살이풀
- 분포지 : 중부 이남 양지바르고 건조한 보리밭
- 개화기 : 8~9월
- 결실기 : 10월
- 채취기 : 가을(열매껍질·씨앗), 늦가을(뿌리)

- **별　명** : 양화(凉花), 목면(木綿), 목면자(木綿子), 초면(草綿), 면근피(綿根皮), 겁패(劫貝), 길패(吉貝), 고종(古終)
- **생약명** : 면화(綿花), 면화각(綿花殼), 면화자(綿花子), 면자유(綿子油), 면화근(綿花根), 면화근피(綿花根皮)
- **유　래** : 가을에 잎이 진 뒤 마른 가지에 하얀 솜털이 달린 모습이 나무[木]에 꽃[花]이 핀 것처럼 보인다 하여 목화라 부른다.

생태

높이 60㎝. 뿌리는 곧게 뻗어 나간다. 줄기는 가늘고 곧게 자라며 나무처럼 단단하다. 줄기껍질은 붉은 갈색이며 하얗고 긴 잔털이 있다. 가지는 위쪽에서 갈라져 나와 꺾인 듯이 굽어져 자라며, 굽어진 곳마다 마디가 있다. 잎은 넓은 모양으로 어긋나는데, 잎자루가 길고 붉은빛이다. 잎 끝은 크게 3갈래로 갈라지고, 양끝이 다시 짧게 2갈래로 갈라지며, 잎 앞뒷면의 잎맥에는 잔털이 있다. 잎 가장자리는 밋밋하다. 꽃은 8~9월에 우윳빛이 도는 흰색으로 피는데, 짧고 굵은 꽃대가 올라와 큰 꽃이 1송이씩 달린다. 꽃잎은 5장으로 모서리가 둥근 삼각형이며, 불꽃 모양의 꽃받침 3장이 크게 붙어 있다. 꽃이 다 피면 노란빛이 돌다가 붉은색으로 변하며, 꽃잎들이 비틀리듯 돌돌 말린 뒤 시들어 떨어진다. 열매는 10월에 끝이 뾰족하고 4갈래로 홈이 있는 타원형으로 여문다. 열매가 다 익으면 갈색이 되며, 껍질이 4갈래로 갈라져 솜털에 쌓인 씨앗이 나온다. 열매는 잎이 진 겨울에도 붙어 있다.

풋열매 | 열매

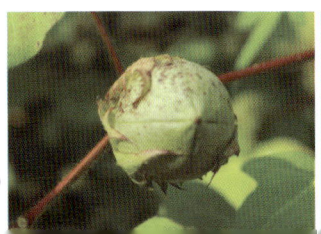
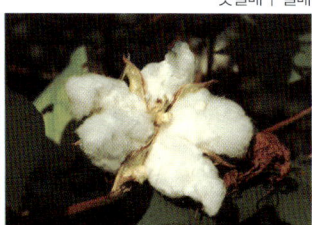

■■ 효능

한방에서 씨앗털을 면화(綿花), 열매껍질을 면화각(綿花殼), 씨앗을 면화자(綿花子), 씨앗으로 짠 기름을 면자유(綿子油), 뿌리를 면화근(綿花根), 뿌리껍질을 면화근피(綿花根皮)라 한다. 피를 멎게 하고, 허한 것을 보하며, 가슴에 뭉친 기운을 풀어주고, 신장을 따뜻하게 하며, 통증을 가라앉히고, 균을 죽이며, 염증을 가라앉히는 효능이 있다. 『동의보감』에서는 "목화 씨앗은 남성의 양기가 부족한 데 쓰이며, 고환이 한쪽으로 커지는데, 소변을 찔끔거리는 데 효과가 있다"고 하였다. 각혈이나 하혈, 베인 상처에서 피가 날 때, 몸이 쇠약하여 기침을 많이 할 때, 소변을 자주 지릴 때, 고환이 붓고 아플 때, 자궁이 내려앉았거나 출혈이 있을 때, 소화불량, 치질, 심한 부스럼, 옴이 올랐을 때 약으로 처방한다.

민간에서는 몸이 쇠약하여 잔기침을 많이 할 때, 소변을 자주 지릴 때, 고환이 붓고 아플 때, 자궁이 내려앉았거나 출혈이 있을 때, 뱀에 물렸을 때, 사마귀, 가슴이 답답하고 소화가 안 될 때, 각혈이나 하혈, 베인 상처에서 피가 날 때, 치질, 심한 부스럼, 옴이 올랐을 때 사용한다.

🔊 주의사항
- 뿌리와 익은 열매에 독성이 있는 고씨풀을 함유하고 있어 많이 먹으면 칼슘 흡수가 저하될 수 있으므로 정량만 사용하며, 특히 임산부는 사용하지 않는다.

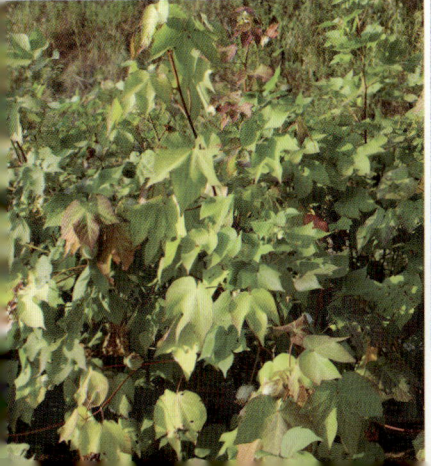

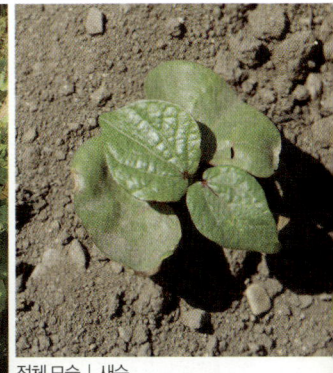

전체 모습 | 새순

120 약
어저귀 *Abutilon avicennae* GAERTN.

- 아욱과 한해살이풀
- 분포지 : 들판이나 마을 근처의 빈터, 밭둑가 양지바른 곳
- 개화기 : 8~9월 결실기 : 9월
- 채취기 : 봄~여름(줄기·잎·뿌리), 가을(씨앗)

- 별 명 : 오작이, 백마(白麻), 청마(靑麻)
- 생약명 : 경마(苘麻), 경마근(苘麻根), 경마자(苘麻子), 경실(苘實)
- 유 래 : 열매를 만지면 어적거리는 소리가 난다 하여 어저귀라 부른다.

■ ■ 생태

높이 1.5m. 줄기는 곧고 길게 올라오고 세로로 얕은 홈이 있으며 잔털이 많다. 잎은 넓고 둥근 모양으로 하늘을 향해 어긋난다. 잎자루가 매우 길고 굵으며 잔털로 덮여 있다. 잎 끝은 꼬리처럼 길고 뾰족하며, 잎 가장자리에 불규칙하고 둔한 잔 톱니가 있다. 꽃은 8~9월에 노랗게 피는데, 잎이 난 자리에 짧고 털 달린 꽃대가 올라와 작은 꽃이 달린다. 꽃잎은 5장으로 어금니 모양이며, 꽃술도 노란빛을 띤다. 열매는 9월에 갈고리 달린 수레바퀴 모양으로 여물며 잔털이 많다. 열매가 다 익으면 검은빛이 도는 갈색이며, 갈고리 부분들이 세로로 갈라져 검은 열매가 나와서 가까운 곳에 번식한다.

전체 모습

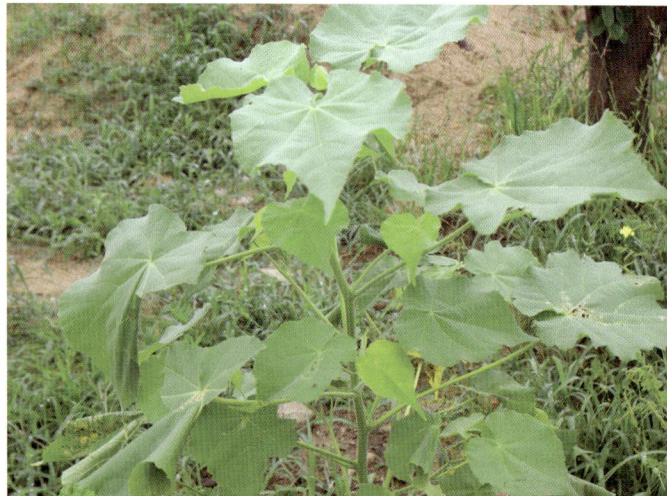

■■ 효능

한방에서 줄기와 잎을 경마(苘麻), 뿌리를 경마근(苘麻根), 씨앗을 경마자(苘麻子) 또는 경실(苘實)이라 한다. 풍을 몰아내고, 독을 풀어주며, 소변과 젖을 잘 나오게 하고, 장을 촉촉하게 하며, 눈이 맑아지고, 통증을 없애며, 염증을 가라앉히고, 균을 죽이는 효능이 있다. 임산부가 몸이 부었을 때, 유선염, 이질 설사, 소변 보기 힘들 때, 변비, 종기, 관절염에 약으로 처방한다.

민간에서는 위염, 심한 기침, 피부병, 설사할 때, 중이염, 귀에서 소리가 날 때, 관절이 쑤시고 아플 때, 치질, 아토피, 땀을 내야 할 때, 결핵성 림프선염, 소변 보기 힘들 때 사용한다.

🔊 주의사항
- 간혹 민간에서 아욱씨인 동규자(冬葵子)를 대신 사용하는 경우도 있다.

풋열매 | 열매

잎앞뒤 | 꽃

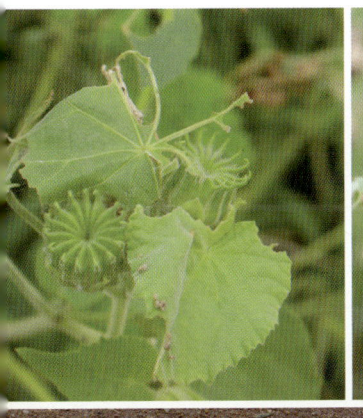
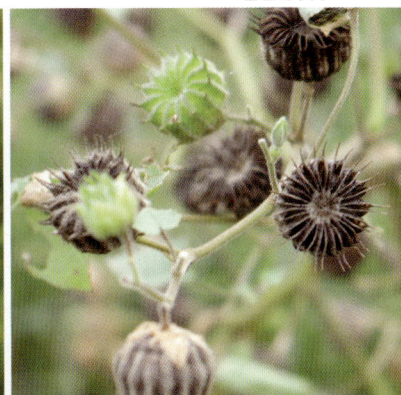
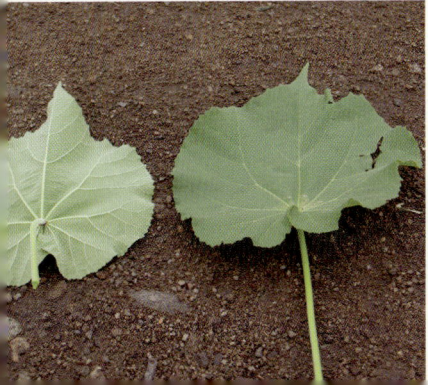
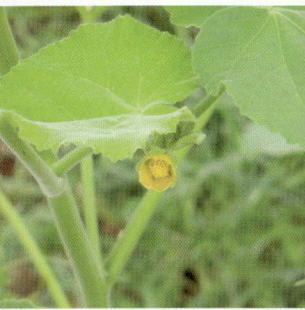

121 약식

좁쌀풀 *Lysimachia vulgaris* var. davurica (Ledeb.) R.Kunth

- 앵초과 여러해살이풀
- 분포지 : 산과 들의 양지바르고 부식토가 많은 습지
- 개화기 : 6~8월
- 결실기 : 8~9월
- 채취기 : 여름(전체)

- 별 명 : 좁싸리풀, 노란꽃꼬리풀
- 생약명 : 황련화(黃蓮花)
- 유 래 : 잎이 좁으며 나무는 아니지만 줄기가 싸리처럼 꼿꼿한 풀이라 하여 좁싸리풀이라 하다가 좁쌀풀이 되었다.

■ ■ ■ 생태

높이 40~80㎝. 뿌리는 무성하게 나와 옆으로 뻗어 나가며, 뿌리껍질이 갈색이다. 줄기는 가늘고 곧게 올라온다. 줄기껍질은 갈색빛이 도는 녹색이며 잔털이 있다. 가지는 위쪽으로 짧게 갈라져 나온다. 잎은 길쭉한 모양으로 마주나거나 조금 어긋나며, 3~4장이 나란히 돌려나기도 한다. 잎자루는 없고, 잎 끝이 뾰족하다. 잎 앞면은 짙푸르며, 잎 뒷면에는 잔털이 조금 있다. 잎 가장자리는 밋밋하다. 혼동하기 쉬운 유사종 산좁쌀풀은 잎이 좁지 않고 넓은 타원형이다. 꽃은 6~8월에 노랗게 피는데, 줄기 끝에 길고 굵은 꽃대가 올라와 층층이 가지를 치고 그 끝에 꽃들이 달린다. 꽃잎은 5장으로 둥근 타원형이며, 꽃잎들 안쪽에 별모양의 어두운 얼룩이 있다. 꽃술은 꽃잎 안쪽에 짧고 노랗게 뭉쳐 있다. 열매는 8~9월에 아주 작은 공모양으로 여무는데, 꽃받침 5장이 열매를 둘러싸고 있다. 열매가 다 익으면 갈색이 되며, 열매껍질이 터져 작은 씨앗이 가까운 곳에 떨어져 번식한다.

*유사종_ 산좁쌀풀, 큰산좁쌀풀, 앉은좁쌀풀, 애기좁쌀풀, 털좁쌀풀 참좁쌀풀

씨앗에서 나온 어린 새순 | 새순
새순 | 꽃

■■ 효능

한방에서 뿌리째 캔 줄기를 황련화(黃蓮花)라 한다. 피를 멎게 하고, 염증을 가라앉히며, 혈압을 내리고, 몸을 서늘하게 하며, 설사를 멎게 하는 효능이 있다. 위염이나 위궤양, 인후염, 각혈, 혈압이 높아 머리가 아플 때, 붉은 설사, 치질로 출혈, 불면증이 있을 때 약으로 처방한다. 탄닌, 플라보노이드, 사포닌, 프림베라제를 함유한다.

민간에서는 위가 쓰리고 아플 때, 목이 붓고 아플 때, 가슴에 열이 있어 답답하고 마른 가래가 나올 때, 기침하고 숨이 찰 때, 목이 쉬었을 때, 입 안이 마르고 피를 토할 때, 혈압이 높아 머리가 아플 때, 붉은 설사, 치질 출혈, 자궁이 내려앉았을 때, 불면증, 눈이 가렵고 아플 때, 눈이 피로할 때, 타박상을 입어 아플 때 사용한다.

📢 주의사항
• 참좁쌀풀을 대신 사용하기도 한다.

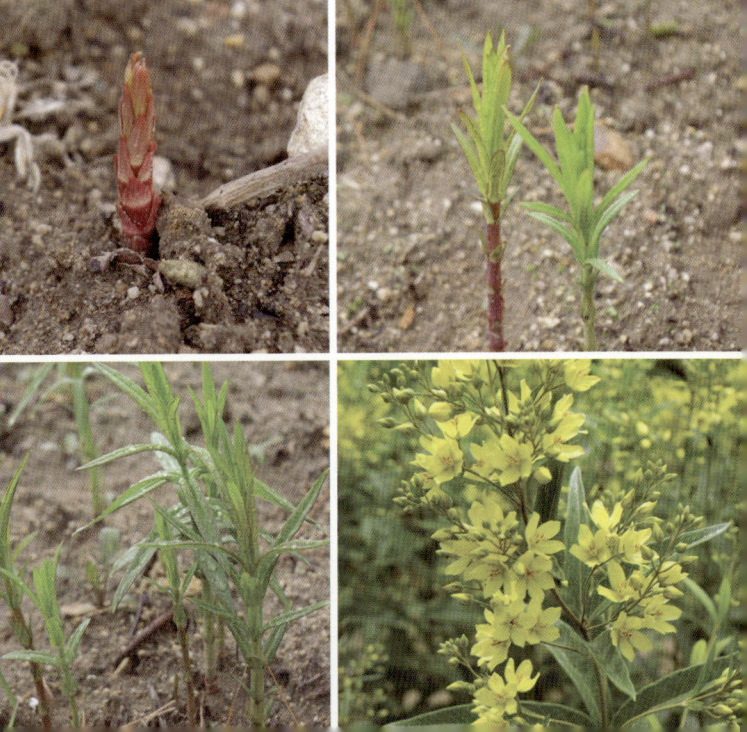

122 약

구슬붕이 *Gentiana squarrosa* Ledeb. var. squarrosa

- 용담과 두해살이풀 ■ 분포지 : 산과 들판의 양지바른 숲속, 풀밭, 언덕
- 개화기 : 5~6월 결실기 : 7월
- 채취기 : 봄~초여름(줄기·잎·꽃)

- 별　명 : 구실붕이, 민구슬붕이, 인엽용담(鱗葉龍膽), 암용담(岩龍膽), 자화지정(紫花地丁)
- 생약명 : 석용담(石龍膽)
- 유　래 : 살눈처럼 생긴 도톰한 잎(옛말 구슬)이 달린 꽃봉오리(옛말 봉이)라는 뜻으로 구슬봉이라 하다가 구슬붕이가 되었다.

■ ■ 생태

높이 2~10㎝. 뿌리는 곧고 길게 나오며 잔뿌리가 조금 있다. 뿌리껍질은 흰빛이 도는 밝은 갈색이다. 줄기는 곧고 짧게 자라고, 줄기껍질은 노란빛이 도는 연녹색이며 작은 잎들로 겹겹이 둘러 싸여 있다. 혼동하기 쉬운 유사종 큰구슬붕이는 줄기가 길고 짙은 자주색이다. 가지는 줄기 밑동에서 여러 갈래로 갈라져 올라온다. 잎은 길쭉한 아주 작은 타원형 또는 마름모꼴인데, 잎자루가 없고 잎 끝이 뾰족하다. 뿌리에서 나는 잎은 크고, 십자 모양으로 겹쳐져 땅 위에 펼쳐지며, 줄기에서 나는 잎은 줄기를 완전히 감싸듯 촘촘히 마주난다. 잎 두께가 조금 도톰하며, 잎은 흰빛이 도는 연녹색이다. 잎 가장자리는 밋밋하다. 혼동하기 쉬운 유사종 큰구슬붕이는 줄기 밑동에 퍼진 잎이 없고 줄기가 보일 만큼 드문드문 잎이 달린다. 꽃은 5~6월에 푸른빛이 도는 연보라색으로 피는데, 가지 끝에 짧은 꽃대가 올라와 나팔 모양의 꽃이 하늘을 향해 달린다. 꽃잎 위쪽이 10장으로 뾰족하게 갈라지고, 긴 꽃잎과 짧은 꽃잎이 차례로 배열되며, 긴 꽃잎 끝이 2개로 얕게 갈라지기도 한다. 꽃잎 안쪽은 하얗고, 갈색빛이 도는 짙은 자주색 점선이 있다. 꽃술은 아주 연노랗다. 열매는 7월에 원뿔 모양으로 여문다. 열매가 다 익으면 갈색이 되며, 열매껍질이 갈라져 아주 작은 씨앗들

이 나와 가까운 곳에 떨어져 번식한다. *유사종_ 큰구슬붕이, 흰큰구슬붕이, 고산구슬붕이, 백두산구슬붕이, 봄구슬붕이, 좀구슬붕이

효능

한방에서 뿌리째 캔 줄기와 꽃을 석용담(石龍膽)이라 한다. 열을 내리고, 독을 풀어주며, 염증을 가라앉히는 효능이 있다. 장염, 결막염, 눈에서 피가 날 때, 결핵성 림프선염, 종기가 났을 때 약으로 처방한다.

민간에서는 충수염, 장염으로 아랫배가 붓고 아플 때, 림프선이 부었을 때, 눈이 붉어지고 아플 때, 습진이나 아토피, 종기가 오래되었을 때, 피부가 헐고 진물이 날 때 사용한다.

주의사항
- 큰구슬붕이를 대신 사용하기도 한다.
- 차가운 성질을 지닌 약재이므로 몸이 찬 사람은 먹지 않는다.

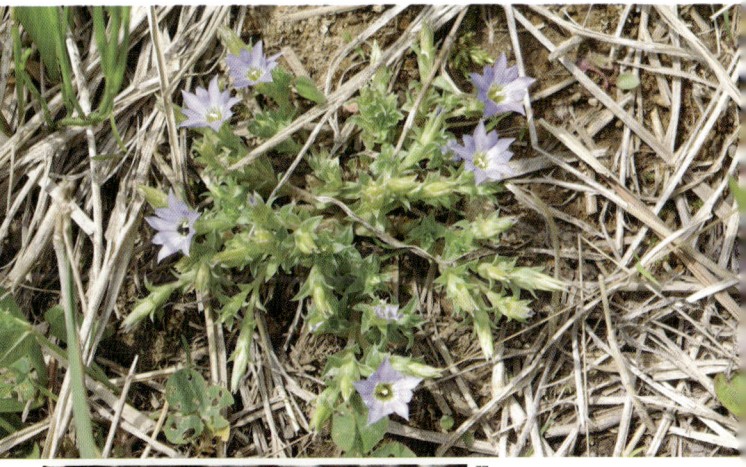

꽃
—
꽃과 꽃봉오리

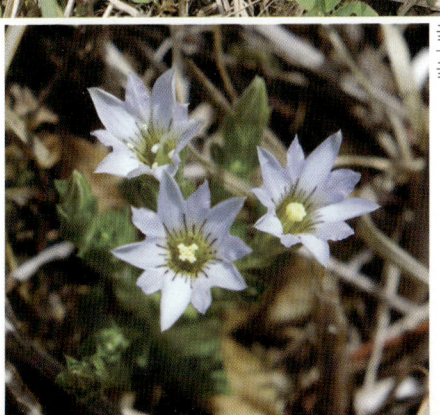

123 약

큰구슬붕이 *Gentiana zollingeri* Faw. for. zollingeri

- 용담과 두해살이풀
- 분포지 : 산과 들판의 양지바른 숲속, 풀밭, 언덕
- 개화기 : 5~6월
- 결실기 : 7월
- 채취기 : 봄~초여름(줄기·잎·꽃)

- 별   명 : 큰구실붕이, 큰구실봉이
- 생약명 : 석용담(石龍膽)
- 유   래 : 구슬붕이 종류 중에서 꽃들이 둥글게 모여 달려 큰 덩어리를 이룬다 하여 큰구슬붕이라 부른다.

■ ■ ■ 생태

높이 5~10cm. 뿌리는 아주 가늘고 짧게 나오며, 뿌리껍질이 갈색이다. 줄기는 곧게 올라온다. 줄기껍질은 자줏빛이며, 밑동은 하얗다. 혼동하기 쉬운 유사종 구슬붕이와는 달리 가지는 치지 않는다. 잎은 타원형 또는 넓은 타원형으로 마주나는데, 잎 끝이 갸름하거나 뾰족하다. 잎 앞면은 자줏빛이 도는 진초록이며, 잎 뒷면은 자주색이다. 잎 두께는 조금 도톰한 편이다. 잎 가장자리는 밋밋하며 조금 흰빛이 돈다. 혼동하기 쉬운 유사종 구슬붕이는 잎이 연녹색이고, 비늘처럼 줄기를 촘촘히 감싸며, 뿌리 쪽에 십자형으로 겹쳐져 땅에 퍼지는 큰 잎이 있다. 꽃은 5~6월에 푸른빛이 도는 연보라색으로 피는데, 줄기 끝에 매우 짧은 꽃대가 둥글게 뭉쳐 올라와 꽃이 달린다. 꽃잎 위쪽이 10장으로 뾰족하게 갈라지고, 긴 꽃잎과 짧은 꽃잎이 차례로 배열되어 있으며, 짧은 꽃잎 끝은 다시 여러 갈래로 잘게 갈라진다. 꽃잎 안쪽에는 짙은 자주색 점선이 있다. 꽃술은 아주 연한 노란빛이다. 유사종 구슬붕이는 꽃들이 둥글게 뭉쳐서 피지 않으며, 꽃잎 안쪽이 하얗다. 열매는 7월에 원뿔 모양으로 여문다. 열매가 다 익으면 갈색이 되며, 열매껍질이 갈라져 아주 작은 씨앗들이 나와 가까운 곳에 떨어져 번식한다.

*유사종_ 구슬붕이, 고산구슬붕이, 백두산구슬붕이, 봄구슬붕이, 좀구슬붕이, 흰큰구슬붕이

■■효능

한방에서 줄기, 잎, 꽃을 석용담(石龍膽)이라 한다. 약효와 약용 방법, 민간 요법, 주의사항은 구슬붕이와 같다.

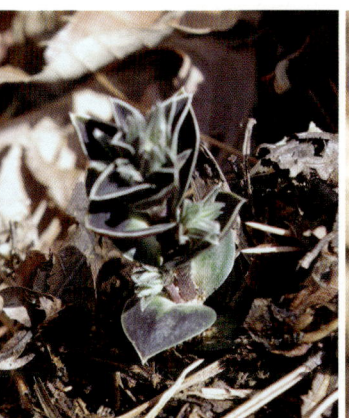
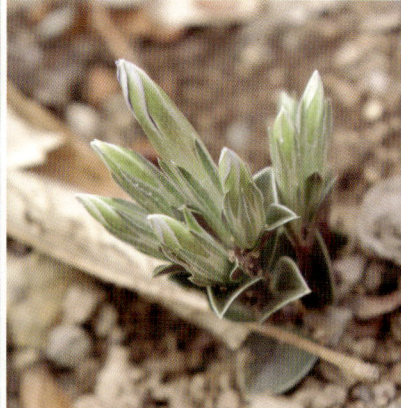
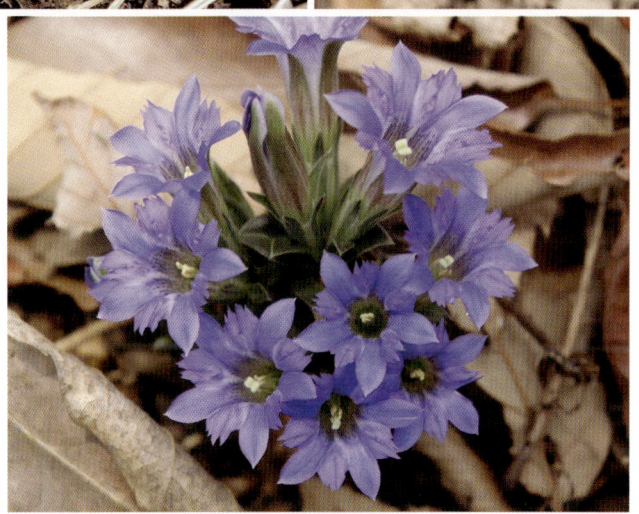
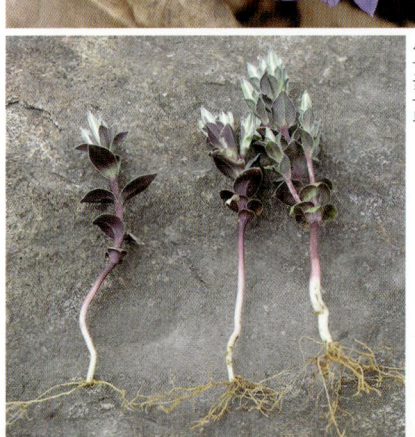

새순 | 꽃봉오리
꽃
뿌리

124 물질경이 *Ottelia alismoides* (L.) Pers.

- 자라풀과 한해살이풀
- 분포지 : 양지바른 연못, 도랑, 늪지, 논
- 개화기 : 8~9월
- 결실기 : 10월
- 채취기 : 봄~가을(줄기·잎)

- 별 명 : 물배추, 수차전(水車前)
- 생약명 : 용설초(龍舌草)
- 유 래 : 질경이란 질경질경 밟혀도 되살아날 만큼 생명력이 강하다는 뜻을 지닌 질경이과의 여러해살이풀인데, 학명은 다르지만 잎 모양이 비슷하고 물 속에 산다 하여 물질경이라 부른다.

■ ■ 생태

높이 25~50㎝. 뿌리는 가늘고 수염처럼 무성하게 뻗어 나온다. 뿌리껍질은 희거나 붉은빛이 도는 갈색이다. 줄기는 없다. 잎은 뿌리에서 넓은 타원형으로 뭉쳐 나와 물 속에 잠긴다. 잎자루는 길고, 밑동은 희며 윗동은 푸르다. 잎 두께는 매우 얇고, 잎 끝은 갸름하면서도 뭉툭하다. 잎 앞뒷면에는 세로 잎맥이 두드러지며, 잎 가장자리는 밋밋하면서도 아주 드문드문 작은 톱니가 있다. 꽃은 8~9월에 흰색 또는 연보라색으로 피는데, 잎 사이에서 길고 연한 꽃대가 물 위로 올라와 작은 꽃이 1송이씩 달린다. 꽃잎은 3장으로 끝이 넓은 주걱 모양이며, 세로로 깊은 꽃맥이 4~5개씩 있다. 꽃술은 노랗다. 열매는 10월에 타원형으로 여무는데, 세로로 미역귀 모양의 날개가 여러 겹 달려 있다. 열매가 다 익으면 껍질이 갈라져 작은 씨앗이 나와 가까운 곳으로 흘러가 번식한다.

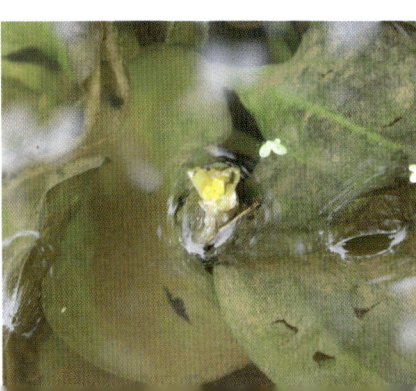

꽃봉오리

■■ 효능

한방에서는 줄기와 잎을 용설초(龍舌草)라 한다. 열을 내리고, 기침과 염증을 가라앉히며, 소변을 잘 나오게 하는 효능이 있다. 천식, 기관지염, 심한 기침과 가래, 몸이 부었을 때, 종기, 유방 염증, 화상을 입었을 때 약으로 처방한다.

민간에서는 천식, 기관지염, 심한 기침과 가래, 신장이 안 좋아 몸이 부었을 때, 종기, 유방 염증, 화상에 사용한다.

꽃
―
뿌리

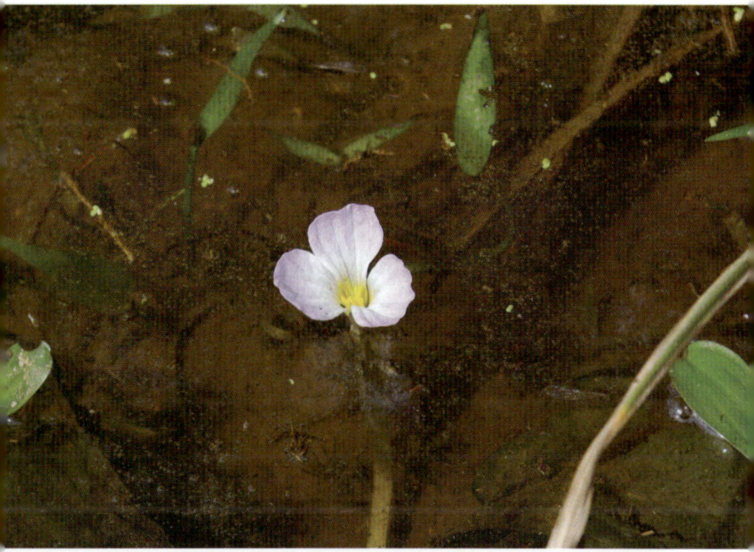

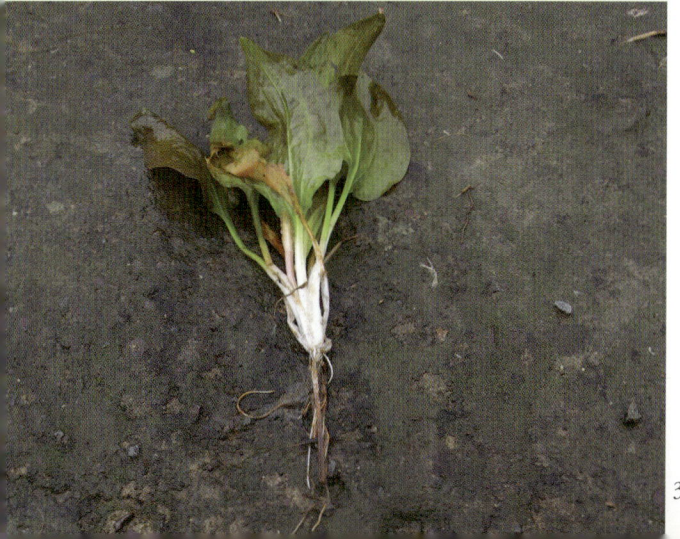

125 양지꽃 *Potentilla fragarioides* var. major Maxim.

- 장미과 여러해살이풀
- 분포지 : 산기슭이나 들판의 양지바른 풀밭이나 언덕, 길가, 밭둑, 물가
- 개화기 : 4~6월　결실기 : 6~7월
- 채취기 : 봄~여름(줄기·잎), 여름(뿌리)

- 별　명 : 소시랑개비, 큰소시랑개비, 위릉채(萎陵茱)
- 생약명 : 치자연(雉子筵), 치자연근(雉子筵根)
- 유　래 : 햇빛[陽]이 잘 드는 땅[地]에 피는 꽃이라 하여 양지꽃이라 부른다.

■■ 생태

높이 30~50㎝. 뿌리는 가늘고 길게 뭉쳐 나오며 잔뿌리가 많다. 뿌리껍질은 밝은 갈색이다. 줄기는 뿌리에서 무더기로 올라오며 땅쪽으로 비스듬히 퍼져 자란다. 줄기껍질은 푸르면서도 붉은 자줏빛이며, 길고 흰 잔털이 많다. 생명력이 강하여 줄기가 잘라져도 그 자리에서 새 뿌리가 나와 다시 산다. 잎은 뿌리와 줄기에서 함께 나는데, 긴 잎자루에 둥근 타원형의 작은 잎들이 깃털 모양으로 달리며, 잎자루 끝에는 큰 잎 3장이 함께 붙는다. 잎자루와 잎 앞뒷면에는 길고 흰 잔털이 있으며, 잎 가장자리에는 끝이 뾰족하면서도 둥근 큰 톱니가 있다. 혼동하기 쉬운 뱀딸기나 좀양지꽃은 긴 잎자루에 잎이 3장씩 붙는다. 꽃은 4~6월에 노랗게 피는데, 줄기 끝에서 긴 꽃대가 여러 개 올라와 작은 꽃들이 달린다. 꽃잎은 5장으로 둥글면서도 끝이 오목한 타원형이며, 짧은 꽃술이 둥글게 뭉쳐 있다. 혼동하기 쉬운 좀양지꽃은 7~8월에 꽃이 피며, 뱀딸기는 꽃받침이 꽃잎처럼 크고 끝이 잎 모양으로 갈라져 있다. 열매는 6~7월에 갸름하고 작은 뱀딸기 모양으로 여문다. 열매가 다 익으면 붉은 색이 된다.

*유사종_ 나도양지꽃, 너도양지꽃, 눈양지꽃, 민눈양지꽃, 돌양지꽃, 물양지꽃, 세잎양지꽃, 솜양지꽃, 섬양지꽃, 좀양지꽃, 개소시랑개비

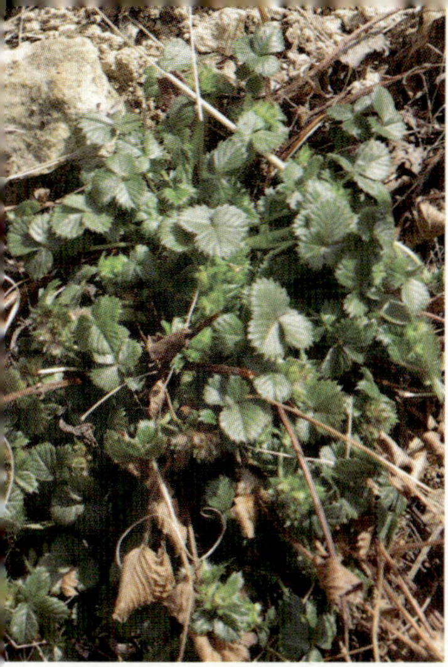

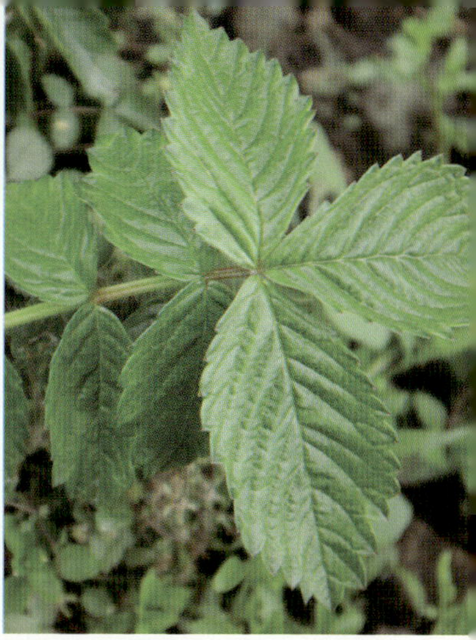

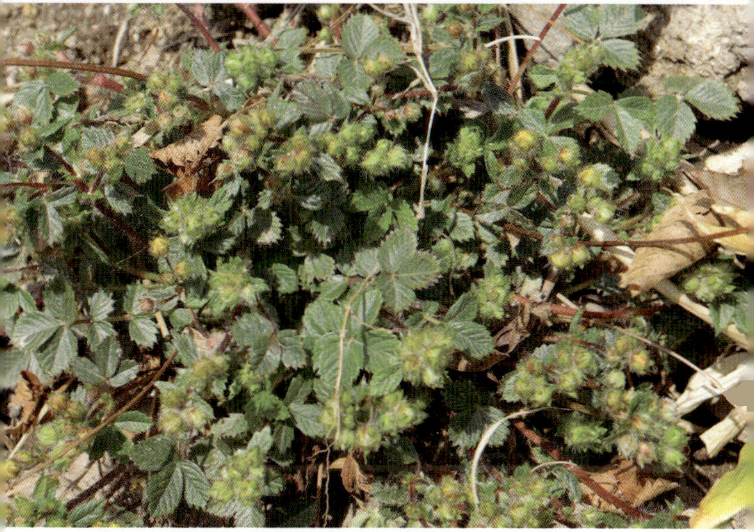

새순 | 잎
꽃봉오리
꽃

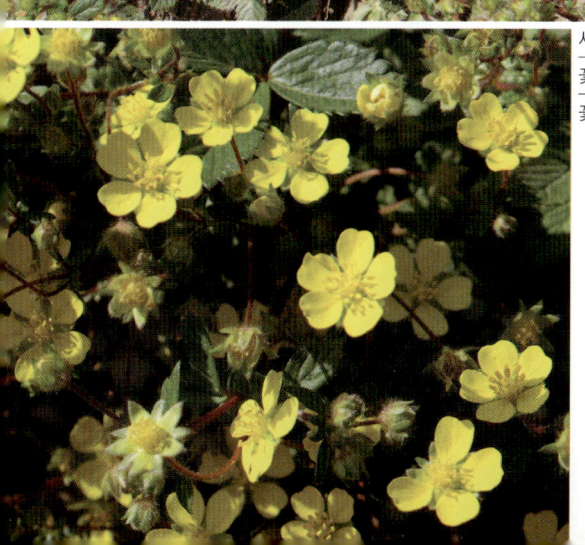

■■■ 효능

한방에서 줄기와 잎을 치자연(雉子筵), 뿌리를 치자연근(雉子筵根)이라 한다. 열을 내리고, 염증을 가라앉히며, 몸과 위가 튼튼해지고, 음기를 보하며, 몸속 기운을 이롭게 하고, 피를 멎게 하며, 핏속 독을 없애고, 상처를 잘 낫게 하며, 눈이 밝아지는 효능이 있다. 소화불량, 위염, 자궁 출혈, 폐결핵으로 피를 토할 때, 생리불순, 몸이 쇠약해졌을 때, 고환이 붓고 소변 보기 힘들 때, 신경통, 관절염, 당뇨, 장염으로 인한 설사, 천식으로 기침할 때, 간이 안 좋을 때, 산후에 젖이 안 나올 때 약으로 처방한다. 비타민 C, d-카테킨, 탄닌, 프로토카테큐산, 플라보노이드를 함유한다.

민간에서는 생리불순, 여성의 몸이 찰 때, 자궁 출혈, 폐결핵으로 피를 토할 때, 신경통, 관절염, 노인이 눈이 침침해졌을 때, 손과 발에 열이 나고 변비가 있을 때, 혈액순환이 안 되고 몸이 허약할 때, 상처에서 피가 날 때, 산후에 젖이 안 나올 때, 간이 안 좋을 때, 림프선이 부었을 때, 몸이 쇠약해졌을 때, 여드름, 늘 소화가 안 될 때, 위염, 고환이 붓고 소변 보기 힘들 때, 당뇨, 장염으로 설사할 때, 열이 심할 때, 천식으로 기침할 때 사용한다.

🔊 주의사항
• 개소시랑개비, 돌양지꽃을 대신 사용하기도 한다.

잎앞뒤 | 뿌리

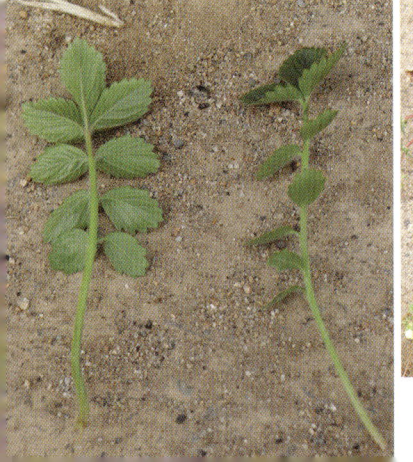
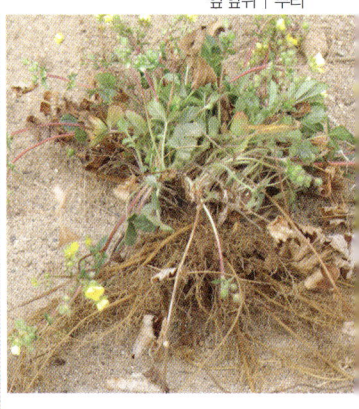

고깔제비꽃 *Viola rossii* Hemsl.

약 126

- 제비꽃과 여러해살이풀   ■ 분포지 : 산속 반그늘진 숲속이나 나무 밑
- 개화기 : 4~5월   결실기 : 5~7월   채취기 : 봄~초여름(전체)

- 별   명 : 고깔제비, 꼬깔제비꽃, 고깔오랑캐, 동북근채(東北菫菜), 조근근채(粗根菫菜)
- 생약명 : 자화지정(紫花地丁)
- 유   래 : 제비꽃이란 제비가 돌아오는 봄에 핀다 하여 붙여진 이름인데, 제비꽃 종류 중에서도 잎이 고깔 모양으로 돌돌 말린다 하여 고깔제비꽃이라 부른다.

■■ 생태

높이 15㎝. 뿌리는 길고 무성하게 뻗어 나오며, 잔뿌리가 많다. 줄기는 없다. 잎은 뿌리에서 작은 심장 모양으로 2~5장씩 뭉쳐 나는데, 잎자루가 매우 길고, 붉은 자줏빛이 도는 녹색이다. 잎 끝은 뾰족하고, 잎 양쪽 끝이 돌돌 말려 있으며, 잎자루 위쪽과 잎 앞뒷면에 흰 잔털이 있다. 잎 가장자리에는 무딘 톱니가 있다. 꽃은 4~5월에 붉은빛이 도는 밝은 자주색으로 피는데, 뿌리에서 꽃대가 올라와 조금 굽어진 끝에 꽃이 1송이씩 옆을 보고 달린다. 꽃잎은 5장으로 타원형이며, 위쪽으로 큰 꽃잎 2장이 달리고 아래쪽으로 작은 꽃잎 3장이 겹쳐 달리며, 아래쪽의 맨 가운데 꽃잎에는 짙은 자줏빛 선이 있다. 열매는 7월에 작은 타원형으로 여문다. *유사종_ 제비꽃

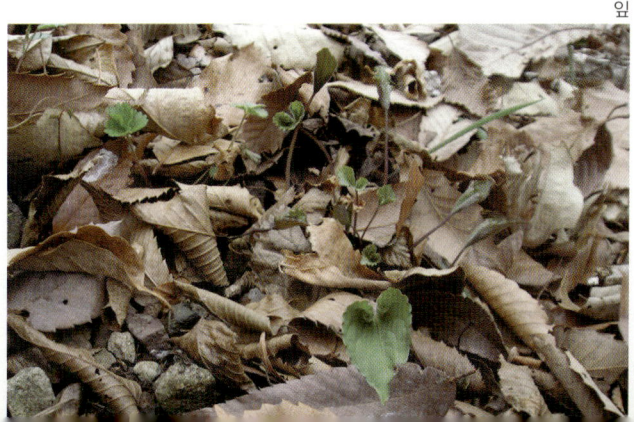

잎

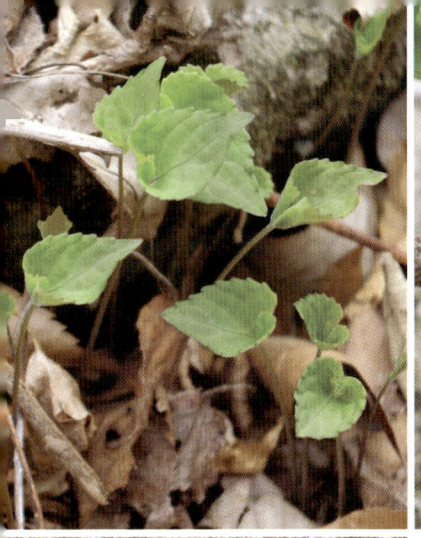
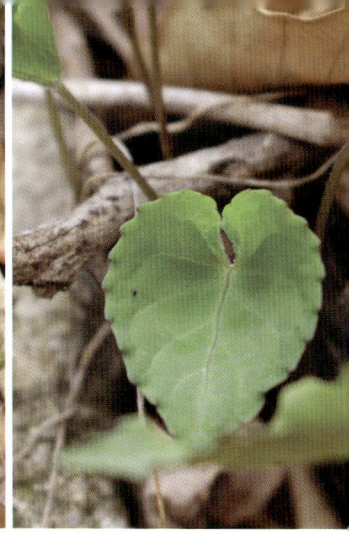
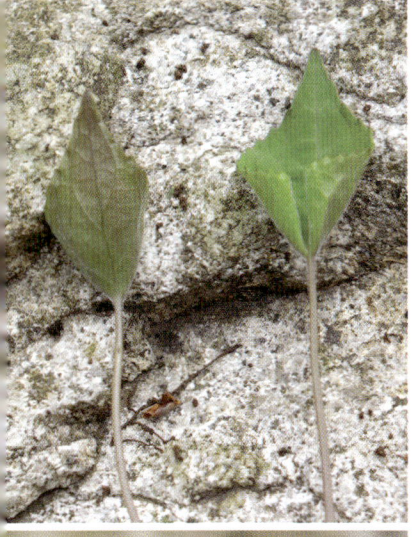

새순 | 잎 달린 모습

잎 앞뒤

꽃

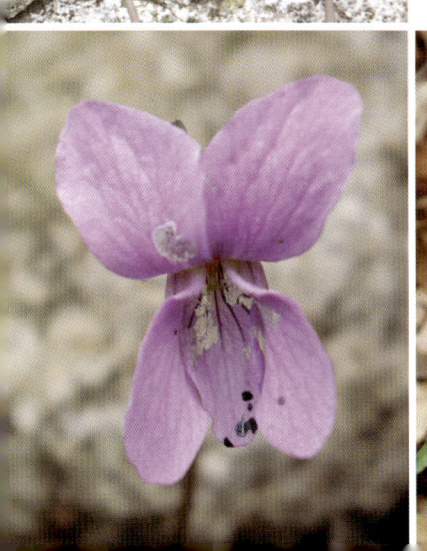
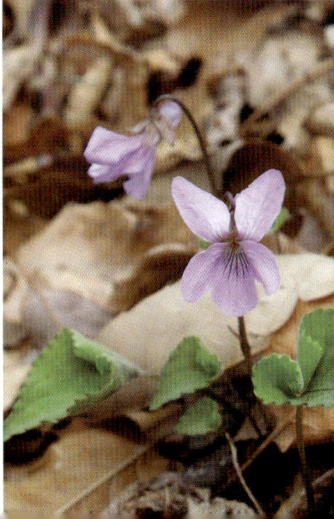

■■ 효능

한방에서 뿌리와 잎과 꽃을 자화지정(紫花地丁)이라 한다. 피를 맑게 하고, 열을 내리며, 통증을 없애고, 독을 풀어주며, 가래를 없애고, 염증을 가라앉히며, 간을 튼튼하게 하는 효능이 있다. 위염, 방광염, 전립선이 아플 때, 관절이 쑤시고 아플 때, 혈변, 눈이 충혈되고 아플 때, 간이 안 좋을 때 약으로 처방한다.

민간에서는 불면증, 변비, 위염 통증, 간이 안 좋아 얼굴이 누렇게 떴을 때, 눈이 피로하고 충혈되었을 때, 편도선이 부었을 때, 소변 보기 힘들 때, 맹장염, 몸에 신열이 있을 때, 신경통, 허리나 어깨가 결리고 아플 때, 타박상, 피부가 헐거나 벌겋게 부었을 때, 벌레에 물려 가려울 때, 뱀에 물렸을 때, 종기독, 심한 기침과 가래, 폐결핵에 사용한다.

🔊 주의사항

- 제비꽃 대용으로 사용하며, 왕제비꽃, 노랑제비꽃, 흰제비꽃, 삼색제비꽃, 털제비꽃, 둥근털제비꽃, 잔털제비꽃, 졸방제비꽃, 엷은잎제비꽃, 긴잎제비꽃, 아욱제비꽃, 금강제비꽃, 남산제비꽃, 서울제비꽃, 태백제비꽃, 뫼제비꽃, 섬제비꽃, 호제비꽃, 왜제비꽃을 대신 사용하기도 한다.
- 차가운 성질을 지닌 약재이므로 몸이 찬 사람은 먹지 않는다.

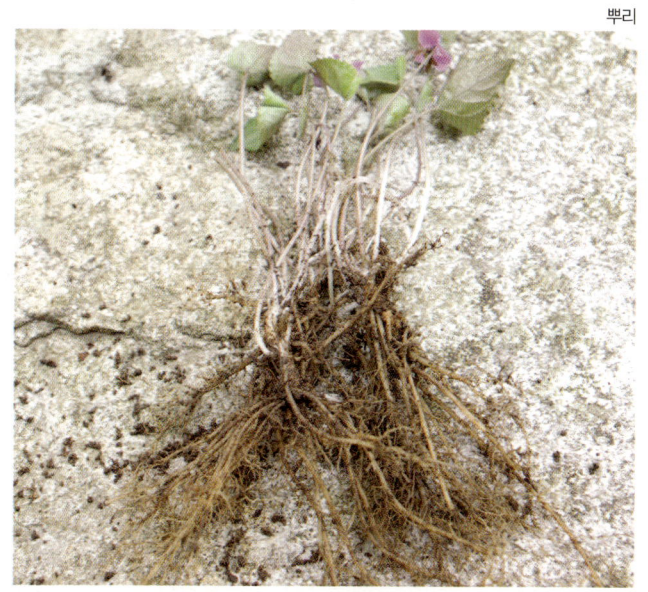

뿌리

둥근털제비꽃 *Viola collina* Besser

- 제비꽃과 여러해살이풀
- 분포지 : 산 중턱 양지바른 곳
- 개화기 : 3~5월
- 결실기 : 5~7월
- 채취기 : 봄~초여름(전체)

- 별　　명 : 둥근털오랑캐꽃, 근채(菫菜), 동근
- 생약명 : 자화지정(紫花地丁)
- 유　　래 : 잎이 둥글고 털이 나 있는 제비꽃이라 하여 둥근털제비꽃이라 부른다.

생태

높이 15㎝. 뿌리는 길고 무성하게 뻗어 나오며, 잔뿌리가 많다. 뿌리껍질은 아주 밝은 갈색이다. 줄기는 없다. 잎은 뿌리에서 타원형이나 심장 모양으로 뭉쳐서 나온다. 봄에는 잎자루가 짧고 잎이 작게 나오며, 여름에는 잎자루가 매우 길고 잎이 크게 나온다. 잎자루와 잎 가장자리, 잎 뒷면에는 흰 잔털이 무성하며, 잎 끝이 갸름하고 무디다. 꽃은 3~5월에 연자주색으로 피는데, 뿌리에서 갈색빛이 돌고 잔털이 있는 꽃대가 올라와 조금 굽어진 끝에 꽃이 1송이씩 옆을 보고 달린다. 꽃잎은 5장으로 타원형이며, 위쪽으로 큰 꽃잎 2장이 달리고 아래쪽으로 작은 꽃잎 3장이 겹쳐 달리며, 아래쪽 맨 가운데 꽃잎에는 짙은 자줏빛 줄무늬가 있다. 열매는 6~7월에 잔털이 있는 작은 타원형으로 여문다.

*유사종_ 제비꽃, 털제비꽃, 흰털제비꽃

효능

한방에서 뿌리와 잎과 꽃을 자화지정(紫花地丁)이라 한다. 약효와 약용 방법, 민간 요법, 주의사항은 고깔제비꽃과 같다.

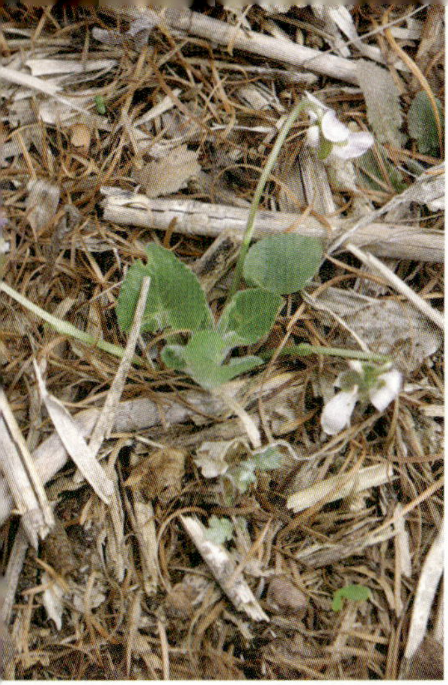

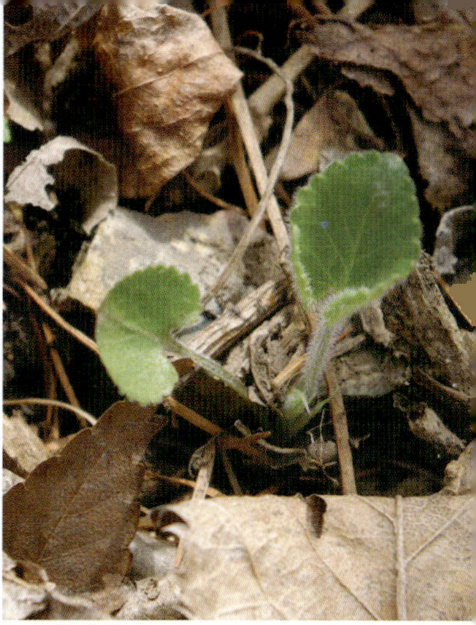

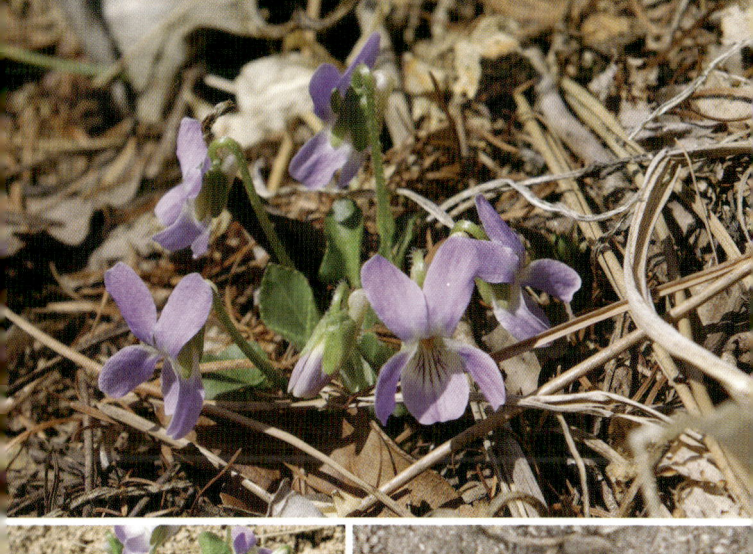
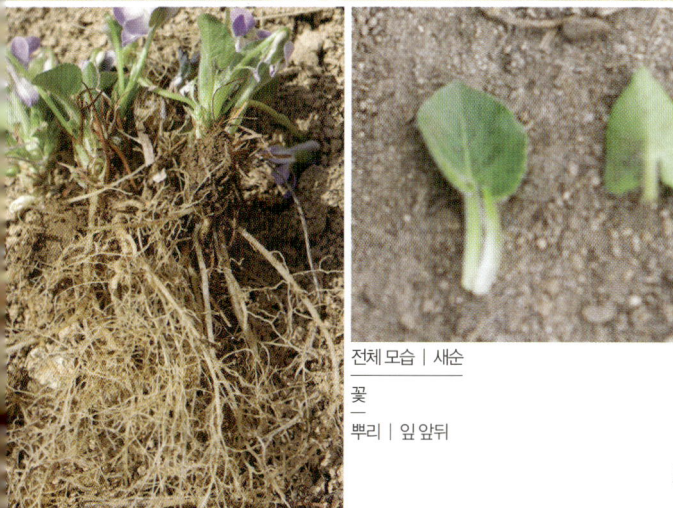

전체 모습 | 새순

꽃

뿌리 | 잎 앞뒤

흰털제비꽃 *Viola hirtipes* S.Moore

- 제비꽃과 여러해살이풀
- 분포지 : 산골짜기 양지바른 풀밭
- 개화기 : 4월
- 결실기 : 6월
- 채취기 : 봄~초여름(전체)

- 별 명 : 흰털오랑캐, 솜제비꽃, 광릉제비꽃, 광능오랑캐, 장병근채(長柄菫菜)
- 생약명 : 자화지정(紫花地丁)
- 유 래 : 흰털이 있는 제비꽃이라 하여 흰털제비꽃이라 부른다.

■■ 생태

높이 7~12㎝. 뿌리는 조금 짧고 통통하게 뻗어 나오며, 잔뿌리가 조금 있다. 뿌리껍질은 아주 밝은 갈색이다. 줄기는 없다. 잎은 뿌리에서 타원형 또는 삼각형에 가까운 타원형으로 뭉쳐 나온다. 잎자루는 매우 길고, 위쪽에 짧은 날개가 있으며, 하얀 잔털이 있다. 잎 가장자리에는 물결 모양의 둔한 톱니가 있다. 꽃은 4월에 연한 자주색으로 피는데, 뿌리에서 붉은 갈색빛이 돌고 흰 털이 있는 긴 꽃대가 여러 개 올라와 조금 굽어진 끝에 꽃이 1송이씩 옆을 보고 달린다. 꽃잎은 5장으로 타원형이며, 위쪽으로 큰 꽃잎 2장이 달리고 아래쪽으로 작은 꽃잎 3장이 겹쳐 달리며, 아래쪽 맨 가운데 꽃잎에는 짙은 자주색 줄무늬가 있다. 열매는 6월에 작은 타원형으로 여문다.

*유사종_ 제비꽃, 둥근털제비꽃, 털제비꽃

■■ 효능

한방에서 뿌리와 잎과 꽃을 자화지정(紫花地丁)이라 한다. 약효와 약용 방법, 민간 요법, 주의사항은 고깔제비꽃과 같다.

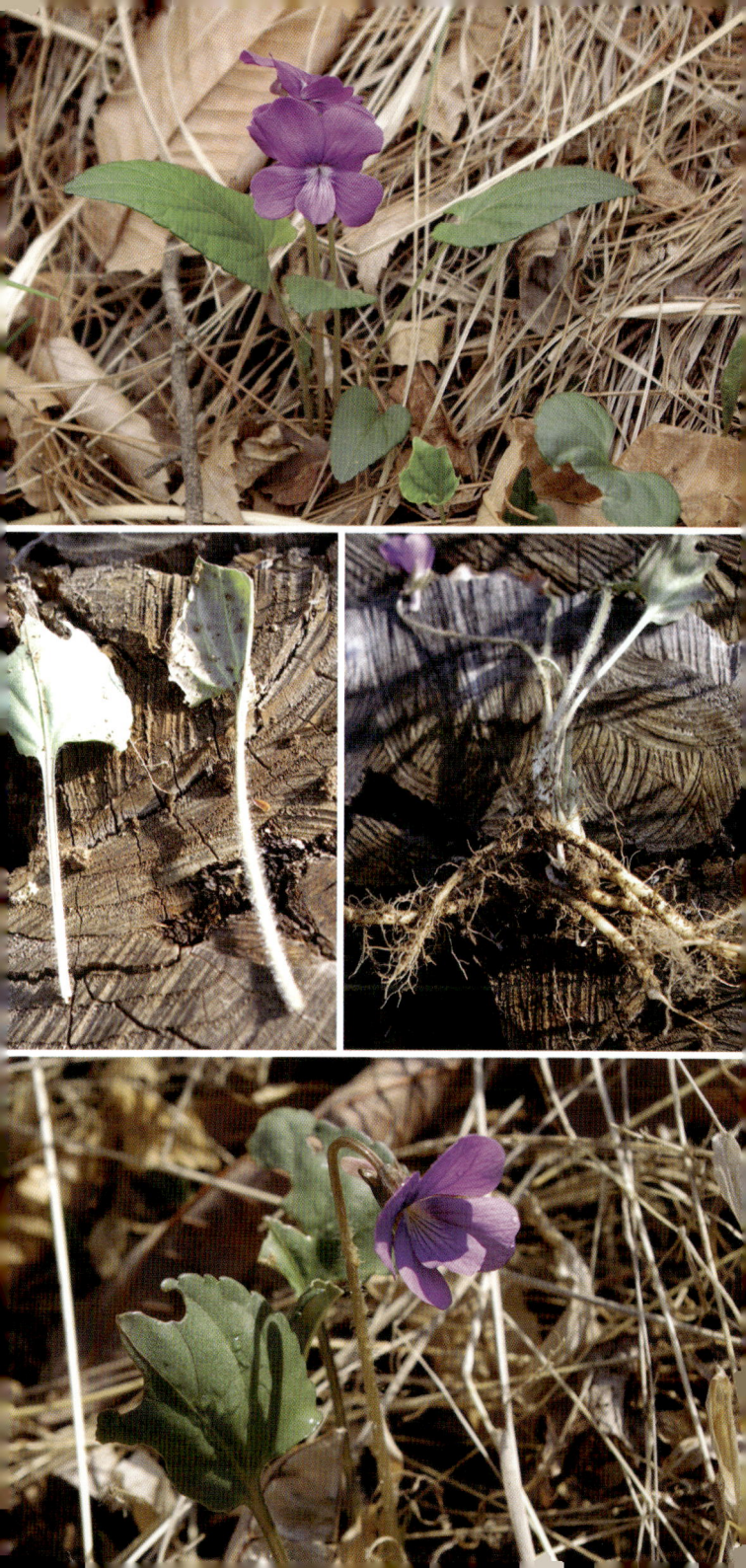

왜제비꽃 *Viola japonica* Langsd. ex Ging.

- 제비꽃과 여러해살이풀
- 분포지: 남부지방 산과 들의 숲 가장자리나 언덕의 풀밭, 밭둑, 인가 근처
- 개화기: 4월 결실기: 6월 채취기: 봄~초여름(전체)

- 별　명: 외나물, 왜오랑캐, 왜오랑캐꽃, 알록오랑캐, 얼룩왜제비꽃, 주걱오랑캐, 좀제비꽃, 작은제비꽃, 지정초(地丁草)
- 생약명: 자화지정(紫花地丁)
- 유　래: 식물 앞에 '왜'자가 붙는 종류들은 대개 높이나 꽃이 작은데, 다른 제비꽃보다 높이가 작은[왜] 제비꽃이라 하여 왜제비꽃이라 부른다.

생태

높이 6~12㎝. 뿌리는 통통하고 길게 뻗어 나오며, 잔뿌리가 무성하다. 줄기는 없다. 잎은 뿌리에서 세모진 타원형으로 뭉쳐 나오는데, 잎자루가 조금 길고 잎자루 위쪽에 얕은 날개가 있다. 잎 끝이 갸름하고 둔하다. 잎 앞면은 푸르고, 뒷면은 붉은 자줏빛이 도는 녹색이다. 잎 가장자리에는 부드럽고 둔한 톱니가 있다. 혼동하기 쉬운 유사종 뫼제비꽃은 잎 끝이 뾰족하다. 꽃은 4월에 연자주색으로 피는데, 뿌리에서 꽃대가 올라와 조금 굽어진 끝에 꽃이 1송이씩 옆을 보고 달린다. 꽃잎은 5장으로 타원형이며, 위쪽으로 큰 꽃잎 2장이 달리고 아래쪽으로 작은 꽃잎 3장이 겹쳐 달린다. 꽃잎 전체에 짙은 자주색 줄무늬가 많다. 아래쪽 맨 가운데 꽃잎에는 짙은 자주색 줄무늬가 있다. 열매는 7월에 작은 타원형으로 여문다.

*유사종_ 뫼제비꽃

효능

한방에서 뿌리와 잎과 꽃을 자화지정(紫花地丁)이라 한다. 약효와 약용 방법, 민간 요법, 주의사항은 고깔제비꽃과 같다.

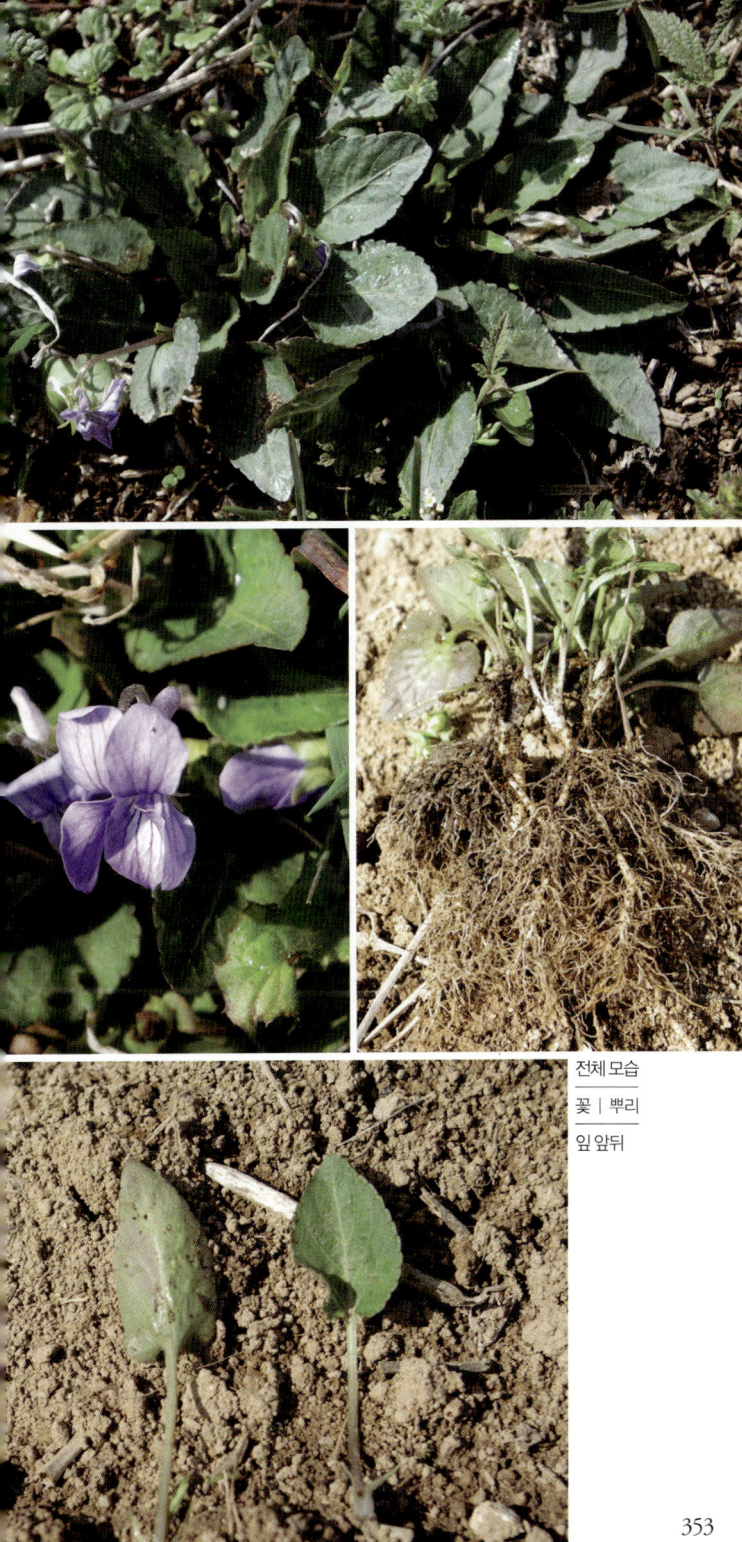

전체모습
꽃 | 뿌리
잎 앞뒤

단풍제비꽃 *Viola albida* for. *takahashii* (Makino) W.T.Lee

- 제비꽃과 여러해살이풀
- 분포지 : 중부 이남 양지바른 숲속 가장자리, 울릉도
- 개화기 : 4~5월 결실기 : 6~7월 채취기 : 봄~초여름(전체)

- 별   명 : 단풍잎제비꽃, 단풍씨름꽃, 단풍오랑캐
- 생약명 : 근근채(菫根菜), 백근채(白根菜)
- 유   래 : 제비꽃 종류 중에서도 꽃잎이 단풍(丹楓) 잎처럼 갈라졌다 하여 단풍제비꽃이라 부른다.

■ ■ 생태

높이 15㎝. 뿌리는 길고 무성하게 뻗어 나오며, 잔뿌리가 조금 있다. 뿌리껍질은 아주 밝은 갈색이다. 줄기는 없다. 잎은 뿌리에서 타원형으로 뭉쳐 나온다. 잎자루는 매우 길면서 세로로 홈이 파여 있고, 붉은 자줏빛을 띠며, 잔털이 있다. 잎 끝은 뾰족하고, 단풍잎과 비슷하게 몇 갈래로 불규칙하게 갈라져 있다. 잎 뒷면에는 잔털이 있다. 잎 가장자리에는 크고 부드러운 깊은 톱니가 있다. 혼동하기 쉬운 유사종 남산제비꽃은 잎이 더 길고 잘게 갈라져 있으며, 유사종 태백제비꽃은 잎에 갈라짐이 없다. 꽃은 4~5월에 하얗게 피는데, 뿌리에서 붉은 자줏빛을 띤 긴 꽃대가 여러 개 올라와 조금 굽어진 끝에 꽃이 1송이씩 옆을 보고 달린다. 꽃잎은 5장으로 타원형이며, 위쪽으로 큰 꽃잎 2장이 달리고 아래쪽으로 작은 꽃잎 3장이 겹쳐 달리며, 아래쪽 맨 가운데 꽃잎에는 짙은 자주색 줄무늬가 있다. 혼동하기 쉬운 남산제비꽃은 향기가 짙다. 열매는 6~7월에 작은 타원형으로 여문다.

* 유사종_ 남산제비꽃, 태백제비꽃

꽃
―
잎 | 뿌리
잎 앞뒤

■■ 효능

한방에서 뿌리, 잎, 꽃을 근근채(菫菫菜) 또는 백근채(白菫菜)라 한다. 열을 내리고, 어혈을 풀어주며, 독을 없애고, 염증을 가라앉히는 효능이 있다. 신장염, 소변이 탁하게 나올 때, 감기, 간이 안 좋을 때, 종기가 났을 때 약으로 처방한다.

민간에서는 신장염, 소변이 탁하게 나올 때, 감기, 간이 안 좋을 때, 종기, 림프선에 멍울이 생겼을 때 사용한다.

◀)) 주의사항
- 차가운 성질을 지닌 약재이므로 몸이 찬 사람은 먹지 않는다.

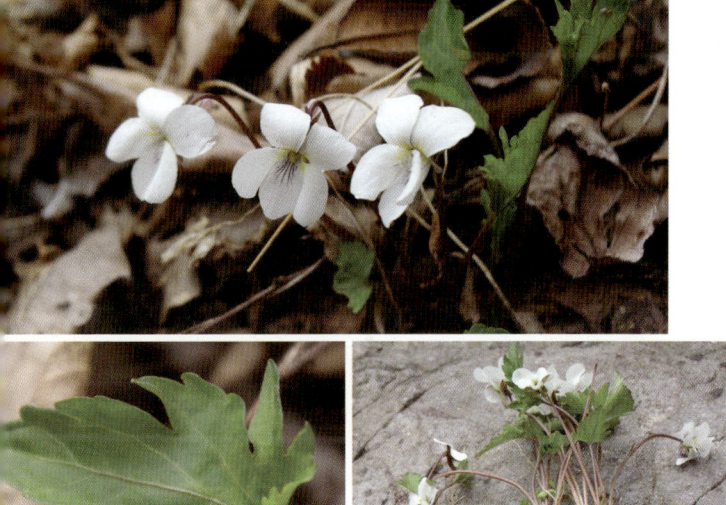

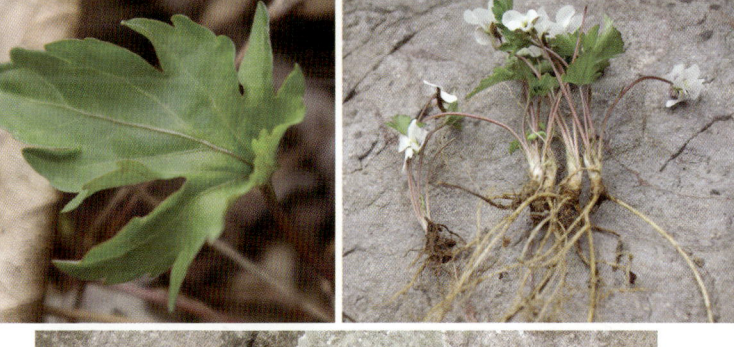

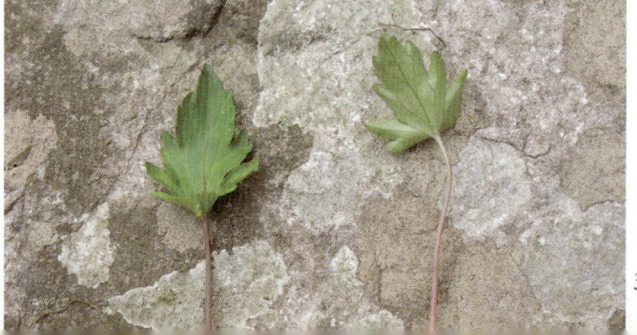

콩제비꽃 *Viola verecunda* A.Gray var. verecunda

- 제비꽃과 여러해살이풀
- 분포지 : 산과 들판의 축축한 숲 가장자리, 텃밭, 길가, 인가 근처
- 개화기 : 4~5월 결실기 : 6~7월 채취기 : 봄~초여름(줄기·잎)

- 별 명 : 콩오랑캐, 조갑지나물, 조개나물, 좀턱제비꽃, 소독초(消毒草)
- 생약명 : 소독약(消毒藥)
- 유 래 : 꽃이 콩알만큼 작은 제비꽃이라 하여 콩제비꽃이라 부른다.

생태

높이 5~20㎝. 뿌리는 가늘고 무성하게 뭉쳐서 나오며, 잔뿌리가 많다. 뿌리껍질은 아주 밝은 갈색이다. 줄기는 뿌리에서 무더기로 올라오며, 줄기껍질은 자줏빛이 도는 녹색이다. 가지는 줄기 중간에서 벌어져 나온다. 잎은 둥근 모양으로 어긋나는데, 잎 한쪽이 갈라지고, 잎 끝이 둥글거나 조금 갸름하다. 잎자루는 길고, 잎자루 위쪽에 얕은 날개가 있다. 잎 앞면은 푸르고, 뒷면은 자줏빛이 도는 녹색이며 성긴 그물모양의 잎맥이 있다. 잎 가장자리에는 부드럽고 둔한 큰 톱니가 있다. 꽃은 4~5월에 하얗게 피는데, 잎이 달린 자리에서 긴 꽃대가 올라와 조금 굽어진 끝에 작은 꽃이 1송이씩 옆을 보고 달린다. 꽃잎은 5장으로 끝이 뾰족한 타원형이며, 위쪽으로 하얗고 길쭉한 꽃잎 2장이 달리고 아래쪽에는 짙은 자주색 줄무늬가 있는 꽃잎 3장이 겹쳐 달린다. 열매는 6~7월에 작은 타원형으로 여문다.

* 유사종_ 반달콩제비꽃

잎앞뒤 | 뿌리

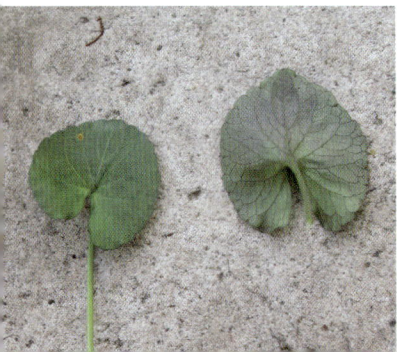
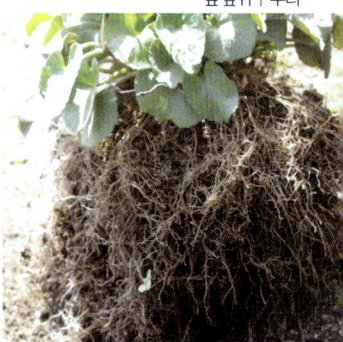

▪▪효능

한방에서는 줄기와 잎을 소독약(消毒藥)이라 한다. 균을 죽이고, 염증을 가라앉히며, 독을 풀어주는 효능이 있다. 종기, 상처가 났을 때, 부스럼이 잘 낫지 않을 때, 아토피가 있을 때 약으로 처방한다.

민간에서는 자궁이 안 좋을 때, 피부 발진으로 가려울 때, 부스럼이 잘 낫지 않을 때, 아토피, 종기, 상처, 뱀이나 벌레에 물렸을 때 사용한다.

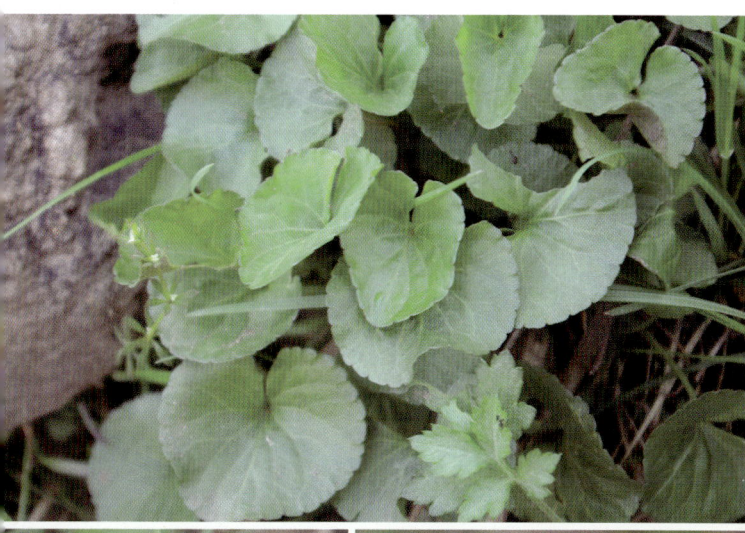

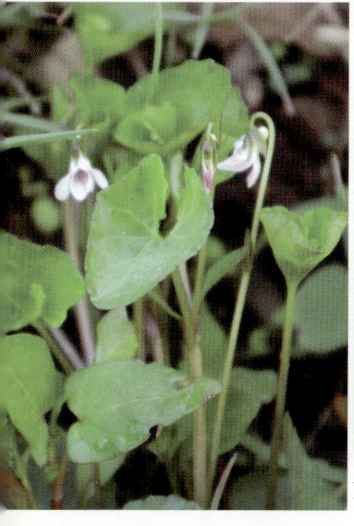

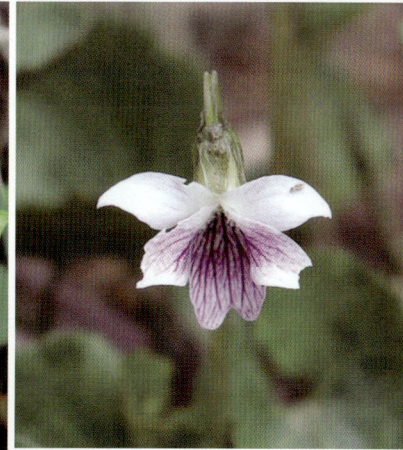

전체 모습
줄기와 잎 | 꽃

흰제비꽃 *Viola patrinii* DC. ex Ging.

- 제비꽃과 여러해살이풀 ■ 분포지 : 산과 들의 양지바른 풀밭이나 습지
- 개화기 : 4~5월   결실기 : 6~7월   채취기 : 봄~초여름(전체)

- 별   명 : 민흰제비꽃, 흰오랑캐, 흰씨름꽃, 털흰씨름꽃, 털대흰제비꽃, 털흰제비꽃, 백화지정(白花地丁)
- 생약명 : 화두초(花頭草)
- 유   래 : 하얀 꽃이 피는 제비꽃이라 하여 흰제비꽃이라 부른다.

■■ 생태

높이 10~15㎝. 뿌리는 짧고 통통하게 뻗어 나오며, 잔뿌리가 조금 있다. 뿌리껍질은 밝은 갈색이다. 뿌리줄기는 통통하고 짧으며 어두운 갈색이다. 잎은 뿌리에서 길쭉한 삼각형 또는 길쭉하고 좁은 타원형으로 뭉쳐서 나와 위로 선다. 잎자루는 길고 자줏빛이 도는 녹색인데, 위쪽에 날개가 있고, 잔털이 조금 있다. 잎 끝은 뾰족하거나 둔하며, 잎 아래쪽은 조금 넓고 평평하다. 잎 가장자리에는 얕은 톱니가 드문드문 있다. 혼동하기 쉬운 유사종 흰젖제비꽃은 잎자루에 날개가 없다. 꽃은 4~5월에 하얗게 피는데, 뿌리에서 붉은 갈색빛이 도는 긴 꽃대가 올라와 조금 굽어진 끝에 꽃이 1송이씩 옆을 보고 달린다. 꽃잎은 5장으로 타원형이며, 위쪽으로 큰 꽃잎 2장이 달리고 아래쪽으로 작은 꽃잎 3장이 겹쳐 달리며, 아래쪽 맨 가운데 꽃잎에는 짙은 자주색 줄무늬가 있다. 열매는 6~7월에 작은 타원형으로 여문다. *유사종_ 흰젖제비꽃

잎앞뒤

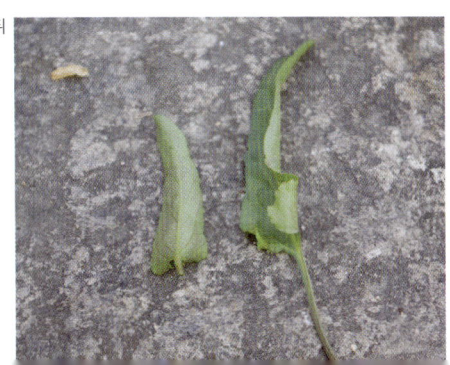

■■ 효능

한방에서 뿌리째 캔 잎을 화두초(花頭草)라 부른다. 열을 내리고, 독을 풀어주며, 어혈을 흩어주고, 염증을 가라앉히는 효능이 있다. 간염, 간염으로 황달이 왔을 때, 장염, 종기가 벌겋게 부었을 때, 소변이 탁하게 나올 때, 눈병이 났을 때 약으로 처방한다.

민간에서는 간염, 간이 안 좋아 얼굴이 누렇게 떴을 때, 장이 안 좋을 때, 소변이 탁하게 나올 때, 눈병, 종기가 벌겋게 부었을 때, 상처 염증에 사용한다.

> 🔊 **주의사항**
> • 몸을 차게 하는 약재이므로 몸이 허약하여 식은땀이 나는 사람은 먹지 않는다.

전체모습 | 꽃
뿌리

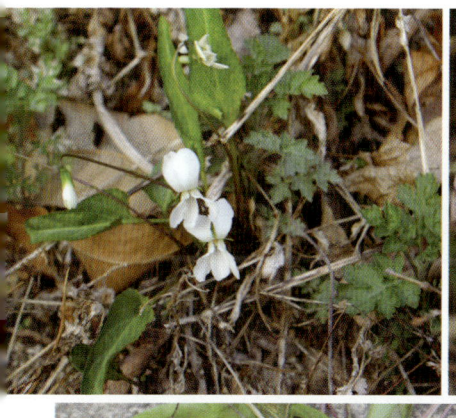
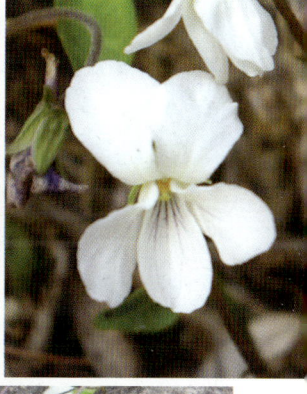
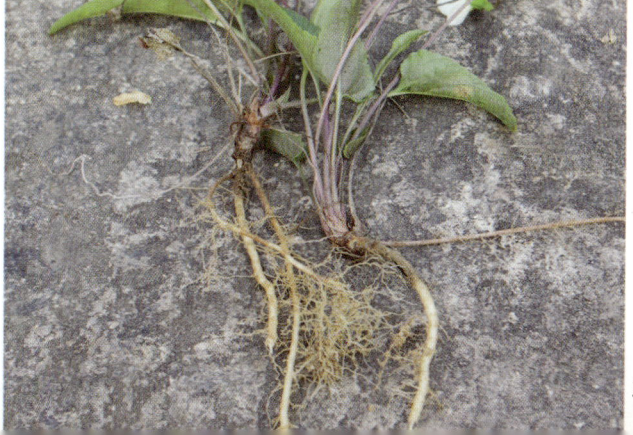

133 약
쥐꼬리망초 *Justicia procumbens* Linne

- 쥐꼬리망초과 한해살이풀
- 분포지 : 산기슭 아래쪽, 양지바른 들판, 마을 근처의 빈터
- 개화기 : 7~9월
- 결실기 : 9~10월
- 채취기 : 봄~여름(줄기·잎)

- 별 명 : 쥐꼬리망풀, 망초, 망초쑥, 무릎꼬리풀, 야만년청(野萬年靑), 소청(蘇靑), 서미홍(鼠尾紅), 서미초(鼠尾草), 호자초(胡紫草), 대압초
- 생약명 : 작상(爵狀), 진봉(秦芃), 진규(秦糾)
- 유 래 : 망초란 번식력이 강해서 밭을 망가뜨리는[亡] 풀[草]이라 하여 붙여진 이름으로, 원래는 국화과의 두해살이풀을 가리키는데, 모양과 과명은 다르지만 번식력이 강하여 잡초 취급을 받고, 꽃이 쥐꼬리(아주 작다는 뜻)만하다 하여 쥐꼬리망초라 부른다.

생태

높이 30cm. 뿌리는 가늘고 무성하게 뻗어 나오며, 줄기 밑동의 마디에서 새뿌리가 나올 만큼 번식력이 강하다. 뿌리껍질은 밝은 갈색이다. 줄기는 밑동이 땅쪽으로 굽어지다가 윗동은 곧게 자란다. 줄기 단면은 네모지며, 가지가 난 자리마다 마디가 있다. 줄기껍질은 푸르고, 잔털이 있으며, 마디쪽은 자줏빛이 돈다. 가지는 2~3갈래로 계속해서 갈라져 나와 무성하게 자란다. 잎은 타원형으로 가지가 갈라진 자리에서 마주나는데, 잎자루가 짧거나 길고, 잎 끝이 뾰족하다. 잎 가장자리에는 잔털 같은 톱니가 있다. 꽃은 7~9월에 연보라색으로 피는데, 줄기와 가지 끝에 털이 달리고, 가는 꽃받침들이 겹겹이 뭉쳐진 짧은 꽃대가 올라와 아주 작은 꽃들이 달린다. 꽃잎은 위아래 모양이 다른데, 위쪽 꽃잎은 매우 짧고 희며, 아래쪽 꽃잎은 길고 3갈래로 갈라지며 붉은 점이 조금 있다. 열매는 9~10월에 길쭉한 타원형으로 여문다. 열매가 다 익으면 붉은빛이 도는 갈색이며, 열매껍질이 벌어져 씨앗 4개가 나와 가까운 곳에 떨어져 번식한다.

전체 모습
잎 | 꽃
꽃핀 모습

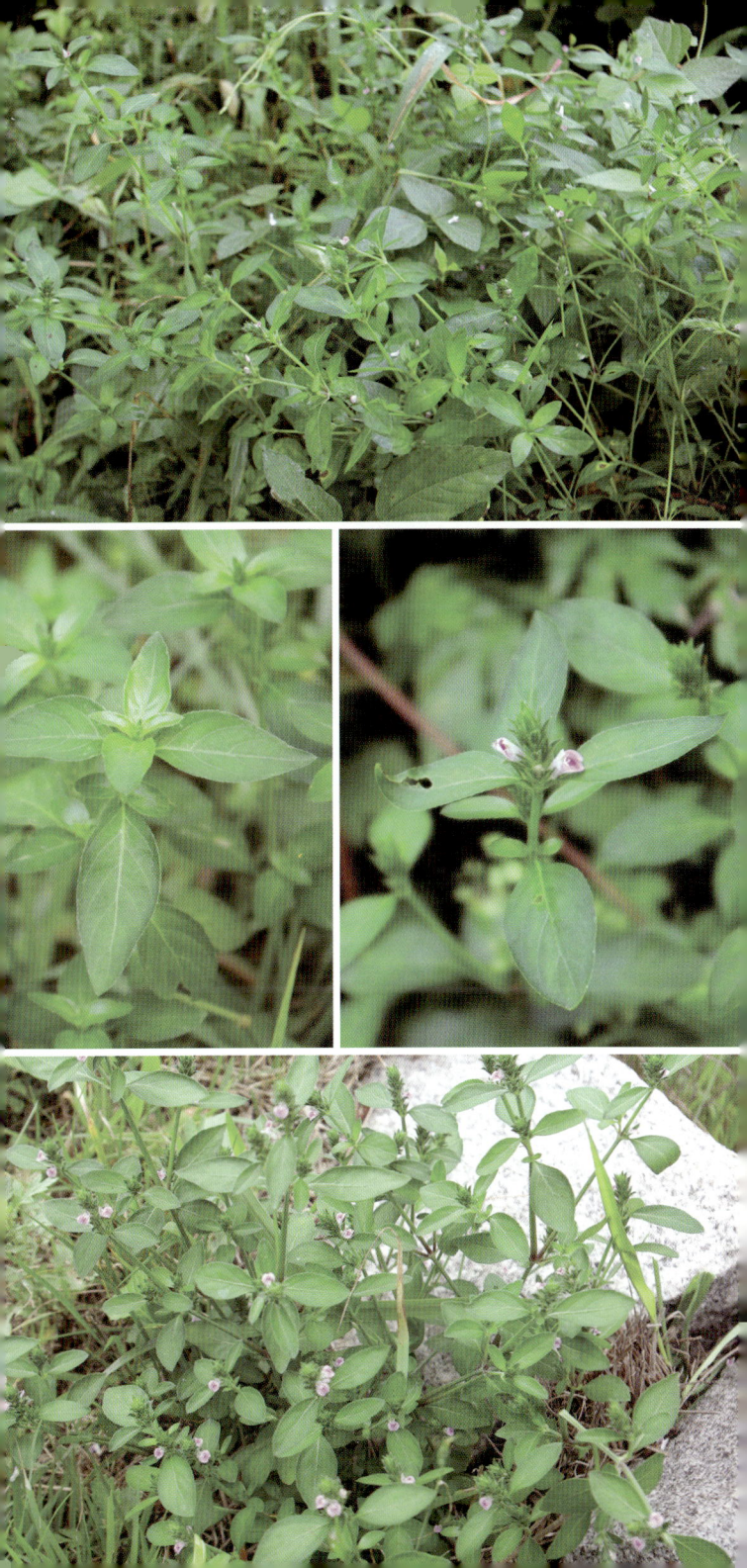

■■효능

한방에서 줄기와 잎을 작상(爵狀), 진봉(秦芃), 진규(秦糾)라 부른다. 열을 내리고, 독을 풀어주며, 몸속 습한 것을 내보내고, 피를 잘 돌게 하며, 기침과 경기를 가라앉히고, 통증과 염증을 없애는 효능이 있다. 열감기, 심한 기침, 목이 붓고 아플 때, 말라리아, 음식을 잘못 먹고 설사할 때, 신장염으로 몸이 부었을 때, 간염이나 간경화로 황달이 왔을 때, 아이가 영양부족으로 빈혈에 걸렸을 때, 종기, 타박상, 심한 근육통, 신경통, 폐결핵, 치질 등에 약으로 처방한다.

민간에서는 감기에 걸려 열이 나거나 기침이 심할 때, 목이 붓고 아플 때, 말라리아, 음식을 잘못 먹고 설사할 때, 신장이 안 좋아 몸이 부었을 때, 간이 안 좋아 황달이 왔을 때, 아이가 영양부족으로 빈혈에 걸렸을 때, 폐결핵, 치질, 종기, 타박상, 심한 근육통, 신경통에 사용한다.

잎 앞뒤 | 뿌리

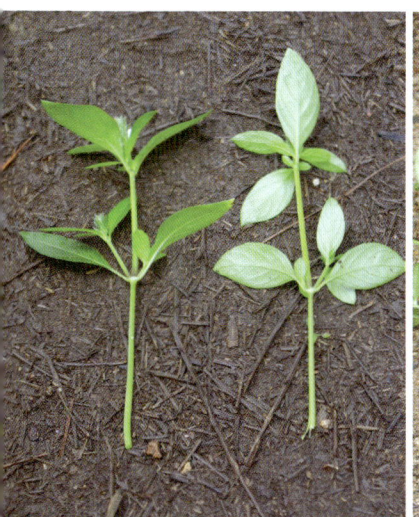
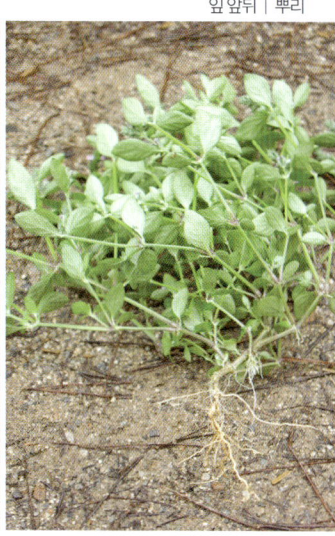

약 식 134

꽃마리 *Trigonotis peduncularis* (Trevir.) Benth. ex Hemsl.

- 지치과 두해살이풀
- 분포지 : 산이나 들판의 양지바른 풀밭, 논둑과 밭둑, 과수원, 길가, 빈터
- 개화기 : 4~6월 결실기 : 8월 채취기 : 초여름(전체)

- 별   명 : 꽃따지, 꽃말이, 잣냉이   ■ 생약명 : 부지채(附地菜)
- 유   래 : 꽃이 필 무렵 꽃대 끝이 돌돌 말려 있다 하여 꽃마리라 부른다. 땅[地]에 붙어[附] 나는 나물[菜]이라 하여 한자로 부지채라고도 한다.

■■ 생태

높이 10~30㎝. 뿌리는 길고 곧게 자라며, 곁뿌리가 길다. 뿌리껍질은 어두운 갈색이다. 줄기는 가늘고 길게 나오며 비스듬히 자란다. 줄기껍질은 연하고 붉은 자줏빛을 띠며, 짧은 잔털이 있다. 혼동하기 쉬운 유사종 참꽃마리는 줄기가 땅 위로 퍼진다. 가지는 무성하게 갈라져 나온다. 잎은 길쭉한 타원형으로 나오며, 뿌리에 나는 잎과 줄기에 나는 잎 모양이 다르다. 뿌리에서 나는 잎은 무더기로 올라오고, 잎자루가 길며, 땅 위로 비스듬히 퍼진다. 줄기에 나는 잎은 잎자루가 매우 짧거나 없고 어긋나게 달린다. 잎 끝은 둥글면서 짧은 꼬리가 있고, 잎 앞뒷면에 거친 털이 있다. 잎 가장자리는 밋밋하다. 꽃은 4~7월에 연하늘색으로 피는데, 줄기나 가지 끝에 짧은 꽃대가 올라와 가지를 치고 그 끝에 아주 작은 꽃이 달린다. 꽃잎은 5장으로 갈라지며, 둥근 사각형이다. 혼동하기 쉬운 유사종 참꽃마리는 꽃이 작은 손톱만하며, 꽃잎이 둥근 모양으로 갈라진다. 열매는 8월에 작고 딱딱하게 여문다. *유사종_ 개꽃마리, 거센털꽃마리, 덩굴꽃마리, 섬꽃마리, 왕꽃마리, 참꽃마리

새순 | 꽃

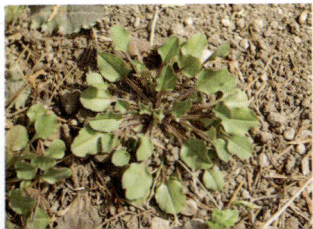
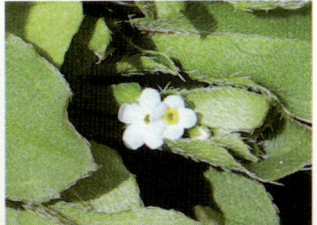

■ ■ 효능

한방에서 뿌리째 캔 줄기를 부지채(附地菜)라 한다. 풍을 몰아내고, 염증을 가라앉히며, 소변을 잘 나오게 하고, 고름을 빼내는 효능이 있다. 늑막염, 감기, 종기에 고름이 찼을 때, 중풍으로 손발이 마비되었을 때, 이질 설사를 할 때 약으로 처방한다. 비타민을 함유한다.

민간에서는 늑막염, 감기, 풍으로 손발이 마비, 손발이 차고 저릴 때, 장이 안 좋을 때, 소변이나 설사가 붉게 나올 때, 소변을 자주 볼 때, 아이가 밤에 오줌을 쌀 때 사용한다.

📢 주의사항

- 참꽃마리를 대신 사용하기도 한다.

새순(뿌리에 나는 잎) | 잎 앞뒤

꽃핀 모습 | 뿌리

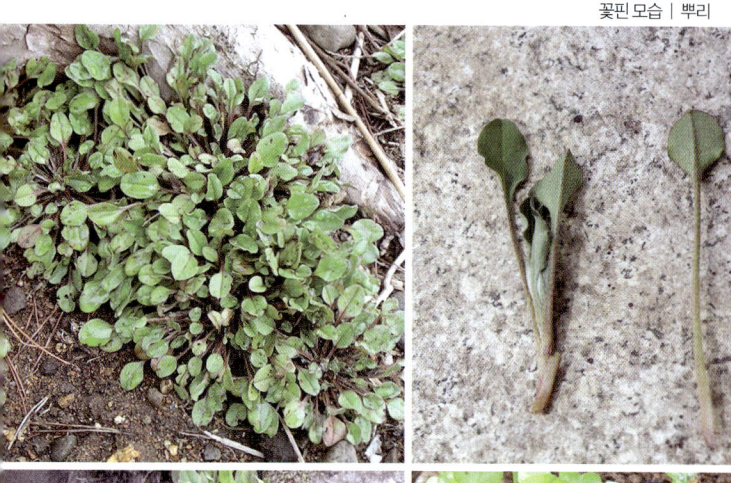
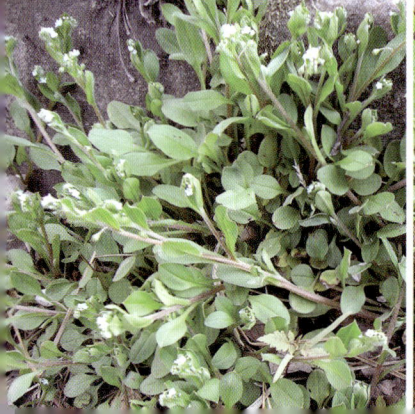
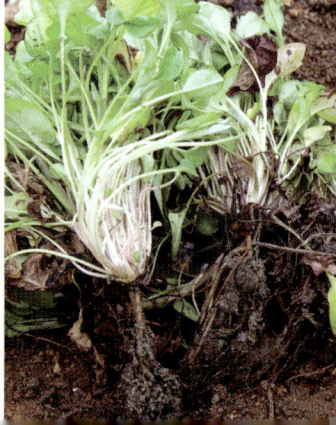

만삼 *Codonopsis pilosula* (Franch.) Nannf.

- 초롱꽃과 덩굴성 여러해살이풀
- 분포지 : 높은 산등성이, 골짜기의 반그늘지고 촉촉한 풀밭이나 잡목숲
- 개화기 : 7~8월
- 결실기 : 10월
- 채취기 : 가을과 초봄(뿌리)

- 별 명 : 참더덕, 산순더덕, 삼승더덕, 삼성더덕, 상당인삼(上黨人參), 당삼(黨參), 태삼, 황삼(黃參), 삼엽채(三葉菜), 선초(仙草)
- 생약명 : 만삼(蔓蔘)
- 유 래 : 덩굴[蔓]에서 나는 삼[蔘]이라 하여 만삼이라 부른다.

■■ 생태

높이 2~3m. 뿌리는 굵고 곧게 뻗어 나가며, 잔털이 조금 있다. 뿌리껍질은 흰빛이 도는 밝은 갈색이며, 더덕과 비슷한 향기가 난다. 뿌리가 오래 묵으면 물이 생기기도 한다. 혼동하기 쉬운 종류인 더덕은 뿌리가 퉁퉁하고 짧으며 가로로 깊은 주름이 있다. 줄기는 한 뿌리에서 여러 개가 올라와 길게 자라며, 줄기 끝에 덩굴손이 있어 작은 나무를 감아 올라가며 자란다. 줄기껍질은 푸르거나 붉은 자줏빛이 돌며, 부드럽고 긴 털이 많다. 줄기를 자르면 하얀 유액이 나온다. 가지는 여러 갈래로 길게 갈라져 나온다. 잎은 둥근 타원형으로 어긋나는데, 짧은 가지에서는 마주나기도 한다. 잎자루는 조금 길고 부드러운 긴 털이 있으며, 잎 끝은 둥글거나 뾰족하다. 잎 앞뒷면에는 희고 긴 털이 있으며, 잎 가장자리는 밋밋하다. 혼동하기 쉬운 더덕은 줄기와 잎에 털이 없다. 꽃은 7~8월에 연녹색빛이 도는 흰색으로 피는데, 조금 짧은 꽃대가 나와 종모양의 꽃이 땅을 향해 달린다. 꽃잎은 5장으로 갈라지며, 꽃잎 바깥쪽에 보라색 선이 많다. 열매는 10월에 5각형으로 여무는데, 열매 끝이 뾰족하고, 세로로 깊은 주름이 있으며, 꽃받침이 말라붙어 별모양으로 보인다. 열매가 다 익으면 갈색이 되며, 열매껍질이 터져 짙은 갈색의 작은 씨앗들이 튀어나와 가까운 곳에 떨어져 번식한다.

*유사종_ 소화당삼, 천당삼

■■ 효능

한방에서 뿌리를 만삼(蔓蔘)이라 한다. 폐의 열을 내리고, 기력을 북돋우며, 비장과 위장을 튼튼히 하고, 피를 만들며, 혈압을 내리고, 피를 잘 돌게 하며, 염증을 가라앉히고, 균을 죽이는 효능이 있다. 비장과 위장이 약하여 피로가 심할 때, 오랜 병으로 기력이 없고 소화가 안 될 때, 몸이 허하고 기운이 없을 때, 가쁘고 급한 기침을 하거나 호흡이 가쁠 때, 위산과다나 위궤양, 위염이 오래되었을 때, 혈압이 높거나 낮을 때, 자궁 출혈, 빈혈이 있을 때 약으로 처방한다. 비타민 B1, 비타민 B2, 플라보노이드, 스테로이드 배당체, 알칼로이드, 사포닌, 락토스, 말토스, 글루코스, 푸룩토스를 함유한다.

민간에서는 비장과 위장이 약하여 피로가 심할 때, 오랜 병으로 기력이 없고 소화가 안 될 때, 병후에 입 안이 헐었을 때, 가쁘고 급한 기침을 하거나 호흡이 가쁠 때, 폐결핵, 백혈병,

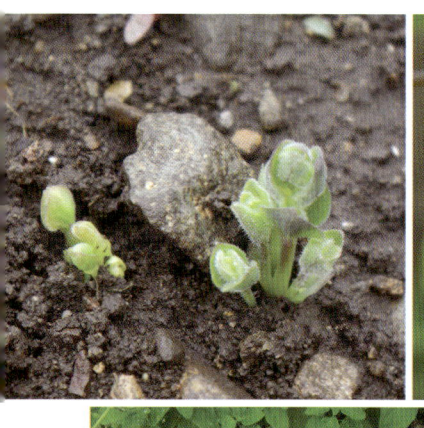

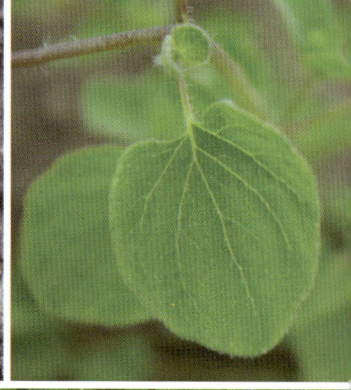

새순 | 잎

전체 모습

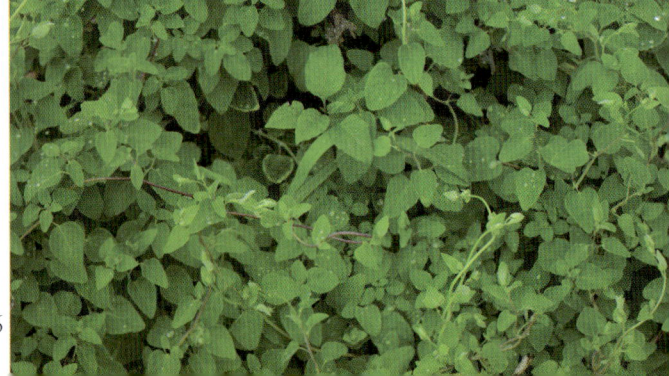

혈압이 높거나 낮을 때, 코피를 많이 흘렸을 때, 여성이 하혈할 때, 산모가 산후에 몸이 허약해졌을 때, 신경쇠약, 당뇨, 몸이 자주 부을 때, 장이 안 좋을 때, 치질로 항문이 빠졌을 때, 젖먹이가 허약하여 젖을 빨지 못할 때, 어린아이가 허약할 때, 몸이 허하고 기운이 없을 때, 위산과다나 위궤양, 위염이 오래되었을 때, 빈혈, 저혈압, 편도선이 부었을 때, 혈액순환이 안 될 때, 천식, 가래가 심할 때, 입맛이 떨어지고 기력이 없을 때, 자양강장제로 사용한다.

📢 주의사항

- 소화당삼이나 천당삼을 대신 사용하기도 한다.
- 몸에 열이 많거나 혈압이 높아 인삼이 맞지 않는 사람에게 인삼 대용으로 사용하는데, 약효가 인삼보다 약하므로 양을 많이 써야 한다.
- 설사를 하거나 가슴이 답답한 사람, 고열이 나는 사람은 증상이 심해질 수 있으므로 먹지 않는다.

꽃봉오리 | 꽃
꽃속 모습 | 뿌리

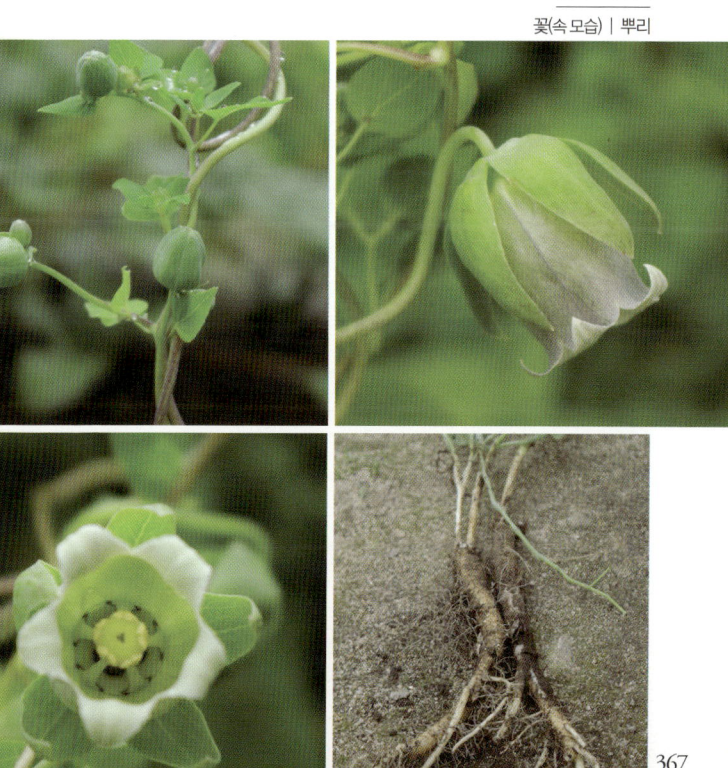

136 여우콩 *Rhynchosia volubilis* Lour.

- 콩과 덩굴성 여러해살이풀
- 분포지 : 중부지방 이남 산과 들의 양지바른 풀밭
- 개화기 : 8~9월 결실기 : 10월
- 채취기 : 여름~초가을(줄기·잎·뿌리)

- 별 명 : 덩굴들콩, 개녹각, 녹각, 쥐눈이, 쥐눈이콩, 쥐콩, 노서안(老鼠眼), 서목태(鼠目太), 여두(櫓豆)
- 생약명 : 녹곽(鹿藿), 녹곽근(鹿藿根)
- 유 래 : 잎 모양이 여우 얼굴을 닮고 팥 같은 열매가 달리는 덩굴풀 여우팥과 비슷하면서도 콩이 달린다 하여 여우콩이라 부른다.

생태

길이 2m. 뿌리는 길고, 중간이 통통하며, 잔뿌리가 있다. 뿌리껍질은 노란빛이 도는 밝은 갈색이다. 줄기가 2~3개가 뭉쳐 올라와 가늘고 길게 뻗어 나가며, 줄기 밑동이 땅에 닿아 뿌리를 내기도 한다. 줄기 끝에는 덩굴손이 있어 다른 식물을 감아 올라가며 자란다. 줄기껍질은 갈색빛이 도는 녹색이며, 갈색 잔털이 있다. 잎은 둥근 타원형으로 긴 잎자루 끝에 3장이 빙 둘러 달린다. 잎 끝은 꼬리처럼 길고 뾰족하다. 잎 앞뒷면에는 잔털이 있고, 뒷면 잎맥에는 누르스름한 잔털이 있으며 노란빛이 도는 갈색 선점이 있다. 잎 가장자리는 밋밋하다. 혼동하기 쉬운 종류 여우팥은 잎 모양이 마름모꼴에 가깝다. 꽃은 8~9월에 노랗게 피는데, 잎이 달린 자리에 짧은 꽃대가 여러 개 뭉쳐 올라와 작은 꽃들이 달린다. 열매는 10월에 짧은 꼬투리 모양으로 여문다. 열매가 다 익으면 자줏빛이 도는 붉은색이 되며, 열매껍질이 2장으로 갈라진 끝에 검고 작은 콩 모양의 씨앗이 매달린다. 씨앗은 겨울에도 열매껍질에 매달려 있다가 새들의 먹이가 되며, 남은 것은 떨어져 가까운 곳으로 굴러가 번식한다. 혼동하기 쉬운 종류 여우팥은 꼬투리가 납작하고 길며, 씨앗이 네모난 팥 모양이다. *유사종_ 큰여우콩, 여우팥

■■ 효능

한방에서 줄기와 잎을 녹곽(鹿藿), 뿌리를 녹곽근(鹿藿根)이라 한다. 열을 내리고, 피를 맑게 하며, 염증을 가라앉히고, 독을 풀어주며, 통증을 없애는 효능이 있다. 기관지염, 폐렴, 천식, 심한 기침과 가래, 결핵성 림프선염, 출산 후 고열, 몸속에 종양이 있을 때 약으로 처방한다.

민간에서는 갓난아기가 소화불량으로 배가 불러올 때, 생리불순, 기관지염, 폐렴, 천식, 심한 기침과 가래, 머리가 아플 때, 몸속에 종양이 있을 때, 림프선이 부었을 때, 종기가 나서 아플 때, 허리가 아플 때 사용한다.

잎 달린 모습 | 꽃봉오리
뿌리 | 열매

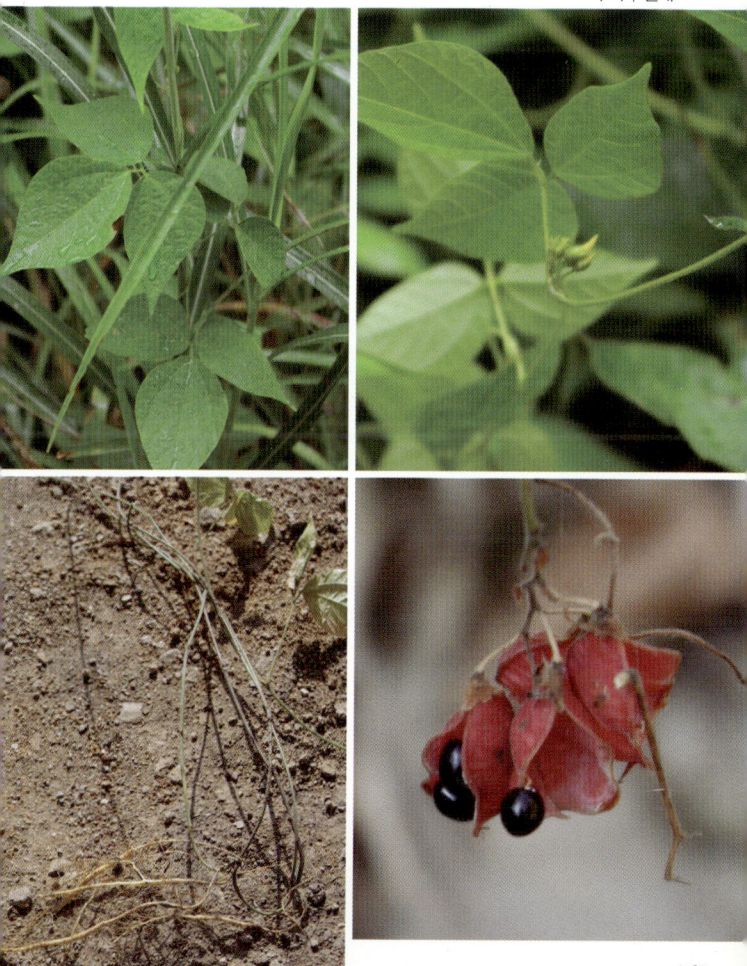

137 약

여우팥 *Dunbaria villosa* (Thunb.) Makino

- 콩과 덩굴성 여러해살이풀
- 분포지 : 중부지방 이남 산기슭과 들판의 양지바른 풀밭, 밭둑, 돌담
- 개화기 : 7~8월
- 결실기 : 10월
- 채취기 : 여름(뿌리·줄기), 가을(열매)

- 별 명 : 여호팥, 덩굴돌팥, 돌팥, 새돔부, 모야편두(毛野扁豆)
- 생약명 : 야편두(野扁豆)
- 유 래 : 잎 모양이 여우 앞얼굴을 닮았고 가을에 팥처럼 짙은 갈색을 띤 열매가 달린다 하여 여우팥이라 부른다. 들판[野]에 나는 납작한 [扁] 콩[豆]이라 하여 야편두라고도 한다.

■■■ 생태

길이 2~2.5m. 줄기는 가늘고 길게 뻗어 나가며, 줄기 끝에 덩굴손이 있어 다른 식물을 감아 올라가며 자란다. 줄기껍질은 붉은 자줏빛이 도는 녹색이며, 허연 잔털이 빽빽하다. 가지는 여러 갈래로 갈라져 나온다. 잎은 둥근 마름모꼴로 어긋나게 3장씩 나는데, 잎자루가 길고 세로로 홈이 있으며 잔털이 있다. 잎 끝은 둥글면서도 뾰족하고, 잎 앞뒷면에 잔털이 있으며, 잎 가장자리는 밋밋하다. 혼동하기 쉬운 종류 여우콩은 잎이 물방울 모양이다. 꽃은 7~8월에 노랗게 피는데, 줄기나 가지에 짧은 꽃대가 3~8개가 뭉쳐 올라와 꽃이 달린다. 꽃잎은 3장인데, 2장은 둥글게 마주 붙어 있으며, 1장은 용 모양으로 말려서 한쪽 꽃잎에 붙어 있다. 열매는 10월에 납작한 꼬투리 모양으로 여문다. 열매가 다 익으면 갈색이 되며, 꼬투리가 말라 2개로 갈라지면서 납작하고 짙은 갈색을 띤 씨앗 6~8개가 나와 가까이에 떨어져 번식한다. 혼동하기 쉬운 종류 여우콩은 열매 꼬투리가 짧고 다 익으면 붉은빛을 띠며, 씨앗이 검고 둥글다.

*유사종_ 여우콩

■■ 효능

한방에서 뿌리째 캔 줄기와 열매를 야편두(野扁豆)라 한다. 기침을 가라앉히고, 독을 풀어주며, 염증을 가라앉히는 효능이 있다. 기관지염, 천식, 폐렴에 약으로 처방한다.

민간에서는 기관지가 안 좋을 때, 심한 기침과 가래, 천식, 폐렴, 자궁 염증, 부스럼이 났을 때 사용한다.

꽃과 잎(상), 꽃 | 풋열매(중), 잎 앞뒤(하)

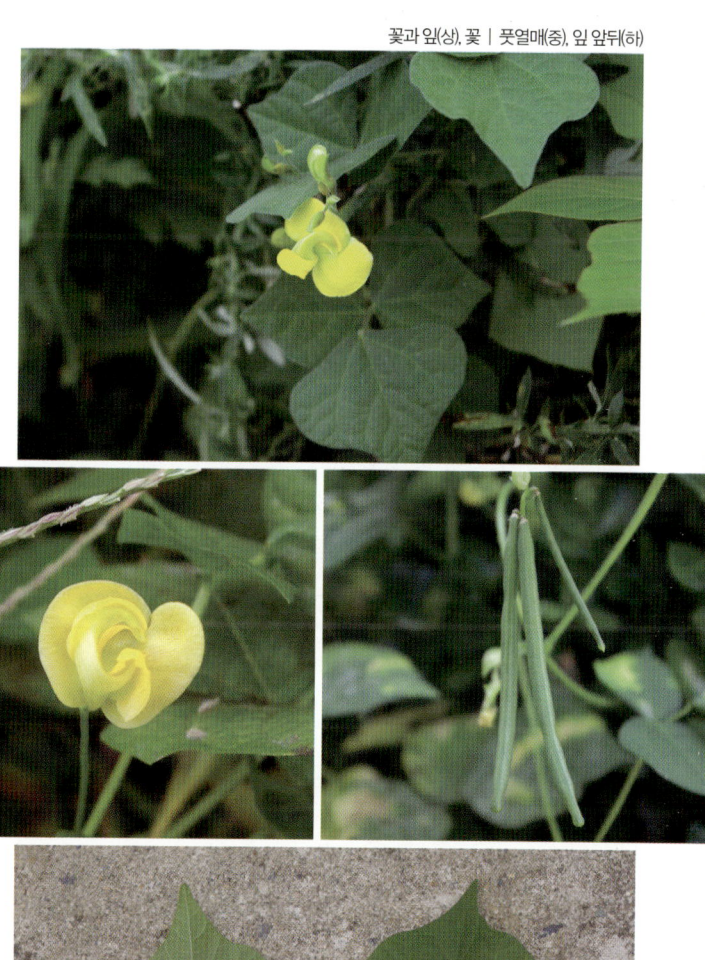

138 약
차풀 *Chamaecrista nomame* (Siebold) H.Ohashi

- 콩과 한해살이풀
- 분포지 : 산이나 들판의 양지바른 풀밭, 냇가 근처, 길가
- 개화기 : 7~8월   결실기 : 10월
- 채취기 : 여름~가을(줄기·잎·열매)

- 별   명 : 눈차풀, 자귈, 며느리감나물, 나서(糯黍), 망강남(望江南), 사자초(獅子草), 지백초(地白草), 함수초결명(含羞草決明)
- 생약명 : 산편두(山扁豆)
- 유   래 : 잎으로 차[茶]를 끓여 먹는 풀이라 하여 차풀이라 부른다.

■ ■ 생태

높이 30~60㎝. 줄기는 가늘고 곧게 자란다. 줄기껍질은 자줏빛이 도는 녹색이며, 잔털이 있다. 혼동하기 쉬운 유사종 자귀풀은 줄기에 털이 없다. 가지는 여러 갈래로 갈라져 나온다. 잎은 작고 길쭉한 모양으로 나는데, 긴 연두색 잎자루가 마주나 아주 작은 잎들이 깃털 모양으로 촘촘히 마주 달린다. 잎 끝이 뾰족하며, 잎 가장자리가 밋밋하다. 혼동하기 쉬운 유사종 자귀풀은 잎 양끝이 뭉툭하다. 꽃은 7~8월에 노랗게 피는데, 잎자루가 달린 자리에 짧은 꽃대 1~2개가 올라와 작은 꽃이 달린다. 꽃잎은 5장으로 타원형이며, 꽃술이 노랗다. 열매는 10월에 납작하고 밋밋한 꼬투리 모양으로 여물며, 열매 끝이 옆이나 위로 비스듬히 선다. 열매가 다 익으면 검은빛이 도는 붉은 갈색이 되며, 열매껍질이 2장으로 갈라져 납작하고 네모진 검은 씨앗이 튀어나와 가까운 곳에 떨어져 번식한다. 혼동하기 쉬운 유사종 자귀풀은 열매꼬투리가 아래로 처지고, 씨앗이 들어 있는 자리마다 깊은 주름이 있다.

*유사종_ 자귀풀

전체 모습
꽃핀 모습 | 꽃과 꽃봉오리
꽃과 풋열매

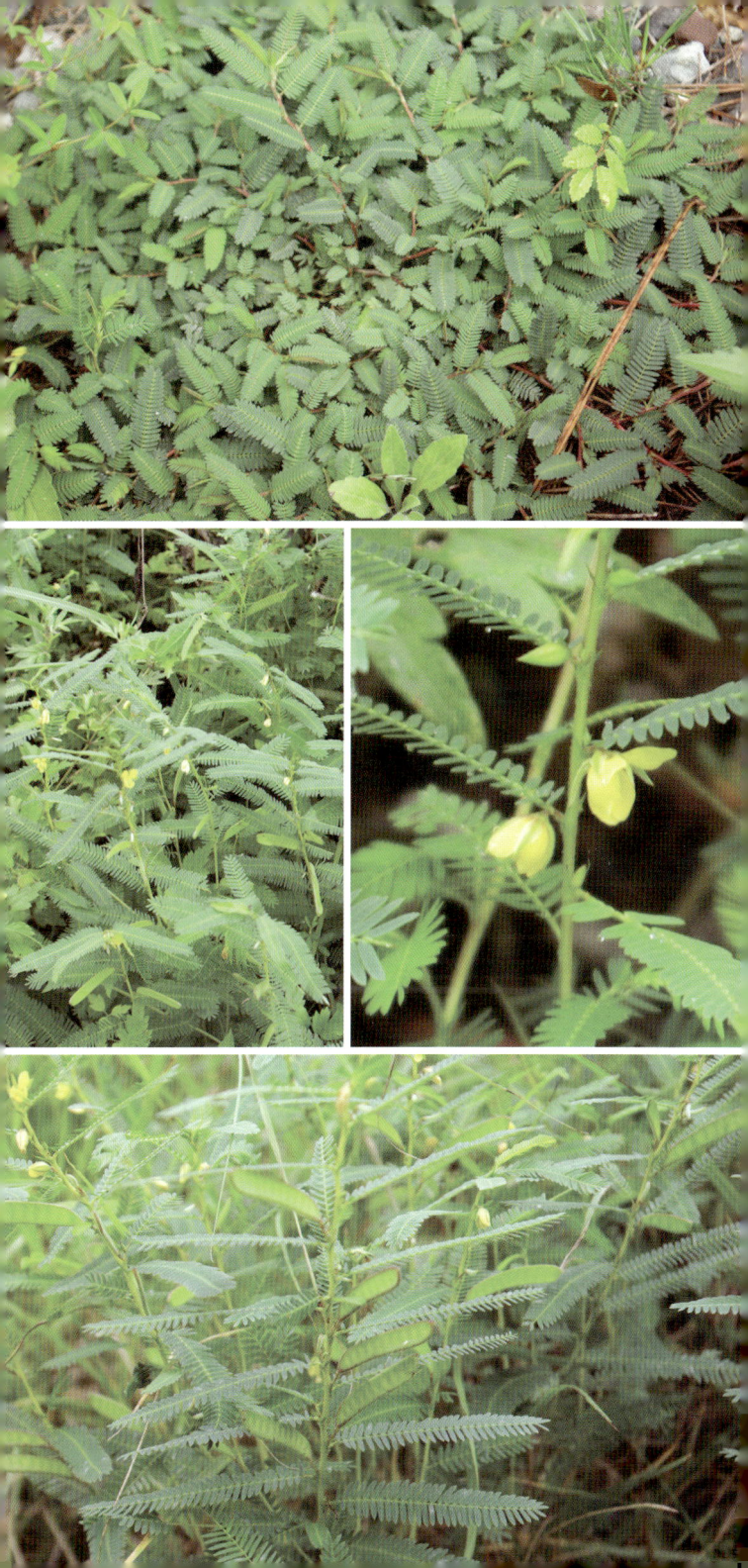

▪▪▪ 효능

한방에서 줄기와 잎, 열매를 산편두(山扁豆)라 한다. 간의 열을 내리고, 간을 맑게 하며, 몸속 진액을 만들어주고, 부기를 가라앉히며, 비장을 튼튼히 하고, 장을 잘 움직이게 하며, 어혈을 흩어주고, 염증을 가라앉히는 효능이 있다. 몸이 습하고 열이 있어 황달이 왔을 때, 갓난아이가 소화불량일 때, 소화가 안 될 때, 체하여 토할 때, 더위 먹었을 때, 몸이 부었을 때, 신장염, 아토피, 가슴이 답답하고 열이 나며 목이 마를 때, 몸에 어혈이 쌓였을 때, 기침할 때 약으로 처방한다.

민간에서는 신장이 안 좋을 때, 몸이 붓고 얼굴이 누렇게 뜰 때, 갓난아이의 소화불량, 소화가 안 될 때, 체하거나 더위 먹어 토할 때, 더위 먹었을 때, 가슴이 답답하고 열이 나며 목이 마를 때, 몸에 어혈이 쌓였을 때, 기침을 하고 누런 가래가 나올 때, 폐결핵, 야맹증, 소변 보기 힘들 때, 편두통이 심할 때, 위경련, 아토피, 피부병이 낫지 않을 때, 종기, 옻이 올랐을 때, 거친 피부, 여드름, 독사에 물렸을 때, 오십견에 사용한다.

🔊 주의사항
- 몸을 차게 하는 약재로서 많이 먹으면 설사하므로 정량만 복용한다.
- 임산부의 경우 자궁을 차게 하여 유산을 일으킬 수 있으므로 먹지 않는다.

열매

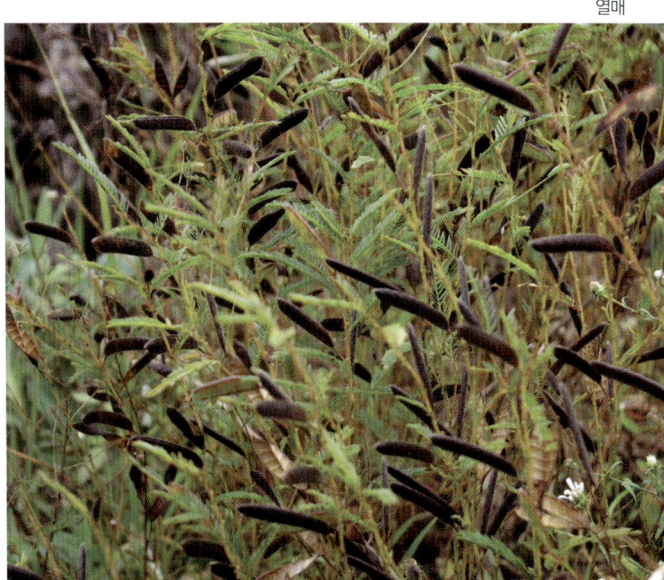

택사 *Alisma canaliculatum* A. Braun et Bonche

- 택사과 여러해살이풀
- 분포지 : 양지바른 얕은 연못가나 저수지, 늪지, 개울가, 논
- 개화기 : 7~8월 결실기 : 10~11월
- 채취기 : 봄~여름(잎), 가을(열매), 겨울(뿌리)

- 별　명 : 물택사, 쇠귀나물, 쇠대나물, 쇠태나물, 우이채(牛耳菜), 곡사(鵠瀉), 급사(及瀉), 수사(水瀉), 망우(芒芋), 용조(龍棗), 택지(澤芝), 호포(虎蒲)
- 생약명 : 택사(澤瀉), 택사엽(澤瀉葉), 택사실(澤瀉實)
- 유　래 : 늪[澤]에서 자라고 설사[瀉]를 멎게 하는 풀이라 하여 택사라 부른다.

■■ 생태

높이 40~130㎝. 뿌리는 가늘고 길게 수염처럼 뭉쳐 나오며, 잔뿌리가 있다. 뿌리껍질은 밝거나 어두운 갈색이다. 줄기는 가늘고 곧게 올라온다. 가지는 층층이 3개씩 뭉쳐서 길게 벌어져 나오며, 가지가 난 자리마다 얕은 마디가 있다. 잎은 뿌리에서 무더기로 올라오는데, 모양이 길쭉한 타원형이다. 잎자루는 길고 통통하며, 앞면이 조금 납작하다. 잎 앞면은 밋밋하고, 뒷면 가운데에는 잎맥이 굵고 두드러진다. 잎 가장자리는 밋밋하면서도 물결처럼 굽어져 있다. 혼동하기 쉬운 유사종 질경이택사는 잎이 더 넓고 둥글다. 꽃은 7~8월에 하얗게 피는데, 줄기와 가지에서 긴 꽃대가 층층이 뭉쳐 나와 아주 작은 꽃이 달린다. 열매는 10~11월에 동글납작하면서도 가운데가 옴폭한 모양으로 여문다.

＊유사종_ 질경이택사

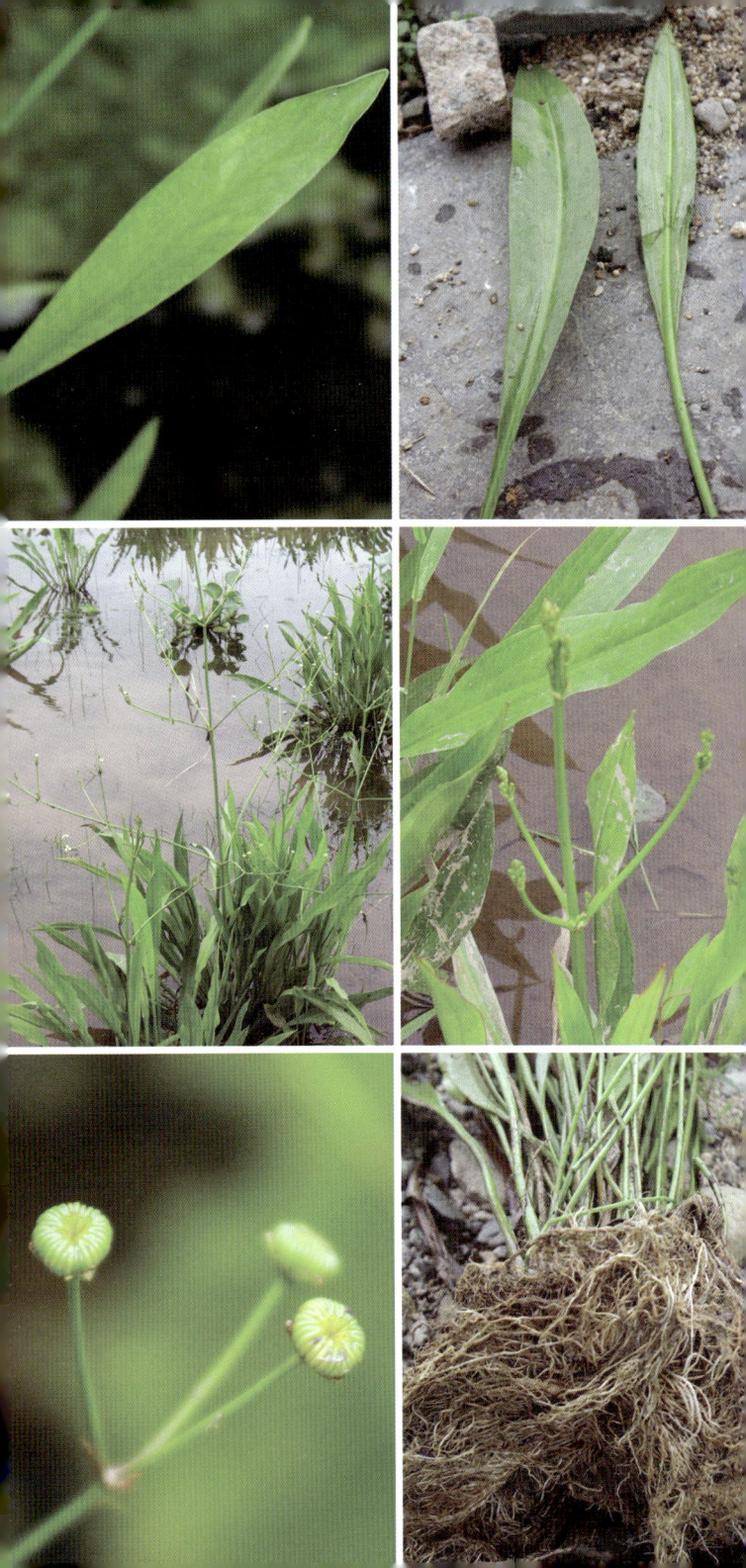

■■ 효능

한방에서 뿌리를 택사(澤瀉), 잎을 택사엽(澤瀉葉), 열매를 택사실(澤瀉實)이라 한다. 몸속 습한 것을 몰아내고, 열을 내리며, 소변을 잘 나오게 하고, 신장이 튼튼해지며, 음기와 허약한 것을 보하고, 갈증을 없애며, 장의 경련을 가라앉히고, 균을 죽이는 효능이 있다. 『동의보감』에서는 "택사는 방광에 몰린 오줌을 잘 나가게 하고, 다섯 가지 임질을 낫게 하며, 방광의 열을 없애고, 소장을 잘 통하게 하며, 오줌이 방울방울 떨어지는 것을 멎게 한다"고 하였다. 소변이 잦을 때, 소변색이 붉을 때, 신장염, 당뇨, 몸이 부었을 때, 비만, 위나 장에 물이 찼거나 구토할 때, 위하수, 팔다리가 저리고 어지러울 때, 입이 마를 때, 설사, 산모의 젖이 안 나올 때 약으로 처방한다.

민간에서는 소변이 잦을 때, 소변이 붉거나 뿌옇게 나올 때, 소변 보기 힘들 때, 신장염, 소변량이 적고 몸이 부었을 때, 임산부의 몸이 부었을 때, 배에 복수가 찼거나 구토할 때, 위하수, 팔다리가 저리고 어지러울 때, 입이 마를 때, 설사, 비위가 약하여 이명이 들리고 눈이 침침해졌을 때, 간이 안 좋을 때, 고지혈증, 고혈압, 산모의 젖이 안 나올 때, 더위 먹었을 때, 땀을 많이 흘릴 때, 과음으로 속이 아플 때, 당뇨, 신장이 약할 때, 몸이 허약할 때, 비만에 사용한다.

🔊 주의사항

- 몸속 습한 기운과 열을 몰아내어 신장의 기운을 없애는 약재이므로 신장이 아주 약한 사람은 먹지 않는다.
- 오래 먹으면 눈병이 날 수 있으므로 단기간에만 먹는다.
- 신장쪽에 사용할 경우 소금물이나 술에 볶으면 약성이 더 강해진다.
- 뿌리의 경우 국산은 색깔이 밝고 잘 부서지며 조금 단맛이 나지만, 중국산은 잘 부서지지 않고 조금 신맛이 난다.

잎 | 잎앞뒤
○ 전체 모습과 꽃 | 꽃봉오리
풋열매 | 뿌리

140 약 흑삼릉 *Sparganium erectum* L.

- 흑삼릉과 여러해살이풀
- 분포지 : 양지바르고 얕은 연못가나 도랑
- 개화기 : 6~7월
- 결실기 : 8~9월
- 채취기 : 가을(뿌리)

- 별　명 : 흑삼능, 혹삼릉, 매자기, 경삼릉(京三稜), 계조삼릉(鷄爪三稜), 광삼릉(光三稜), 석삼릉(石三稜), 초삼릉(草三稜), 형삼릉(荊三稜), 홍포근(紅蒲根)
- 생약명 : 삼릉(三稜)
- 유　래 : 열매가 혹처럼 생겼고 열매에 3개[三]의 능선[稜]이 있다 하여 혹삼릉이라 하다가 흑삼릉이 되었다.

■■■ 생태

높이 1m. 뿌리는 토란처럼 굵게 덩어리져 있고, 옆으로 뻗으면서 줄기를 내며, 수염뿌리가 있다. 뿌리껍질은 밝은 갈색이다. 줄기는 굵고 곧게 올라온다. 줄기껍질은 연한 녹색이며 거친 편이다. 가지는 옆으로 짧게 벌어져 나온다. 잎은 줄기 아래쪽에서 뭉쳐 나오는데, 모양이 가늘고 길며 잎 끝이 갸름하면서도 뭉툭하다. 잎 앞면은 조금 오목하며, 뒷면 한가운데에는 모가 난 능선이 있다. 꽃은 6~7월에 암꽃과 수꽃이 함께 핀다. 암꽃은 줄기 중간에 둥근 혹모양의 꽃이 층층이 달리는데, 꽃잎은 없고 아주 연한 녹색빛에 통통하면서도 반투명한 암술이 길게 나온다. 수꽃은 줄기 위쪽에 층층이 뭉쳐 나오는데, 꽃잎은 없고 가늘고 흰 수술이 둥글게 펼쳐지며, 시들면 검붉은 갈색이 된다. 열매는 8~9월에 두꺼운 돌기가 있는 둥근 공모양으로 여문다. 열매가 다 익으면 회색빛이 도는 짙은 갈색이 되며, 끝이 뾰족하면서도 몸체에 3각이 진 작은 씨앗들이 벌어져 나온다.

*유사종_ 긴흑삼릉, 좁은잎흑삼릉

전체 모습
풋열매
풋열매 달린 모습

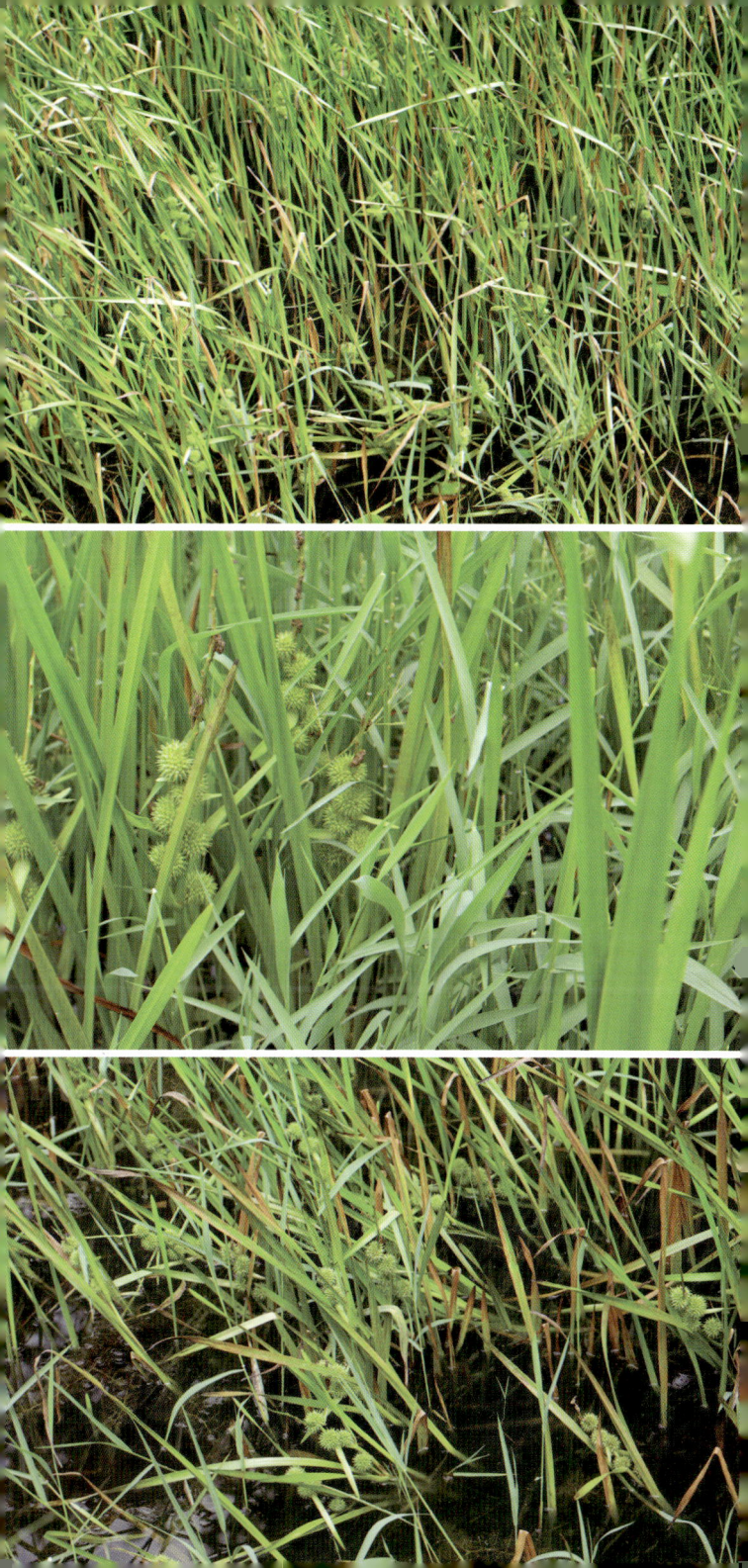

효능

한방에서 뿌리를 삼릉(三稜)이라 한다. 몸속 나쁜 피를 풀어주고, 어혈을 몰아내며, 피를 잘 돌게 하고, 피를 멎게 하며, 기를 잘 돌게 하고, 소화를 잘 되게 하며, 젖을 잘 나오게 하는 효능이 있다. 몸에 기와 피가 잘 돌지 않을 때, 소화가 안 되어 속이 답답할 때, 산후에 어혈이 쌓여 배가 아플 때, 산모의 젖이 안 나올 때, 생리혈이 나오지 않을 때, 타박상을 입었을 때 약으로 처방한다.

민간에서는 몸에 기와 피가 잘 돌지 않을 때, 소화가 안 되어 속이 답답할 때, 음식을 잘못 먹어 신물이 올라오고 배가 불러올 때, 산후에 배가 아플 때, 산후에 출혈이 심하여 어지러울 때, 산모의 젖이 안 나올 때, 타박상, 갑상선이 부었을 때, 자궁혹, 뇌일혈로 몸에 마비가 왔을 때, 심장이 아플 때, 생리혈이 나오지 않을 때, 생리불순, 젖몸살을 할 때 사용한다.

주의사항
- 긴흑삼릉을 대신 사용하기도 한다.
- 몸속 뭉친 것을 풀어주고 유산을 일으키는 약재이므로 생리량이 많은 사람, 임산부는 먹지 않는다.
- 뿌리는 작고 묵직한 것이 약효가 좋다.

암꽃(아래 흰색)과 수꽃봉오리(맨 위)

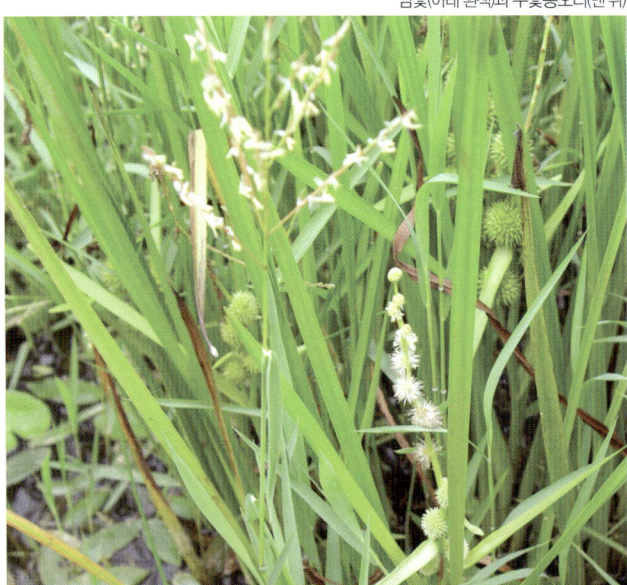

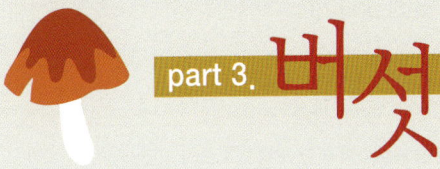

part 3. 버섯

곰보버섯 | 복령 | 자주국수버섯 | 귀신그물버섯 | 껄껄이그물버섯 | 옥수수깜부기병균 | 말징버섯 | 먹물버섯 | 다색벚꽃버섯 | 좀우단버섯

141 식 약한독

곰보버섯 *Morchella esculenta* (L. & Fr.) Pers.

- 곰보버섯과 한해살이 버섯
- 분포지 : 산속 그늘진 나무 아래 낙엽 쌓인 곳, 전나무나 가문비나무 숲, 정원수 아래, 수풀, 길가
- 채취기 : 봄

■ 유   래 : 갓이 곰보처럼 파인 버섯이라 하여 곰보버섯이라 부른다.

■■ 생태

자루높이 4~5.5㎝, 갓높이 2~6.5㎝, 갓넓이 3~5㎝. 나무가 있어야 자라는 버섯이다. 줄기가 둥글게 올라오고, 밑동이 넓으며, 속이 비어 있다. 줄기색은 연노란빛이 도는 흰색이며, 색이 짙고 쌀겨 같은 비늘조각이 조금씩 붙어 있다. 갓은 위쪽이 갸름한 타원형으로 그물 모양의 깊은 홈이 파여 있으며, 홀씨주머니는 홈 안쪽에 있다. 갓 바깥쪽은 노란빛이 도는 밝은 갈색이며, 홈 안쪽은 연회색빛이 도는 연노란색을 띤다. 갓을 만져 보면 연하면서도 살이 많은 편이다.

*유사종_ 굵은대곰보버섯(약한독 · 식용)

■■ 효능

비타민 A, 비타민 B1, 비타민 B2, 비타민 C, 비타민 D3, 비타민 E, 비타민 K1, 조지방, 탄수화물, 조단백질, 칼륨, 칼슘, 마그네슘, 철, 나트륨, 아연, 글루타민산, 레우신, 알라닌, 아르기닌, 발린, 스레오닌을 함유한다.

주의사항

• 약간의 독이 있는 버섯이므로 날로 먹지 않는다. 반드시 데쳐서 독 성분을 뺀 후 데친 물은 버리고 조리하고, 너무 많이 먹지 않는다.

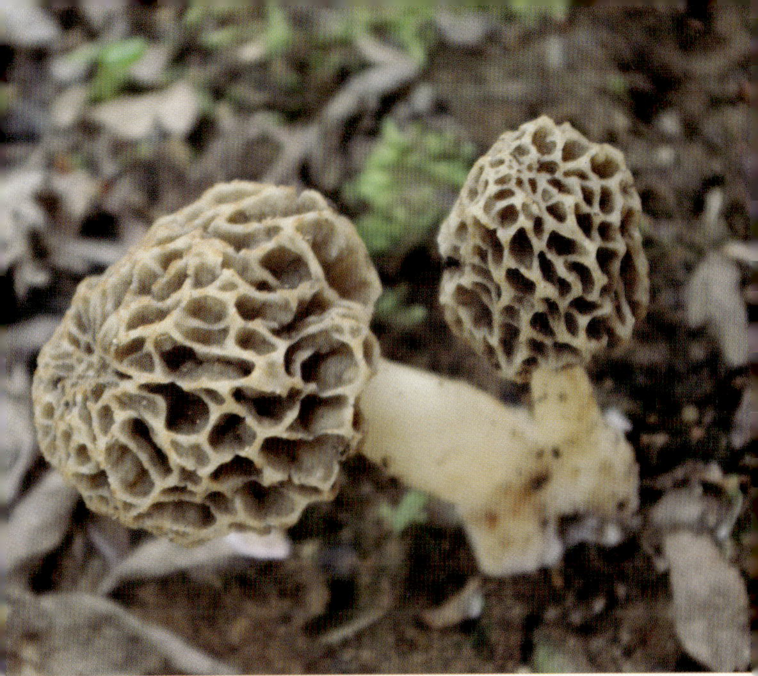

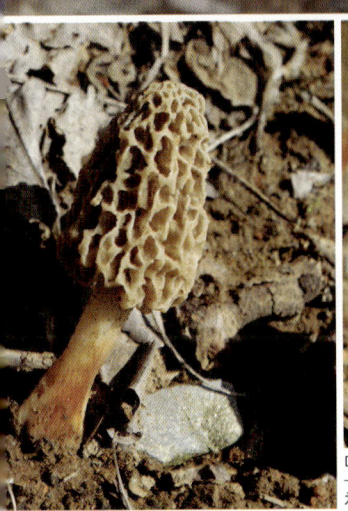
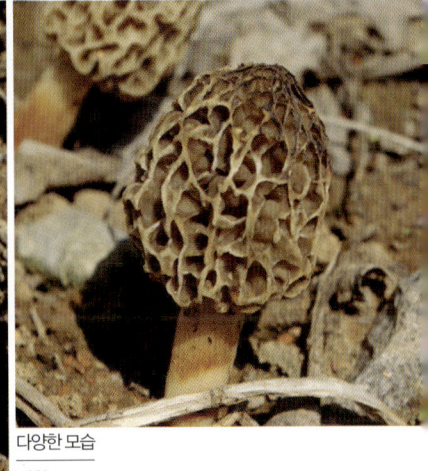

다양한 모습
채취

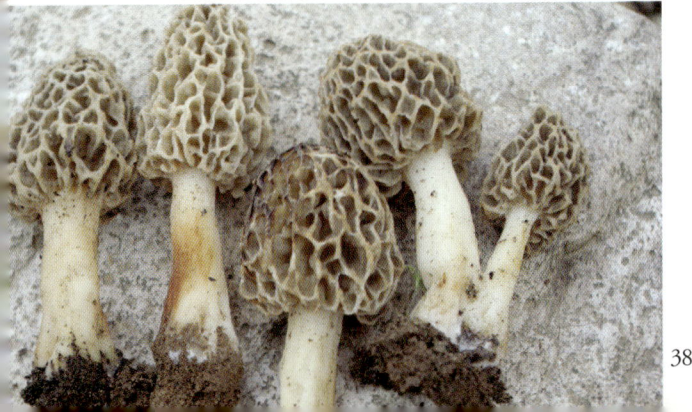

383

복령 *Poria cocos* (Fr.) Wulf.

- 구멍장이버섯과
- 분포지 : 높은 산마루 숲속 죽은 지 5~6년 된 소나무, 참나무의 고목 뿌리
- 채취기 : 가을~초봄

- **별   명**: 복령(茯苓), 복령(伏靈), 복면(茯免), 불사면(不死免), 복토(伏土), 복토(茯兎), 복운(茯雲), 운령(雲笭), 송령(松笭), 송유(松腴), 송서(松薯), 송목서(松木薯), 풍령(葑笭), 솔풍령, 흰솔풍령, 벌건솔풍령, 솔풍년, 솔뿌리혹, 흰솔뿌리혹, 벌건솔뿌리혹, 강신복태(絳晨伏胎)
- **생약명**: 복령(茯笭), 복신(伏神), 백복령(白茯笭), 적복령(赤茯笭), 흑복령(黑茯笭), 복령피(茯笭皮)
- **유   래**: 뿌리에 숨어[伏] 있는 풀[++]이라는 뜻의 복(茯)과 원추리 뿌리 같다는 뜻의 영(笭)이 합쳐져 복령이라 부른다. 속살 색깔에 따라 흰[白] 것은 백복령, 붉은[赤] 것은 적복령, 검은[黑] 것은 흑복령이라고도 한다.

■ ■ ■ 생태

지름 10~30㎝. 자루나 갓이 따로 없으며, 전체가 불규칙한 모양으로 덩어리져 있다. 껍질은 거칠고, 주름이 있으며, 거북이 등처럼 얕게 갈라지기도 한다. 껍질색은 갈색[白茯笭], 연갈색, 검은빛이 도는 진갈색 등이다. 속살은 작은 알갱이가 뭉쳐진 모양으로 물기가 돌면서도 퍼석하며, 송진 냄새가 난다. 속살은 하얗거나, 누런빛이 도는 흰색인데, 묵을수록 연한 분홍색이 되며 마른 것은 희어진다. 보통 홍송 뿌리에 나는 것은 속살이 희거나 붉으며, 곰솔(흑송) 뿌리에 나는 것은 검붉다.

다양한 모양의 복령 채취

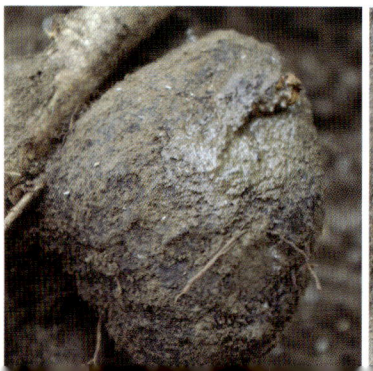
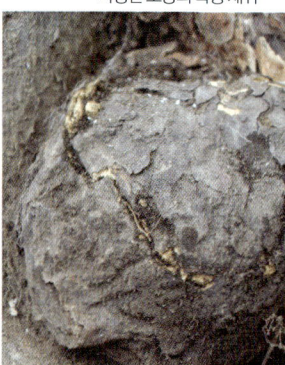

■■ 효능

한방에서 버섯을 복령(茯笭), 나무뿌리를 감싸고 자란 것을 복신(伏神), 속살이 흰 것을 백복령(白茯笭), 속살이 붉은 것을 적복령(赤茯笭), 속살이 검은 것을 흑복령(黑茯笭), 껍질을 복령피(茯笭皮)라 한다. 몸을 강건하게 하고, 몸속 습한 것을 내보내며, 마음을 안정시키고, 몸을 편안하게 하며, 위장과 비장과 장을 튼튼하게 하고, 심장을 잘 뛰게 하며, 혈당을 내리고, 몸속에 종양이 생기지 않게 해주며, 면역력을 키우고, 균을 죽이는 효능이 있다. 『동의보감』에서는 "복령은 오랫동안 먹으면 배고프지 않고, 오래 살며, 늙지 않는다"고 하였다. 신장염이나 방광염, 소변을 잘 보지 못해 몸이 부었을 때, 심장병으로 몸이 부었을 때, 설사, 심신 불안, 불면증, 당뇨에 약으로 처방한다. 단백질, 레시틴, 에르고스테롤, 아데닌, 콜린, 포도당, 과당, 나트륨, 칼륨, 파기민산, 에브리코산. 폴리포텐산 A, 트리테르페노이드를 함유한다.

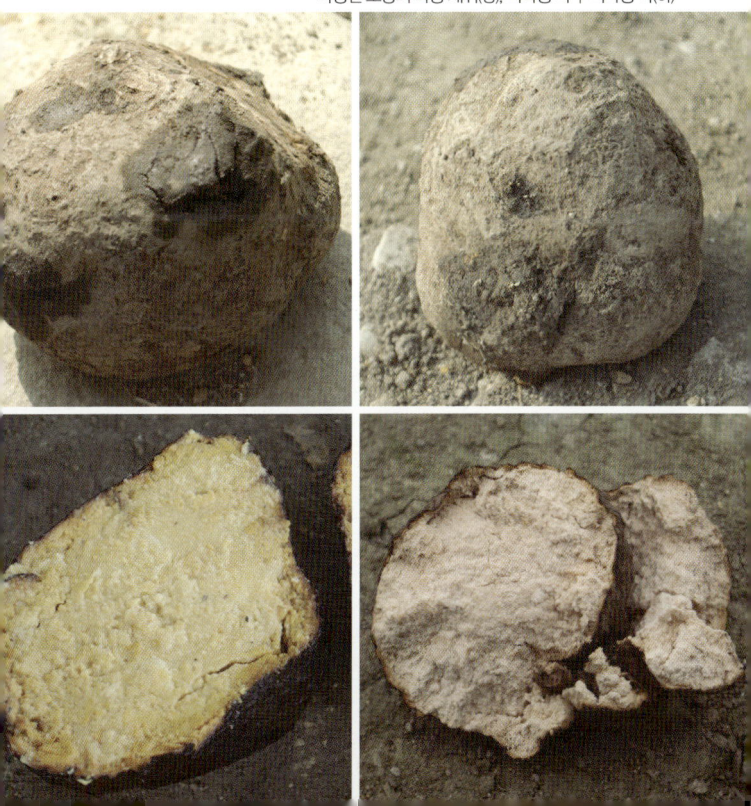

다양한 모양의 복령 채취(상), 백복령 속 | 적복령 속(하)

민간에서는 심한 기침과 가래, 기침이 심하고 숨이 찰 때, 과로로 심신 쇠약, 생리불순, 산모의 산후풍, 기력이 없을 때, 자양강장제, 기미와 주근깨, 거친 피부, 신장염이나 방광염, 당뇨, 소변을 보지 못해 몸이 부었을 때, 심장병으로 몸이 부었을 때, 임산부가 몸이 부었을 때, 몸에 수분이 뭉쳐 기침이 나올 때, 식은땀이 날 때, 땀이 많이 날 때, 구토와 설사, 갓난아기가 설사할 때, 노인의 장이 안 좋을 때, 뱃속이 부글거리고 푸석한 변이 나올 때, 입맛이 없고 소화가 안 될 때, 간이 안 좋을 때, 허리가 아플 때, 몽정을 할 때, 스트레스로 심신이 불안할 때, 화병, 심장이 뛰고 깜짝깜짝 놀랄 때, 밤에 잠을 못 잘 때, 정신분열증, 심한 건망증에 사용한다.

🔊 주의사항

- 식초와는 상극인 약재이므로 함께 먹지 않는다.
- 몸에 습한 기운이 몰려 생긴 병에 사용하는 약재이므로 몸이 허약하고 차가운 사람은 먹지 않는다.
- 한방에서는 다른 약재와 함께 사용하는 경우가 많다.
- 국산은 덩어리째로 나오는데, 색깔이 어둡고, 부스러기가 적으며, 송진향이 강하다. 중국산은 덩어리와 절편으로 함께 나오는데, 색깔이 밝고, 부스러기가 많고, 송진향이 약하다.

나무뿌리에 붙은 복령 모습

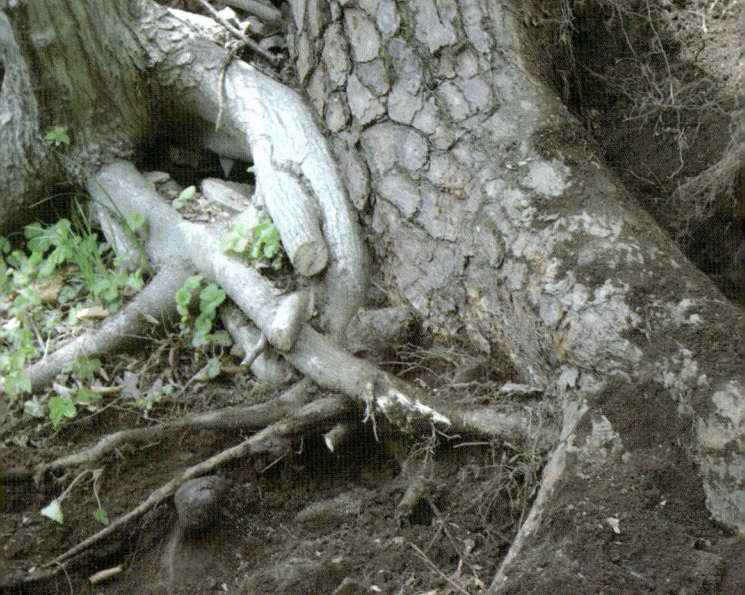

자주국수버섯 *Clavaria purpurea* Muell. & Fr.

- 국수버섯과 한해살이 버섯
- 분포지 : 소나무 숲속
- 채취기 : 가을

- 유 래 : 국수버섯이란 국수처럼 생긴 버섯이라 하여 붙여진 이름인데, 국수버섯 중에서도 자줏빛이 돈다 하여 자주국수버섯이라 부른다.

■■ 생태

높이 3~13㎝, 굵기 1.5~5㎜. 자루와 갓이 따로 없으며, 둥글납작하면서도 끝이 갸름한 막대 모양으로 뭉쳐 올라온다. 표면은 밋밋하며, 세로로 얕은 홈이 있기도 한다. 색깔은 연자주색이나 회색빛이 도는 연자주색이고, 오래되면 갈색빛이 도는 자주색이 된다. 밑동은 조금 희며, 하얀 잔털이 있다. 손으로 만져 보면 살이 많으면서도 잘 부서지며 속이 비어 있다. 모양이 비슷하고 색깔이 하얀 유사종 국수버섯은 넓은잎나무 숲에서 자란다.

* 유사종_ 국수버섯(식용)

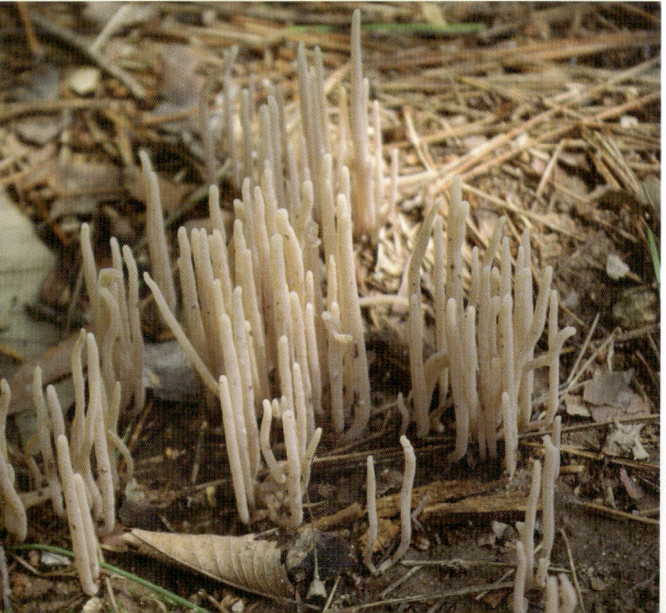

군락

■■ 효능

단백질, 필수 아미노산, 미네랄, 지방, 탄수화물, 섬유질, 피토헤마글루티닌을 함유한다.

다양한 모습

전체 모습 | 채취

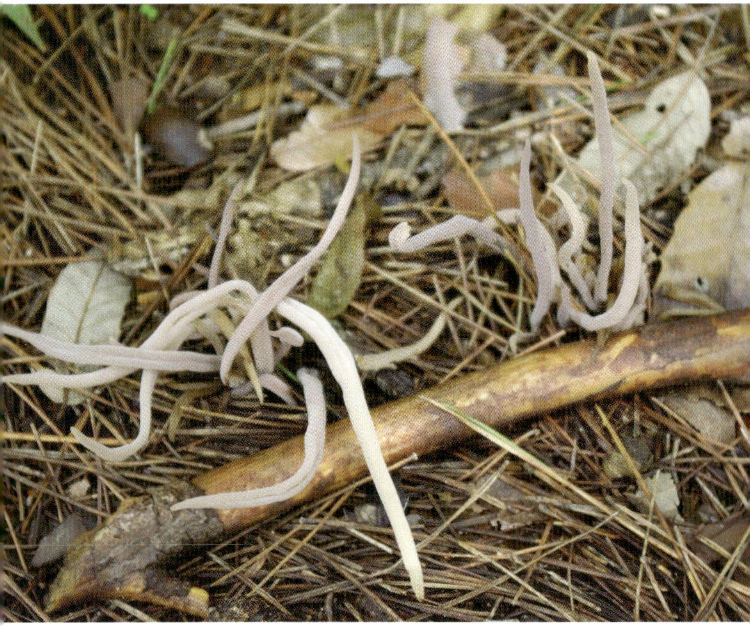

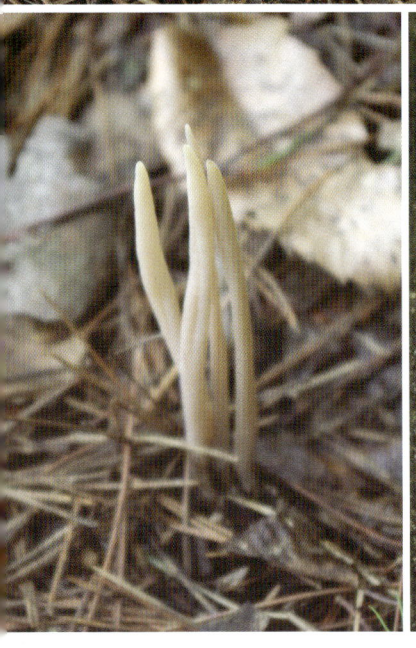

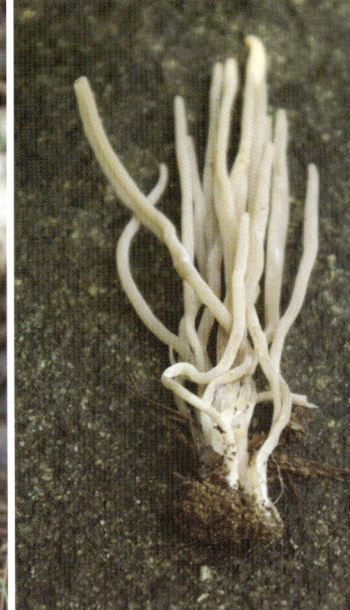

귀신그물버섯 *Strobilomyces strobilaceus*

- 귀신그물버섯과 한해살이 버섯 ■ 분포지 : 숲속
- 채취기 : 여름~가을

■ 유 래 : 생김새가 험상궂어 귀신과 같고 그물처럼 갈라진 버섯이라 하여 귀신그물버섯이라 부른다.

■■ 생태

자루높이 5~15㎝, 갓넓이 3~12㎝. 자루는 곧게 올라오며, 밑동이 조금 굵다. 자루껍질은 흰색이며, 검은빛이 도는 갈색의 질긴 털로 뒤덮여 있다. 갓은 공을 반으로 자른 모양이었다가 점차 호빵 모양으로 퍼지며, 살이 많다. 갓 껍질은 어두운 자줏빛이 도는 갈색이나 검은색을 띠며, 비늘처럼 갈라져 흰 속살이 드러나 있다. 속살은 하얗지만 상처가 나면 붉은 빛으로 변했다가 다시 거무스름해진다. 갓 아랫면은 어릴 때 흰색을 띠고 얇은 막으로 덮여 있다가 얇은 막이 터지면서 붉은빛이 되고 다시 검은빛이 도는 갈색이 된다. 큰 다각형 구멍이 있다.

＊유사종_ 회갈색귀신그물버섯(식용), 솔방울귀신그물버섯(식용)

■■ 효능

단백질, 필수 아미노산, 미네랄, 지방, 탄수화물, 섬유질을 함유한다.

갓모양 | 채취

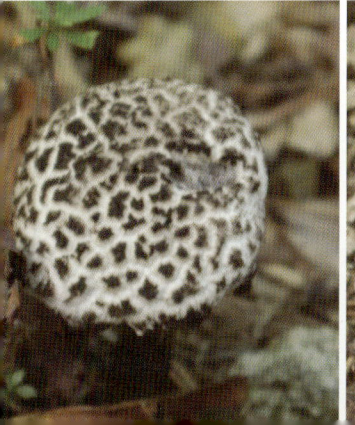
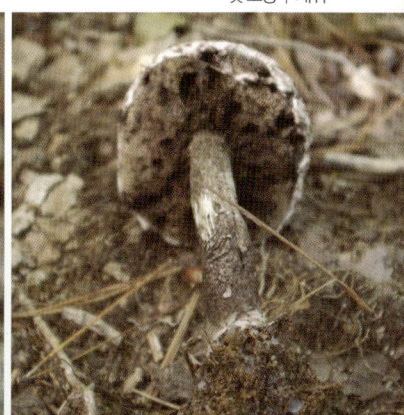

145 껄껄이그물버섯 *Leccinum extremiorientale* (L. Vass.) Sing.

- 그물버섯과 한해살이 버섯
- 분포지 : 참나무나 낙엽송과 같은 넓은잎나무가 섞인 소나무숲
- 채취기 : 늦여름~가을

- 유 래 : 껍질이 껄껄하고 그물 모양으로 갈라진 버섯이라 하여 껄껄이그물버섯이라 부른다.

■ ■ 생태

자루높이 5~13㎝, 갓넓이 7~20㎝. 자루는 곧거나 조금 굽어져 자란다. 자루색은 노란색이며, 맨 위쪽과 맨 아래쪽은 갈색을 조금 띤다. 갓이 피면 자루 밑동에 벌레가 먹기 쉽다. 갓은 공을 반으로 자른 모양으로 나왔다가 자라면서 호빵 모양으로 퍼진다. 갓 껍질은 어릴 때 주황빛이 도는 노란색이고, 벨벳 같은 잔털로 덮여 있으며, 조금 쭈글쭈글하다. 갓이 커지면서 노란빛이 도는 갈색이 되는데, 그물처럼 갈라져 연노란 속살이 드러난다. 갓이 젖으면 조금 끈적해진다. 속살은 두툼하고 꽉 차 있으며 흰색 또는 연노랑색이다. 갓 아랫면에는 작고 둥근 구멍이 불규칙하게 있으며, 노란색에서 노란빛이 도는 녹색으로 변한다.

*유시종_ 등색껄껄이그물버섯(식용)

■ ■ 효능

단백질, 필수 아미노산, 미네랄, 지방, 탄수화물, 섬유질을 함유한다.

어릴 때 | 갓 모양

채취

아랫면 | 전체 모습

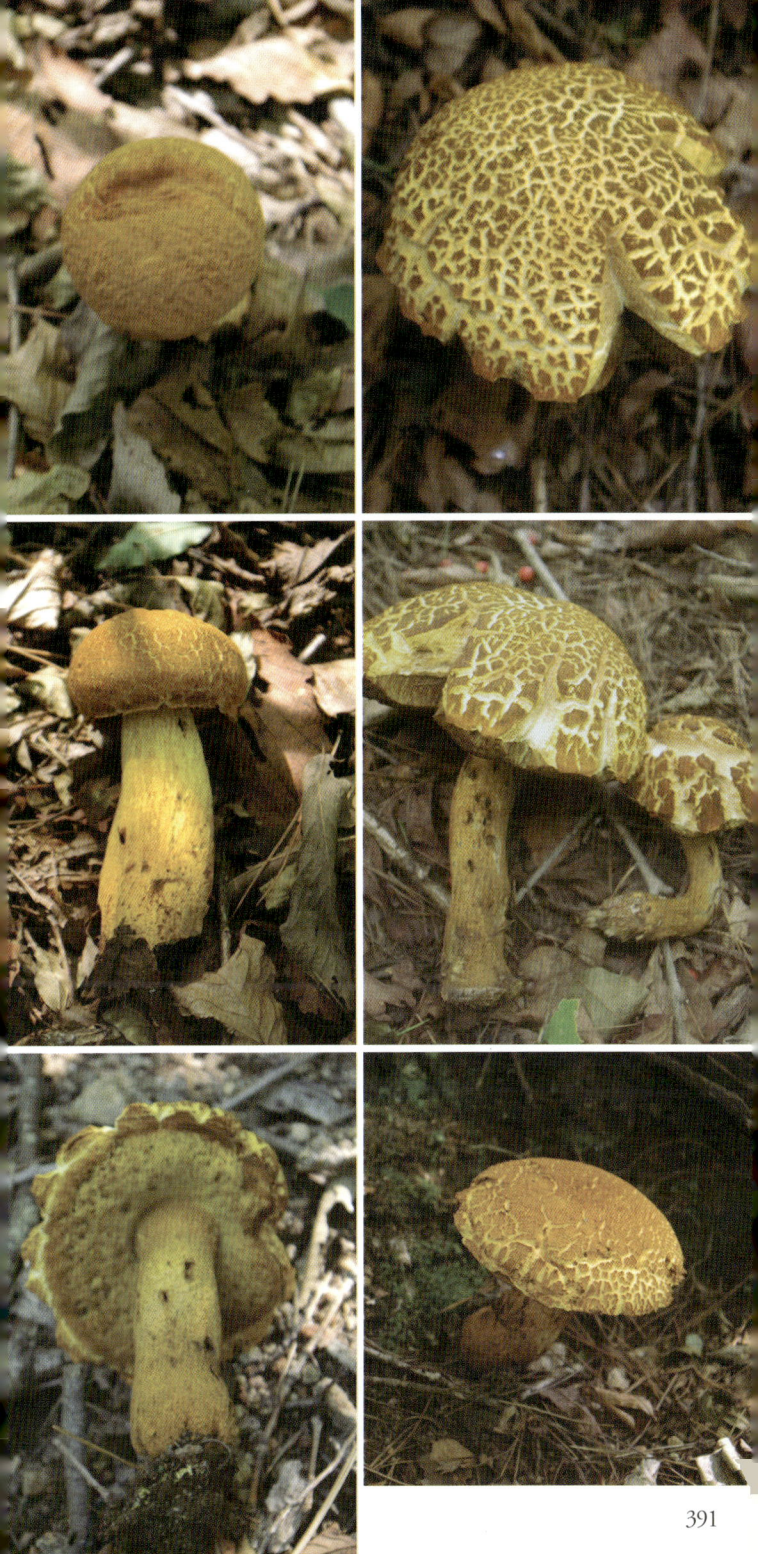

146 옥수수깜부기병균 *Ustilago maydis* (DC.) Corda

- 깜부기병균과 한해살이 버섯
- 분포지 : 살아있는 옥수수의 뿌리, 줄기, 잎, 꽃대, 꽃이삭 위
- 채취기 : 여름~가을

- 별 명 : 옥수수깜부기, 옥수수깜부기버섯
- 생약명 : 옥수수깜부기
- 유 래 : 깜부기란 검은(옛말 감) 덩어리라는 뜻을 가진 감보기가 변하여 생긴 말인데, 깜부기 종류 중에서도 옥수수에 생기는 병균이라 하여 옥수수깜부기병균이라 부른다.

■ ■ 생태

지름 15~25㎝. 옥수수의 뿌리, 줄기, 잎, 꽃대, 꽃이삭 등 옥수수의 몸체 껍질 어디에나 붙어 자란다. 처음에는 검은색 가루 같은 것이 생겼다가 불규칙한 모양의 덩어리로 부풀어 오른다. 특히 암꽃대에서 자라는 것은 매우 큰 편이다. 어릴 때는 연초록빛이 도는 흰색이었다가 하얗게 되며, 점점 자줏빛이 도는 검은색으로 변한다. 번식은 포자로 이루어지며, 포자낭이 터져 검은 가루 같은 포자가 바람에 날려 다른 식물에 붙어 번식한다.

어릴 때의 다양한 모습

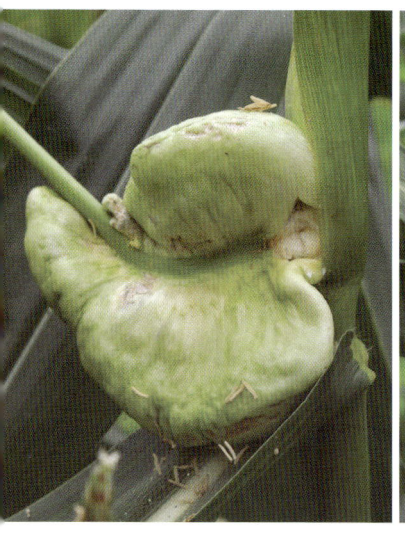
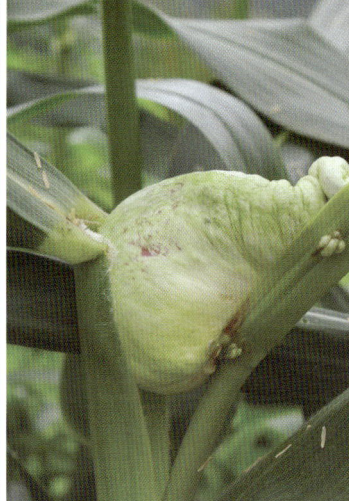

■■ 효능

한방에서는 옥수수깜부기라 한다. 간과 위를 튼튼하게 하고, 독을 풀어주며, 소화가 잘 되는 효능이 있다. 위궤양이나 십이지장궤양, 소화불량, 변비, 어린 아이가 소화불량으로 얼굴이 누렇게 떴을 때 약으로 처방한다. 유리아미노산, 아미노산, 페닐알라닌을 함유한다.

민간에서는 위가 안 좋아 소화가 안 될 때, 위궤양이나 십이지장궤양, 간이 안 좋을 때, 술독 풀 때, 신경쇠약, 변비, 아이가 소화불량으로 얼굴이 누렇게 떴을 때 사용한다.

자란 후 다양한 모습

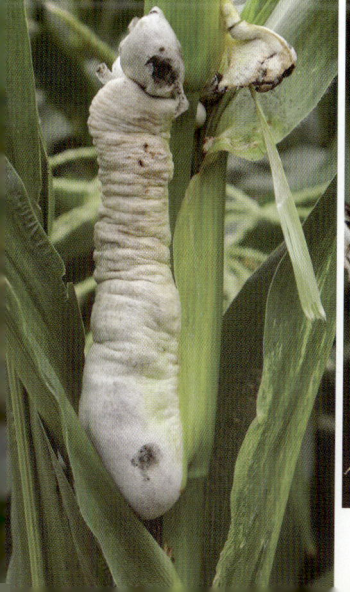
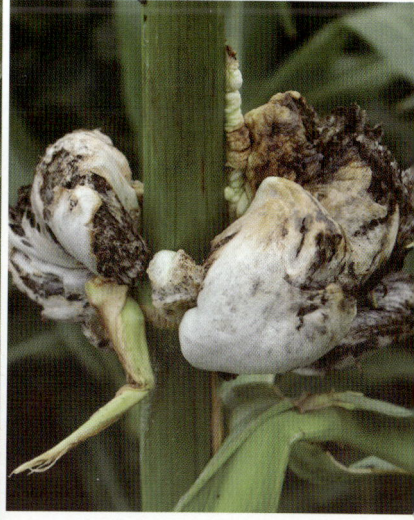

147 말징버섯 *Calvatia craniiformis* (Schw.) Fr.

- 말불버섯과 한해살이 버섯
- 분포지 : 산의 바늘잎나무와 넓은잎나무가 섞여 있는 곳의 낙엽 썩은 자리
- 채취기 : 가을

- 별 명 : 대머리버섯
- 유 래 : 반으로 잘라보면 말징처럼 생긴 버섯이라 하여 말징버섯이라 부른다.

■ ■ ■ 생태

자루높이 3~5㎝, 머리높이 3~5㎝, 머리지름 10㎝. 자루는 짧고 굵게 올라온다. 자루색은 연갈색이며, 자라면서 누런 흙색으로 변한다. 자루를 만져보면 부드럽고 탄력이 있으며 질긴 편이다. 머리는 둥글게 나오며 자루와의 사이가 완만하게 경사져 있다. 머리를 만져보면 탄력이 있다. 머리껍질은 갈색빛이나 붉은빛이 도는 갈색이며, 자라면서 잔주름이 생긴다. 머리속살은 희고 물기가 많은데, 자라면서 노란빛이 도는 솜덩어리 모양으로 마른다. 자라면 머리껍질이 짙은 갈색을 띠며 얇은 껍질이 마르면서 터져 노란빛이 도는 갈색 포자들이 바람에 날려 번식한다. *유사종_ 큰말징버섯(식용)

어릴 때 모양

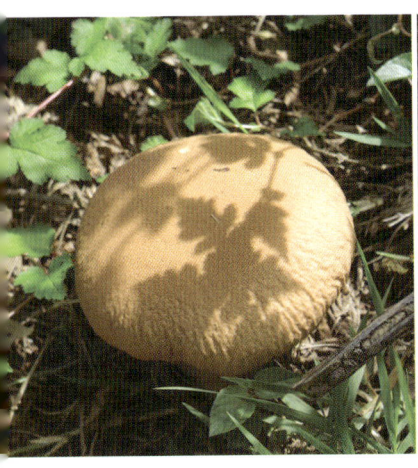
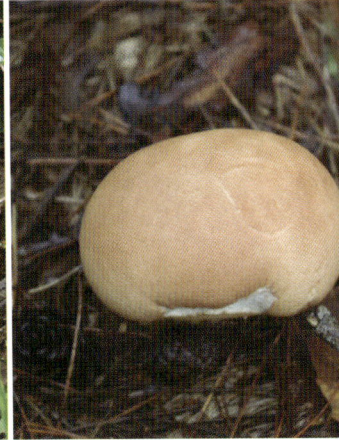

■■ 효능

한방에서 어린 버섯을 말징버섯이라 한다. 폐를 맑게 하고, 몸의 습한 것을 내보내며, 피를 멎게 하고, 독을 풀어주는 효능이 있다. 편도선염이 낫지 않을 때, 목이 붓고 아플 때, 목 안에서 피가 날 때, 코피, 상처에서 피가 날 때, 위 출혈, 기침 감기에 약으로 처방한다. 단백질, 다당류, 글루타민산, 아스파르틴산, 칼바친산, 알라닌을 함유한다.

민간에서는 편도선염이 오래되었을 때, 목이 붓고 아플 때, 목 안에서 피가 날 때, 위 출혈, 기침 감기, 코피, 상처에서 피가 나거나 진물이 흐를 때, 종기에 고름이 잡혔을 때 사용한다.

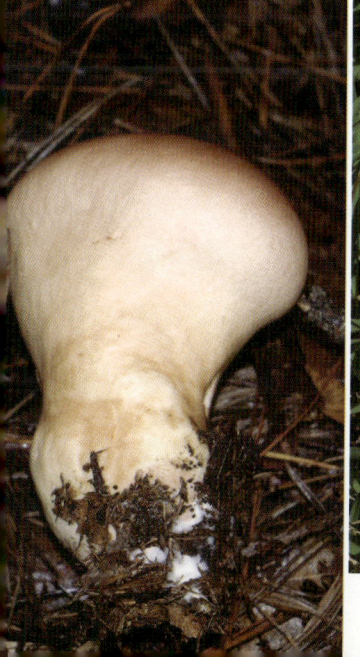

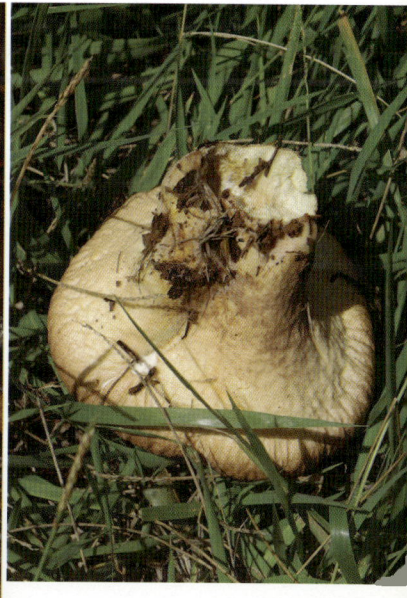

아랫면(속이 희고 빵 같다) | 채취

148 약 식 약한독
먹물버섯 *Coprinus comatus* (Muller & Fr.) Pers.

- 먹물버섯과 한해살이 버섯
- 분포지 : 들판의 풀밭, 밭둑, 길가, 목장, 정원의 잔디밭 등 부식질이 많은 땅
- 채취기 : 봄~가을

- 별 명 : 하루밤버섯
- 유 래 : 옛날 버섯갓에서 검은 물을 받아 먹물 대신 사용하는 버섯이라 하여 먹물버섯이라 부른다.

■■ 생태

자루높이 15~25㎝, 갓넓이 3~5㎝, 갓높이 5~10㎝. 자루는 곧게 올라오고, 밑동이 조금 퉁퉁하며, 잘라보면 속이 비어 있다. 자루색은 하얗다. 갓은 길쭉한 통모양으로 자루 위쪽을 덮고 있다. 갓껍질은 연회색빛이 도는 갈색과 흰색을 함께 띠며, 연갈색을 띤 긴 털이 빽빽이 뒤덮여 있다. 속살은 하얗다. 버섯이 다 자라면 갓이 연한 붉은색이 되었다가 검게 변하며, 갓 가장자리부터 검게 녹아내려 대만 남는다.

*유사종_ 고깔먹물버섯(식용불가), 소녀먹물버섯(식용불가)
갈색먹물버섯(식용)

어릴 때 | 먹물이 나온 상태

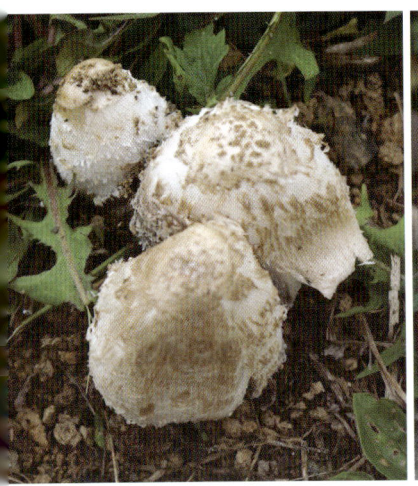
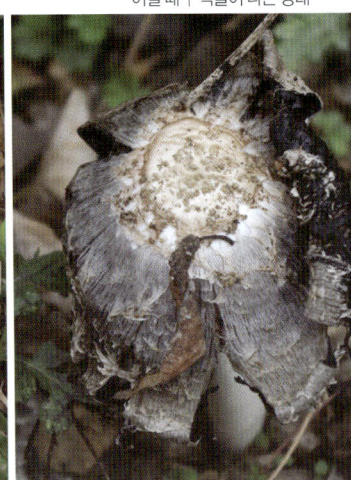

▪▪효능

한방에서 어린 버섯을 먹물버섯이라 한다. 위를 튼튼히 하고, 정신을 맑게 하며, 염증을 가라앉히는 효능이 있다. 위가 약할 때, 신경쇠약, 치질이 있을 때 약으로 처방한다. 키티나제, 락카아제를 함유한다.

민간에서는 위가 약하여 소화가 안 될 때, 위염, 신경쇠약으로 정신이 맑지 못할 때, 치질에 사용한다.

> 🔊 **주의사항**
> - 독성이 약간 있는 버섯인데, 독성분이 술에 녹기 쉬우므로 술과 함께 먹지 않는다.
> - 먹물이 나온 것은 독성이 강하므로 먹지 않으며, 어린 버섯도 반드시 소금물에 데치고 그 물을 버리고 사용한다.

아랫면 | 갓이 녹는 모양

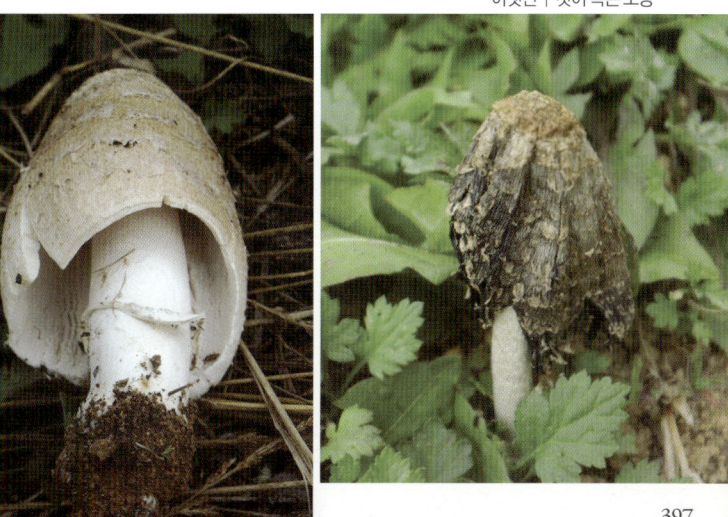

149 식
다색벚꽃버섯 *Hygrophorus russula* (Schaeff. & Fr.) Quel.

- 벚꽃버섯과 한해살이 버섯
- 분포지 : 넓은잎나무 숲이나 밤나무나 졸참나무 등이 자라는 참나무 숲
- 채취기 : 여름~가을

- **별 명** : 밤버섯, 벚꽃버섯, 붉은무리버섯, 갈버섯
- **유 래** : 흔히 갈색을 다색(茶色)이라 하는데 벚꽃처럼 희면서도 붉은 얼룩이 생기고 갈색으로 짙어지는 버섯이라 하여 다색벚꽃버섯이라 부른다. 식물학적인 밤버섯이 따로 있으나, 지방에서는 이 버섯을 밤버섯이라 부르기도 한다.

■ ■ 생태

자루높이 3~8㎝, 갓넓이 5~12㎝. 자루는 길게 올라오고, 조금 굽어져 자라며, 속이 꽉 차 있다. 자루껍질은 흰색을 띠다가 점차 갈색빛이 도는 붉은색으로 변한다. 갓은 둥근 우산 모양으로 나오고, 자라면서 가장자리가 조금 옆으로 퍼지면서 안쪽으로 말린다. 갓 위쪽은 어릴 때 조금 끈적이며 흰 바탕에 연한 붉은색을 띤 넓은 얼룩이 있다. 갓 아래쪽은 세로 주름이 촘촘하며, 흰 바탕에 짙은 붉은색을 띤 얼룩이 있다. 이름으로 혼동하기 쉬운 밤버섯의 갓은 흰 바탕에 노란색이다.

*유사종_ 노란갓벚꽃버섯(식용), 노란털벚꽃버섯(식용)
　　　　눈빛벚꽃버섯(식용)

■ ■ 효능

유리아미노산, 에르고스테롤, 그리세롤, 만니톨, 글루코스, 트레하로스를 함유한다.

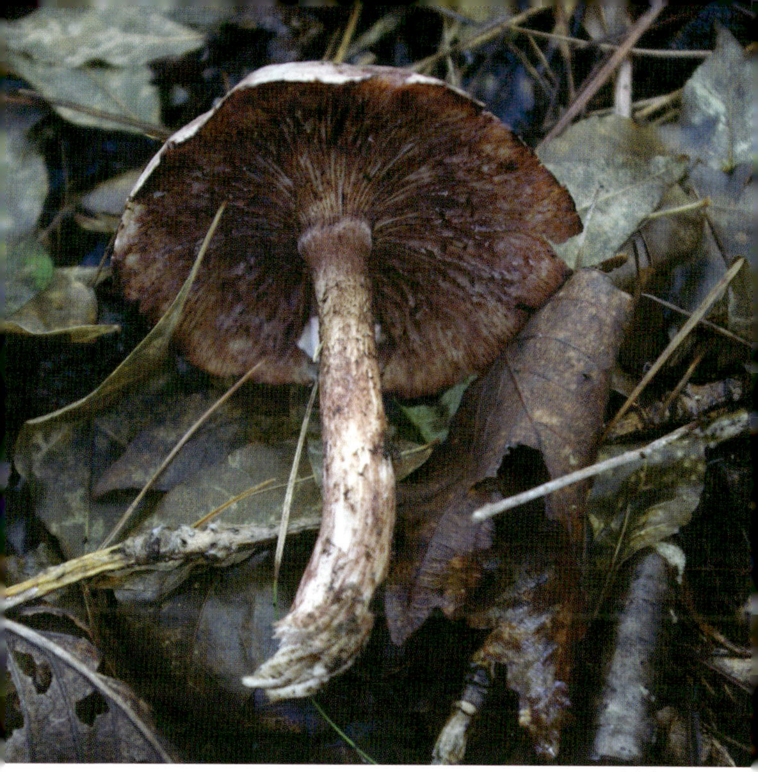

아랫면

갓 모양 | 채취

399

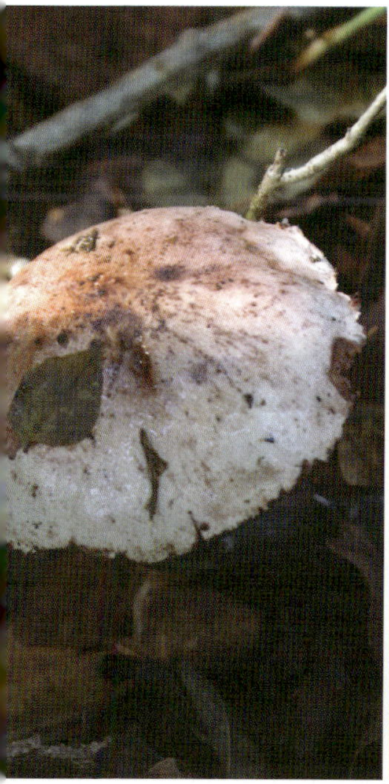

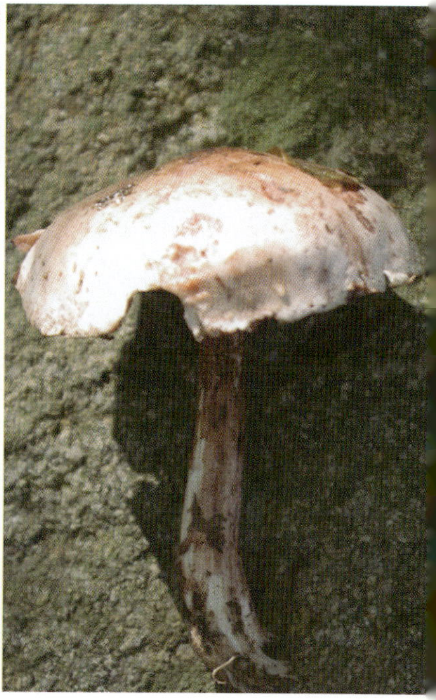

150 좀우단버섯 *Paxillus atrotomentosus* (Batsch. & Fr.) Fr.

- 우단버섯과 한해살이 버섯
- 분포지 : 숲속 썩은 소나무 밑동이나 근처의 땅
- 채취기 : 여름~가을

- 유   래 : 크기가 작고[좀] 갓표면이 우단처럼 검고 털이 있는 버섯이라 하여 좀우단버섯이라 부른다.

생태

자루높이 3~10㎝, 갓넓이 5~20㎝. 자루는 조금 굽어져 나며 단단한 편이다. 자루껍질에는 어두운 갈색을 띤 연한 털이 있다. 갓은 평평하면서도 가운데가 오목한데, 가장자리가 안으로 말려 있고 만져 보면 질기면서도 단단하다. 갓 위쪽은 검은빛이 도는 갈색이고, 가장자리는 연한 색이며, 매끄러우면서도 가루 같은 연한 털이 있다. 갓 아랫면은 갈색빛이고, 세로로 굽어진 깊은 주름이 있다.

*유사종_ 주름우단버섯(식용)

전체 모습 | 채취

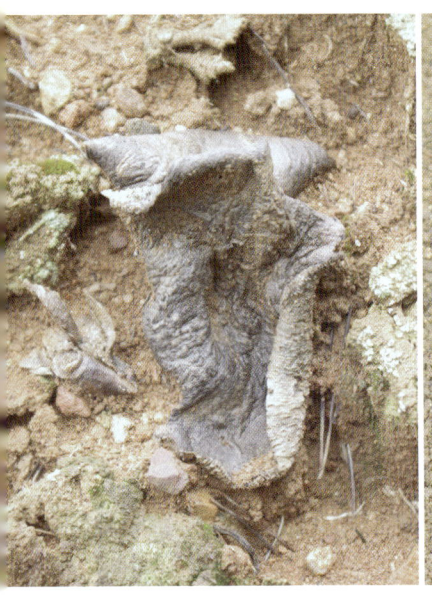
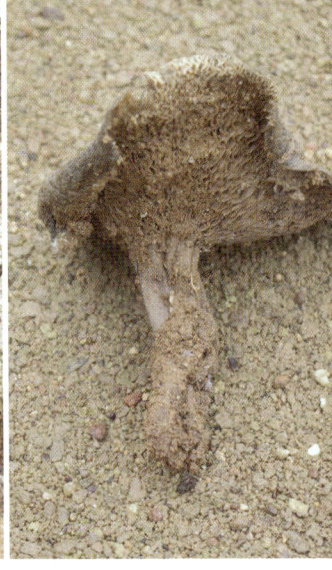

■■ 효능

한방에서는 좀우단버섯이라 한다. 몸속에 종양이 생기지 않도록 하는 효능이 있다. 몸에 종양이나 암이 있을 때 약으로 처방한다.

민간에서는 암 예방, 몸에 종양이 있을 때 사용한다.

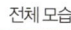
전체 모습

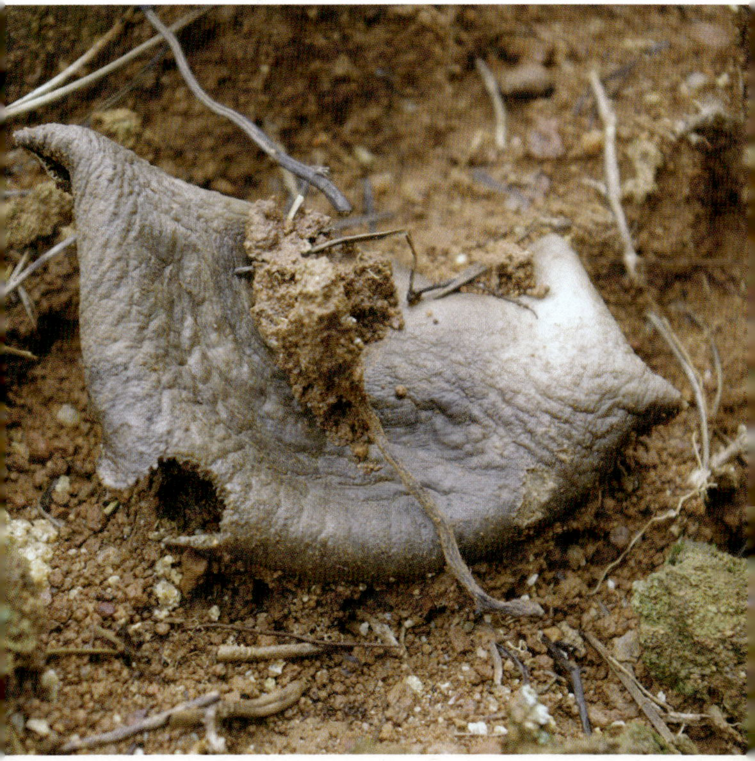

index

〈솔뫼 선생과 함께 시리즈〉(핸디북) 1~4권 통합 색인

동그라미 번호 ❶~❹는 책이름
- ❶ 들고 다니는 산 속에서 만나는 몸에 좋은 식물 148
- ❷ 들고 다니는 산 속에서 배우는 몸에 좋은 식물 150
- ❸ 들고 다니는 모양으로 바로 아는 몸에 좋은 식물 148
- ❹ 들고 다니는 알면 약이 되는 몸에 좋은 식물 150

가는잎쐐기풀	❸ 232	개오동나무	❶ 126
가는잎음나무	❹ 44	개옻나무	❶ 138
가는참나물	❸ 70	개진달래	❶ 198
가락지나물	❶ 56	거제수나무	❶ 156
가래	❸ 136	거지덩굴	❸ 122
가막살나무	❹ 110	겨우살이	❶ 80
가시오갈피	❶ 124	결명차	❸ 347
가죽나무	❸ 249	겹황매화	❹ 120
가지	❹ 210	계요등	❷ 222
각시붓꽃	❸ 172	고광나무	❹ 94
갈퀴나물	❸ 294	고깔제비꽃	❹ 345
갈퀴덩굴	❹ 240	고들빼기	❸ 212
감나무	❶ 176	고려엉겅퀴	❸ 209
감태나무	❷ 338	고로쇠나무	❶ 152
갓	❹ 315	고본	❸ 64
갓버섯	❶ 336	고비	❶ 284
개나리	❷ 282	고사리	❶ 282
개다래	❸ 341	고사리삼	❸ 168
개두릅나무	❶ 90	고삼	❸ 28
개머루	❶ 116	고수	❷ 78
개별꽃	❸ 78	고욤나무	❷ 276
개비자나무	❸ 338	고추	❹ 212
개산초	❹ 108	고추나물	❸ 285
개쑥부쟁이	❸ 204	골담초	❷ 234
개암나무	❶ 182	골풀	❹ 216

곰딸기	❷ 126	깽깽이풀	❷ 432
곰보버섯	❹ 382	껄껄이그물버섯	❹ 390
곰솔	❹ 102	꼭두서니	❷ 220
곰취	❶ 230	꽃개회나무	❹ 80
관중	❸ 76	꽃다지	❸ 356
광나무	❹ 76	꽃마리	❹ 363
광대수염	❷ 176	꽃무릇	❷ 414
광대싸리	❹ 40	꽃사과	❹ 162
괭이밥	❸ 324	꽃송이버섯	❷ 484
구기자나무	❷ 62	꽃향유	❸ 144
구름버섯	❶ 318	꽃흰목이	❶ 324
구릿대	❷ 74	꽈리	❷ 68
구슬붕이	❹ 336	꾸지뽕나무	❶ 78
구절초	❶ 30	꿀풀	❷ 164
국화마	❶ 280	꿩고비	❶ 286
굴피나무	❷ 272	꿩의다리아재비	❸ 74
궁궁이	❶ 256	꿩의바람꽃	❸ 96
귀룽나무	❸ 264	꿩의비름	❸ 318
귀신그물버섯	❹ 389	끈끈이주걱	❷ 216
그늘쑥	❸ 312	나비나물	❸ 154
금낭화	❷ 366	남산제비꽃	❷ 474
금란초	❸ 148	남천	❹ 56
금목서	❹ 78	냉이	❶ 44
금불초	❸ 206	냉초	❷ 54
금식나무	❹ 186	노각나무	❷ 262
금창초	❷ 170	노간주나무	❷ 286
	❸ 148	노란장대	❸ 228
기름나물	❸ 66	노랑꽃창포	❹ 292
기린초	❶ 60	노랑제비꽃	❷ 472
긴강남차	❸ 347	노루궁뎅이	❶ 333
긴산꼬리풀	❸ 288	노루귀	❹ 271
까마귀머루	❷ 132	노루발	❸ 315
까마귀밥여름나무	❹ 96	노루삼	❷ 84
까마중	❷ 66	노루오줌	❸ 182
까실쑥부쟁이	❸ 202	노박덩굴	❶ 84
까치고들빼기	❸ 214	누리장나무	❸ 176
까치박달	❹ 116	누린내풀	❸ 174
까치버섯	❶ 335	눈꽃동충하초	❶ 320
까치수염	❷ 396	느릅나무	❶ 132
깨풀	❹ 252	느타리	❶ 338

느티나무	❷ 290	둥굴레	❶ 210
능소화	❷ 300	둥근털제비꽃	❹ 348
능이	❶ 328	들깨	❷ 174
다람쥐꼬리	❷ 446	들깨풀	❹ 242
다래나무	❶ 82	들메나무	❹ 82
다릅나무	❸ 160	등골나물	❷ 150
다색벚꽃버섯	❹ 398	등칡	❶ 300
닥나무	❷ 304	딱지꽃	❷ 128
닥풀	❹ 328	딱총나무	❷ 102
단풍나무	❶ 154	땅비싸리	❷ 248
단풍제비꽃	❹ 354	때죽나무	❹ 50
단풍취	❶ 110	떡갈나무	❹ 174
달래	❶ 222	떡쑥	❷ 160
달맞이꽃	❷ 358	뚝갈	❸ 179
닭의장풀	❹ 246	뚱딴지	❸ 32
담쟁이덩굴	❹ 198	띠	❹ 286
당매자나무	❹ 58	마	❶ 278
대구멍버섯	❶ 319	마가목	❶ 130
대나무	❶ 146	마늘	❹ 276
대나물	❸ 80	마디풀	❸ 304
대청	❹ 318	마른진흙버섯	❶ 310
대추나무	❷ 142	마름	❸ 353
댑싸리	❹ 263	마삭줄	❸ 269
댕댕이덩굴	❷ 256	마타리	❷ 378
더덕	❶ 266	만삼	❹ 365
도깨비바늘	❹ 218	말굽버섯	❶ 312
도꼬마리	❹ 220	말냉이	❸ 230
도둑놈의갈고리	❸ 158		❹ 321
도라지	❶ 272	말똥비름	❹ 256
독활	❶ 92	말징버섯	❹ 394
돈나무	❹ 42	말채나무	❹ 310
돌나물	❶ 58	맑은대쑥	❹ 224
돌미나리	❶ 104	망태버섯	❶ 334
돌배나무	❷ 118	매실나무	❷ 110
동백나무	❷ 264	맥문동	❷ 42
동의나물	❶ 232	머위	❶ 26
동자꽃	❷ 408	먹물버섯	❹ 396
두메담배풀	❸ 196	멀꿀	❶ 188
두메부추	❸ 50	멍석딸기	❸ 116
두충나무	❷ 36	메꽃	❷ 228

며느리밑씻개	④ 258	방아풀	❸ 278
며느리밥풀	❷ 56	방풍	❷ 72
며느리배꼽	④ 260	배나무	④ 142
멸가치	❸ 30	배암차즈기	❸ 151
명아주	❷ 468	배초향	❶ 48
명자나무	❷ 122	백당나무	④ 112
모감주나무	④ 70	백목련	④ 60
모과나무	❷ 114	백선	❸ 106
모란	❸ 102	백작약	❶ 260
모시대	❷ 388	뱀딸기	❶ 54
모시풀	❷ 392	뱀무	❸ 118
목이	❶ 322	버들분취	❸ 224
목화	④ 330	벋은씀바귀	❸ 218
무궁화	④ 106	벌개미취	❶ 238
무릇	④ 279	벌깨덩굴	❷ 182
무화과	❷ 306	벌나무	❶ 125
무환자나무	④ 72	벌노랑이	❸ 156
물갬나무	④ 118	벌동충하초	❷ 500
물레나물	❸ 282	범꼬리	❸ 36
물매화	❸ 298	범부채	❸ 86
물봉선	❷ 422	벼룩나물	④ 302
물질경이	④ 340	벽오동	④ 98
물푸레나무	❷ 280	별꽃	④ 304
미나리	❶ 106	병조희풀	❷ 90
미나리냉이	❷ 440	병풍취	❶ 112
미역줄나무	④ 26	보리수나무	❷ 320
미역취	❶ 102	복령	④ 384
민들레	❷ 152	복분자딸기	❷ 124
밀나물	❸ 52	복사나무	④ 130
바디나물	❶ 254	복수초	❷ 92
바위떡풀	❸ 320	복숭아나무	④ 130
바위솔	❷ 22	봄맞이	❸ 162
바위취	❶ 38	봉의꼬리	❸ 300
박	❷ 186	부처꽃	❸ 326
박주가리	❶ 296	부처손	❷ 26
박쥐나무	❶ 94	부추	❷ 44
박태기나무	❷ 238	분취	❸ 222
박하	❸ 274	불두화	❷ 106
밤나무	❶ 170	불로초	❶ 307
방가지똥	❸ 308	붉은더덕	❶ 269

붉은싸리버섯	❷ 496	삼지닥나무	❹ 194
비름	❷ 464	삽주	❶ 240
비목나무	❹ 32	삿갓나물	❶ 228
비비추	❶ 220	상수리나무	❶ 172
비수리	❷ 236	상황버섯	❶ 308
비자나무	❹ 172	새모래덩굴	❸ 124
비파나무	❷ 120	새박	❸ 108
뽀리뱅이	❶ 46	새삼	❷ 230
뽕나무	❶ 76	생강나무	❷ 340
뽕나무버섯붙이	❷ 480	서향나무	❹ 196
사과나무	❹ 164	석류풀	❹ 300
사람주나무	❶ 190	석이	❶ 326
사마귀풀	❹ 250	석잠풀	❸ 138
사상자	❹ 268	석창포	❷ 206
사위질빵	❷ 88	선밀나물	❸ 54
사철나무	❹ 28	선인장	❹ 306
사철쑥	❹ 226	섬쑥부쟁이	❹ 230
산골무꽃	❸ 140	섬오갈피나무	❹ 46
산괭이눈	❸ 322	세잎돌쩌귀	❸ 98
산괴불주머니	❷ 364	소경불알	❶ 270
산국	❸ 332	소나무	❶ 68
산딸기나무	❶ 160	소리쟁이	❸ 38
산딸나무	❷ 316	소태나무	❸ 246
산마늘	❸ 48	속새	❸ 302
산박하	❸ 276	솔나리	❶ 208
산벚나무	❹ 122	솔나물	❸ 272
산비장이	❶ 246	솜나물	❹ 232
산삼	❶ 264	솜방망이	❸ 198
산수국	❷ 436	솜아마존	❸ 72
산수유나무	❷ 312	송이	❷ 478
산앵두나무	❶ 162	송이풀	❸ 238
산오이풀	❶ 52	송장풀	❸ 280
산자고	❸ 58	쇠뜨기	❷ 426
산초나무	❶ 168	쇠비름	❷ 460
산해박	❷ 198	쇠서나물	❸ 220
살구나무	❹ 134	수련	❹ 310
삼	❹ 296	수리취	❶ 236
삼나무	❹ 22	수세미오이	❷ 190
삼백초	❷ 30	수양버들	❷ 334
삼지구엽초	❶ 40	수염가래꽃	❸ 134

수영	❷ 402	여주	❸ 126
수정난풀	❹ 244	연기색만가닥버섯	❶ 332
순채	❹ 312	염아자	❸ 84
숫잔대	❸ 132	영아자	❸ 84
쉬나무	❸ 335	영지	❶ 304
승마	❸ 90	예덕나무	❷ 252
시호	❸ 62	오갈피나무	❶ 122
신나무	❹ 36	오미자	❶ 180
싸리냉이	❹ 324	오배자나무	❶ 142
싸리버섯	❶ 337	오이	❷ 194
쑥	❶ 98	오이풀	❶ 50
쑥부쟁이	❸ 200	옥수수깜부기병균	❹ 392
씀바귀	❶ 32	올괴불나무	❹ 114
아그배나무	❹ 158	와송	❷ 22
아욱	❸ 192	왕고들빼기	❶ 34
알로에 베라	❹ 281	왕머루	❶ 114
알로에 사포나리아	❹ 284	왕벚나무	❹ 128
애기나리	❶ 212	왜개연꽃	❷ 252
애기땅빈대	❹ 254	왜당귀	❶ 252
애기똥풀	❷ 372	왜우산풀	❸ 292
애기메꽃	❸ 166	왜제비꽃	❹ 352
애기부들	❹ 289	용담	❶ 292
애기석위	❹ 214	우산나물	❶ 224
앵두나무	❶ 164	우엉	❷ 156
앵초	❶ 288	원추리	❶ 218
양귀비	❷ 370	윤판나물	❶ 216
양다래	❹ 34	으름덩굴	❶ 186
양벚나무	❹ 126	은방울꽃	❸ 130
양지꽃	❹ 342	은행나무	❷ 136
양하	❸ 104	이고들빼기	❸ 216
어성초	❷ 32	이삭여뀌	❸ 170
어수리	❶ 258	이질풀	❸ 328
어저귀	❹ 332	익모초	❷ 166
얼레지	❸ 60	인동	❷ 100
엄나무	❶ 128	인삼	❸ 112
엉겅퀴	❶ 242	인진쑥	❶ 100
여뀌	❷ 400	일본목련	❹ 64
여로	❷ 46	일엽초	❷ 96
여우콩	❹ 368	잇꽃	❷ 148
여우팥	❹ 370	자귀나무	❷ 244

자두나무	❹ 138	쥐똥나무	❹ 86
자란	❷ 418	쥐방울덩굴	❸ 344
자란초	❸ 146	쥐오줌풀	❶ 64
자작나무	❸ 262	지느러미엉겅퀴	❶ 244
자주광대나물	❷ 178	지치	❸ 43
자주국수버섯	❹ 387	지칭개	❷ 158
자주꽃방망이	❸ 82	지황	❷ 52
자주꿩의다리	❶ 42	질경이	❷ 454
작살나무	❹ 54	쪽동백	❹ 52
작약	❶ 262	찔레꽃	❹ 154
잔나비걸상	❶ 314	차나무	❷ 260
잔대	❶ 274	차즈기	❷ 172
잔털제비꽃	❸ 234	차풀	❹ 372
잣나무	❶ 72	찰진흙버섯	❷ 502
장구채	❸ 184	참개암나무	❶ 184
장뇌삼	❷ 18	참꽃나무	❶ 196
장대나물	❸ 226	참꽃마리	❷ 352
장수버섯	❶ 316	참나리	❶ 202
재쑥	❹ 326	참나물	❶ 108
점나도나물	❸ 187	참당귀	❶ 248
접시꽃	❷ 450	참두릅나무	❶ 86
제비꽃	❶ 66	참반디	❸ 290
제비쑥	❸ 310	참빗살나무	❹ 30
조릿대	❷ 202	참오동나무	❹ 206
조뱅이	❸ 194	참옻나무	❶ 136
조팝나무	❹ 152	참죽나무	❷ 296
족도리풀	❷ 382	참취	❶ 234
졸방제비꽃	❸ 236	천궁	❷ 76
졸참나무	❹ 176	천남성	❸ 88
좀가지풀	❸ 164	천마	❶ 276
좀깨잎나무	❸ 244	천문동	❷ 40
좀명아주	❹ 266	철쭉	❶ 199
좀우단버섯	❹ 400	청가시덩굴	❹ 88
좁쌀풀	❹ 334	청미래덩굴	❷ 48
주목	❸ 266	청실배나무	❹ 144
주엽나무	❹ 190	초록구멍장이버섯	❷ 488
줄딸기	❹ 168	초롱꽃	❷ 386
중국패모	❸ 56	초피나무	❶ 166
중나리	❶ 206	측백나무	❹ 180
쥐꼬리망초	❹ 360	층꽃나무	❷ 344

층층나무	❹ 188	하수오	❶ 294
층층둥굴레	❸ 46	한련초	❹ 234
층층이꽃	❷ 180	할미꽃	❸ 93
치자나무	❷ 224	할미밀망	❸ 190
칡	❶ 298	함박꽃나무	❸ 255
컴프리	❷ 354	해당화	❹ 170
콩제비꽃	❹ 356	해바라기	❹ 236
큰개불알풀	❷ 58	해송	❹ 102
큰개현삼	❸ 40	향나무	❹ 184
큰고랭이	❹ 294	향유	❸ 142
큰구슬붕이	❹ 338	헛개나무	❶ 118
큰꽃으아리	❷ 82	현호색	❷ 362
큰앵초	❶ 290	호두나무	❷ 268
큰참나물	❸ 68	호랑버들	❹ 90
타래난초	❸ 242	호박	❶ 192
태산목	❹ 68	호장근	❸ 34
택사	❹ 375	혹느릅나무	❶ 134
탱자나무	❷ 330	홀아비꽃대	❶ 62
터리풀	❸ 120	홍화	❷ 148
털머위	❶ 28	화살나무	❶ 144
털목이	❶ 325	활나물	❸ 296
털진득찰	❸ 306	활량나물	❸ 350
토란	❷ 208	황기	❸ 24
톱풀	❶ 36	황벽나무	❷ 326
투구꽃	❹ 274	황새냉이	❷ 442
파드득나물	❸ 240	회양목	❷ 258
팔손이나무	❹ 48	회향	❸ 359
팥배나무	❹ 148	회화나무	❷ 242
패랭이꽃	❷ 410	흑삼릉	❹ 378
팽나무	❷ 292	흑자색그물버섯	❷ 492
포도나무	❹ 202	희초미	❸ 76
표고	❶ 330	흰제비꽃	❹ 358
풀솜대	❶ 214	흰진범	❸ 100
풍선덩굴	❸ 128	흰털제비꽃	❹ 350
피나무	❷ 348		
피나물	❷ 374		
피마자	❷ 212		
하눌타리	❷ 188		
하늘말나리	❶ 226		
하늘매발톱	❷ 86		

들고 다니는 알면 약이 되는 몸에 좋은 식물 150

글쓴이	솔 뫼	기 획	이화진
펴낸이	유재영	편 집	이화진 · 김기숙 · 박선희
펴낸곳	그린홈	사 진	솔 뫼

1판 1쇄 | 2010년 1월 15일
1판 4쇄 | 2018년 4월 30일
출판등록 | 1987년 11월 27일 제10-149

주소 | 04083 서울 마포구 토정로 53 (합정동)
전화 | 324-6130, 324-6131 · 팩스 | 324-6135
E-메일 | dhsbook@hanmail.net
홈페이지 | www.donghaksa.co.kr
　　　　　www.green-home.co.kr

ⓒ 솔뫼, 2010

ISBN 978-89-7190-292-9 03480

* 잘못된 책은 바꾸어 드립니다.
* 저자와의 협의에 의해 인지를 생략합니다.
* 이 책은 저작권법에 따라 보호를 받는 저작물이므로 무단전재나 복제, 광전자 매체 수록 등을 금합니다.
* 이 책의 내용과 사진의 저작권 문의는 동학사(그린홈)으로 해주십시오.

Green Home 은 자연과 함께 하는 건강한 삶, 반려동물과의 감성 교류, 내 몸을 위한 치유 등 지친 현대인의 생활에 활력을 주고 마음을 힐링시키는 자연주 라이프를 추구합니다.